强迫症的
正念认知疗法
治疗手册

[意] 法布里奇奥·迪唐纳　著

范青　张天然　高睿　陆璐　曾朝曦　译

上海交通大学出版社
SHANGHAI JIAO TONG UNIVERSITY PRESS

内容提要

本书是一本基于实践经验与实证研究后编成的针对强迫症的心理治疗译著。本书共分为两大部分，第一部分(1～4章)介绍强迫症的特征和形成机制，正念认知疗法的定义和治疗效用；第二部分(5～15章)为11节课，详细地阐述了强迫症的正念认知疗法项目，每章为1课。本书可供心理健康领域从业人员学习及应用，同时也是饱受强迫症困扰的患者和其亲友的自助手册。

图书在版编目(CIP)数据

强迫症的正念认知疗法：治疗手册/(意)法布里奇奥·迪唐纳(Fabrizio Didonna)著；范青等译. —上海：上海交通大学出版社，2024.11

书名原文：Mindfulness-Based Cognitive Therapy for OCD(A Treatment Manual)

ISBN 978-7-313-30069-0

Ⅰ.①强… Ⅱ.①法…②范… Ⅲ.①强迫症—精神疗法 Ⅳ.①R749.990.5

中国国家版本馆 CIP 数据核字(2023)第 246554 号

强迫症的正念认知疗法：治疗手册

QIANGPOZHENG DE ZHENGNIAN RENZHI LIAOFA：ZHILIAO SHOUCE

著　　者：[意]法布里奇奥·迪唐纳		译　　者：张天然　高　睿　陆　璐　曾朝曦	
主　　译：范　青			
出版发行：上海交通大学出版社		地　　址：上海市番禺路951号	
邮政编码：200030		电　　话：021-64071208	
印　　制：苏州市越洋印刷有限公司		经　　销：全国新华书店	
开　　本：787mm×1092mm　1/16		印　　张：25.25	
字　　数：576千字			
版　　次：2024年11月第1版		印　　次：2024年11月第1次印刷	
书　　号：ISBN 978-7-313-30069-0		音像书号：ISBN 978-7-88941-666-5	
定　　价：148.00元			

版权所有　侵权必究

告读者：如发现本书有印装质量问题请与印刷厂质量科联系

联系电话：0512-68180638

主译前言

自 2007 年开始,我跟随导师肖泽萍教授进行强迫症发病机制与干预的相关研究。在上海市精神卫生中心和团队的支持下,我申请到国家自然科学基金等一系列科研项目,进行我感兴趣的强迫症研究亚方向,包括心理治疗的研究。在王振副院长的带领下,我院强迫症诊治中心在国内的影响力不断扩大,前来求治的强迫症患者与日俱增,至 2020 年每年门诊就诊人次已达 5 万。为了解决心理治疗服务需求量大,而心理治疗师严重不足的临床困境,我带领团队于 2013 年起开始发展强迫症团体认知行为治疗策略以提升服务效能,并通过临床实践、专家指导以及临床研究制定了具体治疗方案,最终与上海交通大学出版社合作出版了《强迫症规范化团体认知行为治疗手册》。在探索过程中,我发现该治疗方法的脱落率高达 34%,我分析除了治疗方案仍需不断完善之外,还有可能的原因之一是认知行为治疗的理论和技术的底层逻辑是基于西方哲学思想体系,存在本土化不够的问题。于是,我开启了另一个研究方向,发展能更好地被中国文化所接受的强迫症心理治疗方案,即基于正念的心理治疗。

正念是一种有意识地、不评判地将注意力集中于此时此刻的方法,其最初正是起源于东方文化。经由上海市精神卫生中心仇剑崟主任的介绍,我于 2015 年参加了牛津大学临床心理学名誉教授马克·威廉姆斯(Mark Williams)在北京举办的为期 4 天的正念认知疗法(mindfulness-based cognitive therapy,MBCT)工作坊,这也是我第一次正式接触正念。记得当时是课间休息,马克正在做正念行走,我轻轻地走到他身旁,问他是否进行正念治疗强迫症的研究,马克说他不做这个研究方向,但他认识意大利的一位专家从事这个方向。他鼓励我和那位专家,即本书作者——法布里奇奥·迪唐纳(Fabrizio Didonna)联系。于是,我发邮件给迪唐纳教授,很快得到了他的热情回复,从此开启了我们长达十年的合作。我们团队于 2016、2018 和 2022 年连续举办了"临床中的正念——强迫症正念认知疗法"初级、高级和网络培训,都邀请到迪唐纳教授授课;同时,我们还翻译了他相关的治疗手册和专著,《正念疗法——认知行为疗法的第三次浪潮》于 2021 年率先出版。

在张海音教授的上海市科委科技创新行动计划医学和农业领域科技支撑项目的经费支持下,我们团队也开展了临床研究来验证正念疗法的疗效和可行性。随机对照研究显示,对于未用药的轻中度强迫症患者,正念认知疗法(MBCT)的疗效与一线治疗药物——选择性 5—羟色胺再摄取抑制剂相当,优于健康教育的疗效,且出席率高于健康对照组;质性研究发现,增加有效策略的运用,可促进 MBCT 治疗强迫症患者时治疗关系的建立和发展,提高治疗的有效性。为了更好地推广和应用,我们团队在喜马拉雅网站上设立了"强迫症正念中心"，大众可以在线听到正念练习录音，同时 www.mbctforocd.com 网站上也有中国强迫症正念中心的介绍。以上工作也为我作为项目负责人，于 2023 年获得国家临床重点专科建设项目、国家精神疾病医学中心临床重点专科（培育）项目打下了坚实的基础。

　　如今，很欣慰迪唐纳教授的《强迫症的正念认知疗法：治疗手册》也即将出版。感谢本书的翻译团队——张天然、高睿、陆璐和曾朝曦，他们为本书的成稿、出版做了大量的工作，感谢吴怡雯协助本书的出版。感谢上海市精神卫生中心和王振副院长的支持，也感谢我的学生团队。

　　当然，最感谢的还是迪唐纳教授。我曾经问他是如何制定出强迫症的正念认知疗法方案的，他回答说，这是依据二十多年研究强迫症的工作经验以及临床研究的结果，不断打磨后形成的方案，我的内心很受触动。希望迪唐纳教授这种精益求精的学术态度能启发更多的心理健康领域从业人员，也愿本书能使强迫症患者和家属，以及对此方向感兴趣的读者获益。

范　青

上海市精神卫生中心康复科主任

原著者简介

　　法布里奇奥·迪唐纳,心理学博士,现任西班牙巴塞罗那大学终身学习研究所教授,以及中国上海交通大学客座教授。作为一名临床心理学家,他是意大利多家认知行为疗法研究生院的教师和培训师。迪唐纳博士是意大利正念研究所的创始人和主席,也是该研究所资助的正念疗法硕士课程的科学主任。他还担任意大利维琴察市玛格丽塔别墅私立医院强迫症(OCD)科室的协调员,也是维琴察市强迫症MBCT中心的主任。作为一名长期的冥想实践者和教师,他是经验丰富的正念小组指导者,在住院和门诊环境中培训了2000多名学员。他是最早将正念训练应用于有严重障碍的住院患者的治疗师之一。迪唐纳博士曾在国际上发表科学论文、举办研讨会和讲座,并发表了大量文章,出版了众多著作,其中包括《正念临床手册》。

原书前言

一位建筑师正在参观她设计的一家购物中心。购物中心刚对外开放几个月,她想来看看设计的实际效果如何。陪同她的是一名实习生——一名在她的建筑事务所实习的学生。他刚来这里实习两周,想看看自己是否适合从事建筑工作。

他们停好车,乘电梯来到购物层。当电梯门打开,他们走出电梯时,各自看到了什么?建筑师将整个场景尽收眼底:建筑、空间和形状,以及光线照射在内部结构上的方式。当她向前走时,她看到了大楼的不同楼层,以及人流在各个空间中的穿梭轨迹——他们在哪里停顿,在哪里匆忙前行。她能够辨别出自己设计的实际效果:包括其形式和功能。她环顾四周,想问实习生一个问题,却发现实习生停在她身后不远处。他看到了什么?他的注意力被商店橱窗里最新款智能手机的大幅广告吸引住了。由于没有建筑师的经验,实习生并没有注意到空间的结构或它在实践中是如何运作的,而是像我们大多数人一样,只注意到了陈列的物品。

在练习正念和向他人传授正念的过程中,正念治疗师/教师就像建筑师一样,看到的不仅仅是心智(mind)的**内容**——展示的对象,还有心智的形式和功能。正念教师感兴趣的是信息如何在身心"空间"内流动,然后清楚地看到在什么地点和时间,信息流动被习惯化的处理模式所阻断。通过日复一日的个人实践以及不断进行与病人打交道的培训,正念教师逐渐能够由己及人地帮助人们发现那些曾经可能具有有用功能(在某些情况下仍然有用),但现在却损害甚至破坏心理和身体健康的心智模式。

法布里奇奥·迪唐纳的这本书是一个很好的例子,说明了如何研究一个棘手的临床问题,并总结出一种方法:既包括目前已知的有效方法,又以此为基础开展进一步的研究和临床工作。这本书沿着行为和认知疗法的脚步,揭开了强迫症(obsessive-compulsive disorder, OCD)的神秘面纱,向我们展示:每个人在某种程度上似乎都经历过导致强迫症患者产生这种痛苦的过程。在孩童时期,我们几乎都经历过对某些事物进行仪式性回避的阶段。而作为成年人,我们中的大多数人在旅行航程中都会多次检查护照是否放在口袋或包里。为什么检查一次不够?同样,我们中的大多数人都曾有过苦恼的念头或记忆,这些念头或记忆会不由自主地浮现在脑海中,久久挥之不去。我们觉得自己应该能够抛诸脑后,或者"现在应该已经克服了",但它却在不断地回来。

对于那些因最严重的心理问题而寻求帮助的人来说,头脑中同样也会出现这些过程以试图处理极度不愉快的想法和图像,然而这些过程会不断翻腾搅动——患者无休止地试图摆脱这些想法和图像,但都以失败告终。这种重复意味着这些过程本身已经成为习惯,并且根深蒂固。除了这些过程本身带来的主要问题以外,通常还会产生一种次生的、深深的绝望感,即过去无法控制思想和行为的失败记忆与羞耻感和自责感纠缠在一起。

　　这一点,在我们称之为"强迫症"的看似棘手的问题上体现得最为明显。当一个人出现习惯性的想法和恐惧模式时,就会被诊断为患有强迫症。比如,害怕被细菌污染或害怕自己伤害了别人(他/她自己也承认这是不合理的,因此是**强迫思维**),然后反复尝试中和这些想法或纠正错误。这种行为往往是仪式化的,并且给人的感觉不像是自由选择。相反,患者觉得自己不得不这样做,尽管他们已经意识到这些行为是过度的、不恰当的(因此是**强迫行为**)。例如,害怕污染的患者可能会强迫性地一遍又一遍地洗手,直到手疼痛、皲裂,以阻断或防止污染。认为自己可能伤害了别人的患者可能会沿着路边寻找自己开车时不小心撞到的人。所有的强迫症患者都会感到自己被困住了,因为试图阻止"强迫思维"和/或"强迫行为"的努力,似乎只会让它们以更大的力量卷土重来,并使它们造成的困扰进一步增加。最终,强迫症患者会觉得自己被驱使做出更多的强迫行为来试图减轻焦虑。但这些强迫行为即使能缓解一时,也不会有持久的效果。当强迫思维再次卷土重来时,实施强迫行为的冲动会比以往更加强烈。此时,这种恶性循环已经根深蒂固。

　　强迫思维和强迫行为都会极大地干扰一个人的日常生活,转移患者对其他人和其他活动的注意力。它们占用了一天中大量的时间,给患者及其家人带来巨大的痛苦、羞耻和尴尬。正念包括对这些模式给予足够的关注,并以某种善意和慈悲的方式参与其中,从而揭示出以前被忽视的东西:即由于心智的正常结构和功能,我们会自动化地对不想要的东西做出反应,恰恰导致我们本想丢弃的东西更加难以脱手。由于这些过程是自动的,因此通常不会被有意识地觉察到,所以训练一个人对它们进行有意识的觉察是非常重要的。这就像训练一个建筑师——从分散注意力的心智内容转向决定信息流动的过程,如果这些过程受到干扰或阻碍,就会加剧在我们生活中造成这种自动化困扰的因素。

　　从 20 世纪 60 年代和 70 年代行为及认知研究开展以来,人们一直在寻找帮助强迫症患者的最佳方法。虽然目前已经完成了许多重要的工作,但问题依然存在:一半的强迫症患者仍然无法从现有的治疗方法中获益。我们亟需尝试新的理论和方法,看看能否取得更大进展。除了考虑最新的理论模型之外,这些新方法还需要建立在过去成功的基础上,看看可能被遗漏的内容。只有这样,这一领域才能更进一步地了解强迫症中思维、情感和行为粘连模式的内在机制。这项工作需要时间和大量的调查工作。本书正是该领域最重要的临床医生之一多年来艰苦调查的成果。它借鉴了最新的心理学、神经生物学、发展学和进化学理论,提出了一种解决问题的新方法:针对强迫症的正念认知疗法(mindfulness-based cognitive therapy, MBCT)。

　　MBCT 最初是由 Zindel Segal、John Teasdale 和我共同开发的,与它的"父辈"疗法——Jon Kabat-Zinn 的正念减压疗法(mindfulness-based stress reduction, MBSR)类似,MBCT 也有一些通用(跨诊断)元素和特定元素。这些通用元素使它能够应用于许多临床领域,在这些领域中,由于无法从反刍思维中解脱出来,心理问题持续存在。MBCT 中的特定元素在 Segal、Williams 和 Teasdale 的设计中被用来帮助复发性抑郁症患者(Segal, Williams, & Teasdale, 2002, 2013)。其中重点包括:觉察到抑郁症患者在面对模棱两可的情况时,总是倾向于做出消极的解释,并且几乎任何情况都可能引发螺旋式的自我贬低的想法。用于预防抑郁症的 MBCT 包括以下方面有针对性的信息：①如何识别即将发生的情绪变化的预警信号；②如何利用那些给人掌控感和愉悦感的活动，重新连接和恢复日常生活中那些曾经带来滋养的方面；③如何更巧妙地处理日常生活中那些引发耗竭的方面。但是，从一开始，MBCT 的开发者就告诫人们，不能对不同的心理问题使用相同的理论和实践(Teasdale, Segal, & Williams, 2003)。有证据表明，不同类型和模式的问题是由不同的心理过程参与与维持的。因此，如果我们要将 MBCT 应用到一个新的群体中去，并且这个群体具有其独特的特征(这些特征通常会在"诊断"中概括)，我们就需要从仔细研究维持该群体障碍的因素开始，而不是假设标准的 MBCT 会起作用。

这正是法布里奇奥·迪唐纳在本书中所做的。在提出如何解决这些问题的过程中，他不仅对强迫症本身提出了新的见解，还在他的课程中将 MBCT 向新的方向发展。在他的笔下，MBCT 保留了其核心特征：心理科学与正念理论和实践的桥梁。在此基础上，他还更进一步。他仔细地观察到了强迫症必须考虑的独特特征：比如，迷信的想法、缺乏自我信任、无法忍受不确定性等特征；对内在体验(记忆、感知、注意力和意图)缺乏信心；过度投入到想象/假设的可能性中去；不信任甚至否定感知体验(例如，偏重主观感觉多于客观证据)；对产生风险的情景过度活跃；过度的责任感、内疚、厌恶和完美主义；以及极端的体验性回避，其表现形式可能是对自己的思想、情绪和身体感觉进行侵略性的自我憎恨。自我信任是迪唐纳所提出的方法中的一个关键议题。他想告诉人们，即使是在危险的情况下，只要有勇气培养对生活和世界的开放、安全、接纳、自由和积极的态度，就有可能相信自己是一个可靠的人，并且有能力对各种状况应对自如。

针对强迫症的 MBCT 是如何帮助患者解决这种根本性的"自我不信任感"呢？首先，该项目教导患者通过优先关注感觉本身的正念来验证自己的感官体验。其次，该项目建立在认知行为疗法(cognitive-behavioral therapy, CBT)的基础上；即帮助患者找到自己思维方式受困的地方，并发现新的方式来考虑自身情况。在针对强迫症的 MBCT 中，强迫思维和强迫行为这些症状本身将会成为正念观察的自然对象。患者要学会更清晰、敏锐地去观察它们，以及自身对这些症状的次生反应；他们还要学会如何**去中心化**，如何从自己的症状中**去认同化**。这种"正念暴露"是 MBCT 方法治疗强迫症的一大特点。

第三，针对强迫症的 MBCT 将患者的**家庭成员**也囊括在内(特别是在第 3 课中)，这样家庭成员也可以学习 MBCT 的目标和意图，然后识别并放弃在不知情的情况下与患者结成的联盟和对其症状做出的让步——这虽然是出于好意，但实际上可能会阻碍治疗的进展。第四，针对强迫症的 MBCT 包括了一项新的基于正念的认知元素——感知体验验证(perceptive experience validation, PEV)，这一元素旨在帮助患者更好地与现实建立联系，消除强迫性怀疑。它在第 5 课(第 9 章)中被介绍，帮助学员学会重视和优先考虑自己的感觉——他们的感觉器官每时每刻实际传达的信息。

第五，本书第 12 章中有一个特定的练习——健康意愿练习(作为家庭练习布置)，旨在帮助学员更加了解自己每天的真实意图。这样做的目的是让学员能够看到、然后影响自己的**行为模式**，使他们当天的意图与他们希望的行动、思考、说话和感觉方式保持一致，并了解他们可以采取哪些行动来实践这些意图。最后，针对强迫症的 MBCT 将正念训练与慈悲训练相结合，明确引入慈悲训练是为了应对许多强迫症患者根深蒂固的侵略性的自我排斥。在这种慈悲的框架下,学员被鼓励去冒险,甚至有一个"放手"仪式来促成这一艰难的变化发生。

其他的治疗方法教授人们如何从消极和重复的想法和行为中解脱出来;许多治疗方法教人善良和慈悲。然而,针对强迫症的 MBCT 明确地训练了这些与思想、冲动和感觉相关的技能。此外,针对强迫症的 MBCT 与所有基于正念的干预方法相同,都是先将正念觉知引入心智里相对中性的方面,然后再继续解决更困难、更棘手的问题。迪唐纳使用缩写 *PASIFACO* 来帮助他的患者记住他们正在学习的核心品质:积极(positivity)、接纳(acceptance)、安全(security)、内在自信(internal confidence)、自由(freedom)、觉知(awareness)、控制(control)和开放(openness)。

MBCT 的科学和实践要想取得进展,就需要将临床的智慧和科学的严谨精心地结合起来,而本书正是体现了这一点。这是第一本将 MBCT 应用于强迫症的手册,它不仅为进一步的研究奠定了基础,还为临床医生提供了理解和帮助众多强迫症患者所需的基本路线图。能够阅读这本书是我的荣幸,能够向您推荐这本书也是我的荣幸。

马克·威廉姆斯,哲学博士
牛津大学临床心理学名誉教授

参考文献

Segal, Z. V. , Williams, J. M. G. , & Teasdale, J. D. (2002). *Mindfulness-based cognitive therapy for depression*. New York: Guilford Press.

Segal, Z. V. , Williams, J. M. G. , & Teasdale, J. D. (2013). *Mindfulness-based cognitive therapy for depression* (2nd ed.). New York: Guilford Press.

Teasdale, J. D. , Segal, Z. V. , & Williams, J. M. G. (2003). Mindfulness training and problem formulation. *Clinical Psychology Science and Practice*, 10, 157 - 160.

致 谢

写作这本书仿佛走了一条充满荆棘的长路,但同时也是一段让我兴奋的旅途。没有如此之多贵人倾囊相助,我也无法顺利成书。我希望能向所有在不同阶段、用不同方法帮助过我的人们表达我一路走来的诚挚感谢。

首先最重要的,我要真诚地向 Sarah Guth 女士的鼎力相助表示无尽的感激。她不遗余力地向我提供了无价的帮助,特别是帮我校对英文手稿,使其更符合美国的语言风格,这些无人能将其替代。在日日夜夜的邮件往来中,她给予我支持,给到我反馈,提出了很多建议和新点子,我的手稿在这样的润色下得以更加清楚明了。

我深切地向 Mark Williams 先生表达我最诚挚的谢意。他过去这几年给予我了许多富有启发性的指导和一针见血的反馈与建议。Mark 是一位集有趣的灵魂、独到的风格、充沛的想法和热情于一身的教师。我从心底感谢他对此书提供的热心可靠的帮助。

无尽的感谢同样献给 Zindel Segal,他是第一个建议我把课程时长从他的 MBCT 抑郁症课程使用的 8 个课时延长至 11 个课时,他很好地描述了急性和慢性强迫症(OCD)的特性。之前的一个机会让我们一起共同带领了 5 天的 MBCT 训练课程,我从他身上学到了很多东西,这也是我非常感谢他的一点。

Zindel Segal、Mark Williams 和 John Teasdale 允许我在本书和课程中以改编的形式囊括了他们所著《抑郁症的正念认知疗法》一书中大量的素材和想法,我承蒙了他们太多的恩惠。

我深深感激 Paul Gilbert。他当面鼓励我(是在意大利一顿美妙的晚餐中!)去调查和深挖自我慈悲在治疗强迫症时发挥的作用,并最终呈现在本书中。感谢他富有启发性的见解、灵感以及所做的一切,这些对我而言是无价之宝。尤其是他在影响调节系统上的工作,让我在完善假说时考虑到正念和自我慈悲在削弱强迫症过度激活的威胁系统方面可能起到的作用。能完成这本书有他很大的功劳。

一声发自肺腑的"谢谢"献给 Rob Nairn。在针对强迫症大脑的认知机制,以及训练心智以更健康的方式运作的可能方法等方面,我们展开过热烈且富有建设性的讨论。

我尤其要向苏格兰三叶岭藏传佛教中心的住持表达我由衷的赞美和感激。我敬佩他的智慧,他无价的指导,还有他扶倾济弱的满腔热血。

一个特别而怀念的感谢献给 Ven. Akong Tulku Rinpoche,他在不幸离世前的几个月还给予了我和同事们充满智慧和热情的指导。他带给我的所有我都将永远铭记于心。

我很感谢 Paul Salkovskis,20 世纪 90 年代末我于英国牛津大学精神病学系访学时,恰逢他任教，是他最先带我领略了一种可用于治疗强迫症的认知行为疗法，这种方法可谓简便高效。

同时，我想感谢 Jon Kabat-Zinn、Joseph Goldstein 和 Jack Kornfield，他们的著作和演讲让我受益匪浅，从而真正理解了正念和慈悲及其对强迫症直接或间接的影响。

我很感激 Ruth Baer 和 Ronald Siegel。在编辑不信任原因问卷（the cause of mistrust questionnaire，CMQ）时，他们热心地给了我很多有建设性的建议。这份量表已发表在书中。

我需要感谢 Dennis Tirch，以及再次感谢 Ruth Baer、Paul Gilbert 和 Ronald Siegel。他们对这本书和模型提出了中肯的评价，提供了莫大的支持。

我还要对吉尔福德出版社的全体工作人员表示衷心的谢意，是他们的付出让这本书顺利降临在这个世界。特别地，我从心底感谢高级编辑 Jim Nageotte 对这个项目从始至终的信任，以及他陪我完成这趟奇妙的征程中展现出的亦师亦友的个人风格和无尽的耐心。他给我的许多重要的反馈与建议着实让这份手稿的质量更上一层楼。还要谢谢 Babara Watkins 给我提的许多有价值的建议、评价，中肯的批判，以及对本书扎实的编辑加工。她的工作让我脑海中想表达的想法和点子更加清晰，书中的信息也得到更有效的传递。我同样很感激 Jane Keislar，她是我宝贵的支柱，尤其是在出版过程的最后阶段。万分感谢艺术指导 Paul Gordon，他创作的封面精美、让人印象深刻，而且能有效传达本书的内容。还要谢谢编辑项目经理 Anna Brackett，她和我共同将手稿编辑至最终版本并出版成书。最后，对其他直接或间接帮助我成书的各位吉尔福德的员工谨表谢意。和这样一个有见解且专业的出版团队一起工作，于我是真切的荣幸。

真诚地谢谢我的朋友 Nirslab Essar 对本书第 1 章极其珍贵的反馈以及提出的想法。我还想对他多年前慷慨无私地支持我、帮我渡过困境表示深深的感谢。

我还要把我的感谢献给范青教授，她在上海交通大学给我提供了客座教授的职位，在那里我完成了在中国的第一次针对强迫症的 MBCT 训练。

一份特别的感谢献给为我书中第 1 章提出了优质建议的 Luca Iani 和提出了丰富反馈的 Ian Ross。

我把热忱的谢意献给 Erica Xodo。她和我共同带领了不少强迫症的 MBCT 课程，其间她针对课程给出了她自己的点子、感受还有反馈。我也感谢她帮助我选择和转录治疗师和学员在真实课程中的对话，这些对话我最后加进了书中；感谢她与我合作了 MBCT 治疗强迫症疗效的研究项目。

我诚挚地感谢 Jeffrey Schwartz 对我的影响。他是将认知行为疗法（CBT）和正念相结合用于强迫症治疗的先锋学者，并且他的工作对我理解正念实践改善强迫问题的效果有很大的启发。

我要感谢 Lalena Stull 的反馈和宝贵的帮助，她致力于对本书第二部分的课程进行修订。也同样感谢 Carla Scott Monkhouse 对手册第二部分的修订。

我尤其感谢 Marco Bateni，他是玛格丽塔别墅私人医院精神病学部的主任，他相信在住院环境中引入正念的价值，并协助我在医院建立了一个强迫症专科，提供以正念为基础的治疗项目。

　　我也感激 Anna Terminello 和 Giancarlo Gualato 绘制了展示本治疗课程中使用的正念运动和姿势的图片,这些图片相当漂亮,并且对学员非常有帮助。我还要向 Carola Battistelli 和 Anna Neresini 表示最诚挚的感谢,因为他们在参考文献校对方面提供了宝贵而慷慨的帮助。Hanna Fiera 和 Simona Morra 协助我完成了第 1 章和课程章节的对话部分,我表示深深的感激。我还要由衷感谢 Alessandro Arcuri 和 Tiziano Schirinzi,他们在准备家庭练习的音频方面提供了友善的帮助和专业的支持。

　　我要感谢我的患者,他们是我灵感的重要源泉,是他们的勇气、努力、毅力、对治疗的信任以及对生命的热爱,让我获得了临床工作的大部分所学。

　　从个人层面上,我要向我母亲表示最深切的感激之情,谢谢她为了我如今的幸福生活而做出的许多牺牲,感谢她在面对困难时从未气馁,永远相信方法远比困难多。没有她的爱和支持,我不会是现在的我,也不会拥有我现在获得的一切。同样地,我的父亲毕生都在教导我理解承诺和坚持的重要性,去实现重要的目标,获得在生活中真正有意义的东西。

　　最后,在致谢的压轴部分,我要向我的妻子 Rachele 和儿子 Riccardo 表达最衷心和最温暖的感激,感谢他们在我因本书而忽视他们的日日夜夜中,给了我永无止境的爱,以及一如既往的支持和耐心。Riccardo 凭借他的正念关注、初学者的心态以及无条件的爱,成为了我最伟大的正念老师之一。他还让我理解了幸福的真正含义。本书特别献给他们。愿你们幸福,远离痛苦。

目　录

导　语　　　　　　　　　　　　　　　　　　　　　　　　　　　　　　　- 1

第一部分　理论和概念

第 *1* 章　什么是强迫症?　　　　　　　　　　　　　　　　　　　　　- 9

第 *2* 章　针对强迫症的基于正念的方法　　　　　　　　　　　　　　- 44

第 *3* 章　针对强迫症的正念认知疗法课程:原理、结构和基本原则　- 74

第 *4* 章　准备进行强迫症的正念认知疗法以及学员评估　　　　　　- 92

第二部分　针对强迫症的正念认知疗法课程

第 *5* 章　第 1 课:理解什么是正念　　　　　　　　　　　　　　　- 107

第 *6* 章　第 2 课:了解强迫症以及正念如何起到帮助作用　　　　- 131

第 *7* 章　第 3 课:帮助家庭成员和伴侣支持强迫症患者　　　　　- 161

第 *8* 章　第 4 课:理解不信任并培养真正的信任　　　　　　　　- 171

第 *9* 章　第 5 课:利用感官来培养信任　　　　　　　　　　　　　- 194

第 *10* 章　第 6 课:与思维建立健康的关系　　　　　　　　　　　- 223

第 *11* 章　第 7 课:将接纳作为改变的核心步骤　　　　　　　　　- 248

第 *12* 章　第 8 课:正念行动和正念暴露　　　　　　　　　　　　- 272

第 *13* 章　第 9 课:培养自我慈悲和自我宽恕　　　　　　　　　　- 300

第 *14* 章　第 10 课:学会冒险　　　　　　　　　　　　　　　　　- 321

第 *15* 章　第 11 课:以信任的态度面对生活和有效应对障碍　　　- 336

参考文献　　　　　　　　　　　　　　　　　　　　　　　　　　　　- 365

索　引　　　　　　　　　　　　　　　　　　　　　　　　　　　　　- 384

音频列表　　　　　　　　　　　　　　　　　　　　　　　　　　　　- 385

导　语

让我们从精神污染中解脱的，

不是通过行为，

也不是通过言语，

而是通过一次又一次地观察和承认它们。

——《增支部》(佛教巴利语大藏经之一)

Arbeit macht frei——"工作让你自由"，是写在奥斯维辛和其他纳粹集中营入口处臭名昭著的标语。毫无疑问，这是欺骗人类的最恶劣、最不公正的话语之一。在奥斯维辛，劳动不能拯救任何人。尽管如此，因犯们依然坚持着这个信念，并努力保持一丝生的希望。许多年前在波兰旅行时，我被大门上的文字所吸引。在我脑海中涌现出许多戏剧性的想法、画面和场景，我情不自禁地将这句话和深受强迫症(obsessive-compulsive disorder, OCD)之苦的人们的自我欺骗进行对比："仪式让我自由"——从焦虑、执念、责任和负罪感中解脱。然而，正是这种信念导致强迫症患者们陷入一系列恶性循环，维持并加剧了他们的无能和具有挑战性的问题。患者这种起了反作用的处理方式创造出一种安全和控制的错觉，难以自行舍弃。

帮助患者理解这些自我欺骗是如何诱发并维持疾病，是所有有效的强迫症疗法中最重要的目标之一。同等重要的是，强迫性的现象和症状，或多或少直接源于正常和适应性的人类行为、习惯和认知机制。我们知道，大多数人都会经历闯入性的思绪并参与仪式行为，而这些习惯在婴儿和儿童时期就开始形成，因为它们在日常生活中提供了有组织、平衡、安全、可控制的感觉。例如，我们每次做某些事情时，都按照同样的顺序进行一系列行为：我们总是把某些物品放在同一个地方；每天早餐时按照同样的顺序吃相同的食物；我们用同样的工具以同样的方式打扫房间；许多人会在用餐或性活动后抽一支烟；我们会出现闯入性思绪，其内容与强迫症患者的闯入性思绪并无差异。我们的文化、社会生活和宗教活动都充溢着仪式行为并以其为特征，这些行为调节、协调和组织着我们与外界以及内心世界的关系。尽管仪式能给我们一种秩序感和稳定感，但我们必须根据生活中发生的事情来不断调整它们，以保持其功能。在强迫症患者中，某些心理病理性机制的触发，会导致原本正常的行为在持续时间、频率和强度上产生严重的扭曲。反过来，这种扭曲又导致了他们复杂的、无能的障碍的进展。

从 20 世纪 70 年代开始，在行为疗法的背景下，许多不同的治疗方法被开发出来，并被证明对有明显强迫行为（如清洗、检查）的强迫症患者疗效惊人，在接受治疗的患者中成功率达 80％～90％（Foa et al., 2005；Emmelkamp, Visser, & Hoekstra, 1988；Hoogduin & Hoogduin, 1984）。然而，这些方法在治疗伴有重度抑郁障碍（Foa, 1979；Rachman & Hodgson, 1980）或其他类型的病理问题的强迫症，以及并不罕见的无明显强迫行为或仪式的强迫障碍（即所谓的**纯粹强迫症**，因为它只发生在患者的脑海中）方面并未被证明同样有效。根据 Rachman 的观点，"治疗强迫的主要障碍是缺乏有效的技术手段"（Rachman, 1983）。与这一观点相一致，我们可以将精神障碍定义为，**人们缺乏有效、功能性和适应性的应对机制、资源或策略（或难以使用它们），以改变他们与内心体验之间的功能失调的关系**。

正如本书前两章所指出的，我们知道大约有 50％ 的强迫症患者在目前可用的治疗方法下没有获得显著或持久的改善（Salkovskis & Kirk, 1997；Foa et al., 1983）。针对有效疗法的不足，在这些年的课程中，我秉持着热情、好奇心和承诺，努力寻找以下问题的答案：

- 我们还能采取哪些切实可行的措施，来帮助尚未获得足够缓解的强迫症患者？
- 哪些能够改善、增强或是有效整合进已有治疗方法的治疗性手段、技术和方法是我们尚未拥有的？
- 在临床和发病机制等方面，该疾病的哪些方面尚未被完全理解？
- 有哪些普遍的、贯穿所有类型强迫症的因素特征？考虑到该疾病的症状学和现象学的极端异质性，哪些干预措施能够对每种强迫症的治疗都有效呢？

个人旅程

我致力于强迫症的个人旅程始于 20 世纪 90 年代末，当时我访问了牛津大学的精神病学系。在那里，Paul Salkovskis 通过让我参与启发性对话以及与我分享真实治疗课程的有趣视频，亲自教我如何治疗强迫症患者。通过这次经历，我开始了解一种创新而有力的方法，用于与强迫症患者们建立关系并进行治疗，认识到患者共有的问题模式的重要性，掌握了一些能够有效针对激活和维持障碍的认知机制和偏见的认知技术。与此同时，我开始培养自己的正念，参加了 Jon Kabat-Zinn、Zindel Segal、Mark Williams、John Teasdale 等国际知名的正念和佛教导师的研讨会和闭关修行。第一次，我意识到这些实践对我产生了强大的影响，能够减轻压力，改变自身的态度、行为和信念，从而变得更为灵活和有功能性。

作为一名在精神科医院工作的心理治疗师，我带着好奇心去看待这种传承了千年的实践，其发展起来用于应对痛苦，能够帮助受严重病理影响的人，尤其是难治性强迫症患者。我经常发现，许多在标准认知行为疗法（cognitive-behavioral therapy, CBT）下没有很大改善的人能够通过正念实践得到缓解。多年来，我在住院治疗中引导正念认知疗法（mindfulness-based cognitive therapy, MBCT）小组，能够观察那些受严重、急性期障碍

(强迫症、边缘型人格障碍、重度抑郁症等)影响的人们是如何使用正念实践以及它们对于特定类型痛苦的作用。

本书是我 20 多年在门诊部和住院部治疗数百位强迫症患者的经验结晶,同时还涉及正念冥想的实践和教学,以及与正念、认知行为疗法和强迫症领域的一些顶尖专家进行的对话。通过与我分享他们启发性的想法和丰富的经验,这些专家们直接或间接地帮助我理解了正念实践如何以及为何在临床上与治疗强迫症相关且有效。本书也是我 15 年间通过试错不断完善和调整课程的基础理论、形式、问题模式和练习的成果,感谢上百位强迫症患者的反馈,感谢他们分享的在应对自身问题时认为有用的经验。

理论框架

作为持续寻求知识的一部分,科学学科经常质疑其哲学假设。通过这个过程,它们通常会发现与其他哲学之间的关系。过去 20 多年中,认知行为疗法(CBT)和临床研究的发展与佛教心理学和原则相结合,正是这种融合为本书和所提供的治疗方案提供了合理性和理论框架。

过去 20 年来,CBT 的演进不仅使我们更好地理解心智的内容,还让我们更了解人们与自己内在过程的关系以及如何激活和维持心理障碍。目标是通过培养感知和认知过程的意识,并以健康和适应性的方式改变它们,从而使个体摆脱消极的心理状态。基于正念的强迫症课程的主要目标是帮助个体从根本上转变他们与激活和延续其心理病态状态的思维、情感和身体感觉的关系。

本书试图将过去 20 多年在心理健康领域提供的关于强迫症起源、工作原理和治疗方法的经验证据整合在一起。这四个领域是 CBT、进化心理学、神经生物学和佛教心理学。每一种方法都为我提供了洞察力,帮助我理解强迫症大脑中发生某些事情的原因、方式和重要的干预时机。

CBT 在帮助我们理解功能失调机制和认知偏见作为激活和维持强迫症因素的方式方面发挥了基础性的作用。这种理解使得开发有效的治疗技术、策略和经过验证的治疗方案成为可能。CBT 还使我们了解到安全寻求行为和策略如何维持这种障碍,并证明了暴露与反应预防(exposure and response prevention, ERP)干预与显著、持久的临床改变的相关性。

进化心理学清晰、详细地描述人类共同适应的功能和目标,使心理问题的归一化变得更有逻辑和连贯。通常,当对每个人的生存都具有功能和适应性的行为、态度和心理模式被以不适应的方式推向极端时,就会出现心理病理。结果是以数量而非质量的方式思考心理病理。换句话说,从正常到疾病的转变更多与过度或不足激活正常态度、过程和现象(例如思维、情感、行为、大脑中的突触)有关,而不是它们的独特性或差异。如前面简要提到的,强迫症通常符合这种适应原则,因为强迫行为和认知主要是对正常和适应性行为、态度和认知的夸张失调表达。

过去 20 年中,神经生物学的发展使我们能够更好地了解强迫症患者大脑中哪些区域和回路发生了改变。我们尚不清楚这些差异是正常过程转变为不适应和致残现象的原因还是结果。神经生物学还使我们能够验证认知行为疗法(CBT)和基于正念的干预如何以治疗和适应性的方式影响甚至重构受损的脑回路——**心智可以改变大脑**。最后，神经生物学为认知、进化和基于正念的假设和对待强迫症的方法提供了支持。

最后但并非最不重要的研究领域是佛教心理学。它建立在几个世纪以来的原则和理论基础上，提供了关于人类思维运作的详细、全面的视角，不仅理解造成和滋养心理苦难的因素，也了解促进和维持幸福的因素。几个世纪以来，佛教教义传达给我们一个重要的发现：我们使用思维的方式是所有人类苦难的根源，无论是焦虑、羞愧、愤怒、绝望还是悲伤。通过帮助我们定期训练以了解和体验思维的运作方式，我们可以学会驯服自己的思维，从而摆脱持续不断的心理苦难。

强迫症的 MBCT 课程将这些知识和经验汇集在一起。该课程主要基于正念减压(mindfulness-based stress reduction, MBSR)和 MBCT 的格式和结构，但也借鉴了同情焦点疗法和接纳与承诺疗法的许多思想、假设和灵感，特别是在将隐喻作为治疗工具方面。

正念和强迫症

过去几十年中，实证研究不断支持正念训练在治疗众多问题上的有效性，并已经确立了基于正念的干预可以对多种精神障碍产生显著的心理作用(Hofmann, Sawyer, Witt, & Oh, 2010)。临床研究还强调了正念冥想和正念训练实现其有益效果并改变心理功能的变化机制(Carmody & Baer, 2008; Baer, 2009)。

正念是古老佛教心理学的核心教义之一，它包括一种特殊的关注周围和内心一切事物的方式。可以将正念定义为一种意识状态，通过专注当下发生的事情，无论是外界还是内部，而不加评价、赋予意义或对此做出反应(Didonna, 2009a)。正念可以被认为是与所有体验(积极、中性和消极)建立关系的一种方式。它能够减少人们的苦难感，增加他们的幸福感(Germer, Siegel, & Fulton, 2005)。

正念实践包括通过旨在帮助人们更加接纳自己的体验的练习来进行心理训练。它包括意识到感觉传达的一切，并以一种专注而全面的方式利用这些信息。人们学会敏锐而全面地感知现实，并真正关注自己正在经历的事物。他们学会观察自己的思维，而不被其困扰。他们学会看待事物的真实面目，并觉醒于当下发生的生活现实(Gunaratana, 2011)。

正念可以被视为大多数强迫机制和心态的对立面。事实上，强迫症包括一种普遍、失调、反应性和评判性的与内在和外在体验建立关系的方式。本书的目标是描述正念和基于慈悲的做法与某些认知行为干预相结合如何导致强迫症患者的临床症状和心理功能改善。本书介绍的课程帮助患者培养一种适应性的自我关注形式，从而改善认知、情绪和行为的自我调节能力，并改变引发和加强强迫症的多种认知倾向和态度(如反复思虑、体验性回避、注意偏向)。通过正念实践，强迫症的 MBCT 课程培养诸如接纳、去中心化、去认同化、自我验证和自我慈悲等心理态度；这些可以作为对许多激活和维持强迫问题的认知机制和倾向的解药。

基于正念的强迫症治疗方法帮助人们发展一种与不舒服的内心体验关联的新的、更具功能性的方式(Didonna, 2009c; Schwartz & Beyette, 1997)。患者不试图改变他们思维的内容或频率(如标准 CBT 中那样),也不试图减轻不适感的强度(如药物治疗的情况)。通过在认知和情绪上逐步进行去中心化和去认同化的心理训练(Teasdale, 1999),患者学会了如何在经历问题性内部状态时防止反应性行为的激活(例如强迫行为)(Didonna, 2009c)。正念冥想的有效性似乎在于个体学会以接纳的、去中心化的、即时的方式观察自己思维的内容,而不是试图改变思维的内容本身;某些认知-情感内容的强制力量逐渐减弱,直至最终消失。在标准认知疗法中,这些**去中心化**和**去认同化**的过程被视为实现目标的手段,即改变思维的内容,而在基于正念的方法和强迫症的 MBCT 课程中,这些过程本身就是目标。

本书中描述的治疗课程旨在帮助强迫症患者削弱他们的反应性和自动化机制。逐步地,患者学会意识到并中和或显著削弱激活和维持他们障碍的功能失调机制,用新的、健康的认知、情绪和行为态度及模式取代这些机制。

本书的大纲和目标

本书分为两个部分。第一部分(第 1~4 章)关注强迫症的相关理论和概念问题,并提供支持使用基于正念的方法治疗这类障碍的理论框架、研究证据和最新假设。这些章节还解释了针对强迫症的 MBCT 的发展过程以及如何实施这种治疗程序。

第 1 章涵盖了该障碍的流行病学、现象学、神经生物学和临床方面,强迫症的认知过程和偏见,以及对建立一致合理模型有所贡献的主要强迫症发病理论。第 2 章描述了一种基于正念的强迫症治疗的概念化和方法,解释了为什么将强迫症视为严重的不正念状态,以及正念练习如何逐渐削弱强迫性认知机制和偏见并产生重要的神经生物学效应。它还解释了如何将一些最有效的认知和行为技术与基于正念的干预和实践相结合。

第 3 章介绍了强迫症的 MBCT 课程的理论基础和关键特点:描述了 11 个课时中每节课的基本主题、内容和目标,并介绍了课程的结构和格式。该章还解释了哪些专业人士有资格来领导这种治疗课程,并提供了一些关于教师风格和与强迫症患者之间治疗关系的指导方针。还讨论了家庭成员和伴侣在保证课程成功方面可以发挥的作用。

第 4 章解释了如何准备进行强迫症的 MBCT 课程。介绍了课程的一些基本特点,例如小组设置、班级规模以及教师和学员的材料。与抑郁症的 MBSR 和 MBCT 课程一样,首先要在第一次小组课之前进行个别面谈。面谈的目的是对学员的问题进行全面评估,以评估他们是否适合参加小组课程,并在决定参与后激励他们参与并坚持完成课程。最后,本章解释了为什么、何时以及如何在个体设置中实施强迫症的 MBCT 课程,以及使用这种形式的利弊。

第二部分(第 5~15 章)详细介绍了强迫症的 MBCT 课程的 11 节课。本部分的每一章都包括议程、目标和讨论内容的描述,上课期间使用的所有材料,学员手册,以及供教师使用的程序中所有实践和练习的对话摘录框。同样，这些摘录来自真实的强迫症 MBCT 课程（出于隐私原因，患者的姓名与身份已改编和隐去）。这些摘录帮助读者更好地理解每节课的内容和动态，以及教师如何引导问询和练习回顾的重要时刻。在课程章节中，我偶尔使用**加粗**突出关键概念并引出细微但重要的区别。

对于本手册，我制作了书中正念练习的音频录音，学员可以在家练习时使用这些音频。有关如何访问这些音频的更多信息，请参见图书版权页。或者，教师也可以选择下载音频，并将其刻录到 CD 上或复制到 USB 闪存驱动器上，在第 1 节课时分发给学员。音频文件列表请参阅第 385 页。

注意事项：开始之前

本书中的许多建议和实践涉及身体的移动，这种移动可能需要一定程度的用力。尽管这些实践要求轻柔而简单地进行伸展、平衡和活动，但在让你的客户进行任何这些实践之前，他们应该咨询医生或其他医疗专业人士。对于任何人，特别是那些有健康问题的人来说，在进行本书中涉及运动的任何实践之前获得医生同意是非常重要的。请记住，并不是所有的练习对每个客户都适合。明确地说，此处提供的信息和建议并不能替代医学建议或合格物理治疗师、教练、瑜伽导师或其他运动专家的指导。

尽管本书提供了全面的指南，用于为患有强迫症的个体提供 MBCT，但适当的训练和受过训练的治疗师的持续监督至关重要，以便完成该课程并增强其效果。建议治疗师参加正规的专业培训研讨会。

我由衷地希望本书能够帮助全球数百万受这种挑战性障碍困扰的人们克服或减轻他们的痛苦。我从课程的"自我慈悲练习"（第 13 章）中引用一句话，将最诚挚的祝福送给他们：**愿他们快乐、安宁，并摆脱痛苦的困扰。**

第一部分

理论和概念

第 1 章　什么是强迫症？

第 2 章　针对强迫症的基于正念的方法

第 3 章　针对强迫症的正念认知疗法课程：原理、结构和基本原则

第 4 章　准备进行强迫症的正念认知疗法以及学员评估

什么是强迫症？

我们人类是非常奇怪的生物。我们喜欢某些毒药的味道，
固执地持续服用，哪怕它们会置我们于死地。
我们执着于的想法就像是毒药。
——汉尼波拉·古纳拉特纳

强迫症是一种异质性的、经常慢性的、严重的精神疾病，影响着全球不同性别、年龄、国籍、民族、种族、宗教信仰和社会经济地位的数百万人。该障碍以反复出现的、闯入性的、令人苦恼的想法、图像或冲动（强迫思维），和/或为了减少或消除这些强迫思维引发的痛苦或焦虑，并防止任何可觉察的有害结果而做出的重复性的心理或外在行为（强迫行为或消除行为）为特征（American Psychiatric Association, 2013）。它造成的严重痛苦不仅针对患者自身，而且往往会影响其家庭和伴侣，可能导致生活质量受到严重损害，甚至是残疾。

强迫症与高额的医疗费用（Simon, Ormel, VonKorff, & Barlow, 1995）、经济和社会成本相关联（即患者无法在社会中充分发挥功能）[National Collaborating Centre for Mental Health (NCCMH), 2006]。据估计，该疾病对美国的财政消耗达到每年 80 亿美元。ECA(epidemiologic catchment area)的一项研究发现，大约 36％的强迫症患者存在职业困难，平均来说，患有这种疾病的人群在一生中会因此失去多达 3 年的薪水（Karno, Golding, Sorensen, & Burnham, 1988）。约有 25％的强迫症患者在婚姻关系上遇到问题，强迫症患者步入婚姻的概率也更低（Goodman, 1999）。

历史背景

医生：她现在在做什么？看她搓手的样子。
贵妇：（对医生说）这是她的习惯行为，看起来像是在洗手。
我见过她这样持续了 15 分钟。
麦克白夫人：[在场景后面]怎么，这双手永远洗不干净吗？
…这里仍然有血腥的气味；阿拉伯香水也无法使这双小手变得甜美。
医生：[在场景后面]这种病可不是我的专长。
——《麦克白》（第 5 幕，第 1 场）

从 15 世纪以来,强迫症就已有文献记载。例如,由 Kramer 和 Sprenger 出版于 1486 年的《女巫之槌》(*Malleus Maleficarum*)中就有对强迫症特征的描述,尽管当时并未将其命名为一种特定的精神病理障碍(Kramer & Sprenger, 1486/1951)。同样,威廉・莎士比亚在描述麦克白夫人的行为时,描绘了一个经典的强迫性洗手者的形象。历史上还有许多名人,例如马丁・路德(1483—1546),米开朗基罗(1475—1564),路德维希・范・贝多芬(1770—1827),查尔斯・达尔文(1809—1882),以及阿尔伯特・爱因斯坦(1879—1955)等,都被认为受到该功能性障碍的影响。

该疾病的首次描述归功于 Étienne Dominique Esquirol,他在 1838 年将这一障碍定义为偏执狂的一种形式,一种部分神志不清(delire partiel)的状态。患者会出现一种无意识的、无法抵抗的、本能的活动,导致其进行一些良知试图阻止但意志却无法压制的行为。作者得出的结论是,该障碍的原因主要是意志力的缺乏,仅在部分程度上是智力障碍(Fava, Rafanelli, Grandi, Conti, & Belluardo, 1998)。"Obsessive"一词最早由 Emil Kraepelin(1856—1926)在他的《临床精神病学讲义》(1883)中介绍,他将强迫症称为强迫性神经症。与《精神障碍诊断与统计手册(第 5 版)》(*Diagnostic and Statistical Manual of Mental Disorders 5*,DSM - 5)一致,Kraepelin 将强迫性神经症描述为具有强迫思维、强迫行为或两者同时存在(Steinberg, Carius, & Fontenelle, 2017)。其后,Pierre Janet 首次提供了强迫症的详细的诊断描述(Pierre Janet, 1903)。强迫思维(obsession)和强迫行为(compulsion)这两个术语分别源自拉丁文中的 *obsidere*(意为围困;de Silva & Rachman, 2004),以及 *compellere*(意为强迫、胁迫)。

流行病学

事物在头脑中的形象
是一切行为的准则。
——爱比克泰德(古希腊哲学家)

强迫症在全球范围内的终身患病率约为 2%～3%(Weissman et al., 1994; Karno & Golding, 1991; Robins et al., 1984; Okasha, 2003; Ruscio, Stein, Chiu, & Kessler, 2010),即大约每 40 个成年人中就有 1 个患有强迫症,全球患者超过六千万人。据估计,在任意时间,都有 330 万～500 万美国人、约 75 万英国人患有强迫症。此外,超过四分之一的成年人在一生中的某个时刻会经历强迫思维或强迫行为。

强迫症是第四常见的精神障碍,仅次于重度抑郁症、社交恐惧症和物质使用障碍(Germer, Siegel & Fulton, 2005; Robins et al., 1984; Rasmussen & Eisen, 1992, 1994)。世界卫生组织已将强迫症列为全球 15～44 岁人群残疾的第十大因素(World Health Organization, 1996; Murray & Lopez, 1996; Bobes et al., 2001)。

尽管有许多人受到强迫症的影响,但很多人仍在隐藏他们的症状:一些强迫症患者因为恐惧、尴尬和担心被贴上标签而不愿意谈论自己的症状,而其他人并未意识到他们的经历是明确的精神疾病。因此,强迫症很可能被低估,得不到充分治疗。流行病学研究估计,在美国超过半数(54.9％)的强迫症患者根本没有接受任何治疗;全球范围内这个数据会上升至 59.5％(Kohn, Saxena, Levav, & Saraceno, 2004)。根据 Jenike 的研究,强迫症患者平均要看 3～4 位医生,从患者首次出现症状到确诊并寻求专业帮助的平均时间为 7.5～9 年;而另一个研究结果则表明这一时间可能长达 17 年(Jenike, 2004; Hollander et al., 1996)。时间的延迟可能是该障碍慢性进展的原因之一。一项英国精神疾病发病率的调研(Torres et al., 2007)表明,大部分强迫症患者并未接受治疗(Goodwin, Koenen, Hellman, Guardino, & Struening, 2002),只有不到 10％的人在访谈前一年看过心理医生。

强迫症通常呈渐进式起病,且在男性中起病更早(American Psychiatric Association, 2013)。男性的平均发病年龄为 21 岁,女性为 24 岁(Burke, Burke, Regier, & Rae, 1990; Lensi et al., 1996; Minichiello, Baer, Jenike, & Holland, 1990)。强迫症发病年龄的范围很广:60％～70％的病例在 25 岁之前发病,15％在 10 岁之前,其余 15％发生在 35 岁之后(Rasmussen & Tsuang, 1984, 1986; Thyer, 1985)。然而,难以比较不同研究中关于发病年龄的数据,因为对"年龄"和"发病年龄"这两个词的定义存在差异。一些作者认为发病年龄是指症状首次出现的时候;而另一些作者则认为是指症状开始引起一个人痛苦的时候,也就是这些症状符合《精神障碍诊断与统计手册》(DSM)相关标准的时候。这个问题值得探讨,因为根据许多强迫症患者的报告,他们在症状严重到足以引起痛苦和/或导致寻求治疗之前的多年时间里,已经存在亚临床症状。

强迫症在男性和女性中的占比大致相等,被诊断为强迫症的女性略多于男性。有趣的是,在儿童中,男性患有强迫症的情况更为普遍;直到成年后,患病比例才开始偏向女性。

现象学和临床

在怀疑中烦恼胜过在错误中安然。

——亚历山德罗·曼佐尼(19 世纪意大利作家、诗人)

这句引用来自 19 世纪意大利诗人、小说家亚历山德罗·曼佐尼,表达了这种强迫性"选择"的基本特性和动机。强迫思维是一种反复出现的、持续的、不受欢迎的想法、图像、场景或冲动,并被认为是闯入性、不恰当的。它们会引发焦虑、苦恼或其他负面情绪,导致患者试图通过强迫行为或仪式来摆脱或消除它们。例如,一个人常因怀疑没有关灯而苦恼,便试着通过反复检查并确保灯已经关闭来消除这种疑虑。临床上,强迫思维通常被认为是表达怀疑、假设或推断的想法(例如,"也许我没有锁门","也许我忘了关灯","我可能很脏","我可能导致了事故"),也就是说,想法在主观上的体验是消极的。

就频率而言,强迫思维最常见的主题为:

● 害怕被恶心的物质或物体(例如细菌、病毒、污垢、化学品、体液、粪便等)污染或污染他人。

- 害怕变得具有攻击性会意外伤害自己或他人（例如，害怕会使用刀具、毒药或汽车杀死家人）。
- 怀疑无意中会间接伤害自己或他人（例如，没有锁好门、关好窗户、关紧煤气、水龙头或电灯）。
- 过分关注道德或宗教/亵渎宗教的思想（例如，在一次社交活动时大骂脏话，声称"上帝已死"）。
- 不愉快的有关性的想法（例如乱伦或反常的意象，或是害怕成为同性恋或恋童癖等），或暴力的想法（例如成为强奸犯或杀人犯）。
- 过分要求事物的有序和对称（例如当个人物品没有井然有序时感到很不舒服）。
- 害怕令人羞愧的或是做得不恰当的行为（例如，在公共场所或他人面前小便或排便，或要求邻居脱下裤子）。
- 迷信的想法和信念，包括将完全不相关的活动和行为联系在一起的不理智和不合理的想法（例如，"我走完这条街时如果没有数到 120，就会有不好的事情发生在我父母身上"，或"我很害怕数字 6，必须得回避它，因为 666 据说是邪恶的数字"）。

强迫行为是指个体感觉被迫反复执行的行为或仪式。这些行为的目的是防止或减少因强迫思维引起的痛苦，防止、消除或对抗强迫思维，或使其消失。换句话说，强迫行为有助于降低个体对可能伤害自己或他人的情况负责任的感知，并让人感觉更"舒适"，或认为自己做了正确的事情。例如，有污染强迫思维的人可以通过反复洗手，直到皮肤变得褶皱或粗糙，来减轻他们的精神痛苦；对闯入者有强迫性恐惧的人可能会反复检查门锁；而那些不由自主出现亵渎想法的人，可以在每次出现想法时，从 100 倒数至 10 来获得解脱。在某些情况下，个体会按照以特殊方式发展出来的规则进行严格的仪式，却无法解释为什么要这样做。

强迫行为可能是外显的，即可以被他人观察到（例如清洗、检查），也可能是隐蔽的，即不可见的心理行为（例如默数，或在脑海中反复说单词、短语或祷告）。典型的强迫行为包括：

- 清洗（如洗手、淋浴等）和清洁（如房子、衣服、物品等）。
- 检查（例如，门是否上锁，煤气、灯、水龙头是否关闭，或者开车四处检查以确保没有碾过行人）。
- 整理和安排事物，寻求对称或完美。
- 以特定的模式计数。
- 默默地重复特殊的单词或短语。
- 过度祈祷，或投入因宗教信仰或恐惧而引发的行为。
- 连续不断地重复任务、手势或动作。
- 过度思考"中和性"想法以对抗强迫思维。

大多数强迫症患者同时存在强迫思维和强迫行为，但有些患者可能只有其中一种。通常，强迫思维和强迫行为都会造成困扰和痛苦，进而分散注意力和占用时间，从而在不同程度上干扰正常的社交、工作和人际关系。较高的压力水平往往会加重症状。

还有一些行为常见于受强迫症影响的人,这些行为不能被定义为强迫行为,但被归入"安全寻求行为(safety-seeking behaviors)"(CBT 文献中使用的一个术语,指的是任何旨在防止可怕的灾难和减少伤害的行为)这一大类中(Salkovskis, 1985)。这些行为可能会造成显著的困扰、耗费时间,并且倾向于加强和维持该障碍。其中一些行为包括:

- 不断寻求保证。
- 做事或完成任务非常慢,常常导致迟到。
- 不允许某人进入特定的地方(例如家中,因为害怕污染)。
- 回避特定的物体、地点、情境、人和活动,以避免强迫思维和痛苦的发生。
- 选择性地关注与强迫性恐惧或主题直接或间接相关的内部或外部刺激。
- 尝试抑制或分散注意力以摆脱不能接受的想法。
- 努力确保某人记忆的准确性。

所有这些行为要么过度,要么与预防或中和恐惧事件没有实际联系。它们通常只能暂时缓解困扰,而当强迫思维再次出现时,往往会更加强烈。此外,这些仪式本身通常也会造成困扰:随着它们变得更加苛求和耗时,它们会强化强迫思维,最终形成强迫症状的恶性循环(参见本章最后、第 2 章及第 6 章的**认知进化模型**)。

自知力水平

相信自己看到的现实具有唯一的真实性,
是所有错觉中最危险的。
——保罗·瓦茨拉维克

大多数患有强迫症的成年人在某些时刻会意识到,他们的强迫思维和强迫行为是过度的、不合理的、不切实际的(这是很好的自知),但他们感到无法抗拒,并认为缓解焦虑或不适的唯一方法是实施强迫行为。但对于孩子来说不一定如此,因为他们可能缺乏形成这种判断所需的认知意识。

然而,自知力的水平(认识到强迫思维和强迫行为是无意义的能力)在疾病的过程中(Lochner & Stein, 2003)以及同一天内往往会有所变化,这取决于情绪、环境或相关条件。例如,当在一个患者认为是"安全"的情境(例如治疗课)中谈论时,他们能够意识到污染性强迫行为是非理性的;而在一个他们认为有威胁(例如,不得不处理财产)或与他们强迫性恐惧相关的情境中(例如和家人在家中相处),就并不如此。还有一小部分强迫症患者对自身的疾病认识不足,有时甚至没有自我认知,以至于临床医生可能会将他们的强迫性想法误解为精神性的妄想。

当人们能够理解强迫思维和强迫行为是不合理的时候,可能会试图抵制,这样做实际上会增加他们的焦虑或痛苦;而屈服于强迫行为会让他们得到解脱。随着疾病的进展,在无数次尝试抵制强迫思维和强迫行为之后,患者可能会放弃,不再尝试抵制它们,而将强迫症融入他们的日常习惯中(American Psychiatric Association, 2013)。

诊断问题

心智中的表象有四种。事物要么是它们表面上的样子;
要么既不是,也不表现出来;要么是,但不表现出来;
要么不是,却表现出来。而智者的任务是在这些情况下正确地确定目标。
——爱比克泰德(古希腊哲学家)

就像大多数心理疾病一样,强迫症起源于人类正常的态度、习惯和行为,当它们变得过于强烈和频繁时,就会转变为精神疾病,造成痛苦、损害或干扰日常功能。临床的观察、实践及一些理论均表明,一些强迫性人格特征往往是强迫症的前兆,因此这些人格特征可能与强迫症有直接的关系。事实上,在许多情况下,患者在回溯时都可以识别出,他们在急性发作之前就体验过与强迫症有关的某些态度和行为。在这些案例中,患者的态度和行为并没有致残和限制患者的功能,所以他们并没有认识到那是有问题的、病态的。

从这个意义上说,可以假设一个"正常-病理"的连续变化谱系:从正常和有功能的习惯、规则、仪式、态度和闯入性事物开始,逐渐转向日益僵化、重复、功能失调和令人不安的模式、思想和行为,并导致越来越高水平的痛苦和焦虑,直至发展出严重的病史,即存在强烈的、痛苦的、持续的强迫思维与强迫行为,且自知力较低或缺乏自知(即完全相信强迫性信念是正确的)(图 1.1)。类似地,Brune 指出,强迫症可以被视为进化的伤害-回避策略中的一个极端(Brune, 2006)。

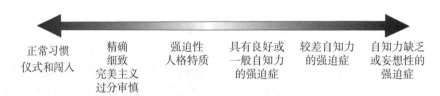

| 正常习惯
仪式和闯入 | 精确
细致
完美主义
过分审慎 | 强迫性
人格特质 | 具有良好或
一般自知力
的强迫症 | 较差自知力
的强迫症 | 自知力缺乏
或妄想性的
强迫症 |

图 1.1 "正常-病理"连续谱系假设,关于"强迫性"态度、信念及仪式行为引发的损害程度的变化

通常情况下,以下情况会被诊断为强迫症:

● 一个人表现出强迫思维或强迫行为。

● 一个人认为强迫思维是自身的精神产物,而不是由于外部影响或他人强加。

● 强迫思维或强迫行为占据个人大量的时间(每天一个小时或更多),造成极度的痛苦,并在相当程度上干扰工作或学校的日常生活、社会活动、家庭关系等正常的生活规律。

● 强迫症状不能用任何其他精神障碍来解释,也不是由其他医疗问题或药物滥用引起。

《精神障碍诊断与统计手册(第5版)》(DSM-5)将强迫症从焦虑障碍类别中移除,并为强迫及相关障碍开辟了一个新的章节（American Psychiatric Association，2013），因为越来越多的证据表明，许多障碍的特征有大量相似点（如重复性行为和强迫性担忧），可以归为同一个诊断类别。基于这个理由，强迫症谱系得以定义，其中强迫症是该诊断类别中的主要障碍（American Psychiatric Association，2013）。这一新的类别涵盖的疾病包括：强迫症、躯体畸形障碍、囤积障碍、拔毛癖（抓头发障碍）、抓皮症（挠皮肤障碍）、抽动障碍、物质/药物引起的强迫及相关障碍、其他医学状况引起的强迫及相关障碍、其他特定的强迫及相关障碍［例如，聚焦于身体的重复性行为障碍（咬指甲、咬嘴唇、咀嚼脸颊）和强迫性嫉妒］，以及非特定的强迫及相关障碍。

这种基于临床谱系对强迫症问题进行的分类方式，可以帮助研究现有的强迫症治疗方案在多大程度上对强迫症相关障碍有效。该方式强调，在制定新的治疗模式或改进现有模式时，有必要针对强迫症谱系更为普遍的共同特征，而不仅仅是具体和独特的临床症状。

本书呈现了一个为强迫症而开发和测试的治疗模型。然而，未来同样可以研究这一模型是否能够，以及如何用于强迫症之外的具有相关特征和症状的疾病。这样我们可以更全面地理解，正念对于类似但表现形式和症状学不同的心理病理状况可能产生的普遍效应。

强迫症的认知过程和偏见

某一行为受其直接效果影响的程度，
取决于人个体对行为和结果之间关系的"信念"，
他们赋予结果的意义，
以及对行为持续下去会如何实现他们对周围世界所求的期望。
——阿尔伯特·班杜拉

以一种功能失调的方式使用或关联认知，这无疑是强迫症的核心特征之一。大量的研究已经表明，强迫症患者们有特定的认知过程和偏见，以及特定的信息处理缺损和偏见（例如，Tallis，1997），这些都会触发和维持疾病。根据特定亚型的强迫症，这些认知可以分为不同的类型、强度和频率。

认知偏见指的是优先处理的倾向，对于强迫症及其"亲属"来说，他们倾向于优先处理负面或威胁性信息，要么通过增加注意力的分配（注意力偏见），要么通过对模棱两可的信息快速给出负面或威胁性的评价（解释性偏见）（Williams & Grisham，2013）。虽然认知偏见存在于所有人身上，并且都会造成对现实的失真看法，但对于那些患有精神疾病和强迫症的人来说，认知偏见会更消极，产生反效果，并导致疾病的激活、维持和慢性化。理解强迫症患者的一些主要认知偏见和过程，有助于阐明基于正念的方法如何以及为何能够有效地对抗这些心理机制。

注意力偏见

大量证据表明，强迫症患者对具有威胁性的信息表现出特定的注意力偏见（Muller &

Roberts, 2005；Lavy, van Oppen, & van den Hout, 1994；Foa, Ilai, McCarthy, Shoyer, & Murdock, 1993），尽管不是所有的研究都认同这些发现（Kampman, Keijsers, Verbraak, Näring, & Hoogduin, 2002；Kyrios & Iob, 1998）。此外，这些偏见可能不只针对强迫症，也适用于其他疾病。强迫症患者可能会选择性地关注与他们当前的担忧相关的威胁性信息，并且一旦对威胁性刺激的关注被触发，他们就很难将注意力从这些信息中分离出来。这样的注意力偏见可能会导致强迫症患者在他们的环境中过度解读威胁性线索，而且这些偏见也可能在发展和维持强迫性思维中发挥作用（Muller & Roberts, 2005）。强迫症患者评估刺激是否具有威胁性的阈值可能更低；一些研究者假设，对威胁性线索的注意是当前焦虑水平、威胁评估水平和注意调节能力的综合反映（Krackow, Nunley, & Tessier, 2014）。

这些偏见似乎涉及一种无法抑制对无关信息的处理，或无法从威胁相关的线索上移开注意力的普遍状态（Amir & Kozak, 2002）。强迫症患者似乎在引导注意力（如何以及在何处放置注意力）和管理冲突相关的注意力（抑制"冲突性"的自动反应，以专注于不那么自动化的反应或目标的过程）两方面都表现出缺陷（Fan, McCandiss, Sommer, Raz, & Posner, 2002）。由于他们的注意力偏见，当面对威胁性信息时，强迫症患者无法注意到那些可以消除恐惧、减少焦虑的信息（Tallis, 1997；Didonna, 2005, 2009c）。

此外，观察发现，强迫症患者往往难以抑制消极想法。这种情况被称为注意力抑制，指的是个体如何限制接收到的信息，以便有选择性地关注最相关的刺激，并将无关信息的处理降至最低（Muller & Roberts, 2005）。难以抑制不需要的和无关的刺激可能会导致个体反复出现令人不安的认知体验。随着时间的推移，这种控制想法的困难可能会触发并维持令人不安的情绪，特别是当这些认知出现在功能失调信念（与对闯入性想法的灾难性误解相关）的背景下时（Muller & Roberts, 2005；Rachman, 1997, 1998；Salkovskis, 1996）。矛盾的是，想法抑制，即有意识地试图停止思考特定的想法，产生的效果反而是增加了想法和图像反复出现的频率（Purdon, 2004；Tolin, Abramowitz, Przeworski, & Foa, 2002）。

总而言之，有重要证据表明，强迫症患者可能存在注意力偏见，但我们必须指出，注意力偏见并不是强迫症所特有的，它们普遍存在于焦虑障碍中。注意力偏见在激活和维持该障碍方面的作用可能也因强迫症亚型的不同以及精神病理共病的情况而有所差异。

思维反刍

> 要有确定的信念，我们必须从怀疑开始。
> ——斯坦尼斯瓦夫·莱什琴斯基

思维反刍是强迫症最明显的临床特征之一，尽管它并不专属于强迫症。一些作者（de Silva, 2000；Salkovskis, Richards, & Forrester, 2000）观察到，术语"强迫性思维反刍（obsessional rumination）"在文献中被不加区别地用于描述强迫思维和精神上的消除活动。英国国家精神卫生协作中心将强迫性思维反刍描述为无法控制的、围绕着同一主题的长时间思考，包括闯入性想法（通常以怀疑或问题的形式出现）和反复寻找答案的尝试

（NCCMH，2006）。这个定义既包括了强迫思维（疑问或问题），也包括了随之而来的试图回答这个问题的强迫行为。

De Silva 认为，既然"思维反刍"被定义为"一遍又一遍地在脑海中反复翻滚"，它就不是一种被动体验，因此强迫思维不可能是"思维反刍"（de Silva，2003）。根据他的定义，"强迫性思维反刍（更有可能）是一种为了回应强迫思维而进行的强迫性认知活动。闯入性想法的内容决定了这个人会反复思考的问题或主题"。

思维反刍是一种精神行为，不少精神疾病均具有该特征，包括广泛性焦虑障碍（GAD）、社交焦虑障碍（SAD）、抑郁症和强迫症。尽管思维反刍的内容、行为和情绪的后果可能会根据不同障碍而有所差异，但其触发过程和临床机制是相似的。人们普遍认同，至少在某种程度上，思维反刍是一个正常的、适应性的过程（比如在创造力、问题解决、压力应对等方面），然而，如果这一认知过程不能自发停止，就可能变得不适应（Field，St.-Leger ＆ Davey，2000）。在普通和临床样本中，思维反刍都被用作一种问题解决的策略，以减少实际状态和期望状态之间的差异，即"行动模式"（Segal，Williams，＆ Teasdale，2013）。

对强迫症患者来说，思维反刍是一种努力，努力从不安或焦虑的状态变得平静，或从过度的责任感中解脱。由于这种策略与自我状态有关，无论是强迫症患者还是其他疾病患者，都是灾难性地适得其反，因为它恰恰维持了不想要的状态。有几个因素与反复思考及思维反刍有关，包括情绪（低落的情绪影响认知维持；Schwarz ＆ Bless，1991）、完美主义（Bouchard，Rhéaume，＆ Ladouceur，1999）以及过度的责任感（Rhéaume，Ladouceur，Freeston，＆ Letarte，1994；Wells ＆ Papageorgiou，1998）。

强迫症的不同认知类型

仔细观察强迫症患者思维的认知内容，可以看到至少四种不同类别的认知。在强迫症患者对令人不安的外部和/或内部刺激的反应方面，它们具有可区分的级别、功能和影响。

闯入性的想法和/或强迫思维

闯入性想法和/或强迫思维是自动的、不想要的和不自觉的认知（如疑虑、图像、场景和画面感的声音），通常是强迫性问题的起始点或触发点（例如，"我是不是忘了关煤气了？""我洗手够了吗？"）。一些研究（Clark ＆ Purdon，1993；Rachman ＆ de Silva，1978；Salkovskis ＆ Harrison，1984）表明，约有80%～99%的非临床人群体验过闯入性的想法、图像或冲动，这些内容与强迫症患者的体验并无不同。强迫性想法表现的形式，常常是对自己或他人产生物理伤害的威胁，而在某些情况下更多的是对自己、他人或神性的道德或精神性的威胁。一些认知模型表明，强迫症患者会基于某些特定的功能失调的信念，将他们的闯入性内容理解为重要和有意义的［强迫认知工作组（obsessive compulsive cognitions working group，OCCWG），1997，2003，2005；Rachman，1998；Salkovskis，1985，1989］。

功能失调的信念或假设

功能失调的信念或假设可能是心理习惯的结果,人们从童年时期的生活事件、教育、模式等中学习,然后在他们的一生中培养和强化。这些假设成为某种个体化意义的矩阵或生活的核心规则,一个人通过它来解释或赋予现实生活意义;这个过程会使人对特定的内在和外在刺激产生一种特定的意识和/或敏感性。在强迫症中,这些形式的认知会导致人们误解或高估"触发性刺激"的意义,比如不想要的闯入性想法,并在它们发生时以特定的方式做出反应。当一个人过分重视这些想法时,这些心理事件就会成为强迫思维,并导致强迫行为(Taylor, McKay, & Abramowitz, 2005)。功能失调的信念通常具有以下特征:①过度概括、僵化和极端;②不能反映人类现实生活的经验;③阻碍而不是促进目标的实现;④闯入与极端和过度的感受有关;⑤使人们难以以正常的方式体验生活(Hawton, Salkovskis, Kirk, & Clark, 1989)。由强迫症研究专家组成的一个国际小组的研究(OCCWG, 1997)表明,有6种不同类型的功能失调信念会导致强迫症(Taylor, McKay, & Abramowitz, 2005; McKay et al., 2014)。

(1) 过度的个人责任感。强迫症患者认为,他们个人要对自己的强迫思维内容负责,同时也要负责预防强迫思维可能产生的任何负面结果(例如,"如果我想象一些不好的事情发生了,那么我就有责任确保它不会发生")。

(2) 对威胁的高估。许多强迫症患者对负面事件发生的可能性和严重程度有夸大的信念(例如,"如果不采取额外的预防措施,我就比其他人更有可能发生或导致严重的灾难")。研究表明,强迫症患者倾向于回避风险(Steketee & Frost, 1994),因为他们在一开始就高估事件的危险性,且低估他们应对感知到的威胁的能力(McFall & Wollersheim, 1979)。

(3) 完美主义。强迫症患者经常难以忍受不完美或错误,他们相信自己必须、也有能力把每件事都做得完美或尽可能做到最好,不管代价有多大(例如,"对我来说,犯错就等于彻底失败")。

(4) 不能忍受不确定性。很多强迫症患者认为不确定性和模糊性是不可接受的,并且认为倾尽全力保证消极的事情不会发生不仅是最基本的,也是有可能做到的(例如,"我经常觉得会被不可预见的事件压垮")。在某些情况下,患者可能会通过实施强迫性仪式来获得保证,或是一种情感性的感受,即事情"刚刚好"(Leckman et al., 1995)。

(5) 过分重视想法的重要性。强迫症患者相信,仅仅是不想要的想法的存在,就会使这些想法变得重要(例如,"想它本身就和做它一样糟糕")。这种信念的一种形式是"想法-行动"融合,在这种融合中,想法被认为会影响外部世界(例如,"我可以仅仅通过思考就导致事故")。

(6) 过度控制想法。强迫症患者通常认为,完全控制自己的想法是必要的,也是可能的(例如,"如果我不控制自己不想要的想法,就会有不好的事情发生")。

解释或意义

根据强迫症的认知模型,大部分正常人都会体验到闯入性想法,但是强迫症患者会错误地将这些思维解读为非常重要、有个人意义、揭示他们的品格或者可能导致灾难性的后果。对于闯入性想法持续不断的错误解释,导致它们转化成强迫思维;因为强迫思维太过痛苦,个体又会投入强迫行为来试图对抗、封锁或消除它们。对于强迫症来说,解释,是对闯入性想法或刺激的出现或内容的消极评估,并反过来触发、塑造和推动了个体特定的功能失调信念(例如,"如果我没有关煤气,悲剧就会发生,那会是我的错";"我想到了它,所以我一定是想做")。

隐蔽或心理的强迫行为

隐蔽或心理的强迫行为是自愿的/有意的认知过程(例如,以特定的模式计数或默默重复单词、短语或祈祷),目的是防止自我所解释的可怕后果,同时减少焦虑或其他痛苦情绪。

正如以下章节所强调的,前文所讨论的区分和识别不同类型的认知,对临床医生和强迫症患者来说都很重要。这样才能更好地帮助患者理解和认知其强迫症问题中的不同角色和影响,以及正念可以有效介入这些心理过程的方式(也可见本章最后、第 2 章和第 6 章的认知-进化模型)。

融合的信念

强迫症中经常发现的认知偏见是"思想-行动"融合,也就是思想和行动之间的混淆(Rachman, 1993)。思想与行动的融合可能以以下两种方式之一表现出来:①一种概率偏见,即个体认为不必要的、关于伤害的想法会增加对某人实际损害发生的风险(例如,"如果我有伤害别人的想法,我将采取行动");②一种道德偏见,也就是人们相信不必要的闯入性想法在道德上相当于已执行该行动(例如,"拥有一个不可接受的想法在道德上和表现出的内容是一致的")(Rachman & Shafran, 1998)。在这个心理过程中,个体倾向于对自己个人体验的某一方面产生认同。在某种程度上,他们会觉得,"这个想法就是我","我就是这个想法",或者"这个想法是真实的",从而创造一种具象化的认知体验(Didonna, 2009c)。

在强迫症中还观察到了两种其他类型的融合信念:①思想-事件融合,相信某一个想法会导致事件或意味着事件已经发生(例如,"仅仅是我的想法就有能力改变事件");②思想-客体融合,相信想法或感受可以转移到客体对象上(例如,"我的记忆/想法可以改变或影响客体发生的事件")。通常,这些信念是由正在发生的闯入性想法触发的,并会导致闯入性想法被认为是危险或过于重要的(Wells, 1997, 2000; Wells & Matthews, 1994; Mohammadkhani, 2013)。

推理混淆

另一个经常在强迫症患者中观察到的与思想-行动融合相关的现象是推理混淆(O'Connor, Koszegi, Goulet, & Aardema, 2013)。推理混淆是一种元认知过程,被定义为想象的可能性和实际概率之间的混淆(O'Connor & Aardema, 2003),或想象的和实际发生的事件之间的混淆(Krackow et al., 2014)。在这个过程中,尽管接收到的感官信息与之相反,强迫症患者仍会相信其强迫性信念的真实性,并表现得仿佛想象的可能性是真实的（Aardema, Emmelkamp, & O'Connor, 2005）。导致推理混淆的一个核心因素是逆向推理，即一个人开始一个假设并相信其真实性，尽管证据与之相反（例如，"一定有很多人碰过这东西，因此它一定是脏的"）。相反，一个正常的推理过程将从观察一个特定的情况开始，并对正在发生和/或存在的事物得出结论。这种类型的逆向处理倾向于掩盖和贬低感官的作用，并在决定脱离消除行为时限制感官信息的使用。逆向处理也可以解释为什么试图消除最终反而会增加对某一现实真实性的怀疑（Aardema, O'Connor, Emmelkamp, Marchand & Todorov, 2005；O'Connor & Robillard, 1995；van den Hout & Kindt, 2003）。推理混淆的概念侧重于让人们区分心理状态和外部现实，与"思想–行动"和"思想–事件"融合不同，后者更多地与责任的道德评估联系在一起（Aardema et al., 2005；O'Connor & Aardema, 2003）。

不信任对强迫症的影响

> 信任与我们的感知和现实之间的一致性密切相关。
> ——马修·李卡德

研究结果普遍支持信任在影响心理幸福（De Neve & Cooper, 1998；Rotter, 1980；Zak, Gold, Ryckman, & Lenney, 1998）和心理痛苦（Andrews, Guadalupe, & Bolden, 2003；Barefoot et al., 1998；Berry & Rodgers, 2003；Riggs, Jacobvitz, & Hazen, 2003；Rotenberg, MacDonald, & King, 2002；Wissman & Tankel, 2001）上的重要性。信任是促进成人心理健康的基本元认知现象/感受之一，对儿童和青少年的健康发展起着关键作用。研究强调了信任对人们拥有可预测感和控制感的重要性，以及对降低焦虑（Erickson, 1963；Rotter, 1980）和调整心理健康（Rogers, 1990；Gilson, Palmer, & Schneider, 2005；Scheflin, 2002）的重要性。

在文献中，信任的结构一般是指人际信任，即对他人的信任，或者指相信被信任的人会做被期望的事情。为了本书和治疗计划的目的，我聚焦的是自我信任或个人信任，即对自己的信任，这是一个多维的结构。自我信任可以被定义为一种感觉，其与相信自己是可靠的，并能够以一种开放、安全、接纳、自由、对生活和世界的积极态度来应对危险情况的信念相联系。它包括一种对自己行为和感受的控制感，对自己的感知和记忆的信心，并能意识到自我的需求、意图和资源。

从定义上看，自我信任是一个多方面的结构，包括几个重要的因素，可以用缩写"PASIFACO"来指代：

- **积极（Positivity）**：愿意在许多艰难的人生经历中找到积极的一面，并且认为即使是最艰难和最具挑战性的人生经历也能帮助我们成长。
- **接纳（Acceptance）**：能够和愿意按照它们原本的面貌欣然接纳内在和外在的经历，接受我们可能会犯错误的事实，以及我们的决定和行动可能产生的负面结果。这种接纳让我们敢于冒险，并应对生活中面临的挑战和变化。
- **安全感（Security）**：一种我们有能力去有效处理不同生活状况和做出决定的感觉。
- **内在的自信（Internal confidence）**：对我们的真实感觉和身体感受有清晰的认识，意识到我们通过感官感知到的是真实的，我们的认知（如思想、评估、记忆）、情绪和行动基本上是有效的和/或适当的。

- **自由（Freedom）**：一种不被生活经历带来的内在障碍和条件所限制或束缚的感觉，这些障碍会妨碍我们的健康及全部潜力的发挥。
- **意识（Awareness）**：意识到我们真正的需要和意图，以及我们处理挑战和危险情况所拥有的个人资源。
- **控制（Control）**：一种能够管理我们的情绪和行为的感觉。
- **开放（Openness）**：一种态度或心理模式，使我们走向新的经历，并让我们处理生活中的变化和挑战，有望改善我们的生活，使我们成长。

自我信任源自一个人内在体验中的清晰感和安全感。它是一种感觉，让我们对试图控制我们经历的行动或事件释怀，而接受和其相连接的结果和后果的不可避免性与不确定性。这种不确定性意味着我们所做或所经历的任何事情，都有潜在的失败风险或伤害。

自我信任的不同方面和维度与个人的认知技能和功能有关，并可能相互独立。例如，我们可能会相信我们的意图，但不相信我们的记忆，即使我们拥有良好的记忆力。当所有维度都得到充分的发展、彼此良好地融合时，有效和有益的自我信任才能实现。

作为一个成年人，自我信任被认为是发展对他人的信任，即人际信任，以及对环境因素的信任，即环境信任（在更广泛的文化、社会或自然环境中的信任）的基本条件（Currington，2007）。人际信任和环境信任还包括：①对他人和社会的一个低水平预期；②认为生活和世界基本上是安全的，大多是无害的；③相信即使是最困难的事件，对于个人成长和改进来说也可以是有价值的资源。

一种成熟、健康的信任感就是我们所说的**真正的信任**。作为成年人，真正的信任是一种不那么依赖于外部因素或他人行为，而更多地依赖于我们自己内部资源的感觉。一般来说，绝大多数人是天生有信任感的：在正常、非创伤性的童年时期，我们天然具有信任感，为了学习如何生活，我们主要使用自己的感官（体验模式）而非心智，此时我们的心智尚未被生活中的起伏和条件限制所塑造。然而在发展过程中，大多数人往往会丧失大部分信任感，主要是因为头脑（产生想法、担忧和记忆等）占了感官的上风。我们失去信任，是因为我们在长大的过程中，没有学习基本工具或技能来保持或恢复对自己的直觉、感受和情感的信心，也没有学习区分现实和恐惧的能力。

正常情况下，自我信任形成于生命早期，而它的维持有赖于父母或看护者培养和照顾孩子基本需求的能力（特别是在视觉接触和触觉方面），这些需求主要是对舒适、安全的照顾感觉良好。孩子对世界和生活的理解来自看护者与其的互动。Bowlby 的依恋理论认为，自我信任是随着信任的发展而发展的（Bowlby，1979），即相信父母或照料者会提供持续的支持、鼓励和对孩子自主的尊重——换句话说，这是孩子探索自身周围世界的坚实基础。

强烈的自我信任通常是从婴儿期到成年期渐进的发展过程的结果，通过与我们信任和鼓励我们的人互动，我们学会了将对他人的信任与自我信任结合起来。根据研究（Erikson & Erikson，1997），基本信任的发展，无论成功与否，是社会心理发展的第一个也是最重要的阶段,这个阶段发生于刚出生到 2 岁左右。在这一阶段的成功取决于照料者有能力为孩子提供温暖、舒适、有规律、无条件的爱和安全的环境,孩子会因此产生信任感、安全感,以及一种个人对世界的权力感和控制感。缺乏这类关爱会导致不安全感、不充分感、自我怀疑感、不信任感和缺乏自信。孩子会逐渐形成以下观念:①生活的世界是一个不可预测、不可靠、可能危险的地方(Bee & Boyd, 2009);②他或她可能是一个危险的人。最终,这种关爱的缺乏会导致依恋障碍(Lorenzini & Fonagy, 2013)。信任可能在整个童年和青春期有所发展或是减弱,这取决于一个人在社会心理发展的不同阶段自我基本心理需求得到满足的程度(见第 8 章)。

所有这些发展的现实都指出了将足够的注意力集中在自我信任上作为治疗性干预起点的重要性,并解释了为什么心理治疗的主要焦点通常是帮助患者建立一种真正的信任感。这被认为与强迫症患者的治疗尤为相关。

作为一种信任障碍的强迫症

生活中有两种轻松前行的方式:相信一切或怀疑一切。

这两种方式都使我们免于思考。

——阿尔弗雷德·科日布斯基

信任是理解和治疗强迫症中需要考虑的一个重要概念和心理过程。人们假设强迫症患者的自我信任较弱或缺乏,特别是在某些特定领域和认知功能方面,因此强迫症可以被定义为信任障碍(Didonna, 2009c)。

除去强迫症患者的极端异类现象和强临床症状,临床观察以及一些关于信息处理(例:Amir & Kozak, 2002)和强迫信念领域(例:OCCWG, 1997, 2005)的研究表明,有强迫性问题的人也许都存在一个普遍或特定的不信任的问题,如缺乏对自己内在体验的自信,尤其是在记忆、认知、注意力和意图方面(Hermans, Martens, De Cort, Pieters, & Eelen, 2003; Hermans et al., 2008; O'Connor et al., 2013; Didonna, 2009c)。这种不信任导致他们坚定地相信自己消极想法的内容(怀疑、强迫思维、意义等),过度投入于想象/假设的可能性(O'Connor et al., 2013),并认为他们必须做些什么(安全寻求行为)来预防与他们的想法相关的可怕后果。

我们理解信任与强迫症之间关系的一个角度是,从定义上来看自我信任包括接受生活体验的不确定性和不可预测性,而强迫症的核心特征之一是无法容忍不确定性(OCCWG, 1997, 2005; Mancini, D'Olimpio, Didonna, Prunetti, & Del Genio, 2002)。自我信任也与对控制的知觉有关(Rogers, 1990; Sorrentino, Holmes, Hanna, & Sharp, 1995)。强迫症患者经常感到无法控制自己的想法、感受和情绪,或是害怕无法控制自己的行为。强迫症患者通常可以完全控制自己的内在状态和行为,但他们担心自己可能会失去这种能力。大多数强迫症患者并不生活在一种信任的感觉中,如果他们体验到信任感,实际上是一种虚假的或虚幻的信任:患者通过强迫性仪式或保证来让自己相信,尽其所能确保事情在掌控之中,不会有坏事发生在自身或其他人身上,他们就可以感觉安全;但是,这不是真正的信任。

虚幻的信任是建立在一种功能失调的信念之上，这种信念认为在生活中，一个人能够也应该对自己所做或经历的每件事达到完全的控制、确定性或完美，或能够也应该防止对自己或他人的任何伤害或危险。当然，当人们意识到这一理想无法实现时，他们就会陷入不信任和恐惧，并诉诸所掌握的任何无用和适得其反的策略，以重新获得这一虚幻的信任。这种信任通常来自强迫症个体内心的创伤部分，可能起源于发育时期，也就是需要密切关注和理解的时期。当这些人遭遇与过去的经历、创伤或剥夺直接或间接相关的情况时，恐惧、不信任和脆弱感可能会被再次强烈触发。

在对多维信任量表（multidimensional trust scale，MTS）进行验证研究时（Carrington，2007），发现其与 Spielberger 的状态-特质焦虑量表之间存在强烈的负相关性（$r=-0.65$）（Spielberger, Gorsuch, Lushene, Vagg, & Jacobs, 1983），这表明信任可能在焦虑的潜在调节中发挥重要作用。自我信任子量表与特质焦虑之间显示出最强的相关性（$r=-0.61$），说明个体对自身应对潜在压力源能力的主观评价与焦虑水平之间的重要关系。此外，缺乏信任与焦虑相关的心理健康问题有关（American Psychiatric Association, 1994; World Health Organization, 1992）。

强迫症患者对他人的信任也在某种程度上受到损害，因为他们通常对他人没有真正的信任感，而只是一种虚幻的信任（见第 8 章）；也就是说，他们从周围的人（家人、朋友、亲戚、治疗师等）那里得到的持续不断的保证实际上不起作用，最终会适得其反。如果这些保证能让患者放松，那也只是几分钟，有时甚至更短；更糟糕的是，这种保证实际上加剧了不安全感和自我不信任感。换句话说，由于不信任他人，强迫症患者无法利用他人提供的信息来改变对现实的看法，也无法培养和维持一种安全、客观的看法。

在过去的几十年里，一些研究指出了强迫症患者中关于信任的一些元认知信念的相关性，特别是涉及以下特定的认知功能：对记忆的不信任、对感知的不信任以及对注意力的不信任。

对记忆的不信任

一些研究发现，与对照组相比，强迫症患者，尤其是检查者，对记忆的信心是缺乏的或明显较低（Sher, Frost, & Otto, 1983; McNally & Kohlbeck, 1993; van den Hout & Kindt, 2003; MacDonald, Antony, Macleod, & Richter, 1997），特别是关于行动的记忆（Hermans, Martens, De Cort, Pieters, & Eelen, 2003; Hermans et al., 2008）。他们也不太相信自己记忆的生动性（Constans, Foa, Franklin, & Matthews, 1995）。这种对自身记忆功能的信任缺失不可避免地导致了病理性怀疑（Tolin et al., 2001）。

实证观察和一些研究已经表明，这种对记忆的信心缺乏主要与强迫症相关的刺激（Foa, Amir, Gershuny, Molnar & Kozak, 1997）和威胁性情境相关，相比于威胁相关的刺激，信心在主观安全的环境下通常会更高或正常（例如在心理治疗中）（Didonna, 2009c）。这种形式的不信任被认为在连续检查行为中发挥了作用。对先前检查记忆的信心缺乏可能是对随后检查仪式的刺激。矛盾的是，这种认知上的不信任似乎来自（至少部分来自）检查行为本身（van den Hout & Kindt, 2003），这可能导致了一个恶性循环，检查导致对记忆的信任降低，反过来又导致检查增加（Hermans et al., 2008）。一项非临床样本的研究(van den Hout & Kindt, 2003)证明,重复检查增加了对被检查问题的熟悉度,并促进了概念化的过程,也就是抑制了知觉处理;而被抑制的知觉处理使记忆变得不那么生动和详细,而这种细节的减少反过来又促进了对记忆的不信任感。

检查者的记忆不信任感也许可以被认为是重复检查的结果。强迫相关的检查的动力可能是出于减少不确定性的需要,但检查似乎是一种适得其反的安全策略。检查不但不能减少疑虑,反而会助长疑虑,并具有讽刺意味地增加对记忆的不信任(van den Hout & Kindt, 2003)。在另外两项类似研究中,结果表明在重复相关检查后,参与者报告了显著降低的对记忆的信心、生动性和细节,而重复不相关的检查并没有导致这些降低(Radomsky, Gilchrist, & Dussault, 2006; Radomsky, Dugas, Alcolado, & Lavoie, 2014)。尽管大多数研究使用非临床样本来调查重复检查的效果,但在另一项研究中,记忆不信任现象是用强迫症患者的样本来观察的(Boschen & Vuksanovic, 2007)。

记忆不信任的一种具体形式是现实检验。强迫症患者通常会怀疑自己是否做过某件事,或者只是在想象中做过。这些怀疑表明,强迫症患者可能在现实检验方面存在缺陷,这是一种区分真实行动和想象事件的记忆的能力(McNally & Kolhbeck, 1993; Johnson & Raye, 1981)。有研究认为,强迫症患者在现实检验方面的缺陷可能是由于强迫性体验中出现的闯入性想象(Brown, Kosslyn, Breiter, Baer, & Jenike, 1994)。换句话说,非自愿图像的重复出现导致强迫症患者将这些图像视为真实的,并将它们与现实混淆(Krackow et al., 2014)。事实上,已有大量的文献表明,想象导致人们相信一些从未发生过的事件(Krackow & Rabenshorst, 2010)。然而,一些作者认为,强迫症患者在现实检验方面的明显缺陷,实际上可能是由于他们对行动记忆和现实检验能力的整体信心较差,而不是这些功能的缺陷(Cougle, Salkovskis, & Thorpe, 2008; Hermans et al., 2003; MacDonald et al., 1997; McNally & Kohlbeck, 1993; Didonna, 2009c)。

对感知的不信任

> 大自然从不欺骗我们,是我们欺骗自己。
> 出错的不是感觉,而是关于感觉的评判。
> ——让-雅克·卢梭

一些研究表明,强迫症患者在记忆上的认知不信任可能也会延伸到其他认知功能,如感知和注意力(van den Hout, Engelhard, de Boer, du Bois, & Dek, 2008; van den Hout, Engelhard, Smeets, Dek, Turksma & Saric, 2009; Nedelikovic & Kyrios, 2007; Hermans et al., 2003, 2008; Didonna, 2009c)。Van den Hout 等人指出(van den Hout et al., 2009),强迫症患者不仅对他们的记忆感到不确定,而且可能对自己的感知也缺乏信心,而感知的不信任可能与长时间凝视引发焦虑的物体有关(例如,盯着水槽或地板以确定是否真的干净,盯着门以判断它是否真的锁好)。在之前的一项研究中(van den Hout et al., 2008),作者指出,在非临床样本中,对不确定物体的持续视觉凝视会引发类似强迫症的感知不确定感和解离感。作者假设,持续盯着物体是一种适得其反的策略,因为它降低了对感知的信心,而不是提供安慰,就像反复检查导致的记忆不信任一样(van den Hout & Kindt, 2003)。因此,强迫性凝视可能是维持这种疾病的一个因素。

在一项研究中，探讨了强迫症与注意力和感知自信以及记忆自信之间的关系。Hermans 等人发现（Hermans et al.，2008），与其他精神疾病患者和健康对照组相比，强迫症患者报告的感知和注意力自信程度较低，尤其是在与强迫症相关的行为方面。此外，作者还指出，在强迫症患者中，他们对记忆、感知和注意力的自信程度没有显著差异，这表明他们对这 3 个元认知领域存在相似程度的不信任。

Wahl、Salkovskis 和 Cotter 指出，对于患有以洗涤/清洁为主要强迫行为的强迫症患者，在决定何时可以安全地结束强迫性洗涤时，更倾向于主观信息（即一种知道的感觉），而非客观的感官信息（例如看到污垢或感觉手上是黏的）（Wahl, Salkovskis, & Cotter, 2008）。这表明对感知的不信任也可能与强迫性洗涤/清洁有关。

在基于推理的强迫症模型中，O'Connor、Aardema 和 Pélissier 强调了知觉不信任在一种典型的强迫症推理错误中所起的作用：逆推理（O'Connor, Aardema, & Pélissier, 2005；也可参见 O'Connor & Robillard, 1995）。在这种类型的元认知过程中，如前所述，一个人推断的一个微小的可能性没有任何迹象表明它存在，甚至和看到或感觉到的是矛盾的（例如，个体认为，"别人用过这个水槽，所以它一定是脏的"，即便水槽看起来是干净的）。这一观点的核心部分是，为了寻找"更深层次的现实"，人们会削弱感官和客观现实的作用（例如，"我看到水槽很干净，但我的想法告诉我它可能不干净"）。在某种程度上，沉浸于这种类型的推理的倾向可能反映出对一个人对其感知能力缺乏信心（Bucarelli, 2009）。

对感官体验的强迫性怀疑和自我否定

另一个与记忆和知觉不信任有关的元认知偏见假设，可能与上面描述的一些功能失调过程有关（尤其是推理混淆和现实检验），并且经常会在强迫思维-行为的检查者中观察到，这个假设就是感知体验的自我否定（self-invalidation of the sensorial experience；Didonna, 2005, 2009c）。正如已经注意到的关于推理混乱的现象（Aardema, Emmelkamp, & O'Connor, 2005），当感受获取的信息贬值（例如，尽管感知证据表明相反，但倾向于相信某事）和推理错误结合在一起时，混淆真实和想象事件的条件就成熟了（Krackow et al.，2014；O'Connor & Aardema, 2003）。虽然最初强迫症患者可能可以准确地感知现实，但他们更容易受到自我生成的叙述的影响，导致他们对现实产生怀疑，并推断出一种假设的事件状态（Pélissier & O'Connor, 2002）。正如 O'Connor 和 Robillard 所观察到的那样（O'Connor and Robillard, 1995），"强迫症患者不会对存在的事物做出反应，甚至不会对存在事物的夸大后果做出反应，而是针对可能存在的事物做出反应，即使他的感觉相反"。

我在其他地方提出过（Didonna, 2005, 2009c），强迫症患者产生怀疑的倾向（尤其是检查者）可能依赖于处理和/或使用与产生强迫思维的情境相关的感官信息时的认知偏见。这种偏见可以被定义为感知体验的自我否定（Didonna, 2009c），因此强迫症患者不会对他们所获得的引发焦虑事件相关的感官信息赋予正确的价值和重要性。因而我提出假设，这种心理过程在激活病理性怀疑，以及患者有意识的感知体验与强迫症状之间的关系中可能发挥重要作用（Didonna, 2009c）。

临床观察表明(Didonna, 2005),在强迫症患者认为安全的环境中(例如,通常在心理治疗中),他们通常能够清晰地回忆起自己在引发强迫症的情境中感受到的感知体验(例如,他们真正看到的、感觉到的、听到的)。另一方面,在引发焦虑的事件中,这些人在自愿回忆和信任与同样事件相关的感官信息时会遇到相当大的困难,因此他们对自己的真实经历感到不确定。如果这些信息被使用,而不是被忽略或排除,它们也许很容易消除强迫怀疑。这种一开始的验证不足可能会导致对疑虑的过度评价,从而开始一个恶性循环,趋向于**否定**和/或越来越模糊自己感知体验的客观性。最后,疑虑的内容会比真实体验所传达的内容更有意义。

验证感知体验意味着一个人认为他或她从感官接收到的信息是真实的、客观的,比来自其他来源(如推论、假设、归因意义)的信息更重要。这是相信自己感知的前兆:如果一个人没有首先验证自己的感受,他就不能相信自己的感受。一旦感受得到验证,一个人就可以把他们交流的信息用作组织和处理决定、判断和行动的主要基础。没有患强迫症的人会自动地进入这个过程,而强迫症患者在与他们的问题相关的情况下很难做到。

值得注意的是,对感知体验的意识通常发生在一个人的情绪和行为被激活之前。例如,当面对可能产生焦虑的情境时,如看到一条蛇,看到动物(感知)先于它引发的焦虑(情绪)和相应的逃避(行为)。然而强迫症患者可以在没有觉察到危险的情况下激活情绪和相应的行为。例如,他们可能会担心自己的手很脏,即使清楚地看到自己的手是干净的和/或看到自己洗过手。事实上,当强迫性的个体处于危急状态并体验到强迫思维和情绪困扰时,其信息处理能力就会受到影响。强迫症患者通常在相信自己已有的感官体验的记忆上非常困难。一般来说,不是极其严重和残疾并有良好自省能力的强迫性个体,也能很好地意识到自己的决策过程,并且每天在与强迫症无关的情况下成功地做出无数次决策。要实现这一点,他们必须对那些决策所依据的感官信息保持充分的觉察。问题出现在唤起痛苦和负面情绪(如焦虑、厌恶等),与个体的强迫主题相关的情境中。在这种情况下,强迫症患者通常无法验证(或不习惯于验证)自身的感觉记忆,特别是标志性记忆(视觉)和回声记忆(听觉),因此他们无法对抗和克服这种疑虑,而最终被疑虑占据上风。

例如,一个31岁的女性会进行"检查仪式",包括多次(超过8~10次)按同样的路线从工作地点开车回家,以检查是否意外碾压到了别人。在治疗课程期间,该患者能够清楚地记得她在车里的感觉体验;也就是说,她能够分享各种视觉、听觉或触觉刺激的记忆,这些记忆完全不可能与碾过某人有关。她的这些视觉和听觉记忆都分享得十分精确,并且有相当多的细节,患者能够认识到她有非常好的视觉和听觉。问题是在强迫性危机期间,患者根本不使用或相信这些记忆,取而代之的只有疑虑。

为了更好地理解产生强迫症疑虑的可能原因,思考一个看似显而易见的问题可能会有所帮助:为什么大多数人没有强迫症症状? 有一个假设,在与患者一起使强迫症现象正常化的过程中也很有用(Didonna, 2009c),认为不受强迫症问题影响的个体不会触发关于行为或事件的强迫怀疑,是因为他们会自动地使用,同时隐含或明确地自我验证和信任自己的感官体验,使得这种体验显著并得到应有的优先考虑。即使是强迫症患者(特别是那些有良好自省的人),在他们的情景记忆存储中,也会对他们所感受到的感官体验有相当清晰的记忆。意识到或使用这些记忆可以消除疑虑的激活,但强迫症患者不习惯于验证这些信息。

对注意力的不信任

正如已经提出的，在强迫症患者身上发现的另一种不信任形式是对自己专注于某件事而不被其他事情分心的能力的信心有所下降。为了解释这种信心的缺乏，Hermans 等人提出（Hermans et al.，2003，2008），强迫症患者不信任他们的消除或安全行为（如检查、清洗）的准确性或完整性，是因为注意力分散或降低的时刻可能会错过这一行为的重要元素。这些作者还假设，对注意力的信心降低可能是对记忆的信任降低的一个来源。在一项临床研究中（Hermans et al.，2008），该作者还发现与临床和非临床对照组相比，患有强迫症的个体在注意力和记忆方面表现出更少的信心；这种对注意力的信心降低尤其与检查行为有关，而反复检查导致了对注意力不信任程度的增加。

一些研究者提出了一种包含注意力 3 个核心成分的模式，它们代表了信息加工的相关方面：聚焦、维持和转移（Mirsky，Anthony，Duncan，Ahearn，& Kellam，1991）。例如，关于检查行为，Bucarelli 提出（Bucarelli，2009），"聚焦"可以被描述为一个人注意和检查相关信息的感知能力，维持是一个人对检查的相关方面保持关注的感知能力，转移则是引导（及重新引导）注意力集中到检查的重要方面的感知能力。知觉是指通过感官（如视觉、听觉、触觉、味觉和嗅觉）收集信息的意识体验。如果某一情境中的元素没有被看到、听到或感知到，它们就不太可能被编码并存储在记忆中。同样，在给定的情况下，刺激物的数量和类型也会影响记忆编码的内容。例如，关于强迫症和检查仪式，如果一个人觉得自己一直无法在检查仪式期间收集信息（"如果我分心了，没有注意到燃烧的火光呢？"），他/她就很可能会对其关于仪式的记忆感到缺乏自信（"也许炉子还开着！"）。类似地，如果一个人感到自己在检查仪式中一直无法充分看到、听到、触摸或感知到其他信息（"如果我没有看到火花呢？"），他/她同样可能会对其仪式的记忆感到缺乏自信（Bucarelli，2009）。

在检查或清洗仪式中，许多强迫症患者很难集中注意力在首次仪式的真正结果上（这同时需要聚焦、保持和转移注意力的能力）。这种注意力和聚焦的问题会导致人们对每个仪式的效果缺乏信任，进而会让人觉得这个仪式需要重复。例如，一个 42 岁的患者每次离开办公室时需要返回 12～14 次，以确保大门已锁好，因为她害怕没有锁好离开，办公室可能会被偷盗。在治疗过程中，患者意识到她从来没有注意过每次检查的结果（也没有注意她第一次锁门时发生了什么），她只对进行检查感兴趣，而不管每次检查的实际效果。在针对强迫症的 MBCT 课期间，患者学会正念地注意她第一次锁门时在做什么，将她的注意力聚焦在感官信息上，这能让她确认门是锁着的。

Nedeljkovic 和同事认为（Nedeljkovic et al.，2009），强迫症患者报告的元认知信心下降可能被概念化为有缺陷的信念，而针对不信任的治疗性干预可以产生显著的临床效果。正如我们将在下面的章节中看到的，这一节中关于不信任的说明，与使用基于正念的方法治疗强迫症以及本讲义中提出的许多技术和实践的基本原理有关，具有重要的临床意义。正如这本书强调的，为了帮助强迫症患者（尤其是检查者）克服记忆和感知上的不信任问题，练习正念感知并聚焦于练习正念专注，来提高对能力的信任并帮助他们验证自己的感官体验，是非常重要的（见第 9 章）。

强迫症的发病机制

与大多数精神障碍一样，研究还不能识别所有强迫症个体所共有的明确和清晰的起因。这种疾病在现象学和症状上的极端异质性使得病因学研究特别具有挑战性。有一系列的因素和条件被认为作用于强迫症的发展和维持，而且很可能同时有几个因素涉及每个受强迫症影响的个体，并且不同的模型可能适用于不同的疾病亚型（Taylor et al.，2006）。然而，复杂而异质的强迫症现象学似乎有一些基本的共同特征，以特定的需要、心理状态和心理过程为特征。对情感和行为过程本质的理解可以通过整合不同的理论和方法得以进展，以一种平衡的方式，给予所有领域同等的相关性，包括认知、进化、依恋和神经生物学的观点。下面的材料将对这些病因学理论进行描述，因为它们在理解以基于正念的方法治疗强迫症的潜在临床相关性方面是有用的，并且与本书中描述的治疗方案的基本原理是一致的。

认知-行为假说

认知-行为模型目前被认为是治疗强迫症的心理学方法中实证支持最强的（Abramowitz，Taylor，& McKay，2009）。这一模型基于这样一种信念，即强迫症是由对个体想法（如闯入、冲动、图像等）的意义的严重误解造成的（Rachman，1997），认为闯入性的想法对个人具有重大意义，是揭露性、威胁性，甚至是灾难性的（Taylor，Abramowitz，& McKay，2007）。这种误解依赖并源于各种类型的功能失调的信念、评价或基本假设，这些在前面的章节中已经被清楚地阐明了（例如，过度的责任感、对威胁的高估、完美主义）。

强迫症患者通常会将闯入性的想法误解为重要的，暗示自己其是有害或危险的。当个体透过他们自身特定的功能失调信念（这些信念在主观上以直接或间接的方式与威胁感相关联）的滤镜误解闯入性想法时，他们会感到苦恼，并努力通过安全行为（例如强迫行为、回避）来移除闯入性想法，预防或消除令人害怕的潜在风险。这些尝试会增加想法的频率和强度，导致其持续存在且令人痛苦，并演变成强迫思维。而安全行为维持了闯入性想法，并阻止个体去评估其评价的真实性和合理性。

虽然一些认知理论认为功能失调信念，如 OCCWG 所定义的那些（OCCWG，1997），可能是强迫症的原因（Taylor et al.，2007），但几乎没有证据表明这些认知在强迫症的病因学中起因果作用。换句话说，强迫症的信念和评估模型可以解释该障碍的近因（当前的成因，最接近或直接导致障碍的事件，包括意识及其影响），但基本上无法解释远因或根本原因（最初的远因，例如生物学、遗传学和/或环境因素）。事实上，该模型几乎没有提供证据来解释为什么、如何以及何时这些功能失调的信念会在个体中发展。然而，越来越多的证据表明，这些类型的信念，以及对闯入性思想及隐蔽（和公开）的强迫行为的错误解释，可能在激活和维持这种障碍（Berle & Starcevic，2005；Clark，2004；Frost & Steketee，2002；NCCMH，2006；Salkovskis，Richards，& Forrester，1995；Taylor et al.，2006；

Wells，2007)和描述强迫症症状亚型(O'Connor，Aardema，& Todorov，2006；McKay et al.，2004)中发挥重要作用。

功能失调的信念和评估模型可能与理解和治疗强迫症患者极为相关，但它很难解释为什么有些人更容易对正常的闯入性思维进行灾难性解读，而其他人则不然。我们也知道，功能失调的信念，有时甚至是强迫思维，并不总是在强迫症患者中被识别到(McLean et al.，2001)。事实上，认知模型没有解释为什么许多患有强迫症的个体(尤其是那些有慢性症状的)可能对强迫行为中的任何认知完全没有意识，因为随着时间的推移，他们的仪式已经成为自动的、不需要有意识想法的行为(Didonna，2009c)。这在有秩序和对称仪式强迫以及有囤积症状的患者身上尤为常见。

由于CBT理论迄今为止只能提供有限的证据来说明强迫症的可能远端原因，因此寻找其他有助于深入了解强迫症可能起源的模型是很有用的。进化心理学就是这样一个模型，它提供了一些关于强迫症起源的解释，这些解释与本书提出的MBCT的理性和理论框架也是相联系的。

认知-进化假说

正如从进化的角度研究医学可以帮助我们更好地理解人类如何以及为什么以某种方式进化一样，进化心理学的研究也可以帮助我们更好地理解某些心理问题的演化。进化心理学可以采取和从进化的角度看待医学类似的角度看待心理问题。一个有趣且重要的研究领域是，人体对许多不同的有害情况只有一种(或类似的)反应。例如，我们的身体对抗普通感冒的反应也同样发生在其他不同的病因上，如流感病毒、细菌、过敏或压力。也许我们可以假设，有一个普遍的结果会给人类带来巨大的优势，因为身体只需要一种反应方式来对抗许多不同的疾病。心理问题也不例外：许多不同的情境(失败、损失、甲状腺功能减退等)都可能导致诊断为重度抑郁症的症状。其他病因还会导致精神分裂症、双相障碍、注意力缺陷多动障碍(ADHD)等。由于各种病因的特定症状具有普遍性，我们可以假设这种普遍的结果一定有一些巨大的进化优势，即使这个结果指的是一个心理问题。虽然这些症状限制了那些遭受症状的人的幸福感，有时甚至是限制了对他们的保护，但我们可以假设，在一些极端情境下这些异常特征可能是重要的，或者这些人有一些重要的人类特质的基因多样性，才和"正常"人群区分开来。

进化的方式试图从远端和近端两个层面解释强迫症的起源和病因，并基于达尔文的观点，即包括心理功能在内的生物系统由它们对包容性适应性的贡献而通过自然选择进化(Hamilton，1964)。一些进化心理学的作者提出，一些特发性的精神病理性症状和障碍是不合时宜的适应策略或原有策略夸张版本的表现(Abed，1998；Feygin，Swain，Leckman，2006；Buss，1999；Maguire & Troisi，1998；Marks & Nesse，1994；Nesse & Williams，1995)。研究数据支持这样一种假设：在人类进化过程中，强迫现象反映了一种正常的、适应性行为和精神状态的失调，这对人类的生存至关重要。从这个角度来看，强迫症可以被看作是参与探测威胁和回避伤害的神经回路功能障碍或失调的结果(Abed & de Pauw，1998；Feygin et al.，2006；Wilson，1998)。

　　就像本章前面所预期的(图 1.1)，强迫症可以被视为"正常-病理连续谱"的终点：它起源于正常的人类认知、态度、习惯和行为，当它们变得比正常更加强烈、频繁、持续和长久，更难以忽视、导致痛苦和具有破坏性或干扰日常功能时，就成了心理病理。这一说法与研究是一致的，研究表明大多数正常成年人(约 90%)在生活中的某一时刻体验过与病理性强迫思维类似的、不想要的、闯入性的想法(Rachman & de Silva, 1978; Salkovskis & Harrison, 1984; Freeston, Ladouceur, Thibodeau, & Gagnon, 1991; Osborn, 1998)，并且闯入性思维和强迫仪式都是跨文化的普遍现象(Steketee, 2011; Rapoport & Fiske, 1998)。当这些正常的想法和行为在个体的精神生活中占主导地位时，个体可能会发展成强迫思维和强迫行为的病理状态。

　　例如，迷信和神奇思维是强迫中经常以不适应的方式过度活跃的一种现象，但数千年来，它一直是人类试图解释那些无法解释、控制看似不可控的事物的一种方式。神奇思维一直是人类一个不变的属性，祈祷和玩彩票就是两个例子。我们甚至把创造的力量归功于我们自己的语言，我们相信语言可以对物质现实产生直接或间接的影响。有时，我们把一种极端的力量归因于一种外部力量，如恶魔之眼或神，并相信如果我们的言语或想法不讨这种力量的喜欢，我们就要为一些不良事件的发生负责。大多数人认为他们没有迷信，但事实似乎恰恰相反。例如，如果我们让一群没有强迫症的人，想象一个在他们生活中最喜欢的人，然后让他们在纸上写下这个句子"我希望他/她今天被暴力杀死"，他们中的大多数将拒绝这样做，或在几分钟后删除这句话(Salkovskis, 1996)。再如，很少有人能大声说出他们希望自己的孩子残废或死亡。这种神奇思维发展成人类组织一个自然规律未知的混乱世界的重要方式。

　　有趣的是，这种对不可控事物负责的倾向，也就是相信想到或说出一些事就可能让它发生的倾向，甚至持续到了 21 世纪。然而，对于强迫症患者来说，这种倾向变得如此强烈和频繁，以至于适应不良。强迫思维会导致强迫性仪式，即试图改变坏事发生的可能性或对坏事发生的个人责任的认知，即使这种仪式和令人恐惧的事件之间没有联系。投入强迫行为赋予了想象事件的可信度(Krackow et al., 2014)，同时还强化了强迫行为(Nir Essar, 个人交流)。

　　研究数据表明，正常的发展仪式、迷信和类强迫行为在发展早期就已经出现(Evans et al., 1997)。特别是儿童在 2 岁半至 4 岁期间表现出严格而复杂的日常活动和重复行为，并且许多儿童的恐惧与强迫症特征的强迫思维是类似的(如害怕分离、死亡、传染病等)。大一点的孩子可能会表现出类似强迫症的神奇思维，当他们相信以某种方式行事会让他们或其他人免于死亡或受伤[如著名的顺口溜，"如果走路踩上裂缝，就会折断妈妈的脊梁骨"(Step on a crack, break your mother's back)]。儿童也经常表现出类似强迫症的行为，如重复清洁、囤积、要求特定物体的对称性，以及对特定物体、故事或食物的严格偏好。所有这些行为在极端情况下可能与强迫症相似，但在适当的个体发生环境下，它们对教育孩子管理和处理他们对外界世界的焦虑非常有帮助(Feygin et al., 2006)。

　　大多数正常人能够应对压力、焦虑、脆弱，并通过仪式和对人际关系的依赖进行改变，即使程度有所不同，因此可以假设这些行为的焦虑缓解功能可能是一种适应性和进化有效的机制的产物。在脆弱的(或遗传易感性的)个体中，这些因素会导致他们觉察威胁和避免伤害的神经系统病态、持续的失调(Feygin et al.，2006)。数据显示,在发展过程中特定的生物关键期,尤其是在脆弱和变化时期,以及在青春期、分娩和早期养育等生活挑战时期,强迫症的发病会增加,这一发现支持了上述假说。的确,怀孕、分娩和产后,比其他任何时期都更具有"正常的"类似强迫症的想法和行为特征,并且与女性患强迫症的风险显著增加相关(Buttolph，Peets，& Holland，1998；Ross & McLean，2006；Russell，Fawcett，& Mazmanian，2013)。此外,强迫症较高的终生患病率(2%~3%；Karno & Golding，1991；Ruscio et al.，2010),来自不同文化的研究揭示的相似的流行率,以及在强迫思维和强迫行为的内容和形式方面,显示出令人惊讶的跨文化一致性(Fontenelle，Mendlowicz，Marques，& Versiani，2004；Stein & Rapoport，1996；Horwath & Weissman，2000),这些都表明强迫症可能是一种具有适应性特征的功能障碍或进化保守机制的失调,而不是基因突变的结果(Wilson，1998)。

Abed 和 de Pauw 认为,强迫症状可能是大多数人拥有的一种心理模式过度活跃的结果,这种心理模式旨在生成风险场景而不需要有意的干预(Abed & de Pauw，1998)。这些作者认为,强迫性症状的作用是一种离线(offline)风险回避过程,旨在引发对未来风险的规避或安全寻求行为。这是将强迫症与焦虑障碍及相关疾病区分开来的方法之一。焦虑障碍及相关疾病是一种在线(online)的情绪状态,旨在避免即时和直接的风险。该作者认为,强迫性机制和过程可以被认为是免疫系统产生抗体在认知层面的体现。抗体保护身体免受内部危险,而强迫性想法则主要保护身体免受外部危险。这两个"系统"的功能都是依据于一个选择的过程,在这个过程中,更适合的抗体或想法存活下来。根据这个类比,强迫症就相当于心理层面的自身免疫性疾病,在这种疾病中,原本具有保护性的反应实际上变成了伤害性的反应。例如,在强迫症患者身上,人类所发展出的想象未来场景以及自己想法和行动后果的能力被放大了。Brune 认为,这个例子可能只是众多已经随着时间的推移而演变、并对强迫症的精神病理学做出了贡献的心理机制中的一个(Brune，2006)。

对这些术语的解释,明晰了强迫症的进化学方法是如何帮助患者理解强迫症状的意义和功能(见第 3 章对标准化流程的讨论),并且这会有重要的治疗性影响,正如在接下来的章节我们将看到的(特别是第 3 章和第 6 章)。

情感调节系统和强迫症

刚才讨论的进化观点认为,强迫症病理表现为起初适应性的,功能失调的,强烈而持久的对想象中威胁的反应,这种威胁在主观上被感知为身体或社会上的危险。为了更好地理解这种对特定威胁的超敏反应是如何起作用的,讨论一下大脑中的情感调节系统是很有用的。

大脑已经进化出不同类型的情感-行为调节系统(Gilbert & Tirch，2009；Panksepp，1998；LeDoux，1998)。这些系统由一组神经结构和回路组成,这些神经结构和回路激活并协调注意力、想法、情绪和行动,并调节动机。情绪神经生理学的研究表明,至少有 3 种类型的基本情绪调节系统(Gilbert，2009b；Depue & Morrone-Strupinsky，2005):①威胁/自我保护系统；②驱动、寻求和奖励系统；③满足/安抚和安全系统。如图 1.2 所示,这些系统处于共同调节和相互作用的恒定状态。

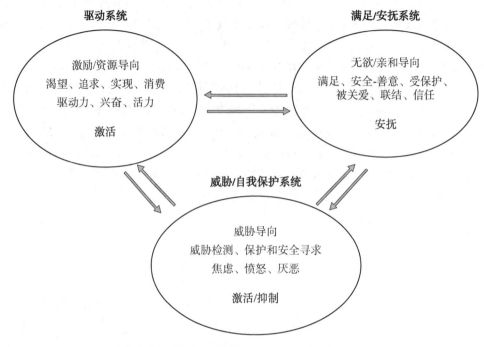

图 1.2 3 种类型的情感调节系统(Gilbert, 2009a)

(1) 威胁/自我保护系统(Gilbert, 2010):类似于 Panksepp 提出的恐惧系统(Panksepp, 1998,2005),旨在当真实或想象的危险出现的时候,激活防御机制或安全策略,并包括了特定的防御性情绪(如焦虑、愤怒、厌恶、羞愧)和许多行为反应(如战斗、逃跑、僵住、安全行为、服从;Siegel, 2010; Marks, 1987),以及一些保护性注意和处理偏见(Gilbert, 1998)。同时还有一些激活和协调自我保护系统的生理系统(LeDoux, 1998; Panksepp, 1998; Ross et al., 2013;见第 2 章),它又反过来在身体中产生影响情绪、想法和行为的生理模式。

威胁/自我保护系统是由特定的大脑结构和系统管理与调节的,如杏仁核和下丘脑-垂体-肾上腺(hypothalamic-pituitary-adrenal, HPA)轴(LeDoux, 1998)。当处于威胁模式时,大脑的各个部分,从认知功能到行为再到情绪和动机,都会聚焦于威胁——以保护和安全为重点。随着时间的推移,人们对特定的威胁发展出了安全策略,因而当有威胁线索时,大脑的唤起就很少。然而,当这些应对机制因某种原因受阻时,"威胁头脑"就会被重新激活。在强迫症和其他精神疾病中,威胁系统是过度活跃的,而由该系统驱动的安全行为和策略可以在短期内减少唤醒,但可能会导致长期的、无意识的和适得其反的后果(Gilbert, 1993; Salkovskis, 1996; Thwaites & Freeston, 2005; Ross, 2010)。一个类似的神经系统是安全激励系统(Woody & Szechtman, 2011,2013),其目的是检测潜在威胁的细微指标,探索环境中以获取这些可能危险的进一步信息,并激励人们参与预防性行为。

(2) 驱动、寻求和奖励系统:它在许多方面与 Panksepp 提出的寻求/期望/渴望情感系统(Panksepp，1998，2005)是有重叠之处的，其功能是激发积极的情感，对个人去搜索资源进行引导、激励和释放信号，这些资源对个人的生存与繁荣是有价值和需要的(如食物、性、金钱、地位等)。它通常驱使我们满足自身需求，在这种情况下与兴奋相关的积极情绪的激活有关，但有时也可以直接或间接地防御。当存在威胁，即个人的欲望和目标被阻塞或阻挠时，威胁/自我保护系统会激活焦虑、沮丧或愤怒，并一直存在直到个体设法克服一切阻碍他/她的欲望和目标的事物，或决定改变它们(Gilbert，2009a；Klinger，1977)。当有强迫症的个体为了实现一个主观上不可缺少的目标(如完美、秩序、安全等)而进行强迫行为时，驱动和威胁系统都是活跃的。如果他们的仪式受到阻碍或阻挠，威胁系统会进一步激活强烈的焦虑或愤怒，直到他们能够完成仪式，或让其他人为他们进行仪式。虽然在人类历史的大部分时间里，驱动、寻求和奖励系统是哺乳动物(包括人类)进化的基础，但从进化的角度来看，在某些特定的功能失调的语境(如强迫症、成瘾、进食障碍等)下，它正变得越来越暴露出问题(Ross，2010)。

(3) 满足/安抚和安全系统：当人类和其他动物不再需要获取资源，处于没有感知到威胁的主观安全状态时，该系统能使他们保持平静。这个系统与平静的幸福、满足、信任和安全的感觉相关联。在人类进化的过程中，满足系统进化为安抚系统，这与 Panksepp 的关怀/滋养情绪系统(Panksepp，1998)相重叠。它可以由情感、保护、关怀和爱等社会刺激触发(Gilbert & Tirch，2009；Carter，1998)，特别是通过内啡肽和催产素经由催产素镇静系统来调节。它产生一种抚慰的状态，创造平静和安宁的感觉，帮助我们保持平衡。当人类或其他动物不需要保护自己免受威胁或处理压力等有问题的情况，也就是当他们不需要寻求资源、对于事物本身就是满意或开心的，就倾向于产生安全的感觉(Depue & Morrone-Strupinsky，2005)。满足/安抚和安全系统在强迫症患者中很少发挥作用。

正如下一章节会明确的，针对强迫症的 MBCT 项目的一个重要目标就是帮助患者找到办法、训练大脑去平衡这三个系统，尤其是在没有真正的危险时，优先选择自我激活和维持满足/安抚和安全系统，并结束威胁/自我保护系统。

在强迫症中是什么刺激了安全感，激活了与威胁相关的过程和状态？

特定的基因-学习相互作用决定了这 3 个基本系统的发展、协调和共同调控。正如 LeDoux 所建议的(LeDoux，2002)，生物有机体的设计是为了被生活体验改变和塑造。不同的生活经历和环境会鼓励和加强一部分并削弱另一部分神经元的联系。例如，我们现在知道童年时期的受虐待经历对成熟的大脑中控制情绪的区域有直接影响，如前额叶皮质(prefrontal cortex，PFC)和杏仁核之间的连接(Cozolino，2014；Schore，1994；Siegel，2001)。我们在生活中经历的一切都以情绪记忆的方式编码在我们的大脑中。情绪记忆与突触敏感化相关，这种关联存在于负责不同类型记忆的复杂大脑系统中(Gilbert & Tirch，2009；LeDoux，2002)。由于情绪障碍与早期情感敏感化及情绪记忆有关，了解生活经历对防御性和积极情感系统中不同敏感性的影响是很重要的。事实上，情绪记忆的激活是一些治疗师精神病理学研究的主要焦点(Brewin，2006)。例如，心理动力学家

(Greenberg & Mitchell, 1983)和行为理论家(Ferster, 1973)认为，即使他们不一定能意识到，情感记忆也可以对人们如何处理生活经历产生重大影响。这个被提出的影响可能有助于解释为什么有些强迫症患者对强迫性刺激产生反应，却不能意识到能证明那些反应的特定的信念或认知。更广泛地说，它也可能为解释强迫症患者功能失调信念的发展提供了可能的途径。

大多数精神障碍患者都或多或少地在他们生活的特定领域、外部体验（如身体安全、情感关系、工作、自我形象等）或私人体验（如令人不安的情绪、闯入性/强迫性想法、身体感受）中面对普遍的威胁感。因此，强迫症（尤其是检查和清洗行为相关的患者），以及其他心理问题，如恐惧症、广泛性焦虑症、偏执症、进食障碍和创伤后应激障碍（post-traumatic stress disorder, PTSD），都与以威胁为中心的处理和努力调节威胁并感到安全有关。的确，大多数心理治疗方法旨在帮助个体识别出提高威胁敏感性和处理的早期和现有源头，并以一种适应性的方式来减少它们（Gilbert & Tirch, 2009; Brewin, 2006）。

强迫症的现象学之所以具有异质性，是因为个体可以对特定刺激发展出无数种特定的敏感性，从而根据个人生活体验形成定制的威胁/自我保护系统（Salkovskis, Shafran, Rachman, & Freeston, 1999）。这一过程在儿童时期尤为明显，在此期间，它包含了特定的生物倾向和依恋不安全感（Yarbro, Mahaffey, Abramowitz, & Kashdan, 2013; Doron et al., 2012; Myhr, Sookman, & Pinard, 2004），创造了他们对不同潜在威胁刺激的独特脆弱性。

人类高度进化的元认知技能和处理能力是提高威胁敏感性和聚焦威胁处理的关键因素（Wells, 2007）。虽然元认知能力让人类发展出了复杂的文化、文明和科学，但它也有一些不利之处。据我们所知，黑猩猩并不担心自己行为的未来后果，而人类却担心。例如，当吃得太多时，人们可能会担心变胖，在某些情况下还会担心被其他小组学员拒绝。大多数动物生活在一个直接感官体验的世界里，但除此之外，人类也生活在一个想象和元认知的世界里，这让我们可以思考过去和未来、对事物产生担心或希望，等等（Gilbert, 2007a; Singer et al., 2006）。后者虽然是无形的，但可以影响真实的身体体验。例如，我们可以在脑海中制定计划，然后在现实生活中付诸行动（Wells, 2007），或刺激生理系统并产生唤起的幻想（如性幻想）。问题是，我们可能会被自己的计划、想法和想象所吸引，而忘记活在当下。我们大脑中负责认知和情感记忆的系统会耗尽我们的注意力资源，并将意识领域从当前时刻引开。

不同的情绪记忆和条件反射导致我们对事物做出快速反应——我们的身体可能在我们意识到之前就开始对情况做出反应，然后我们的情绪就会接管并影响我们的思想和行为。这一过程有助于解释为什么患者的强迫症症状和强迫性精神状态往往是由特定的环境触发的。事实上，正如已经提到的，在感知"安全"的条件下（如治疗课程、小组治疗课、医院病房/住院治疗、医学检查、感知中的安全基地），会更少触发强迫思维和强迫行为（有时甚至没有），并且与让他们感知到威胁、强迫症状过度激活的环境（例如家、工作场所、学校、公共场所）相比，患者可以清晰地记忆他们感知到的体验和行动。临床观察和研究数据允许我们假设，在治疗中使用旨在刺激和加强一种安全感和信任感（与满足/安抚和安全系统相关，例如正念和自我慈悲训练）的干预措施或程序，可以提高治疗的整体效果，且具有很高的临床相关性。

目前还不清楚为什么有些人在生活中的某个特定时刻，威胁系统的过度激活会导致他们走向强迫症而不是其他类型的障碍（如广泛性焦虑症、社交恐惧症、偏执型障碍）。我们只能假设，这是遗传和生物倾向、环境因素（如生活经历、养育模式、教育）和依恋历史之间的特定交互作用，推动一个人向强迫性病理进化（Doron et al.，2012）。

强迫症的功能失调信念与威胁/自我保护系统

OCCWG 所假设的所有功能失调的信念或假设都与大脑威胁系统的激活直接或间接相关（OCCWG，1997）。当一个人经历了某种特定刺激（甚至只是在想象中），而这种刺激与他或她功能失调的强迫性领域的意义相关（例如，门是否锁好、灯是否开着、害怕伤害婴儿、害怕以不完美的方式做事、害怕失去控制等），威胁/自我保护系统就会被激活。这是因为刺激与特定的基本功能失调的假设或信念相关，产生一种迫近危险或威胁的感觉，并刺激个体激活强迫性防御和安全寻求行为。

虽然强迫症患者最初可能会准确地感知现实，但他们更容易受到自我生成的叙述的影响，这导致他们怀疑现实，并推断出一种假想的、具有威胁性的事态（Pélissier & O'Connor，2002）。人类天生就有防止任何危险的能力。这种远离危险的倾向可能会给我们的推理蒙上阴影。人们可能会祈祷，或者做一些奇怪和不理智的事情来防止一场"灾难"，即便他们的推理告诉他们没有真正的危险，或是说他们的行动没有帮助，甚至可能适得其反。

当普通人在面临危险时，他们的焦虑会响起警报，抑制任何非生存性的行动，以专注于手头的危险。然而，"强迫症并不是对存在的事物进行反应，甚至不是对存在事物的夸大性后果进行反应，而是对可能存在的事物做出反应，即便他的感官告诉他并非如此"（O'Connor & Robillard，1995）。这就像惊吓反应出了问题。通常情况下，当紧张的情境反复出现时，惊吓反应就会越来越弱，但强迫性思维的情况不是这样。这可能与在帕金森患者身上观察到的惊吓反应相似，反复叩击患者的前额不会导致眨眼反应的减少。在强迫症中，强迫思维引发的焦虑是不会消退的。

依据这些假设，心理训练能帮助强迫症患者重新平衡他们的威胁/自我保护系统，以一种功能性和现实的方式激活，并在没有真正危险的时候，强化和偏向满足/安抚和安全系统的激活，以及削弱对功能失调信念的依赖，以此帮助人们对可供选择的、更具现实意义的内容敞开心扉，具有显著的临床意义。正如第 2 章所阐述的，一些神经生物学研究已经表明正念和自我慈悲训练是如何帮助大脑对内在和外在刺激有一个更平衡的反应，并对它们有一个更现实性和功能性的评估。

强迫症的神经生物学假说

> 一个人频繁反思的事情，常常思考的事情，会成为他心灵的倾向。
>
> ——乔达摩·悉达多（释迦牟尼佛）

正如前一节中所解释的，认知-进化的角度将强迫症概念化为对无害的刺激过度激活威胁/自我保护系统的结果,并基于功能失调信念的错误干扰,导致安全寻求行为。这个解释与该障碍的神经生物学方面的机制是相联系的。尤其在过去20年,参与激活上述过程的大脑区域已经得到了深入的研究,这有助于我们理解治疗性干预如何能同时适应性地修改强迫症患者的认知功能和神经生物学功能。

强迫症的生物学解释通常包括遗传、进化、神经解剖学和生化因素等层面的解读。对这种疾病的遗传学解释并不详尽。多项研究表明,同卵双胞胎的一致性概率高于异卵双胞胎,并且强迫症患者亲属的终生强迫症发生率(11.7%)高于健康对照组(2.7%)。但是,这些一致性比率不是100%,表明遗传因素可能会使一个人易患强迫症,但不是导致强迫症的*原因*,环境因素肯定也有影响(Carey & Gottesman, 1981; Nestadt et al., 2000; van Grootheest, Cath, Beekman, & Boomsma, 2005)。

功能性神经影像学研究表明,强迫症症状可能有明显的神经基质。与Gilbert和LeDoux的研究结果(Gilbert, 2009a; LeDoux, 1998)相似,Siegel表示他称之为"检查者"的威胁系统包括大脑的"战斗-逃跑-僵住反应"、边缘系统区域产生恐惧的杏仁核、产生焦虑和做计划的前额叶皮质,这三者一起激活生存反射,推动我们的皮质区域不断去扫描危险(Siegel, 2010)。Admon等人提到,重要的研究数据表明(Admon et al., 2012),强迫症症状与厌恶刺激时杏仁核激活增强有关(Mataix-Cols et al., 2003; Simon et al., 2010; van den Heuvel et al., 2004)。考虑到杏仁核在威胁检测和伤害回避(LeDoux, 2002),以及恐惧和激发(Davis, 1992)中的核心作用,其应对威胁时的过度激活可能导致强迫症患者对感知到的负面刺激表现出过度的情绪反应(Mataix-Cols et al., 2003),进而可能介导他们高估威胁可能性的倾向(Sookman & Pinard, 2002)。

与强迫症有关的主要大脑区域之一是眶额叶皮质(orbital-frontal cortex, OFC)(Baxter et al., 1992; Saxena & Rouch, 2000)。这个区域作为边缘和额叶系统的界面,在情绪性记忆的形成中起着至关重要的作用(Siegel, 2001; Gilbert & Tirch, 2009)。研究发现,依恋关系的发展直接受到依恋关系形成(或形成缺乏)过程中所形成的情感互动的影响(Schore, 1994, 1997)。眶额叶皮质的功能障碍可能反映了依恋不安全感(包括焦虑和逃避),这种不安全感经常与强迫思维-强迫行为综合症状联系在一起(Doron et al., 2012),同时产生强迫性的不信任和功能失调的信念。研究表明,涉及人类眶额叶皮质的损伤会导致行为规划和决策能力的缺陷,这依赖于对特定行为的积极或消极后果的估计(Damasio, Tranel, & Damasio, 1990)。此外,如前所述,杏仁核的重复激活,尤其是在童年时期,可能与成年后对厌恶刺激的反应增强激活有关(Mataix-Cols et al., 2003)。杏仁核与眶额叶皮质通过腹侧的皮质-边缘区通路的连接,促进了自我维持的适应性机制,比如安全寻求行为(Tucker, Luu, & Pribram, 1995)。基底神经节被认为在管理习惯性行为方面很重要,它的功能障碍会引发强迫症患者的重复行为。基底神经节也是与强迫症相关的回路。脑干和脊髓中的"运动模式发生器"和大脑皮质中的"认知模式发生器"也可能受到基底神经节的影响。Graybiel提出(Graybiel, 1997),在新皮质、基底神经节和丘脑之间形成的环路可能不仅影响运动习惯的发展,也影响认知习惯的发展。因此,这个环路的功能障碍可能导致强迫行为(反映运动功能)和强迫思维(反映认知功能)。事实上,当强迫症患者陷入一个概念框架和一个行为输出程序时,这个环路不完整也许是导致强迫症患者产生怀疑和焦虑的原因之一。研究已经提供了关于这些结构在强迫症中的参与及其对治疗反应的证据（Saxena, Brody, Schwartz, & Baxter, 1998; Saxena & Rauch, 2000; Whiteside, Port, & Abramowitz, 2004）。

关于之前提到的与威胁/自我保护系统有许多相似之处的安全激励系统，Woody 和 Szechtman 提出，强迫症涉及皮质-纹状体-苍白球-丘脑-皮质的、脑干介导的负反馈的神经回路（Woody & Szechtman, 2011）。在其他功能中，这个生理网络调节副交感神经系统和激活 HPA 轴。我们可以假设在正常人身上存在一种机制，通过这种机制，预防性行为会中断这种激活，但在强迫症患者身上，这种机制并不起作用。这一机制的失效可能与人对目标或行动结果缺乏敏感性有关，这一点是强迫行为机制的特征，并涉及同样的回路，特别是在运动前区和硬核区之间的连接，也是基底神经节的一部分（Fineberg et al., 2014）。这个回路失调的另一种可能解释是，强迫症症状是丘脑和眶皮质之间直接通路活动增加的结果（Pittenger, Kelmendi, Bloch, Krystal, & Coric, 2005）。因此，强迫症患者不仅对威胁刺激有功能失调的反应，对奖励的反应也会降低，不愿意冒险。除了在受到威胁时杏仁核的过度激活外，强迫症患者的伏隔核的激活度也较低，而伏隔核在正常水平上具有奖励功能。此外，强迫症患者的杏仁核和伏隔核与两个额叶区域[眶额叶皮质和背侧前扣带皮质（anterior cingulate cortex, ACC）]的功能连接也有所减少（Roe et al., 2012; Fitzgerald et al., 2005）。在强迫症患者中，额叶皮质区无法充分调节不平衡的边缘反应，导致了额叶-边缘连通性的问题。

关于这些假设，功能性神经成像研究已经证实，在强迫症患者中，以下大脑区域和回路存在异常代谢活动：①眶额叶皮质；②前扣带/尾侧内侧前额叶皮质（medial prefrontal cortex, mPFC）；③基底神经节，特别是尾状核（纹状体的前部）（Graybiel & Rauch, 2000; Feygin et al., 2006）；④丘脑；⑤外侧额叶和颞叶皮质；⑥杏仁核和岛叶（Saxena et al., 2001; Stein, 2000）。这些大脑区域是皮质-纹状体-丘脑-皮质（cortical-striatal-thalamic-cortical, CSTC）回路的组成部分（Pittenger et al., 2005）。研究发现，与对照组相比，强迫症患者在静止时皮质-基底神经节网络（通常称为"强迫症回路"）内的活动增加，在症状刺激时加重，在成功治疗后减弱（Rauch et al., 2001）。一些研究表明，对标准治疗有反应个体的 CSTC 回路的过度活跃表现出降低，眶额叶、尾状核、扣带区和丘脑的血流和能量消耗减少（Saxena et al., 2003; Baxter et al., 1992; Nordahl et al., 1989）。

病理损伤、标本记录和成像研究表明，动机和情感行为以及重度抑郁症和强迫症受前扣带皮质和毗邻的内侧前额叶皮质（mPFC）影响，它们与眶额叶皮层和边缘系统的结构之间有很强的联系（Saxena et al., 2003; March, Frances, Kahn, & Carpenter, 1997）。眶额叶皮质和前扣带皮质可能会影响如何感知刺激的情绪价值，以及如何根据这些体验为基础的期望和感知到的结果选择行为——这两个区域的不平衡都是强迫症症状的特征。

同样，Boyer 和 Liénard 认为（Boyer & Liénard, 2008），强迫症源于皮质-纹状体-丘脑回路的异常代谢活动，特别是基底神经节的功能障碍（Rapoport, 1990; Rauch et al., 2007）。对强烈动机例行程序（如洗手、清洁、确定门已经锁好、检查灯光等）的抑制减少似乎开始于纹状体。之所以会出现这种情况，可能是因为纹状体网络对皮质输入的反应过于活跃，或者其对丘脑网络的影响减弱（Fitzgerald et al., 2005; Rauch et al., 2007;

Saxena et al.，1998)。简单来说，我们可以说大脑中发出警告的网络过于活跃，对这些警告的自发反应过于强烈，而本该抑制这些警告的系统过于薄弱。

如本章前文所述，人类预测未来需求或威胁的适应性能力可能存在缺点，其中一个缺点可能是由于纹状体-额叶脑回路的异质性相互连接，个体有发展出强迫症的风险(Brune，2006)。此外，如前所述，强迫症是一种临床异质性障碍，其特征是随着时间的推移，症状趋于稳定，并由不同的神经系统调节。

一项有趣的研究(van den Heuvel et al.，2009)将症状维度区分为对称/排序、污染/洗涤和伤害/检查，发现每个维度对特定区域的灰质和白质体积都有全局影响，改变了特定的大脑结构。这些发现似乎表明，在涉及威胁探测和伤害回避的认知和情绪处理的额叶-纹状体-丘脑回路中，是相对不同的成分调节了不同的强迫思维-强迫行为症状维度(Feygin et al.，2006)。

尽管有大量关于强迫症神经生物学异常的研究，但关键问题仍然是缺乏因果指标和影响方向未知。的确，目前尚不清楚特定大脑区域的生化和神经功能障碍是否应被视为强迫症症状和状态的原因或结果。同样，我们对这些功能障碍的机制、遗传学和流行病学的理解仍然有限。

至本书出版时，我们几乎没有证据表明强迫症成人患者的大脑功能障碍也存在于强迫症儿童中。事实上，我们对这些与儿童发病的强迫症有关的功能领域知之甚少，因为迄今为止，大多数研究都集中在成年人身上，也没有纵向研究调查这些大脑功能障碍从童年到成年的可能进化。如果这些大脑功能失调在儿童早期，即发病后不久就已经存在，那么它们很可能与强迫症没有直接关联；也就是说，我们不能说它们是随着时间的推移重复出现的强迫症状的结果，因为它们存在的时间太短了。然而可以想象的是，持续数年的某些行为和精神状态的激活会导致与这些行为和精神状态相关的特定神经回路的发育。正如Kornfiled所解释的那样(Kornfield，2008)：

> 当我们观察习惯和条件反射时，我们可以感觉到我们的大脑和意识是如何创造重复的模式的。如果我们练习得足够多，我们就能在球离开对方选手的球拍时就预测下一次击球。如果我们练习生气，哪怕是最轻微的侮辱也会引发我们的愤怒。这些模式就像一张可复写的光盘。当它们被反复地刻录，这种模式就会成为常规反应。现代神经科学已经很有说服力地证明了这一点。我们不断重复的思想和行为模式实际上改变了我们的神经系统。每当我们集中注意力并遵循我们的意图时，我们的神经元就会兴奋，发生突触连接，这些神经模式就会得到加强，神经元就会沿着那个方向生长。

了解强迫症的神经生物学功能为更有针对性的治疗提供了指导，并使心理治疗的效果与大脑活动和变化之间的联系更加清晰。从这一分析中可以得知，大多数参与强迫症的脑区和环路，都直接或间接地与激活威胁/自我保护系统或处理包括威胁探测与伤害回避的认知和情绪所涉及的环路相关联，尤其是眶额叶皮质、前扣带皮质、岛叶、尾状核、伏隔核和丘脑。这些区域参与执行功能，包括自我监控、错误检测和竞争反应的选择，表明强迫症和日常挑战中的行为沿着相同的神经通路运行(Feygin et al.，2006)。正如在下一章中解释的那样，一些与强迫症有关的脑区被发现是特定的正念和基于慈悲心的干预的目标（Klimecki，Leiberg，Ricard，& Singer，2013；Ross et al.，2013），证明了这些治疗通过适应性的方式纠正与强迫症症状相关的神经功能障碍具有临床相关性（Marchand，2014；Gard et al.，2015）。

强迫症的认知-进化模型

为了把前面讨论的假设和发现以及它们之间可能的内在联系结合起来，下面的材料从认知进化的观点提出了一个强迫症如何工作的模型。

在强迫症中，问题源于对一些正常和无害的体验的误解。如本章第一部分所述，如果我们仔细观察强迫症的现象学，我们可以看到，随着时间的推移，有一系列特定的机制和偏见使问题激活并永久存在。

如图 1.3 所示，激活了整个强迫性问题的触发性刺激，通常是一个闯入性认知，以疑问（例如，"我有正确地洗手吗？""我走的时候煤气关了吗？"）、图像（如某人做或没有做某件事的记忆，他或她恐惧的东西）、身体感觉的形式（例如，"我的背好痒"），或者可能以视觉、听觉、触觉等感知的形式（例如，看到地板上的污渍或听到噪声）。大多数没有患强迫症的人都会在不同程度上定期经历这样的刺激，但他们认为这些刺激基本上是无害的。强迫症患者出现的问题，是一旦这些触发器被激活，他们就会通过功能失调信念、强迫性认知偏见和过程的滤镜来对刺激进行解释，如认知不信任、感知觉自我否定、思想-行动融合、不接纳偏见（见本章前述的关于融合信念、不信任和其他认知偏见的内容）。由于这些认知过程，个体会给触发刺激赋予负面含义（例如，"如果我没关煤气，悲剧就会发生，那将是我的错"）。换句话说，这些正常的体验被解释为主观或客观的威胁（危险/威胁警告的元评估）。这种解释可能会将个人对伤害的责任夸大，即需要以"正确"或完美的方式做某事。正如已经解释的，这个将触发器看作威胁的解释导致威胁/自我保护系统的过度激活。该系统是在出现真正或想象的、身体的或社会性威胁之时，负责激活或支持一个防御性的反应（如战斗、逃跑或僵住）。如果我们真的处在一个危险的情况下，这个系统的激活可以挽救生命，但当它由于错误信念和意义而被无害的刺激所激活时，大脑是坚信有或将有危险的，而威胁/自我保护系统会不断激活，个人会体验到许多压力和适得其反的假警报。威胁系统的激活会产生紧张情绪（焦虑、厌恶、内疚、羞耻等），并导致个体采取保护或安全寻求行为，尽其所能去防御所害怕的危险（如强迫性仪式、寻求保证、回避、选择性注意、抑制想法、过度缓慢等）。这些安全行为反过来倾向于强化功能失调的信念和认知偏见及过程（例如，确认和增加自我不信任、感知觉自我否定、思想-行动融合、不接纳的偏见和功能失调信念的"事实"）。此外，一旦被激活，压力情绪和保护行为（相互影响）都倾向于进一步助长对触发刺激的负面含义，因为它们直接或间接地确认了个体处于一种威胁状态。这种感知到的确认进一步激活了威胁系统，并增加了触发刺激的频率和强度，因此这种闯入性的想法很快就变成了一种强迫思维，并随着时间的推移创造了一个激活和持续强迫性问题的恶性循环。

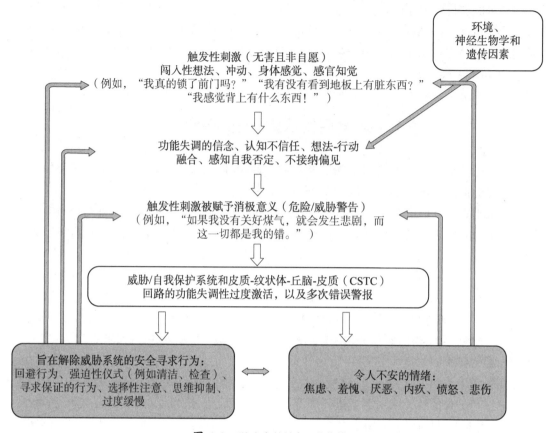

图 1.3　强迫症的认知-进化模型

有效的疗法、局限性以及治疗的障碍

　　长期以来,CBT 被认为是治疗儿童和成人强迫症的有效方法。尤其是暴露与反应预防(exposure and response prevention, ERP),它通常被包括在 CBT 方案中,是最广泛应用的强迫症心理治疗方案(Didonna, 2009c)。研究数据显示,50％～75％的患者在治疗完成后恢复或显著改善(Foa et al., 2005; Menzies & de Silva, 2003),尽管人们注意到只有25％接受 ERP 治疗的患者在治疗结束时没有症状(Fisher & Wells, 2005)。

　　尽管有这些充满希望的结果,研究也阐明了 ERP 的一些局限性。Foa 和 Franklin观察到(Foa & Franklin, 1998),由于治疗的高度焦虑刺激特性,治疗有显著的退组率(25％)或较差的治疗依从性。Fisher 和 Wells 的一项研究报告(Fisher and Wells, 2005)称,接受治疗的患者中有很大比例(近 20％)没有应答或反弹到相当程度,Riggs和 Foa 报告称20％的患者在干预后复发(Riggs & Foa, 1993)。关于长期维持疗效的数据也相对较少。此外,ERP 对以下患者并不是很有效:那些主要表现为纯粹强迫思维、无明显强迫行为(纯强迫性质)或强迫性思维反刍(怀疑、谨慎)的个体;过分看重想法、自知力较低或缺乏的患者(Kyrios, 2003);以及伴有重度抑郁症的患者(Foa, 1979;Rachman & Hodgson, 1980)。最后,某些特定类型的仪式或强迫症状也被发现特别难以用 ERP 治疗，包括隐蔽的强迫行为（Salkovskis & Westbrook，1989）和囤积症（Clark，2004）。

认知疗法聚焦于识别和改变强迫性的功能失调信念和不适应的认知，通常使用行为实验（Olatunji，Davis，Powers，& Smits，2013），其可能比 ERP 更有效、压力较小、更容易被接受，在许多情况下都是一种有益的治疗方法（Wilhelm，Berman，Keshaviah，Schwartz，& Steketee，2015）。这特别适用于拒绝参加或中途退出 ERP 的患者，通过 ERP 未得到改善的患者，纯粹强迫症患者，以及伴有抑郁症状的个体（Cottraux et al.，2001；van Oppen & Arntz，1994）。然而，认知疗法可能无法提供减少中途退出数量（Olatunji et al.，2013），以及显著改善大部分无应答强迫症患者的治疗反应所需的关键影响力。

药物在治疗这种疾病方面也被证明是有效的，尤其是 5-羟色胺抗抑郁药（选择性 5-羟色胺再吸收抑制剂，SSRIs）的反应率为 40％～60％。然而，药物治疗需要长达 3 个月的时间才能在最佳剂量下产生反应，并可能产生一些显著的不良反应（如体重增加、镇静、性功能障碍等）。此外，80％～90％仅接受药物治疗的患者在停止用药后会复发（Pato，Zohar-Kadouch，& Zohar，1998）。

总之，虽然这些治疗干预措施有令人鼓舞的有效性，且极大地改善了这一挑战性障碍的预后，但仍有相当数量为强迫症所苦的人对标准 CBT 方案和含血清素的药物没有良好应答。同时，一些研究表明，有显著改善的患者中，平均不到 50％的人能在随访中维持疗效（Fisher & Wells，2005；Salkovskis & Kirk，1997；Foa et al.，1983）。此外，正如我在本章开头提到的，很可能只有一小部分强迫症患者决定接受心理治疗，而在这些人中寻求认知行为干预的比例则更低；并且，干预往往在疾病发作后很长一段时间才进行。因此，重要的是要了解为什么 50％的患者没有改善、没有接受治疗或是中途放弃，以便我们可以制定更合理和有效的干预措施或策略，帮助降低这一比例。

尽管数据并不总是一致且具有混合的特征，但文献表明有几个因素被认为是心理治疗的障碍，并可能与强迫症较差的治疗结果有关（Kyrios，Hordern，& Fassnacht，2015；Keeley，Storch，Merlo & Geffken，2008）。其中一个主要因素是共病：强迫症患者通常与一系列 DSM 障碍（尤其是抑郁症、焦虑障碍和人格障碍；Ruscio，Stein，Chiu，& Kessler，2010；Lochner & Stein，2003）共同发病。在 Koran、Pallanti、Paiva 和 Quercioli 的 1998 凯泽健康计划研究中，26％的患者在 1 年的研究期间没有诊断出伴有精神疾病，37％的患者有 1 种，而 38％的患者有 2 种或更多的共病。这种共病使临床情况进一步复杂化，并降低了治疗的有效性（Kyrios，2003；Didonna，2009c）。

另一个因素是发病年龄。一项前瞻性研究（Skoog & Skoog，1999）表明，尤其在男性患者中，发病早的预后较差，这些患者出现强迫思维、强迫行为或神奇想法，不良的社会适应能力，以及早期的慢性病程（Stewart et al.，2004）。作者还表示发病越早，病情持续时间越长，在随访中观察到的改善越少。这些数据表明，早期诊断和干预会带来更好的结果。因此，公共和私人卫生保健的专业人员都需要了解儿童时期强迫症发作的症状（NCCMH，2006）。其他被认为是较差结果的重要预测因素，包括：①更严重的症状；②治疗动机较差以及对治疗关系的不满意（Keijsers，Hoogduin，& Schaap，1994）；③适应性较差的认知因素,如僵硬的性/宗教信仰(Mataix-Cols, Marks, Greist, Kobak, & Baer, 2002);④家庭功能失调以及与疾病合谋(如家庭内稳态)(Keeley et al., 2008)。明确地识别和理解治疗障碍及预后较差的预测因素,有可能更好地确定或增加特定的治疗策略或干预措施,以帮助那些有中途退出风险或可能对治疗反应不显著的个体(Kyrios et al., 2015)。

异质性和治疗

在治疗强迫症时,另一个需要考虑的重要因素是强迫症现象学和症状的异质性。强迫症具有如此异质性和特殊的临床表现,因此不可能将该疾病看作是单一的同质性诊断整体并据此提供临床治疗。事实上,不同的疾病亚型可能在强迫症症状心理过程的维持、病因基础和恐惧结构上有所不同(American Psychiatric Association, 2013; Clark, 2004)。观察强迫症不同的现象学和临床特征以及可能不同的病因引发了一些重要的问题:

- 如何用同样的基本原理、治疗原则、干预和技术来治疗所有这些形式的强迫症?
- 在不考虑特定临床症状和程度的情况下,激活和维持这种疾病的共同机制是什么?
- 什么机制的改变可以帮助所有强迫症患者显著而稳定地改善状况?

为了回答这些问题,我们首先需要了解不同形式的疾病亚型有哪些共同之处;也就是说,他们的共同背景是什么,他们共有的认知和现象学特征是什么。不同形式的强迫症似乎有着一些共同的主要特征、机制和偏见:

- 极度难以接纳特定的无害触发刺激(如想法、感觉、生理感受或感知觉等),以及由它们激活的情绪状态(如焦虑、厌恶、羞愧、内疚等)。
- 当特定的触发刺激被激活或感知时,很难阻止或延迟(认知、情绪或行为层面的)反应。
- 在没有真正危险的情况下,大脑的"威胁/自我保护系统"功能失调地过度激活。
- 一种对私人的、内在的体验(如记忆、感觉体验、注意力、意图等)的普遍或特定的不信任感。

针对强迫性问题的基于正念的方法

前面描述了治疗障碍以及最有效的治疗方法(CBT 和药物疗法)的局限性。在临床上,医生想知道我们该如何改善、加强和整合现有的治疗方法和干预措施,以帮助克服上述限制和障碍。我们需要改善治疗的依从性(特别是,使引起焦虑的干预在某种程度上更容易被接受),需要将治疗干预的有效性扩展至通过现有治疗方案没有得到显著改善的那 50%的强迫症患者。总体来说,已经建立的治疗模型和现有的治疗结果研究都没有囊括前面几节讨论到的一些认知过程和偏见。因此,针对这些机制的更全面的治疗可能横向干预强迫症的不同方面,并产生更有希望的结果和效果。

本文认为,对强迫症问题采取"全局性"或综合性的解决方法,可能会在一定程度上影响强迫症和其他疾病所共有的更多横向特征。这种方法将不仅仅处理这种疾病的主要症状,而是治疗"整个"人及其整体认知功能。这种方法可能更有益处,因为强迫症影响着患者的生活和经历中的许多方面和功能,而强迫症状很可能只是更普遍功能紊乱的最明显表现(Didonna, 2009c)。本章中阐述和讨论的所有问题和理论都直接或间接地解释了基于正念的方法解决强迫性问题的基本原理,并证明了它在治疗强迫症方面的用途和可能的好处。我们将在下一章中看到,有重要的证据表明正念和自我慈悲是如何以及为何可以被用作一种有效的干预来进行平衡和自我调节,以及修正强迫症中发现的一些认知偏见、功能失调和神经生物学缺陷,从而帮助患者培养更健康、更适应的心理、情感和行为习惯。

第 2 章

针对强迫症的基于正念的方法

在刺激和反应之间,存在一个停顿空间。

在这个空间里,我们有权选择自己的反应。

我们的反应中蕴含着我们的成长和自由。

——维克多·弗兰克尔(20 世纪奥地利著名心理治疗师)

在过去的 20 年里,实证研究提供了越来越多的证据,表明基于正念的方法在临床上对一些心理疾病是持续有效的(Baer, 2003; Hofmann, Sawyer, Witt, & Oh, 2010; Didonna, 2009a)。越来越多的研究支持使用基于正念的干预来治疗强迫症,并表明它们对治疗这种疾病是有效并且被广泛接受的(Didonna, Rossi, et al., 2019; Hanstede, Gidron, & Nyklícek, 2008; Hertenstein et al., 2012; Hale, Strauss, & Taylor, 2013)。

第 1 章阐述了强迫症的病理机制和认知偏见。本章描述了通过练习正念冥想,心理过程和心念状态是如何以及为何可以有效地影响大部分强迫症特性。本章还讨论了为何基于正念的干预可以被强迫症患者很好地接受,并能有效减轻疾病的症状。为了更好地理解正念训练对强迫症患者的临床意义,我们有必要讨论一些有关正念的概念和现象学问题。

什么是正念?

导致和维持心理痛苦(如强迫思维、抑郁、焦虑)的主要因素之一,是人们与自身内在体验之间所形成的独特关系。这种关系通常表现为一种倾向,即让自己被来自内心深处的想法所压倒和支配,这些想法逐渐蔓延,直到失去控制。随后,这些失控的想法会驱动并调控人们的生活。

由于人类已经发展出高度进化的元认知技能,人们完全只是基于他们的想法、判断、评估、假设、预测和记忆(我们称之为"概念模式"),就可以计划、做决定,或者感受情绪。一个结果是人们可能会花大量的时间对这些认知(而不是现实)做出反应,就好像它们是真实事件一样(Gilbert & Tirch, 2009)。这个将心理表征当作真实事件来对待的过程被称为认知融合(Hayes, Strosahl, & Wilson, 2012)。

正念是一个心理过程,被定义为一个纯粹的、当下意识的流动状态,从评判和元评估中脱离出来,并且是一种心念的观察能力,使我们能够理解我们想法的真正本质,并以无偏见的方式对现实如其所是(Gunaratana, 2011;Goldstein, 2014)。通过正念,我们能意识到我们不断沉浸在一个个不间断流动的心理事件中,不管我们是否希望,它们都会快速、连续地一个接一个到来(Didonna, 2009b),这只不过是人类心念的本质,本质上就是瞬态和波动的。因此,当这些想法给我们带来不适和痛苦时,解决的办法不是试图消除或修正它们,而是使自己对它们去认同化和去中心化。当我们的心智越来越少地认同想法的内容时,我们就能更好地专注并看清现实的真实面目。通过正念,我们开始了解我们想法的本质,而不考虑其内容,认识到它们只是无害、空洞和短暂的现象,是心念中的一丝能量。意识到想法本质上的空虚特质,会在我们的生活中打开一扇巨大的自由之门,因为我们不再认同或被思想禁锢(Goldstein, 2014)。如后面第 10 章所述,从功能的角度来看,想法可以被视为有用或无用的。当一个想法帮助我们达到健康目标、满足健康需求或创造一个幸福的感觉时;当它与我们的价值观或意图以及现实相一致时;因为它让我们感受到我们想要感受到的情绪时,我们可以将其定义为有用的。不符合这些标准的想法并不可怕、骇人、糟糕、吓人或丑陋;它们只是对于我们真正的目标和需求是无用的。因此,通过正念练习,我们只是在想法到来时识别、欢迎它们:如果它们有用,有意地将它们用于我们的目标和需求;如果它们没有用处,我们就只是允许它们存在,并与之保持距离——识别并承认它们是短暂而无害的事件,然后让它们自然而然地消失。

从佛教的角度来看,我们常常通过过滤器观察现实,这个过滤器可以是积极和健康的(引导我们走向一种平静、平衡和幸福的感觉),或是消极和不健康的(如渴望/欲望、愤怒/憎恨/厌恶或是妄想/忽略的过滤器,导致我们走向多种形式的痛苦)(Ekman, Davidson, Ricard, & Wallace, 2005)。正念模式是一种精妙的心理过程,其不仅仅是一种元认知态度。当我们处于心念的观察模式时,我们能够看到我们在观察时使用的过滤器,特定的心理状态或在那一刻活跃的因素。因此,我们的观察是受当前特定的精神状态所制约和改变的。当我们观察时,正念帮助我们意识到每一刻是哪个特定的心念状态在活跃。

汉尼波拉·古纳拉特纳提供了一些与本章相一致的正念状态的主要特征的描述(Gunaratana, 2011):

> 在正念模式下没有偏见,正念是一种非概念性的意识,它不是想法。它不涉及或被困在想法或概念……观点或记忆里。它只是看起来像。相反,它是对任何正在发生的事情的直接和即刻的体验,没有想法作为中介。在知觉过程中,它先于思考……正念是一种非自我的警觉,所以它的发生与自我无关……正念对是每一个经过的现象的基本本质的观察……观察事物的变化……看到那些事物给我们的感觉……我们对此的反应……以及它如何影响他人。在正念中,个人是无偏见的观察者。

正念是一种可以通过定期冥想练习来培养和发展的状态。通常,基于正念的干预采用一种叫作内观(Vipassana)或洞察冥想的练习,该方法约在 2 500 年前由佛陀引入,包括一套旨在体验持续不断的正念状态的心理练习(Gunaratana, 2011)。“内观”一词的意思是“以清晰和精确的方式看待事物,把每个组成部分当成独立且分离的,并彻底贯穿,以便感知事物最根本的现实”(Gunaratana, 2011)。这涉及培养一种特殊的、如其所是的观察生活和观察现实的方式。

正念和强迫症：临床和现象学

考虑到之前对正念的定义,我们应该清楚地知道,这种特定的精神状态与强迫症患者自我联系、解释外在和内在经历的反应方式相差甚远,甚至是截然不同的。事实上,正念是一种心理过程,可以被概念化为大多数强迫机制、偏见和症状的对立面。在这个意义上,用基于正念的观点,强迫症可以被概念化为正念技能的缺陷,被视作一种严重的非正念状态(Didonna, 2009c)。在第 1 章中讨论的许多强迫症认知偏见和机制可以被视为正念缺陷(例如注意偏见、思想-行动融合、不接纳的态度、感知觉的自我否定、对个人体验的解释偏见以及自我不信任)。

尽管有很多研究显示在对有精神问题的个体进行治疗时,基于正念的干预对健康状况和正念水平都有积极影响,但很少有研究调查相比于对照组,诊断组是否存在正念技能的匮乏(Crowe & McKay, 2016)。如果我们想更好地理解正念干预的变化机制,该因素是相关的,即正念技能的提高与临床症状的改善有关。在最近的一项探索性研究(Didonna, Lanfredi, et al., 2019)中,我们调查了 153 名被诊断为强迫症(n=55)、重度抑郁障碍(n=50)或边缘型人格障碍(n=48)的患者以及一组健康对照组(n=49)在总体正念水平和特定正念要素上的差异。我们感兴趣的是特定正念技能的缺陷是否与不同诊断类别中心理症状的较高得分相关。为了探索这一点,我们使用了五要素正念问卷(Five-Facets Mindfulness Questionnaire, FFMQ)(Baer, Smith, Hopkins, Krietemeyer, & Toney, 2006; Didonna & Bosio, 2012),该问卷评估的是一个人在日常生活中保持正念的特质样倾向。这种倾向是由 5 个因素定义的:观察、描述、有觉知地行动、对内在体验不评判和对内在体验不反应。除了观察这一要素外,3 个诊断组在整体和特定维度上的得分都显著低于对照组。无论具体诊断是什么,FFMQ 较高的总分与所有心理测量指标呈现显著负相关($p<0.001$);换句话说,研究结果表明,所有的诊断组都表现出正念技能的缺陷。

我们还发现了一些正念和特定的心理变量之间的特定疾病关系。初步资料显示,强迫症患者在 5 个因素中有 3 个因素的得分(有觉知地行动、对内在体验不反应、对内在体验不评判)以及总分都明显低于非临床对照组($p<0.001$)。有觉知地行动包括关注当下的活动,这与我们经常使用的自动驾驶模式正相反。在自动驾驶模式中,我们机械地行动,而没有意识到我们正在做什么(如强迫症中的仪式和消除行为)。对内在体验的不反应指的是一种让想法和感觉来去自如的能力,不会被它们带走或缠住(如强迫症中的思维反刍和安全寻求行为)。对内在体验的不评判是指对私人体验采取不评估的立场(如强迫症中的认知偏见和信念)。此外,耶鲁-布朗强迫症量表(Yale-Brown Obsessive Compulsive Scale, Y-BOCS)得分与非评判分量表得分呈显著负相关的关系;也就是说,随着强迫症症状频率的增加,评判内心体验的倾向也会增加。这项研究表明正念技能对强迫症的精神病理特征有显著影响,这一发现可能具有重要的临床意义。

这些结果与之前的研究结果(Baer et al., 2004; Baer, Smith, Hopkins, Krietemeyer, & Toney, 2006)一致,证实了在这些正念要素上较高的得分可能与减轻的精神病理症状相关。一种可能的解释是,这些能力可以帮助患者将注意力从他们的想法上转移开,并打断或阻止无益的元认知过程,如功能失调的信念或评价、苛刻的自我评判和过度的自我批评,以及普遍的认知思维反刍(Didonna, 2009c;Didonna, Lanfredi, et al., 2019;Didonna, Rossi, et al., 2019;McEvoy, Watson, Watkins, & Nathan, 2013)。其他作者报告称(Peters et al., 2015),FFMQ 的觉知要素可能意味着一种能力,例如意识到反刍思维正在发生可能会促进更多适应性认知策略的使用。此外,FFMQ 中的不评判和非反应性要素可能会导致对自己和他人的批判性思维减少,从而减少不必要的安全行为。

在最近的另一项研究(Crowe & McKay, 2016)中,作者调查了强迫症患者、相关症状(抑郁和焦虑)患者和健康对照组的内在正念水平是否存在显著差异。这种内在的正念水平是通过 FFMQ 来确定的(Baer et al., 2006)。结果显示,强迫症组的学员在 3 个要素上的正念水平明显低于焦虑组和对照组的学员:描述、有觉知地行动和对内在体验不评判。作者认为,强迫症的关键心理特征,如过度的责任感、内疚、厌恶和完美主义,似乎与这些正念特质背道而驰。其他作者还指出,不评判是正念的一个要素,当其水平较低或缺失时,最能预测心理病理学问题的发生(Cash & Whittingham, 2010),也是正念治疗强迫症患者最关键的部分(Watson & Purdon, 2008)。

这些数据表明,强迫症可能与正念技能的缺陷有关,而这些缺陷显然与该疾病的一些临床特征有关。此外,数据还表明,如果考虑到正念技能的不同特征,以及其对疾病特异性的适应不良的认知策略或症状学的影响,基于正念的干预也许能在强迫症的临床治疗中发挥作用。

使用正念训练干预强迫性问题的原理

正如在第 1 章中所解释的,尽管有其局限性,CBT 仍然是强迫症最常用的治疗方法。因此,如果仅基于正念(或不正念)和强迫症之间关系的数据,探索以何种方式让 CBT 和正念训练可以互补以更好地应对疾病的异质性和我们在治疗中遇到的障碍和挑战,以及提高已有的治疗方案的有效性和可接受性似乎是符合逻辑的。将现有的治疗方法与基于正念的干预相结合,可能会提供一种更全面的治疗强迫症的方法。这种方法不仅聚焦于疾病明显的、异质的症状,更是关注完整的“人”。

治疗强迫症的基于正念的方法旨在从根本上改变人们与自己个人经历相关联的方式。在认知行为方法的框架内,有一些假设和干预与基于正念的观点是一致的。例如,Salkovskis 指出,CBT 的目的并不是说服人们对情境的解释必然是错的、非理性的或过分消极的,而是帮助他们识别在自己的思维方式中他们被困在哪里,并发现看待情境的新方法(Salkovskis, 1996)。他还曾发展出一种认知-行为技巧,适用于纯强迫思维(没有明显的仪式行为)的个体,称为“磁带循环法”(Salkovskis, 1983)。这项技术包括提前用磁带将强迫性想法录下来,让患者反复倾听(并保持关联)。这样做的目的是观察强迫性想法,而不是用公开或秘密的仪式来回应它们;看清它们的本质(即它们仅仅是思想);并避免任何评判、解释或消除。这项技术可以被认为是一个有力的正念训练，让患者学会采用去中心化的角度，让他们看到想法仅仅只是想法。

其他作者指出，多数形式的精神病理学特征在于体验性回避，即对某些内在体验的不耐受，以及旨在摆脱这些体验的回避模式。因此，减少体验性回避是最有效的心理治疗形式之一(Hayes, Wilson, Gifford, Follette, & Strosahl, 1996)。这种方法帮助患者接受对他们所恐惧的内在状态的暴露，无论是在行为方面，还是通过鼓励他们与治疗过程中出现的痛苦或恐惧的想法和情感保持接触(Hayes et al., 1996)。体验性回避的概念是"当一个人不愿意与特定的私人体验(如想法、情感、身体感觉)保持接触，并采取措施改变这些体验的形式或频率，或改变引发这些体验的情境时所发生的现象"(Hayes et al., 1996)。体验性回避通过许多适得其反的策略表现出来，如安全寻求行为、仪式、寻求保证等，这也是强迫症患者所面临的主要问题之一。研究表明，企图压抑或回避想法——这两者都是强迫症中常见的应对策略——往往会增加痛苦的想法、情感以及预测的频率、吸引力和闯入性(Hayes et al., 1996; Wegner, Schneider, Knutson, & McMahon, 1991; Gilbert & Tirch, 2009)。通过正念练习，强迫症患者学会：①暂停与想法和情绪的"斗争"；②停止使用无效的回避策略来保护自己不受体验内容的影响(Didonna, 2009c)。

强迫症中的扰乱性认知通常伴随着自知力不足(即认识到自己的症状是过度且不恰当的)和自我矛盾性(即强迫思维的内容与个人的自我感觉之间的不一致，这种自我感觉反映在其核心价值观、理想和道德属性中)(Purdon, 2001; Purdon & Clark, 1999)，这一事实使得该疾病特别适合基于正念的方法。症状本身很容易成为患者观察的自然对象，患者学会以更清晰和觉知(正念)的方式看待它们，并发展从内在状态去中心化和去认同化的过程。通过这些新获得的过程，个体从认知模式转向观察者模式，在认知模式中，他们感觉自己是想法的受害者，而在观察者模式中，他们能够注意并描述内心发生的事情，而不是被其困住(Gilbert & Tirch, 2009)。

通过改变强迫症患者与他们的内在体验之间的关系，正念训练可以帮助他们克服特定的正念缺陷，正是这些缺陷导致了强迫性的现象。正念冥想的起效，似乎并不是通过改变一个人想法的内容，而是他/她与这些内容相关联的方式：以更接纳、去中心化和即刻的方式去"看"，而认知-情感内容的强制力量逐渐减少直到最终消失(Didonna, 2009a)。

Gilbert 和 Tirch 认为(Gilbert & Tirch, 2009)，在人类与环境的互动中，话语/语言和逻辑数学处理的主导地位可能导致当下体验和具体化内在体验的失联(Hayes, Barnes-Holmes, & Roche, 2001; Hayes, Strosahl, & Wilson, 2012)。在强迫症患者中，这种观念与现象的混淆会以极端的程度发生，带来强迫症的特征性的情感和行为上的后果。

Jeffrey Schwartz 是将正念和 CBT 结合治疗强迫症的先驱之一，并展示了这种做法的临床和神经生物学效果(Schwartz & Beyette, 1997; Schwartz, 1999)。Schwartz 强调，对于强迫症患者来说，心念被源源不断的"假警报"狂轰滥炸，而正念可以改变患者所认为的触发刺激(想法、情绪和感觉)的价值以及他们赋予那些刺激的解释和意义，从而帮助他们学会控制自己的情绪反应。通过这种理解上的改变，为强迫症患者以一种新的方式应对感觉和感受并做出不同选择奠定了基础。冷静、清晰地观察内在体验，而不做出回应的正念过程，可以使强迫症患者发展必要的元认知能力，意识到他们可以有觉知地、以非常适应的方式改变自己对闯入性想法和干扰性刺激的反应(Schwartz，1999)。

正念练习还可以帮助强迫症患者发展去认同化的过程，让他们学会清楚地看到疾病并不是他们自己，他们的思想和意识也不是疾病的过程。他们开始明白，头脑中有一个观察的部分，可以在创造疾病的过程中保持独立的意识内容。强迫症患者可以训练他们的心智，不去认同这些体验——将自己与精神上令人不安的内容分离开来(Schwartz，1999)。

正念模式(mindful mode)是有关正念的文献中使用的一个术语，指的是处理信息的一种方式，此概念与更普遍的"正念"这一术语并没有太大区别。正念模式与自动驾驶模式相反，涉及关注和接纳当下实际发生的一切。它是对注意力和意识状态的一种自愿、有意识的流动调节。它允许个体"存在"当下，而不是作出反应或通过概念过滤器处理(Brown，Ryan，& Creswell，2007；Crane，2017)。正念模式与强迫症的心理状态和过程是不相容的，因为强迫症患者在引发焦虑的情况下，通常无法在不作出评判或反应的情况下关注到自己当前正在经历的事情。这就是为什么正念训练可以帮助强迫症患者建立新的精神、行为习惯和模式，来消除或防止强迫性的精神状态和症状。

此外，多位作者一致认为，对于适应性的目的来说，正念有助于对行为的控制(例如，Lakey，Campbell，Brown，& Goodie，2007；Ryan，2005)。正念的特征在于对内外部信息进行接纳性观察处理。这种处理方式通过考虑需求、价值观和情感及其与情境选项和要求的契合度，促进了健康的行为调节。换句话说，通过正念练习，人们获得了更全面的觉知，从而能够对事件做出更灵活、适应性的反应，同时最大限度地减少自动的、习惯性的或冲动的和/或强迫性的反应(Bishop et al.，2004；Ryan & Deci，2004)。

下面的几节将更深入地探讨正念训练和强迫症的一些典型现象特征和认知过程的关系及对其的影响。

正念和思维反刍

> 要有确定的信念，我们必须从怀疑开始。
>
> ——斯坦尼斯瓦夫·莱什琴斯基

思维反刍是包括强迫症在内的许多心理疾病的主要认知过程之一。尽管人们可能认为反复思考困难的经历可以帮助他们去处理它，但事实恰恰相反：他们实际上是在远离对困难本质的直接感知，因为思维反刍总是涉及对体验做出评判。正念训练可以消除这种倾向，因为它倾向于对自己的想法采取一种放手的态度。这种"放手"有助于避免人们陷入有害的恶性循环，从而促进心理和身体的健康。思维反刍之所以如此具有破坏性，是因为思维反刍的想法不断地自我滋养，产生反应性的想法和情绪；这些想法和情绪变得越来越强烈，与实际情况相去甚远，随着时间的推移，很难将现实与个人对现实的判断区分开来。这就是为什么患者学会如何对自己的想法去认同化是如此重要(Didonna，2009b)。

事实上，正念可以通过利用这些想法的重复特性来直接干预这些思维反刍的想法的几个方面。思维反刍的个体对于为了思考而思考有着强烈的依赖；他们依赖于头脑中持续不断的精神对话。这些个体只有在思考时才会觉得自己很正常，他们相信所有问题的解决办法只能来自思考，似乎他们对思考和再思考的某种假定的神奇力量有一种盲目的信仰。学会如何将自己从自我的想法中去认同化，可以让他们从这种强大而根深蒂固的依赖中解放出来。基于正念的冥想帮助我们学会剥离我们认为重要的想法，并认识到自身的想法是没有实质的，其真实本质不一定与现实有任何关系。一旦我们能够做到这一点，就能克服依赖障碍，并降低恶化为思维反刍的负面影响的风险。

当我们经常练习将自己从想法中分离出来，有意识地暂停对周围和内心发生的事情的任何判断或评估时，我们的意识就会逐渐进化。我们学会观察和接受事物的本来面目，而不觉得有必要去改变它们。事实上，基于正念的课的主要目的是帮助人们从根本上改变他们与激活和维持其强迫症症状的思想、感觉和身体感受之间的关系（Didonna，2009a）。

一些作者认为，正念练习使得抑制在意识流中产生的内在体验的二次精细处理成为可能（例如，Segal et al.，2013）。因此，正念训练有助于改善认知抑制，特别是在刺激选择层面（Bishop et al.，2004）。相比于陷入对自身体验的起源、含义和联系进行思维反刍、精心思考的思想洪流中，通过正念练习，人们可以直接、无过滤地体验心灵和身体中的事件（Teasdale，Segal，Williams，& Mark，1995）。正念模式并不是一种压抑想法的练习，而是一种观察，在这种模式中，所有内在和外在的体验都被视为观察对象，而非干扰。在正念模式中，一旦想法、感觉和情绪被识别和观察到，我们就会将注意力带回注意力的中心（例如呼吸），从而防止对它们进行进一步的详细加工（Bishop et al.，2004）。

如第1章所述，思维反刍的另一个消极方面是，当一个人感知到当前和期望状态之间的消极差异时，作为一种反应性元认知过程，思维反刍会引发消极情绪（Borders，Earleywine，& Jajodia，2010）。反应性思维模式往往会加剧一个人的压力水平和情绪不适，和/或维持疾病（即反应性思维模式作为维持因素起作用）（Segal et al.，2013）。正念的干预措施是一种精神锻炼，旨在通过训练患者从"行动模式"转移到"存在模式"以减少这种认知漏洞。"行动模式"旨在减少实际和期望状态之间的差异，而"存在模式"的特点是直接、即刻地体验当下，在这种模式中个体能够接纳和允许事物如其所是（Segal et al.，2013）。在一种正念模式的头脑中，人们不是去思考他们的内心状态，而是直接体验他们的想法、情绪和感受。

正念练习可以教会人们如何有意识地控制自己的注意力，从而建立一种与维持这种障碍的因素不兼容的替代信息处理或认知模式，从而帮助防止思维反刍的过程。在正念练习中，患者被邀请专注于一个特定的注意力对象，这通常是一个始终可获得的内部体验（如呼吸的生理感觉），并有意地保持对它的意识（Teasdale，1999）。大脑会自然地游移到想法、情绪、声音或其他身体感觉上，当这种情况发生时，患者会注意到他们意识的内容，然后轻柔而坚定地将注意力拉回到他们所关注的原始对象上。这种聚焦对患者来说是一个清晰而坚定的"锚"，使他们能够在每次心念游移的时候将意识带回（Teasdale，1999）。选择一个非认知的（通常是身体的）主要注意力焦点，想法的体验可以被简单地记录为意识中的另一个事件，帮助患者学习将想法当作头脑中转瞬即逝的事件，而不是作为头脑或自我的主要"东西"（Teasdale，1999）。通过定期练习这个过程，观察产生的想法内容，然后放开它们，回到最初的注意力焦点，患者就能学会与各种认知发展出一种去中心化和分离的关系。众多对非临床和临床样本进行的研究（van der Velden et al.，2015；Hawley et al.，2014；Shapiro, Oman, Thoresen, Plante, & Flinders, 2008；Kocovski, Fleming, & Rector, 2009；Ramel, Goldin, Carmona, & McQuaid, 2004）表明，基于正念的干预能够导致思维反刍行为的减少，也解释了抑郁和焦虑症状的减少。

综上所述，基于正念的冥想可以有效地防止或消除强迫症患者的思维反刍倾向。这样的练习可以帮助他们学会与自己的闯入性想法、情绪和感受保持接触，而不会以功能失调和适得其反的方式对它们做出反应（参见本章后文"正念训练如何影响强迫症的模型"一节）。

正念和融合信念

前行，但不要以恐惧驱使你的方式前行。
——贾拉尔丁·穆罕默德·鲁米（13 世纪波斯诗人）

正如第 1 章所述，思想-行动融合和思想-事件融合是强迫症中最典型的融合信念形式。它们可能只是人类正常认知现象的极端形式，这些现象包括心智的概念模式以及随之而来的认同过程。认同是融合信念发展的核心过程。

人类的大脑不断自动地寻求概念化的现象，并且已经发展出各种聪明而复杂的方法来做到这一点。如果我们让头脑随心所欲，每一个小小的内在体验都会引发概念性想法的浪潮。当我们沉浸在这样的想法中时，往往不知道自身周围的世界正在发生什么。例如，当我们身体的某个部位感到强烈的感受时，大脑会把这个事件概念化为疼痛，我们最终会将其视为"疼痛"。汉尼波拉·古纳拉特纳非常清楚地解释了这一认同过程（Gunaratana, 2011）：

> 疼痛是一个概念。它是一种标签，一种添加进感受本身的东西。你很有可能会发现自己在想："我的腿疼。""我"是一个概念，是对纯粹体验的额外补充。当你把"我"引入这个过程时，你就在现实和观看现实的觉知之间建立了一个概念上的鸿沟。像"我""我的"或"我的东西"这样的想法在直接的意识中是没有位置的。当你把"我"带入画面时，你就是在认同疼痛，而这只是强调了它。如果你把"我"排除在操作之外，疼痛就不痛了，它只是一种纯粹澎湃的能量流。在培养正念的过程中，我们暂时搁置概念化过程，专注于精神现象的纯粹本性。

在佛教心理学和正念练习中，思考心念被认为类似于五种感官，它们记录（但不引起）视觉、听觉和其他刺激传入。因此，就像声音被记录为听觉刺激一样，消极的想法也被记录并被认为是头脑中出现的短暂的"想法刺激"。只要我们不把消极想法过分个人化，它们就不会影响随后的感觉和活动（如仪式、消除）。它们作为自然、正常的心智行为的一部分，只是我们所拥有的许多认知中的一种，并不能内在地定义自我（Marlatt & Kristeller, 1999；Epstein, 1996）。

通过自我监控想法和其他心理事件的正念练习，个体学会较少地认同自己的个人体验（"没有思想者的想法"；Epstein, 1996），无论它们可能多么令人不快或有趣。正念冥想帮助人们培养一种平静或平衡的感觉,避免陷入自己的心理过程,这个过程被称为精神去认同化(Marlatt & Kristeller, 1999)。正如 Goldman 所指出的,"对冥想的第一个认识是,被冥想的现象不同于冥想它们的心灵"(Goldman, 1980)。当个体开始从精神状态中去认同化时,他们开始看到自己所观察到的想法和感觉是偶然发生的,并不是自身的有机组成部分,因此也不必支配任何形式的行为(Snelling, 1991)。

在正念模式中,我们训练头脑充分地体验每一种精神状态如其所是,不添加任何东西,也不漏掉任何部分。我们以自然和纯粹的形式体验内在状态,与它们的关系从来不是过去或未来,而是直接的现在(Gunaratana, 2011)。因此,想法、情感和感受的体验没有任何与它们相关的概念,只是作为一种短暂和无害能量的简单的流动模式。

研究表明,正念训练能引起观点的重大转变(Shapiro, Carlson, Astin, & Freedman, 2006)。在过去的几年里,人们创造了一些概念来定义元认知过程,在这个过程中,患者学习以一种不依赖和不反应的方式观察和见证自己的内心状态:去中心化(decentering)(Safran & Segal, 1990),也被称为距离化(distancing)和去自动化(deautomatization)(Deikman, 1982; Sacramento & Segal, 1990);再感知(reperceiving)(Shapiro et al., 2006);认知融合(cognitive defusion)(Hayes, Strosahl et al., 2012);精神去认同化(mental disidentification)(Marlatt & Kristeller, 1999);超然(detachment)(Bohart, 1983)。

Safran 和 Segal 将去中心化定义为"跳出自身的即时体验,从而改变这一体验的本质"的能力(Safran & Segal, 1990)。去中心化也可以被定义为观察自我的想法和感觉,将其视作头脑中无常的事件,而不是作为必然真实的自我反映的能力(Fresco, Segal, Buis, & Kennedy, 2007)。当我们练习去中心化时,我们会以一种关注当下、不带评判的立场来对待我们的想法和感觉,接受它们本来的样子。因此,我们能够觉察到自己的体验,而不去认同它们或被其牵着走(Fresco et al., 2007)。Segal 等人提出,基于正念的干预,如正念认知疗法(MBCT),可能通过"去中心化"而非改变思想内容来引起临床变化(Segal et al., 2013)。Deikman 将去自动化描述为"对控制感知和认知的自动过程的解除"(Deikman, 1982)。

重感知被概念化为一种元机制,通过这种机制,人们能够从元视角观察自己的思想、情感和身体感觉的内容,从而解除对它们的认同(Shapiro et al., 2006)。人们开始明白,他们可以简单地和自身的想法相处,而不是被想法定义,认识到"这种痛苦不是我","这种抑郁不是我","这些想法不是我"(Shapiro et al., 2006)。另一个相关的认知过程,是认知融合的概念(Hayes, Strosahl, & Wilson, 2012),其重点是改变人们与自身想法的关系,而不是试图改变想法本身的内容。创造这一术语的研究人员指出,关注个人经历并成为其超然观察者的能力,往往与自我意识的转变有关。通过这种视角的改变,一个人的身份开始从"自我作为内容"(作为意识中的一个对象来观察)转向"自我作为背景"(观察意识本身)(Hayes, Strosahl, & Wilson, 2012)。个体可能会发展出一种自我意识,作为一种不断变化的由概念、感觉、图像和信念构建成的体系,这些都是无常和短暂的,不是一个稳定的实体。一个类似的概念是去认同化,个体意识到被审视的现象(如想法、情绪和感受等)与凝视它们的头脑是不同的(Marlatt & Kristeller, 1999; Goleman, 1988)。通过这个认知过程,人们可以看到自我并不是自我的内在状态,自我的内在状态也不是自我的有机组成部分。这些想法是意外发生的;想法不是现实,我们没有义务去做它们叫我们做的事。最后一个相关的概念是超然过程(Bohart,1983),它包含了获取距离、采取现象学态度和注意力空间扩展的相互关联的过程(Martin,1997)。

这里讨论的元认知过程都可以通过正念的练习来培养,并且已经被证明与治疗强迫症病理有临床相关性。强迫症的问题是患者倾向于将自己的思想具体化,并认为它们是现实或自我的一个真实和永久的表现(特别是自知力较差的患者),然后夸大这些"真实"想法的重要性(OCCWG,1997)。当强迫症患者意识到所有的精神状态都是短暂的,他们就会学会用一种不依附感来处理他们的个人体验。通过这个过程,他们更容易对不愉快的内心状态有更大的容忍,并从维持强迫性症状的自动行为模式(如消除、强迫行为、寻求保证等)中解脱出来。因此,我们可以假设,这些机制可能通过增加强迫症患者的自知力和改善自我矛盾性而带来提升。这反过来可能会降低他们对认知、情绪和感觉体验的评判和反应的倾向,同时激活思想-行动融合的倾向。

根据 Brown 等人的说法(Brown et al.,2007),一些正念过程的特点,包括那些到目前为止在本章中所描述的,鼓励患者承认所有意识观点的现象在本质上是脆弱的,想法变得"只是想法",感觉"只是感觉",而不是对现实的准确反映(Hayes,2004;Kabat-Zinn,1990;Linehan,1993)。从这种去中心化的视角出发,元认知自知力可能带来许多心理和行为上的结果,从而帮助强迫症患者改变他们与疾病之间的关系。例如,更强的元认知自知力可能会抑制自动的、习惯性思维模式的激活,包括思维反刍和强迫思维,以及由此导致的僵化的心理状态和行为(例如,Teasdale et al.,2002)。受内在或外在需求或压力控制的倾向也可能会受到阻碍,更具体地说,对个人欲望、需求和价值观的洞察可能会引起行为上更大范围的选择(Deci & Ryan,1985;Ryan,2005)。与此同时,这种洞察可能会鼓励人们愿意面对和接受威胁性的想法和情绪,并促进现实检验。对想法和感受的去依附性和去认同化是正念疗法的基础,也是针对强迫症的 MBCT 项目的主要焦点之一。

正念和解释偏见:培养一种健康的责任感

在强迫症中,激活和维持强迫性症状的主要因素之一是个体始终倾向于用威胁或危险来解释他们的内在或外在体验。这种解释偏见是由个人特定的功能失调的信念所驱动的,这种信念通常是在多年的生活经历中,通过个人的安全寻求和体验性回避的行为而逐渐得到强化(参见第 1 章中"认知-进化模型"一节)。正念模式可以被视为一种**前元认知的态度或过程**,它允许患者有意识地识别和接受不想要的想法和感受,并防止他们陷入激活和维持心理问题的特定元评估和偏见。正念模式使人们能够识别和接受自身的闯入性想法,而不是进入自动化的解释和强迫行为,后者只会延续疾病。它教会患者如何观察自己的体验而不进入元评估模式,或者当他们进入这种模式时能及时察觉(Didonna,2009c)。

通过去中心化、去认同化、接纳和不评判的过程培养出来的一些认知技能和态度,可以对功能失调的信念和解释偏见产生强大的影响。由于正念需要训练我们的头脑去看到现实的本来面目,在当前的时刻,功能失调信念的力量和可信度会随着练习的次数而逐渐减弱。这种对不正常信念的剥夺,有助于限制强迫症患者以极端和绝对的方式思考的倾向,并帮助他们把想法看作简单、无害、短暂的精神事件,而不是事实。正念所培养的不评判的觉察,也可能有利于这些患者,因为他们会倾向于批评自己的内在体验和不合理或不恰当的想法或情绪(Didonna, 2009c)。关于特质性正念(在生活中保持正念的自然而然的倾向)的研究表明,个体呈现出的这一特质水平越高,他们所报告的消极自动想法就越少,并认为如果他们想放开想法的话是能做到的(Frewen, Evans, Maraj, Dozois, & Partridge, 2008)。

过度的责任感是强迫症的一个主要的功能失调信念,尤其是在主要问题为检查的患者中,这往往会产生强烈的内疚感和思维反刍。这种信念的一个例子是,"如果我认为不好的事情要发生时,我没有采取行动,我将为任何不好的后果负责"。在一种正念状态中,我们把注意力放在当下,而不去评判它,我们就能更清楚地了解我们自己在问题情境中的真实参与,从而采取更有用的行动和决定。因此,一个真实而健康的责任感意味着,首先对我们所做每一件事的真正意图保持觉察,同时意识到我们行为产生的实际影响,并愿意去感受我们的行为是如何真正影响我们自己和他人的。

正念训练能帮助人们更清楚地意识到在任何情况下他们真正想要的是什么,更清楚地看到他们的行为和选择的真实影响,并接受他们所采取的任何行动的真实后果。因此,正念训练可以帮助强迫症患者培养出更成熟、更实用、更现实的责任感。

我们将在接下来的几个章节中看到,培养更成熟的责任感的方法之一是提高自我信任。当强迫症患者学会信任自己的体验时,他们就能更好地应对生活中的挑战,做出必要的选择,承担必要的风险,过上充实和完整的生活。

正念和注意力偏见

强迫症的主要维持因素之一就是注意力偏见,这也可以被概念化为正念的缺乏。正念被定义为基于每一个时刻,把一个人的全部注意力带到当下的体验上来的过程(Marlatt & Kristeller, 1999),或者是一种个人有意识地、不带评判地关注当下的心理状态(Kabat-Zinn, 1994)。通过正念,人们训练自己以一种健康、实用和有效的方式将注意力集中到他们的内在和外在体验上。

正念练习也被描述为一种对注意力的开放监控(Lutz, Slagter, Dunne, & Davidson, 2008)。正念冥想是从将注意力集中在呼吸上开始的。一旦一个人感觉在呼吸中被锚定于当下,他或她就可以拓宽注意力的焦点,超越呼吸,进行一种稳定的监控,去注意任何从感官、精神或情绪状态中产生的内容。

在 Bishop 等人对正念的操作性定义中,第一个组成部分是注意力的自我调节,使其集中于即时体验。通过调节注意力的焦点,患者学会观察和关注他们每时每刻经历的持续不断的想法、感觉和知觉流(Bishop et al., 2004)。这需要两个具体的技能和组成部分:**保持注意力**的技能和**转移注意力**的技能。前者指的是长时间保持警觉状态的能力(Parasuraman, 1998; Posner & Rothbart, 1992)——这是我们保持对当前体验的认识所需要做到的。后者指的是一旦认识到某种内在体验,能够将我们的注意力重新带回到类似呼吸的正念聚焦的能力,这种注意的灵活性需要一种将注意力从一个对象转移到另一个对象的能力(Posner,1980)。强迫症患者缺乏这两种能力,但却有很强的选择性注意威胁刺激的能力。正念培养的对精神和身体事件的直接体验可以被认为与强迫症患者通常经历的相反,后者会陷入对自身体验的起源、含义和联系进行精心思考、思维反刍的思想洪流中(Teasdale et al.,1995)。

临床观察表明,检查的强迫行为倾向于非正念的行为,在此过程中注意力被集中于检查行为,而该行为旨在改变或避免一种体验,而不是为了检查的真实结果。强迫症患者无法将正念的注意力集中到他们的内心体验以及接下来的仪式上。发展正念可以提高持续注意力和转移的能力,这可以通过标准的警惕性测试(例如:Klee & Garfinkel,1983)和需要主体转移注意力的任务来进行客观测量(Rogers & Monsell,1995)。

一些研究在临床(尤其是多动症)和非临床样本中对正念训练的影响进行了调查(Smalley et al.,2009;Zylowska et al.,2008;Jha,Krompinger & Baime,2007),结果表明它会导致显著的认知变化,尤其和注意过程各种量表的分数降低有相关,包括警告、定向和冲突注意力(Tang et al.,2007)(参见第 1 章)。这些早期的发现表明,当注意力偏见激活和维持强迫症的因素时,正念训练可能也能有效地改善强迫症的注意力缺陷。

从神经生物学的观点来看,前额叶皮质被认为与冲突注意力有关(Posner & Rothbart,1998),有趣的是,对强迫症和正念功能的大脑成像研究都发现了前额叶皮质结构的参与(Davidson et al.,2003;Giedd,Blumental,Molloy,& Castellanos,2001;Hölzel et al.,2007;Lazar et al.,2005)。

强迫症的正念和接纳

> 我们无法改变任何事情,除非我们接纳它。
> ——卡尔·古斯塔夫·荣格

对于强迫症患者来说,核心议题之一是接纳。接纳包括一种有意的、积极的态度,个体通过它冷静而清晰地认识一个内在体验(如想法、情绪或生理感觉等)或外在体验(如观念、事实、事件等),并决定和其保持接触,而不会自动化地对其作出反应或试图改变它,尤其是当没有改变的可能或甚至会适得其反的时候。简而言之,它包括识别不舒服的经历,并有意识地以一种正念的、非反应的方式欢迎它。

对于强迫症患者来说,要接纳许多与他们的问题相关的内在体验是极其困难的,甚至是不可能的,这些体验包括:闯入性或强迫性的想法,未能防止伤害或做错事的想象的或害怕的后果,不愉快的情绪(焦虑、内疚、羞耻、厌恶),令人不安的感官知觉,以及难以忍受的身体感觉。他们无法接受那些可能是正常的、完全无害的、对健康人群来说没有威胁的经历(Didonna,2009c)。

强迫症患者也很难接受对自己的行为承担责任,或接纳自己作为人的不完美,即他们是会犯错的人这一事实。他们很难接纳现实和未来的不确定性:事情往往并不像他们想的那样进行,他们不可能控制一切,别人也是普通的、不完美的人,以及他们不需要做他们原本感觉需要做的事情。对强迫症患者来说,对所有这些因素的不接纳显然成为一个重要的激活和维持机制,因为他们会反复尝试去阻止、消除或回避他们没有能力接纳的东西。

培养接纳的能力是基于正念的方法的主要组成部分之一(Hayes et al.,1999)。通过接纳,个体观察他们所经历的内部事件,放弃任何回避或改变它们的努力,同时学习对实际发生的事情,而不是对由它引起的内在体验作出反应(Hayes et al.,1996)。对强迫症患者来说,接纳包括有意识地放弃他们为了体验性回避而发展出的行为,以及愿意在情绪和认知产生时体验它们,而不产生任何二次精细加工(如评判、解释、评价或元评估)。通过正念训练,患者学会平静地用一种清晰的感受来观察他们的内心体验,而不去回应它(Schwartz & Beyette,1997)。这种观察的过程帮助患者逐渐认识到,他们会以一种适应性的方式改变对自己想法的反应。汉尼波拉·古纳拉特纳很好地解释了这一过程(Gunaratana,2011):

> 对我们来说,如果不同时接纳我们各种心理状态的发生的话,在心理上客观地观察我们内心发生的事情是不可能的。对不愉快的心理状态来说尤为如此。为了观察我们自己的恐惧,我们必须接受我们害怕的事实。如果我们不完全接纳它,我们就无法审视自己的抑郁。同样的道理也适用于愤怒、激动、沮丧和所有其他不舒服的情绪状态。如果你正忙着拒绝一件事的存在,你就无法完整地评估它。无论我们可能有什么经历,正念只是接纳它。它只是另一件简单的生活事件,另一件需要意识到的事情。没有骄傲,没有羞耻,没有任何个人的利害关系——如其所是。

接纳并不意味着你不能改变你试图接纳的东西。相反,接纳和改变是紧密相连的;事实上,接纳可以被认为是走向改变的第一个有效步骤。

通过接纳,强迫症患者能够注意到正在发生的内在事件,同时有意识地放弃任何反应、回避或改变这些事件的尝试,而不是任由它们发生,不管它们的内容是什么。此外,他们还能够培养一种意愿,让自己在情绪和想法出现时与其保持接触,而不给它们赋予任何意义或判断。

接纳包括观察并保持与内心状态的接触而不去评判它们,意味着尝试创造出与被认为不舒服和不可避免的体验的尽可能好的关系,至少是在那一刻。这对强迫症患者尤其重要,因为通常当不舒服的经历出现时,他们会有拒绝的感觉,并渴望不舒服的感觉或不安的想法消失。他们甚至可能会因为有这些体验而感到羞愧或内疚。通过正念,患者会学习到,如果他们愿意对当前发生的事情保持如其所是,就会产生一种不同质量的注意力。这种有意识地让事情如其所是,然后顺其自然地结束的态度是克服强迫症的第一步。

通过这个过程,强迫症患者学会放下防御,当他们遇到连续不断的体验时,他们会感到一种开放的自由感。相比于之前花费精力思考他们是否喜欢自己的感觉,并试图改变在那一刻无法改变的事情,现在他们节省自己的精力去做出现实和有用的改变。在生活中,对于我们无法改变的事情,我们唯一能做的就是接纳它们,因为做其他的事情只会导致更多的问题,比如延续最初的问题(如焦虑),并制造新的问题(如沮丧或愤怒)。强迫症患者花费大量的精力、时间和承诺与他们的症状战斗,并试图控制无法控制的事物。所以针对强迫症的 MBCT 项目的目标之一是帮助患者将这一切精力、时间和承诺导向健康的目标和有效的解决方案,而这一内容有必要向每个人澄清。

正念和自我信任的发展

> 如果太过信任,你可能会被欺骗,
> 但如果不够信任,你会生活在折磨之中。
> ——弗兰克·克兰

如第 1 章所述,认知的不信任可以被认为是强迫症的核心激活和维持因素。正念练习是帮助强迫症患者建立真正信任的有力手段。真正的信任是一种类似于我们小时候的感觉:我们总是且只活在当下,不去想未来,也不去想过去。在一个典型的、没有创伤的童年,还没有受到生活体验的制约时,我们不断地通过感官交流与现实接触,而不是和我们的想法创造的现实接触。

培养这种信任可以帮助强迫症患者逐渐从怀疑、安全寻求行为、担忧和愤怒中走出来,形成更深层次的自我信任和现实、成熟的责任感。信任使个人能够容忍不安的情绪、挫折和障碍,从而更好地理解现实并成长。通过这种方式,患者可以看到和感受到生活的真实、充实和美丽,以及其所提供的丰富体验,而这一切都因为疾病而被严重地损害和回避了。

信任感已被纳入正念的核心态度基础(Kabat-Zinn, 2016)。通过第 1 章所描述的自我信任的核心维度(PASIFACO),我们可以发现它们与正念练习所培养的态度和模式有很强的关系,经常相互交叉和重合。

● **积极性**。通过正念冥想,我们发展出一种智慧,可以让我们理解痛苦产生的原因,同时认识到即使是最艰难的人类体验和最具挑战性的事件都能够教我们一些重要的事情,很大程度上有助于我们的成长和理解生活的真正意义。这种智慧能让你拥有更积极的人生观。

● **接纳**。关于自我信任,接纳让我们观察内在体验并与其保持接触,认识到它到底是什么,意识到它基本上是无害的。反过来,这种思维模式让我们不必担心正在发生什么,而是聚焦于它试图向我们传达什么,以及它是否和如何可能对我们有用(例如,情绪的适应功能或身体疼痛)。自我信任也让我们认识到在生活中我们会犯错误,我们的决定和行动有时会带来消极的结果。只有当我们达到了这种接纳的程度,我们才能承担风险,处理生活给我们带来的挑战。

● **安全**。当我们能够看到内在和外在的真实情况时,我们就能更清楚地意识到什么是安全的,什么是不安全的。这种意识可以帮助防止威胁/自我保护系统的无用激活,并使我们在无害的情况下感到更安全和自信。我们也更能了解有效处理不同生活状况所需的技能,以及我们是否具备做出某些决定和承担有所考虑的风险所需的技能。

● **内在自信**。通过正念练习,我们对自己的感觉和情绪,以及身体每时每刻真正在向我们传达什么信息有了更清晰的认识和理解。这样,我们就可以更加重视我们对现实的体验和感官提供的信息,这些信息基本上是真实的。与此同时,我们更少地重视头脑告诉我们的东西,而将我们的认知视作无害的、短暂的、对实现我们的目标可能有用的精神事件——尽管它们通常不是。

● **自由**。我们能够不加评判地关注当下,将我们从内心的障碍和条件反射(如功能失调的信念)中解放出来,这些障碍和条件反射是生活经历长期引导我们形成的,也是阻碍我们作为健康个体充分发挥潜能的因素。

● **意识**。作为正念模式的核心特征,我们的意识,受到信任的支持,可以扩展开来容纳我们的需求和意图,以及作为我们应对挑战和危险情境的个人资源。

● **控制**。当我们学会观察我们的内在体验而不去评判它,也不去对它做出反应时,我们就会因此发展出一种更健康的管理情绪和行为的感受。

● **开放**。当我们练习正念的时候,自我的内在和外在都是开放的,它使我们能够面对生活呈现给我们的挑战和变化,包括那些可以改善我们生活的挑战和变化。正念是强迫症的体验性回避和安全寻求行为的对立面。开放也是**初学者思维**的一个特征,这是正念的基础之一(Kabat-Zinn, 2016),通过它我们可以在看到事物时,如同我们第一次看到一样。

通过帮助我们对自己的内在体验发展出更清晰的认识,正念可以帮助我们建立自我信任。我们通过这样做来学会停止试图控制我们的行为或我们经历的事件,并接受与之相关的、不可避免的结果和后果的不确定性。自我信任始于关注我们的觉知,验证每一时刻它们所检测到的信息。正如前面所讨论的,强迫症患者,尤其是那些强迫检查的人,可能很难关注和验证那些强迫性认知被激活的情况下的感觉信息。有人提出,这一问题在激发病理怀疑和促进自我不信任的发展方面具有决定性作用。正念训练,通过对当下的感觉(一种非概念的、体验的模式)的持续和仔细的关注,可以对强迫症患者验证与信任他们的知觉性体验的记忆能力产生显著的积极影响。在这种情况下,正念练习可以作为激活强迫性思维的"解毒剂",从而中和或预防病理性的怀疑。

自我信任的发展也可以用自下而上和自上而下的大脑加工过程来描述。当我们说到自下而上的过程时,我们指的是大脑接收基本的感官信息,将其组织成知觉,然后从这些基本的"积木"中构建现实的体验(例如,从感知花的香味到享受香味)。当我们参与自上而下的过程时,我们会使用更高的皮质层面的能力,如推理、判断和概念框架,不可避免地,这些都是过去体验的当前结果(Siegel & Germer, 2012)。强迫症患者通常会进行自上而下的过程,他们使用自己的信念、评价、自我判断和解释来理解现实,然后在这种认知过程的基础上采取行动(如仪式或回避),而不考虑他们已经感知到的感官信息。

通过定期中止个体倾向于解释他们所感知的概念模式,正念训练可以适应性地改变强迫症患者与他们的感官之间的关系。它通过验证并优先考虑感官来做到这一点,从而发展出对现实更清晰、更真实的理解。这一转变也间接地有助于调整和预防那些必然会导致强迫症患者采取安全策略和行为来处理他们的情绪不适的功能失调的认知机制和偏见。

本项目提出的一些实践和技巧（例如感知体验验证、正念感知练习）是专门针对强迫症患者，特别是检查者的训练，能够让他们以正念的方式关注自我的感知体验并验证觉察和记忆，利用感官信息作为强大的工具来对抗强迫性思维和怀疑的激活。

自我慈悲和自我宽恕在强迫症中的作用

> 如果生活本身存在意义，那么苦难也必然有其意义。
> 苦难是生活中不可消除的一部分，就像命运和死亡一样。
> 没有苦难和死亡，人的生命是不完整的。
> ——维克多·弗兰克尔

什么是自我慈悲？

慈悲（compassion）这个词来源于拉丁语"*com*"和"*pati*"，其意思是"忍受"，并被定义为"一种对苦难以及想要缓解它的欲望和努力的深深的觉察"（Gilbert, 2009a）。慈悲心是一种精神品质、一种感觉，是所有基于正念的方法的一个核心组成部分。

在我们对他人有慈悲心之前，我们需要学会接纳自己的积极品质，以及我们不那么想要的特质。如果我们不这样做，我们就会倾向于批评和拒绝别人身上我们不能接受的"自己"（Siegel & Germer, 2012）。培养对自己的慈悲态度，或自我慈悲，对很多人来说都是一项挑战，但对强迫症患者来说尤其困难。Neff 将自我慈悲描述为一种与自己的健康关系，并将其定义为"被自己的痛苦所触动，并对其敞开心扉，不回避或脱离它，产生想要减轻自己的痛苦并用善良治愈自己的愿望（Neff, 2003a, 2003b）。自我慈悲还包括对一个人的痛苦、不足和失败给出不评判的理解，因此一个人的体验被视为更大的人类体验的一部分。"（Neff, 2003b）。自我慈悲包括开放、容忍和理解我们自己的痛苦的能力，以及找到并识别缓解它的方法，最终根除其根源的能力（Gilbert & Choden, 2013）。

培养对自己和自己痛苦的慈悲关系被认为是基于正念的干预的潜在机制（Kuyken et al., 2010）。这一治疗性的部分会在教师的风格和态度中传达出来（Kabat-Zinn, 1990, 2005；Segal et al., 2013），并通过正式的练习得到明确的培养和学习（Gilbert, 2009a；Neff & Germer, 2013；Deckersbach, Hölzel, Eisner, Lazar, & Nierenberg, 2014）。慈悲和正念之间的联系如下：慈悲心训练建立在正念觉知上（Jazaieri et al., 2013）；同理，必须正念地觉察到个人的痛苦，才能将慈悲心延伸至自我（Neff & Germer, 2013）。

研究数据表明，基于正念的干预与自我慈悲的提高有关（Birnie, Speca, & Carlson, 2010；Krüger, 2010；Shapiro, Astin, Bishop, & Cordova, 2005；Shapiro, Brown, & Biegal, 2007；Lee & Bang, 2010；Rimes & Wingrove, 2011），而自我慈悲可能是正念训练提高幸福感的关键机制（Baer, 2010；Hölzel et al., 2011；Kuyken et al., 2010）。Neff 和 Germer 的研究表明，自我慈悲包括当痛苦的体验出现时，安抚和安慰自己，并认识到痛苦是作为人的一部分（Neff & Germer, 2013）。已有大量的实证数据表明，自我慈悲的人比非自我慈悲的人心理上更健康。例如，很多发现认为更多的自我慈悲预示着抑郁和焦虑的减少（Hofmann, Grossman, & Hinton, 2011；Neff, 2012）和抗压能力的提升（例如，Gilbert, 2010; Feldman & Kuyken, 2011)。这可能与以下发现有关：自我慈悲倾向于降低皮质醇水平并增加心率变异性，而心率变异性与经历压力时的自我安抚能力相关(Rockliff, Gilbert, McEwan, Lightman, & Glover, 2008)。更强的自我慈悲也与减少思维反刍、完美主义和对失败的恐惧相关联(Neff, 2003a; Neff, Hsieh, & Dejitterat, 2005)。研究还表明，自我慈悲的人更愿意承认自己的负面情绪，不太可能压抑不想要的想法(Leary, Tate, Adams, Allen, & Hancock, 2007; Neff, 2003a)。

自我慈悲的不同方面

发展自我慈悲需要几个方面或品质的培养。它们都是相互联系、相互依赖、经常重叠的，可以通过正式的练习来培养(见第 13 章)。

● **智慧**。智慧指的是对事物本质的觉察，对痛苦的原因和导致幸福的因素的清晰而深刻的理解(Siegel & Germer, 2012)。它来源于我们在生活中的个人经历和我们从中吸取的教训。我们都是自身经历的结果，尤其是我们人生中的第一次经历。我们没有选择它们，但它们塑造了我们的思想和应对事件的方式。智慧让我们看到现实的本来面目，让我们从精神过滤器和条件反射中解放出来。

● **接纳**。正如所讨论的，接纳是允许不安的想法、情绪和感觉发生的意愿，承认痛苦的经历是人类生活中正常和不可避免的一部分(Siegel & Germer, 2012)。这是一种放弃与我们不喜欢的事物斗争的态度(Neff, 2003b)。它包括接受我们自己本来的样子，包括我们的局限、弱点和不完美。接纳还需要愿意暂停对自己和内心体验的判断和批评，认识到它往往是无用的，可能是高度自我毁灭的。

● **信任**。信任是一种不加防卫地对内在和外在的体验敞开心扉的意愿，意识到我们拥有应对各种形式的痛苦所需的资源，并且痛苦是短暂的这一事实。信任还能帮助我们放弃对自己的控制和对完美主义理想生活的追求。

● **一种温暖和善良的感觉**。自我慈悲包括培养一种温暖和善良的感觉，不仅体现在我们与外界的关系上，更体现在我们与自己的关系上，将这些感觉导向我们的情绪、想法、身体感觉，以及每时每刻发生在我们内心的一切(Neff, 2003b; Gilbert, 2010)。有了这种态度，我们就能照顾好自身的艰难感受。温暖是安抚、平静和被安抚的积极感受的基础，带着这种态度，我们能够调节防御性情绪(如焦虑、厌恶、愤怒)和安全行为(如仪式、回避、寻求保证)，同时停止那些寻求、达成和获取的行为(例如，整理行为、囤积、完美主义)。

● **承诺**。承诺是一种明确的意图和具体的意愿，要尽我们最大的努力来减轻和照顾我们的痛苦，中止任何持续激活、滋养和维持我们痛苦的习惯、态度和行为。

Gilbert 也陈述了最后这一点(Gilbert, 2010)，重要的是要帮助患者理解，尽管他们的思维方式和消极情绪、想法的体验可能不是他们的错，但只有他们可以为训练自己的心智以让自己和他人幸福承担责任。

自我慈悲是一种平衡和调节过度激活的威胁/自我保护系统的方式

通过分析威胁/自我保护系统，驱动、寻求和奖励系统，以及满足/安抚和安全系统(见

第 1 章)之间的相互作用,自我慈悲可以从进化的角度进行概念化(Gilbert, 2010):它们都是由不同的神经基质介导的(Depue & Morrone-Strupinsky, 2005; Liotti & Gilbert, 2011)。正如第 1 章所讨论的,威胁/自我保护系统被设计用来检测威胁和激活生存机制,以保护个人免受危险(Depue & Morrone-Strupinsky, 2005; Liotti & Gilbert, 2011)。该系统在强迫症的一些核心情绪中起着重要作用,包括恐惧、厌恶、愤怒和羞耻。

Gilbert 提出了一个进化模型,即在依恋系统中,照顾房发展出慈悲的可能性(Gilbert, 1989, 2005, 2007a, 2007b)。因此,被同情和被关心会影响到行为接受者的满足/安抚和安全系统,他们会因此感到安全和平静(图 1.2)。在这个模型中,我们感受慈悲的能力来自特定的动机、情绪和认知技能,这可以通过训练来增强。

自我慈悲与正念不同:正念并不直接刺激任何特定的情感系统,而是通过发展一种不加评判的观察立场来使威胁系统失活;自我慈悲则旨在刺激伴随依恋进化而来的满足/安抚和安全系统。这是因为,如第 1 章所述,满足/安抚系统是威胁/自我保护以及驱动、寻求和奖励系统的自然调节器,并支撑着满足感、安全感、信任和幸福感(Gilbert & Tirch, 2009)。因此,慈悲心可以被理解为一个激励系统,已经进化到能够通过检测自己和他人的感受来调节情感,并能够表达与交流温暖和安全的感受(Gilbert, 1989; Spikins, Rutherford, & Needham, 2010)。

类似地,Siegel 和 Germer 认为(Siegel & Germer, 2012),大脑中控制威胁/自我保护(战斗-僵住-逃跑)和驱动、寻求和奖励(竞争-奖励)的子系统,被一个安抚(安全)子系统所平衡(Depue & Morrone-Strupinsky, 2005)。与照顾和安抚有关的安全系统似乎与催产素神经递质和抗利尿激素有关。富有慈悲心的精神状态通常是平静的,并具有特定的生理反应特征,如心率减慢(Eisenberg et al., 1988)、皮肤电导降低(Eisenberg, Fabes, Schaller, Carlo, & Miller, 1991)和迷走神经激活(Oveis, Horberg, & Keltner, 2009; Porges, 1995, 2001)。这些反应与我们体验焦虑、悲伤或厌恶时的反应相反(Goetz, Keltner, & Simon-Thomas, 2010)。研究表明,人们有可能逐渐改变大脑新皮质的工作方式:例如,从杏仁核的自动恐惧激活和自我保护状态转变为慈悲心态和"物种保存系统"(Wang, 2005)。

培养有意识的自我慈悲包括帮助人们学习如何以一种不带评判的方式引导他们的注意力,以训练大脑通过慈悲来组织自己,并激活满足/安抚和安全系统作为关键的影响调节器(Gilbert & Choden, 2013; Neff & Germer, 2013)。因此,自我慈悲的练习旨在激活满足/安抚和安全系统,以使其更容易获得,从而用于平衡威胁/自我保护系统以及驱动、寻求和奖励系统的过度激活,并帮助调节恐惧、厌恶、愤怒和耻辱这些基于威胁的情绪。需要指出的是,改变威胁/自我保护系统的唯一焦点忽略了一个事实,那就是平衡其他情感调节系统同样重要,特别是来自满足/安抚和安全系统的极弱的输出。只有当这个安抚系统被发展出来,其他的系统才能安定下来(Gilbert, 2010)。

自我慈悲和强迫症

对强迫症患者来说,最困难的事情之一就是对由于他们的疾病导致的痛苦保持友善、温柔、温暖，并关心和接受自己内心的痛苦体验。我们很容易理解强迫症患者很难在自我慈悲的保护伞下培养这些大多数品质。正如第1章所讨论的，强迫症患者在努力培养自我信任、接纳个人体验、不评判和智慧方面会有很大的困难，因为他们很难以客观和适应的方式看待现实，也很难理解他们痛苦的原因。

关于温暖，我们知道当个体感到安全与彼此信任的时候是可能有这种感觉的。对于那些经常感受到威胁并做出防御反应的人来说，感觉或表达温暖可能是困难的(Gilbert, 2010)。事实上，强迫症患者(尤其是害怕污染的人)经常被描述为"冷漠"或"保守"，难以表达或让自己接受情感、情绪的表达或身体接触(Didonna, 2005)。

强迫症患者往往对自己的想法、情绪和身体感觉持侵略性态度：他们与之斗争、赶走、压抑或批评它们。这种感到内疚、自责、自罪的倾向是自我慈悲的对立面；这些态度和反应有意或无意、直接或间接地助长了苦难。因此，强迫症患者克服痛苦的第一步就是停止与之斗争。自我慈悲是做到这一点的一种方法。它是一种存在和感觉的方式，可以在无害的情况下消解焦虑、厌恶、内疚、愤怒或不信任的感觉，通过这样做来激活满足感、安全感和信任感(Gilbert & Tirch, 2009)。

为了发展自我慈悲，强迫症患者首先必须学会从内在的威胁刺激(例如：思维反刍、自我批评、消极解释)中解脱出来，并专注于慈悲的自知力和感受。其次，他们必须学会激活满足/安抚和安全系统，这是大脑中的自然威胁调节系统，通过转换到慈悲重新聚焦和想象(Gilbert, 2010)。一旦满足/安抚系统被激活，个体要么放松(被动安全)，要么重新引导注意力，以一种适应性和非防御性的方式探索环境(主动安全)(Gilbert, 2010)。想要做到这一点，强迫症患者必须学会有意识地关注自己的恐惧，承认并接纳它们，而不是做出反应或对抗它们。然后，他们必须学会以关爱的态度去照顾这些恐惧，就像父母安抚受惊孩子的方式一样。因此，在自我慈悲练习中(见第13章)，学员被帮助积极地创造慈悲和抚慰的图像、感觉和想法(Gilbert, 2000)，这些可以刺激和发展满足、安全和信任的感觉。

正如前文所述，强迫症的主要特征之一是过度的责任感。事实上，夸大的感觉和自我慈悲之间似乎存在一种相反的关系，因为前者基本上包括不接受自己、不接受自己的局限性、不接受作为一个人会犯错、不能够客观地看待现实。正如Brach所指出的那样，"慈悲自己并不能免除我们对自己行为的责任。"相反，"它将我们从阻止自己以清晰和平衡的方式回应生活的自我憎恨中解放出来"(Brach, 2003)。

出于以上这些原因，自我慈悲练习作为一种正式的冥想练习，被引入强迫症的正念认知疗法(MBCT)项目中，以帮助强迫症患者对自身痛苦及其根源采取一种不同的方法。这一练习能够显著地正常化或减轻强迫症的许多反应机制。

自我宽恕和强迫症

在东西方文化中，宽恕都被视为一种解放的行为，因为我们接受了自己无法改变的过去，以及人类不完美的本性。宽恕将我们从情绪和感觉中解放出来，而这些情绪和感觉只会让我们一次又一次地重温过去。

自我宽恕是一种态度，它深刻地接受我们作为人的本性，接受我们的局限、弱点以及我们不可避免会犯的错误。通过帮助防止过度挑剔的、完美主义的态度,以及功能失调的负罪感和过度的责任感,自我宽恕可以是几种强迫症机制的"解毒剂"。自我宽恕与自我慈悲密切相关,因为它们都涉及对苦难日益增长的觉察和敏感性,以及寻求解脱的承诺。

强迫症的特征通常是对伤害他人负有过度责任感的功能失调信念,而由这些信念产生的典型担忧通常聚焦在强迫症患者认为已经或可能对他人或自己造成的伤害(Wroe & Salkovskis, 2000)。当思考想象中的事故或犯罪时,强迫症患者会特别关注自己没有向他人道歉或道歉的不正确(Worthington et al., 2005)。这些人对自己有一种不原谅和自责的倾向。显然,这种态度与他们的安全、完美主义信念以及由此产生的行为有关。例如,他们常常认为,如果因为他们做或没做某件事而给别人造成了伤害,他们永远不会原谅自己。他们不能看到的是,在所有与他们的疾病有关的情况下,真正受到伤害的只有他们自己——由于他们的问题所带来的情绪、行为和社会后果。出于这个原因,在处理强迫症的自我宽恕的主题时,从业者应该聚焦在矛盾的两方面,要刺激他们觉察到自己的消极情绪、持续忧虑、安全寻求行为而引发的自己(和亲近之人)的痛苦,然后再让他们对自己造成这一无用的痛苦请求宽恕。

宽恕往往与和解有关;即在一个人伤害了另一个人之后,支持重新建立联系的过程(Worthington et al., 2005)。从这个意义上说,自我宽恕可以被看作是一种自我和解的形式——在经历了这种疾病带来的痛苦和不适之后,一种情感上的"重置"和"重启"。这些是针对强迫症的 MBCT 项目将自我宽恕引入并作为一项正式练习的原因。

整合 CBT 和基于正念的干预

在第 1 章中,我们提到 CBT 已经成为治疗强迫症的"金标准",但其也被证明有一定的局限性。例如,大约 50% 患有这种疾病的人并没有从 CBT 中获得显著和持久的益处,而且很难坚持下去。到目前为止,本章的内容已经解释了正念对强迫症患者可能有用的方式。本书从第 3 章开始描述的项目,整合了一些 CBT 中最有帮助的工具和原则,以及那些正念和慈悲心训练。

标准 CBT 的目的是改变人们的认知内容;而正念干预的目的是改变他们与这些内容相联系的方式。这是通过帮助患者学会停止专注于过去和未来(一种被记忆、怀疑、忧虑和思维反刍等条件所限制的专注),而通过从个人体验中去中心化和去认同化的过程,开始专注于当下(Segal et al., 2013)。在以正念为基础的治疗中,重要的是改变患者对想法、情绪和感觉的影响和反应。这种方法对强迫症这样的疾病特别有效,正如我们已经讨论过的,强迫症的特征是患者对负面内心体验的不容忍和由此产生的行为回避(Didonna, 2009a)。也就是说,对强迫症患者进行正念干预是不容易的,尤其是在治疗严重和慢性痛苦的患者时。这样的个体通常对内在体验持有僵化的负面图式和偏见,并表现出无效的和致残的行为,使他们难以长时间停留在冥想状态(Didonna, 2009c)。因此,找到有助于依从和接受这种实践方法的方式是很重要的,下面的章节将重点讨论这些方法。

正念暴露:减轻面对恐惧和现实的挑战

一直做你害怕去做的事情!

——拉尔夫·沃尔多·爱默生

我们在基于正念的干预和强迫症的认知行为疗法(CBT)之间促进的一项最有帮助的整合是暴露与反应预防(ERP)的练习。正如第 1 章所指出的,在过去 40 多年的时间里,ERP 被认为是对大多数强迫症患者最有效的治疗干预手段。这类干预的问题是,暴露在这种环境中往往会引起高度的焦虑,而这种焦虑是强迫症患者不太能忍受的,因此导致了高退组率。另一方面,正念练习本身就是一种有效的接触方式,它帮助人们有意识地面对自己的想法、情绪和感觉,而不会对其做出反应(Didonna, 2009c);人们学会接受这些想法、情绪和感觉,因为它们是无害的、短暂的精神事件。事实上,在过去的十几年里,正念已经被用来补充 ERP 技术,因为它可能通过减少情绪反应来更有效地影响情绪调节,对不愉快状态具有更大的容忍度和接受度(Borkovec, 2002; Brown et al., 2007; Didonna, 2009c; Fairfax, 2008)。

ERP 的使用是基于研究的,研究表明自愿暴露于不愉快或具有挑战性的事件和经历会导致情绪和认知障碍的减少,并产生更多的适应性行为反应(Feldner, Zvolensky, Eifert, & Spira, 2003; Levitt, Brown, Orsillo, & Barlow, 2004; Sloan, 2004)。相反,强迫症患者常用的调节策略,如回避体验,阻碍了情绪反应的消退(Broderick, 2005; Campbell-Sills, Barlow, Brown, & Hofmann, 2006; Cioffi, 1993);而内省,特别是具有思维反刍性质的内省,可能会导致精神病理(例如:Nolen-Hoeksema, Morrow & Frederickson, 1993)。一些研究数据表明,正念练习会引发自愿的暴露(Arch & Craske, 2006; Niemiec et al., 2010)。事实上,暴露是所有基于正念的干预的基本组成部分。目前还没有任何显著实证研究结果的是,暴露是否在解释正念和正念干预的效果方面起作用。

正念暴露(mindful exposure)是我开发的一个练习(Didonna, 2009c),用以整合标准 ERP 和正念练习(见第 12 章)。正念暴露的主要目的如下:

- 减少强迫症患者在 ERP 过程中所经历的典型挑战(如抵抗、逃避、过度压力、焦虑)。
- 增加暴露过程中对**真实**内在体验(习惯性思维模式、闯入性想法、情绪、感受、身体感觉)和外在体验(来自感官的真实信息)的觉察。
- 防止或减少对个人暴露于其中的内在状态或外在刺激进行解释或赋予意义的倾向(概念模式)。
- 消除或减少对暴露过程中产生的认知事件(闯入性想法、信念、评价)的反应或认同倾向。
- 防止或减少在暴露期间或之后的仪式化和消除的倾向。
- 增强暴露的效果。

正念暴露可以帮助强迫症患者在正念状态下直接将自己暴露在引发焦虑或痛苦的刺激中。通过学习专注于感官和/或呼吸,将其作为一个锚,让他们保持深深根植于当下,患者可以不管每时每刻出现的想法,更好地看到事实,从而防止或减少他们消除或避免消极的内在或外在刺激的需要。

与标准的 ERP 技术不同，在正念暴露中，患者试图直接接触自己的内在体验，仔细关注出现的认知、感觉和情感体验，而不去判断、评估或做出反应。通过这种方式，患者有意地阻止任何与经历相关的元认知过程，将任何元认知视为简单的想法，让它们来去匆匆（Didonna，2009c）。通过这种方式，个体学会消除或削弱潜在的功能失调信念、解释和认知偏见的力量，这些信念、解释和认知偏见会导致暴露过程中或之后的强迫和安全寻求行为的激活。

与标准的 ERP 一样，正念暴露也具有挑战和正常化典型的强迫症功能失调信念（OCCWG，2005）以及强迫症患者对闯入性思维的负面解释和评估的效果。患者可以向自己证明强迫症模型是正确的（见第 1 章和第 6 章），因为这一模型预测了防止仪式并中和它们将导致焦虑和负面信念的减少。正念暴露还帮助强迫症患者理解，当他们不采取安全行为时，害怕的后果并不会发生（Salkovskis，1999）。

强迫行为会保护强迫症患者免受可怕的伤害，这一观点维持了强迫症患者过度的责任感。所以，只要他们继续使用强迫行为，并且看到没有坏事发生，他们就会继续相信他们的强迫行为是必要的，并且有责任防止所害怕的伤害。然而，当他们看到自己不参与强迫行为的真实结果时，他们就会意识到，他们所认为的这种行为给他们带来的保护感是错误的，从而会降低他们过度的责任感。

正念暴露还能让人体习得习惯化的过程，在暴露于引起焦虑的刺激一段时间后，不做任何事情，焦虑就会自发地、逐步地减少。不过需要指出的是，正念暴露中的焦虑水平通常低于（常常是远远低于）标准 ERP，因为个体学会将自己暴露在事实中，而非以被功能失调性的认知机制和偏见所"污染"的方式。

隐喻在强迫症正念干预中的运用

在基于正念和接纳的干预以及认知疗法中，经常会使用隐喻、比喻性语言或引导性可视化练习（Hayes，Strosahl，& Wilson，2012；Salkovskis，Forrester，Richards & Morrison，1998）。隐喻的目的是让患者内化一些正念原则（例如，观察心念冥想中的河流隐喻；参见第 10 章）。这些隐喻随后可能会转化为强大的资源。隐喻的使用作为一种治疗工具，被提出并整合到冥想练习中，以发展和提高一些重要的元认知技能，如去中心化、去认同化及去融合化过程，以及一些正念态度和原则，如放手、不评判、接纳和无常。隐喻支持对强迫症的治疗干预的另一种方式是通过改善强迫症患者在与其强迫症状相关的情况下的元认知缺陷（Salkovskis et al.，1998）。最后，隐喻也似乎是一种有效的治疗工具，以提高自知力水平（Didonna，2006，2009c）。

正念训练对强迫症治疗效果的研究

虽然目前没有已发表的随机和对照组试验来研究基于正念的治疗对强迫症的有效性，但一些研究数据直接或间接地支持正念方法治疗该疾病的理论基础和临床相关性

（Didonna, Lanfredi, et al., 2019；Didonna, Rossi, et al., 2019；Hale et al., 2013；Hanstede et al., 2008；Bluett, Homan, Morrison, Levin, & Twohig, 2014）。正如前面所提到的，也有人提出针对强迫症的基于正念的治疗可能会降低心理治疗中的退组率或流失率，尽管目前没有太多实证证据支持这种可能性（Hale et al., 2013）。

然而，已有研究数据表明，以正念为基础的针对强迫症的治疗可能对强迫症的诱因、激活和维持因素有积极的治疗效果，而正念可能是改变的主要机制（Patel, Carmody, & Blair Simpson, 2007；Wilkinson-Tough, Bocci, Thorne, & Herlihy, 2010；Hanstede et al., 2008；Didonna, Lanfredi, et al., 2019；Didonna, Rossi et al., 2019）。一项包含 35 名强迫症患者的研究旨在评估本书所介绍的这项针对强迫症的 MBCT 项目，对强迫症状和其他心理疾病的有效性（Didonna, Lanfredi, et al., 2019）。作者调研了正念和强迫症症状之间的关系是否由特定的临床变量介导。强迫症正念认知疗法（MBCT）项目以小组形式向患者提供，这些患者在基线、中期治疗和治疗后进行了评估。研究结果显示，所有患者均完成了治疗，且强迫症症状显著减少，效果显著[$p < 0.001$；Cohen's d（标准化平均偏差）为 $-1.55 \sim -0.72$]。此外，与治疗早期相比，患者在抑郁、焦虑、述情障碍、分离和总体精神病理学方面都有显著的改善。正念技能的提高与强迫症症状的减少有关，而这种关联是通过抑郁症状的改善来介导的。虽然本研究没有设置对照组，但初步证明了 MBCT 对强迫症的治疗可以显著减少强迫症症状和其他心理症状，且正念可以作为一种改变机制发挥作用。

在一项针对非临床学生群体的对照试验中，Hanstede 等人发现，在进行由 8 个 1 小时的小组课程组成的简短正念干预后，强迫症症状显著减少（Hanstede et al., 2008）。这些课程包括冥想呼吸训练、应对心理体验的四步骤序列、身体扫描练习以及隐喻的使用。研究报告说，与对照组相比，正念干预组在治疗结束时强迫症症状有明显减轻。此外，与对照组相比，正念干预组的参与者在正念和思想-行动融合方面也有显著改善。

接受与承诺疗法（acceptance and commitment therapy, ACT）是一种基于正念的重要治疗方法，也被发现在强迫症患者中与 CBT 有同样的疗效（Bluett et al., 2014）。一些研究（Hertenstein et al., 2012；Fairfax, 2008）聚焦于完成正念干预的强迫症患者的体验，也提供了积极的支持结果：当被要求对几种方法进行排序时，患者将正念列为他们最喜欢的方法之一。

一项实验研究比较了基于正念的策略与分心策略对强迫症患者短暂暴露于强迫思维的有效性（Wahl, Huelle, Zurowski & Kordon, 2012），相比于后一种策略，患者在前一种当中体验到了焦虑及想要消除的冲动的显著减轻。这些结果与以下相一致：①有研究报告的初步证据，即正念和基于接纳的干预对减少强迫症症状有效（Hanstede et al., 2008；Patel et al., 2007；Singh, Wahler, & Winton, 2004；Twohig et al., 2010；Wilkinson-Tough et al., 2010）；②与基于正念的疗法对焦虑和抑郁的影响进行荟萃分析的结果（Hofmann et al., 2010）。

在一个临床案例研究中，Singh 等人呈现了一个患者的案例，她将强迫症重构为一种力量并将其纳入日常生活，利用正念改善了自己的生活质量（Singh et al., 2004）。这名患者成功地克服了她具有削弱作用的强迫症，并在 6 个月内停止了所有的药物治疗。3 年的随访表明,她已经成功地适应并保持了完整健康的生活方式,尽管她仍然有一些强迫性的想法,但这些想法并不能控制她的行为。

另一个证明正念干预的有效性的案例研究,报告了一位强迫症患者在拒绝药物治疗或 ERP 治疗后,采用了一项改编的正念减压项目(Patel et al., 2007)。经过 8 周的调整后,最终评估显示其在临床上强迫症症状显著减少,唤醒正念状态的能力增强。

尽管针对强迫的正念训练有明确的理论基础,而且初步的研究结果令人鼓舞,但对于正念干预强迫症的研究仍然缺乏(Hale et al., 2013)。需要进一步的大样本随机对照组试验来证实上述的作用和机制,并了解正念的组成部分是如何真正影响和改善治疗结果的。

正念对强迫症的神经生物学影响

尽管对强迫症正念干预的临床结果的研究仍处于起步阶段,但正念和慈悲心训练对强迫症神经结构和功能的适应性影响的神经生物学研究结果似乎愈发清晰和显著。正如前一章所讨论的,我们知道在对体验作出反应后大脑会发生物理变化,聚焦于觉察和注意力可以推动新的心理能力的发展。体验激活神经放电,进而导致蛋白质的合成,为神经元之间的新连接创造条件,这一过程被称为神经可塑性(Siegel, 2010)。我们也知道,这种现象并不局限于人类发展的特定阶段,如婴儿期这样的阶段,而是可以在整个生命周期的任何时间发生(Schwartz & Begley, 2002)。

Schwartz 等人使用脑成像方法[正电子发射断层扫描(positron emission tomography, PET)]对一组强迫症患者进行了认知-行为干预与基于正念的元素相结合的效果探究(Schwartz, Stoessel, Baxter, Martin, and Phelps, 1996)。这项研究的结果表明,在与该疾病相关的脑区在大脑功能失调方面出现了显著的结构和功能变化(称为自我定向的神经可塑性)(Schwartz & Beyette, 1997; Schwartz & Begley, 2002; Schwartz, Gulliford, Stier, & Thienemann, 2005)。其他神经成像研究表明,采用基于正念的方法可以让强迫症患者"重建"与该疾病相关的神经元回路(Schwartz & Beyette, 1997; Schwartz, 1998)。一些研究表明,有意识的定向注意可能会导致大脑重组,从而使大脑和行为功能更具适应性(Graybiel, 1998; Graybiel & Rauch, 2000; Beauregard, Levesque & Bourgouin, 2001; Ochsner, Bunge, Gross, & Gabrielle, 2002; Paquette et al., 2003; Schwartz, 1999)。有假设认为,定期的正念练习可以在基底神经节(大脑中习惯形成的部分)中建立回路(Graybiel, 1998),并通过自我定向的神经可塑性,以一种可以镇静眶额叶皮质、前扣带回和尾状核回路的方式重新连接大脑(Schwartz, 1999)。通过正念训练,前额叶皮质的机制可以高度适应性的方式被直接影响和重构(Beauregard et al., 2001; Ochsner et al., 2002; Paquette et al., 2003)。这些使用神经影像学手段[例如 PET、功能磁共振成像(functional magnetic resonance imaging, fMRI)]的研究表明,正念可以通过各种方式对眶额叶皮质的大脑代谢产生显著影响(Schwartz & Begley, 2002)。

一项非临床样本的研究显示,与不练习冥想的人相比,那些冥想的人在尾状核与多个大脑区域之间的静息态功能连接性更强,包括在基底神经节和皮质-丘脑反馈循环中具有更强大的功能连接性(Gard et al., 2015)。其他脑结构成像研究表明,经过 8 周的正念干预后，患者尾状核灰质体积/密度增加（Farb, Segal, & Anderson, 2012；Pickut et al.，2013）。这一数据可能进一步支持正念训练可以改善强迫症患者中尾状核异常激活的假说和研究成果（Schwartz, 1999；Graybiel, 1998）。

此外，研究表明正念练习的效果与默认模式网络（default mode network, DMN）的活动减少密切相关。DMN 是一组在静息状态或从事内部认知任务时活跃的神经区域，包括内侧前额叶皮质（mPFC）、内侧颞叶以及后扣带皮质区域（Buckner, Andrews-Hanna, & Schacter, 2008）。DMN 活动的减少已经被证明与较少产生刺激-独立想法（如神游）（Brewer et al.，2011；Mason et al.，2007）和不适应性思维反刍（Hamilton et al.，2011）相关。在强迫症中，这两个过程在临床上都是过度活跃的，并且正如第 1 章所述，一些关键的 DMN 区域参与了这种疾病的发生。

这一网络的适应性调节也被认为在将自动想法的体验客观化，以及将功能失调的想法视为无害的心理事件而非事实的能力中起着重要作用（Marchand, 2014）。这种对自动想法的客观觉察被认为是正念训练影响抑郁和焦虑症状的主要机制之一（Marchand, 2012）。

正如我们在第 1 章中讨论的，神经影像学研究显示出强迫症患者异常的前扣带皮质代谢活动和过度基线活动（Fitzgerald et al.，2005；Graybiel & Rauch, 2000；Feygin et al.，2006）。而 ACC 会在症状被激活时过度活跃（Adler et al.，2000；Breiter et al.，1996；McGuire, Hill, Allsopp, Greenwood, & Kwiatkowski, 1994；Rauch et al.，1994），在成功治疗强迫症后，其又恢复正常（Perani et al.，1995）。一些研究表明正念训练可以适应性地影响 ACC（Brewer et al.，2011；Ives-Deliperi, Solms & Meintjes, 2011；Hölzel et al.，2007；Gard et al.，2012）。

Ives-Deliperi 等人利用 fMRI 进行的一项研究发现，在正念冥想过程中，与内在感受相关的中线皮质结构，包括左腹侧 ACC 和右侧 mPFC，在前扣带皮质（ACC）的激活方面显著降低（Ives-Deliperi et al.，2011）。这一发现与 Farb 等人的发现一致（Farb et al.，2007），支持了这些结构在自我参照思维中发挥的作用。ACC 被认为与认知加工、情绪处理和自我控制的注意力调节回路有关。ACC 活动的减少可以反映一个事实，即像正念疗法中所教授的那样，在体验的过程中采用开放、不评判的倾向。这些发现支持了一种理论，即正念的积极效果至少在一定程度上是通过去认同化的过程产生的（Ives-Deliperi et al.，2011）。

神经成像研究也表明，在冥想过程中体验到的自我感知的变化可能对冥想的有效性起作用。fMRI 研究强调，通过正念练习，个体可以更好地区分自我参照体验的两种形式：①短暂或体验性的自我觉察，关注当前和即时的体验（如存在模式或正念模式）；②扩展或叙述性的自我参照，反映不受时间与情境限制的持久、普遍和连贯的自我观（例如"我是一个软弱的人"，"我通常是乐观的"）（Farb et al.，2007）。正念冥想的一个可能疗效是将通常整合的两个自我参照神经网络分离开来（例如，将当下的体验与长期的自我叙述感分离），以及强化体验性网络。研究发现，自我参照的叙事模式与 DMN 活动（尤其是 mPFC）之间存在着一定的关系。它包括随着时间的推移保持自我的感觉，将自己与他人进行比较，并保持自我认识（Gilbert & Tirch, 2009；Farb et al.，2007）。Farb 等人用 fMRI 对参加了 8 周正念减压训练课程的人和没有接受正念训练的人进行了自我概念的两个方面的研究(Farb et al.，2007)。尽管后者在保持体验性聚焦的同时表现出 mPFC 活动的减少，也就是可能反映了自我参照叙述感的减少，但前者不仅表现出 mPFC 更大幅的减少，而且还表现出右侧皮质活动的增加。经验丰富的冥想者表现出 mPFC 和右岛叶之间较弱的耦合，这可能与将内脏情绪状态转换为意识感觉有关。这种较弱的耦合可能反映了他们培养出的一种能力，即能够打破随时间变化的自我认同感与情绪记忆处理之间的习惯性联系，从而带来正念练习已经描述过的益处。换句话说，接受正念训练的参与者更有能力以客观的方式进行自我参照，专注于当下，并将其与个人的历史叙述区分开。这一发现反映了正念训练强调学习以开放和接纳的方式适应个体目前的体验，而不是详细的思考过程。

众所周知，强迫症患者的 mPFC 存在异常代谢活动，其激活达到功能失调的程度(Graybiel & Rauch，2000；Feygin et al.，2006)。我们也知道，强迫症患者在与日常体验和现实的关系中，会持续地投入叙述性的自我参照(取决于 DMN 的活动)。事实上，他们经常投入精细的思考过程与思维反刍，以消极的方式回忆过去或展望未来(例如，过度的责任感、完美主义、想法的过度重要性和强大的思想控制的必要性)，该负面回忆的过程不可避免地会导致强迫症状。

在正念练习中体验到的自我概念类似于当注意力集中在直接体验上时产生的体验性自我意识。因此，正念训练可以帮助强迫症患者解绑两种自我参照模式。正念训练还可以帮助他们更多地激活与自己内在和外在体验相关的自我参照模式，将其从与强迫症的功能失调信念和认知偏见有关的自我叙述中分离出来。事实上，研究表明，虽然聚焦叙事增加了疾病的易感性，但暂时摆脱延伸的叙述，更多地参与自我聚焦的瞬时神经模式，有助于情感障碍和焦虑障碍的治疗(Segal et al.，2006；Farb et al.，2007)。

最后，正如第 1 章所述，杏仁核在威胁探测、伤害回避(LeDoux，2002)和恐惧的唤醒发展(Davis，1992)中起到了关键的作用。当感知到威胁时，杏仁核的过度激活可能会导致强迫症患者对负面刺激的过度情绪反应(Matax-Cols et al.，2003)。有强有力的证据表明，在普通样本(Lutz et al.，2014；Lutz, McFarlin, Perlman, Salomon, & Davidson, 2013；Desbordes et al.，2012)和焦虑症患者的样本(Hölzel et al.，2013；Goldin & Gross，2010)中，正念训练都能适应性地影响杏仁核。

从临床结果到神经影像，许多不同分析类型的研究都证明了正念训练在帮助个体自适应地改变他们和认知、情绪和身体维度的体验的关系方面的有效性。这些改变取决于特定的几个神经生理学系统之间的相互作用(Gilbert & Tirch，2009)。尽管目前只有少数研究直接针对正念训练对强迫症的神经生物学影响，但上面讨论的结果似乎对这一假设提供了直接或间接的支持，即正念练习可以以适应性和功能性的方式影响参与该疾病的神经区域。这些发现也支持认知进化假说，即基于正念的干预与情绪调节系统相关的大脑区域和回路的适应性神经生物学变化密切相关，这些变化的交互作用被假设在强迫症中扮演了重要角色。

通过正念练习，强迫症患者可以学习更好地平衡他们的情感调节系统。事实上，这种练习形式似乎可以适应性地影响与强迫症和威胁/自我保护系统激活有关的大脑区域，驱力、寻求和奖励体系，以及满足/安抚和安全系统，尤其是 PFC、ACC 和杏仁核这些区域

(Gross, 2002；Delgado, Li, Schiller, & Phelps, 2008；Hölzel et al., 2013)。该神经结构更加功能性和自适应性的激活,与满足/安抚和安全系统(与安全、满意、信任、宁静的感受相关联)的增加及更稳定的激活相关,与此同时,也与威胁/自我保护系统(与焦虑、厌恶、愤怒、羞愧的感受相关联)的失活相关(Gilbert & Tirch, 2009；Lieberman, 2007；Davidson et al., 2003)。

正念训练对强迫症疗效的总结

从一个基于正念的角度来看,强迫症可以被定义为一种严重的不正念状态(如注意力偏见、思维反刍、思想-行动融合、过度的责任感、感官体验的自我否定、自我不信任)。以正念为基础的方法可以帮助患者培养基本的正念技能,这可以作为强迫症症状的"解药"(Didonna, 2009c)。综上所述,正念训练可以有以下效果:

- 促进和强化暴露体验,因为正念教导人们去"体验"自己的内在状态,而不是"思考"它们,从而帮助培养一种反反刍和反回避的态度(Segal et al., 2013)。正念提供了一种有效且不那么令人恐惧的与 ERP 干预相结合的方法(即正念暴露),从而降低了中途退出的风险。
- 提高注意力的自我调节能力(学会有意识地观察)(Bishop et al., 2004)。
- 发展对态度的接纳和允许(对问题刺激的非反应模式);帮助强迫症患者体验想法、感觉和情绪的无常性。
- 帮助强迫症患者验证感官体验是强迫性怀疑的"解药"。
- 发展去中心化、去融合化和去认同化的过程和非依赖性的感觉。不需要控制或对内在体验作出反应,并提高自知力(Shapiro et al., 2006；Segal et al., 2013)。
- 发展元认知;防止对闯入性认知和感知体验的二次精细加工或元评估;并增强患者的自知力、现实检验能力和整体功能。
- 培养一种更健康、更实用、更现实的责任感。
- 发展出一种深刻、稳定和持久的自我信任感。
- 抑制或显著削弱强迫症认知偏见和功能失调信念,从而预防或"减缓"表现和维持强迫症的元认知过程,以及情绪和行为反应的激活。
- 预防或削弱威胁/自我保护系统在无害情境中的无效激活。
- 发展自我慈悲和自我宽恕的感觉和态度,以稳定和适应的方式激活满足/安抚和安全系统,调节威胁/自我保护及驱动、寻求和奖励系统的功能激活。

与认知疗法相结合,基于正念的干预可以提供比标准行为技术更全面的治疗,因为其目的不是改变一个特定的症状,而是帮助强迫症患者发展一种不同的态度、心理风格和处理他们整体个人经历的方式。这种变化与强迫症,这一与其他精神疾病共病率高的异质性疾病具有临床相关性。在接下来的章节中,我们将看到,强迫症的正念认知疗法(MBCT)的目的并不是直接改变或挑战功能失调的信念、误解或闯入性思维(强迫症的认知内容），而是改变患者与这些内容的关系，以中和或削弱它们所具有的力量和可信度，最终帮助患者理解和体验思维的真实本质和功能。

以这种方式训练心念可以正常化和平衡威胁/自我保护系统的功能，以更有用的、现实的方式激活它，与此同时，增加满足/安抚和安全系统对无害的内在和外在体验的激活和稳定性。这种训练也可以间接导致某些强迫症的认知内容的变化，因为通过正念训练发展的特定态度和过程，如去中心化（Segal et al.，2013）、去融合化、去认同化、接纳、自我慈悲、放手、不评判以及感知自我验证，能够帮助防止威胁/自我保护系统在无害的情况下激活，从而避免强化强迫性的认知内容。在这个过程中，强迫症患者会很自然地体验到他们的认知是多么的不正常和不现实，从而逐渐削弱和消除这些认知。

综上所述，研究支持正念训练能够发展和稳定与强迫症互斥的心理状态这一假说。15 年以上临床经验和使用 MBCT 干预数百名强迫症患者的观察表明，一般而言，将正念干预整合进强迫症的已有治疗方案中是没有禁忌的，甚至对有严重问题的个体和在不同类型的强迫性领域都适用（也见第 3 章和第 4 章）。

正念训练如何影响强迫症的模型

当患者能够形成与其实际体验相一致的对问题的替代看法时，正念训练可能会有效。根据 Teasdale 等人的研究，当向特定疾病的患者提供正念干预时，无论是在个人还是小组的设置中，和患者分享一个明确的模型，让他们理解疾病的激活和维持因素，以及正念训练在预防和消除这些因素中的潜在作用是尤为有帮助的（Teasdale, Segal, & Williams, 2003）。针对强迫症的 MBCT 项目提供了一个模型，来促进这种理解、提高动机，并通过澄清干预的目标帮助患者更好地投入治疗。

大多数心理模型认为精神疾病的症状围绕着威胁、防御及保护机制（Gilbert, 1993）。如第 1 章所述，强迫症个体倾向于不断激活一组机制和行为来维持和强化障碍，包括威胁/自我保护系统的过度激活（图 1.3）。由于感知到的短期收益（例如，缓解、责任感减轻），安全寻求行为逐渐建立和强化，这些行为也进一步强化了维持该疾病的功能失调的信念（Salkovskis, 1996）。安全行为和策略旨在避免外在和内在威胁，并因此成为威胁/自我保护系统调节的关键。

焦虑障碍和强迫症一样，是因将正常和无害的精神事件功能失调地聚焦于威胁的元认知而得到激活和维持。正念训练在治疗各种形式的病理中（当然也包括强迫症）的临床意义在于，它在一个更高的层次上，在激活和维持任何障碍过程的早期阶段进行干预（Didonna, 2009c）。这意味着，如果考虑图 1.3 描述的模型，我们看到正念可以在触发刺激和个体元认知过程（功能失调的信念、认知偏见、自我信任缺乏）之间的过渡处进行干预，而这些元认知过程正是引起心理压力和安全行为的因素。

为了理解正念如何帮助强迫症患者，参考图 2.1 进行分析。图的左侧描述了强迫症是如何工作的，并解释了元认知过程是如何引导学员将正常和无害的经历解释为危险和威胁的，这反过来又激活了安全寻求行为和令人不安的情绪。根据这种解释（再回想一下

图1.3),强迫症症状可以被视为当人们感知到自己受到威胁,并不断激活威胁/自我保护系统时的正常防御和反应。

当通过规律练习,随着时间的推移,培养和维持这样一种正念模式可以逐步抑制或削弱强迫症认知偏见和功能失调的信念,并最终让它们失去激活的力量。反过来,这也避免了激活威胁/自我保护系统的消极元评估或解释,并最终避免从一开始就引发和维持强迫症的行为(安全寻求行为)和情绪反应。

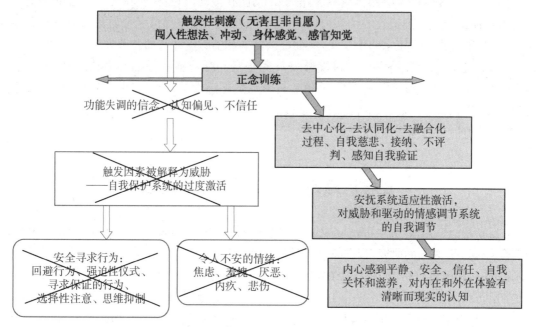

图 2.1　正念训练消除强迫症认知偏见的机制以及对情感调节系统的适应性改变的影响假设

正念是一种体验和存在模式,通过培养这种模式可以抑制、预防或不激活元认知过程(概念模式),后者是会引发患者恶性、自我延续的强迫思维循环和相关反效果的行为(Didonna, 2009c)。在治疗过程中,正念旨在培养和发展认知水平上的观察分离模式,以及自我慈悲(显性或隐性地包含在正念练习中),尤其针对在情绪水平上激活满足/安抚和安全系统,促进自我关怀和自我信任的感觉(Gilbert, 2010;Gilbert & Tirch, 2009)。

Siegel和Germer认为,当人们不处于正念状态时,他们的许多反应都是冲动性的。这些反应要么是本能的,要么是通过奖励、惩罚和/或模仿而形成的条件反射(Siegel & Germer, 2012)。通过正念训练,个人可以学会以一种拉近放大的视角观察他们自动化的刺激-反应过程:他们可以在其出现时体验感觉、想法或情感,然后观察想对其作出反应的冲动,以及接下来公开或隐蔽的行为。一旦他们能够做到这一点,而不是投入这种自动化过程,他们就能够通过练习发展出暂停、呼吸、评估行动是否真的会导致想要的结果的能力(Siegel & Germer, 2012)。

总之,正念练习让强迫症患者以一种自然的方式直接接触到现实,纠正功能失调的解释和信念。他们逐渐获得不一样的态度与观点(一种非评判性的接纳和自我验证的整合），从他们开始有觉察的那一刻起，就能导向正常的内在触发体验（如想法、愿望、冲动、感觉等）。定期练习正念可以帮助强迫症患者培养一种新的心理习惯——搁置他们认为是强迫症引发的任何判断或意义。他们学会观察内心的体验而不去回应或解读它，并接受它的真实面目：一系列无害和短暂的事件，如果他们不做任何事来强化这些事件、为其赋能，这些事件就会消失。

第 3 章

针对强迫症的正念认知疗法课程：
原理、结构和基本原则

当我们无法改变处境时，
我们面临的挑战是改变自己。
——维克多·弗兰克尔

正如导语中所提到的，这本讲义是 20 年来与数百名强迫症患者一起工作，练习和教授冥想（尤其是 MBCT），以及与一些正念和 CBT 领域的前沿专家多次讨论的成果。在开发该项目的过程中，我试图理解在使用 MBCT 治疗强迫症时，什么是最有效的，什么是最无用的。通过在个人和小组治疗中使用正念的试错过程，从实践或练习的类型、心理教育的信息、教师的指导风格、理论框架等方面，我试图找出对有效处理这一挑战的复杂机制最有帮助的方法。在患者、我的助手和同事的宝贵帮助下，我多次分析和修改了课的基本原理、内容和材料，以便创建一种适合大多数这种疾病患者并尽可能对他们有帮助的形式。实际上，在发展这一项目的过程中，我理解到的最重要的一件事就是强迫症患者具有共同点，尽管他们存在不同的症状和现象学。对患者来说重要的是理解这些强迫症行为的起源实际上是非常相似的，如自我不信任、行为和想法之间功能失调的关系、对个人体验的反应倾向、接纳正常的和无害的内部状态的困难。

显然针对强迫症的 MBCT 项目是从针对抑郁症的 MBCT 项目中衍生出来的，尤其是在框架、范围和一些练习方面受其启发，因此可以认为是该模型的后代。尽管如此，用于强迫症的 MBCT 与用于抑郁症的 MBCT 有着不同的理论基础，许多实践、练习、主题和材料已经被修改或添加到针对这一特定临床人群的工作中。例如，行为部分（如正念暴露或基于正念的 ERP）是 CBT 治疗强迫症的一个重要方面，不能被排除在这类疾病的全面有效的治疗方案之外。项目中的自我慈悲部分在正念减压和 MBCT 项目中都有体现，但针对强迫症的 MBCT 项目明确提出将它作为一种正式的练习，并在课中定期教授和实践至少 3 周。随着时间的推移，通过课和居家的高强度练习，这套标准化的治疗计划旨在帮助强迫症患者逐步识别和克服激活与维持其疾病的偏见和功能失调的机制，学习新的有效的策略来消除这些机制，与他们的内在体验发展出稳定和健康的关联方式。

课程次数与时长

针对抑郁症的 MBCT 是为那些已经从急性抑郁发作中缓解的人开发的，而治疗强迫症的 MBCT 是为那些处于疾病急性期的患者开发的项目，因而后者更具挑战性。与标准的 8 周 MBCT 和 MBSR 讲义相比，课的次数和长度有必要增加。为了提供更多的培训和覆盖所有必要的话题，针对强迫症的 MBCT 项目由 11 节小组课组成，每次 3 小时；第 3 节和第 11 节除外，第 3 节课还包括与家庭成员和/或伴侣的部分，持续 1.5 小时，而第 11 次是一整天密集练习与复习的课。

在我们的对照试验中，小组课严格控制在 2.5 小时。然而，我们及其他从业者均已证实，通常情况下将疗程计划得更长更为谨慎和有效。根据小组教师与他们的来访者在每节课中必须做和讨论的内容，我们建议小组教师将课程计划在 3 小时。

小组教师应该利用他们的临床判断，决定在每节课上留出多少时间来讨论议程上的任何特定话题，并保持灵活性，以便他们能对小组当下发生的事情做出回应。

针对强迫症的 MBCT 项目的关键特征

> 我们的患者从来不是因为苦难本身而感到绝望！
> 相反，他们的绝望每次都源于对苦难是否有意义的怀疑。
> 只要能看到其中的意义，人就愿意承担任何痛苦。
> ——维克多·弗兰克尔

针对强迫症的 MBCT 项目主要基于 7 个关键理念（图 3.1），它们支持着基本原理并让该项目独一无二。在带领每节课时，教师要将这些重要的组成部分铭记在心中。

理解

在每节课中，小组和教师会帮助学员逐渐对强迫症是如何工作（如原因、激活、维持因素和机制），以及正念训练是如何有效地干预，用新的健康的、适应性的模式（即与强迫性认知和情感机制及偏见相对的心理风格和状态）取代这些因素和机制，发展出更深刻、更清晰的理解。我经常对学员说，"理解是疗愈的第一步。"小组学员开始意识到他们反复运用来处理令自己不安的内在体验的大部分"解决方案"，反而成为疾病本身——他们所认为的解决方法才是真正的问题所在。然后，他们会更有能力、更有动力地使用和练习基于正念的教导、原则和练习，这些可以被认为是上述"解决方案"的解药，是走出强迫症"隧道"的有效方法。

项目的前 3 节课主要是通过使用心理教育教学和材料、问题形成（第 2 节课），以及通过每节课中的分享时刻，来帮助患者了解强迫症所涉及的基本过程。一些最有成效的理解时刻是在患者在家中或小组课中练习正念时自发产生的；然后通过小组练习和家庭练习的复习，在与他人分享中获得理解。

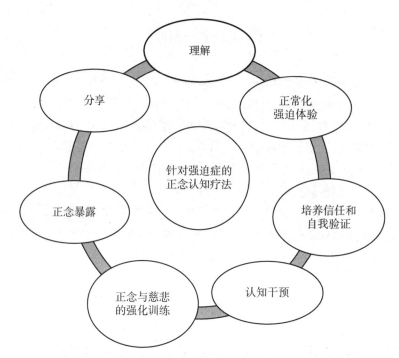

图 3.1　针对强迫症的正念认知疗法(MBCT)项目的关键特征

正常化强迫体验

认知疗法和正念干预最重要的目的和效果之一是使心理障碍患者的问题正常化。强迫症患者来参加这个项目时,通常会对自己的问题抱有过度病态的看法,并且觉得自己永远也不会好转。这种情况会导致畏惧、退缩,并引发抑郁这一次级问题。

通过正常化的过程,学员逐渐看到他们的反应并不像他们之前认为的那样不寻常、奇怪或疯狂(Salkovskis, 1999)。当大多数人认为正常的行为、想法和信念变得极其频繁和强烈时,可能的结果之一就是强迫症的发展(为此课中提出了一些有用的举例、轶事、故事和隐喻)。"正常化"是指帮助项目的学员理解,如果一个人有过和他们一样的生活经历,也有过同样的保护和安全寻求行为,那么他很可能也会发展成强迫症。

治疗强迫症最有效的策略之一是帮助患者对自身的问题形成一种可替代的、不具威胁性的解释,并理解他们只是出于正当理由对特定危险或有害事件的担忧比较敏感。进一步来说,强迫症患者对担忧的反应方式,倾向于增加(而不是控制)闯入性想法的频率和自身的压力水平,并试图消除自身的想法和冲动(如通过检查或过度清洗),所有这些都会对他们的生活质量产生负面影响(Salkovskis et al., 1998;2007; Veale, 2007)。

其目的是帮助学员从认为存在实际的伤害风险转变为意识到真正的问题是对可能伤害的过度担忧,以及这种担忧会因焦虑、厌恶、羞耻等令人不安的情绪得到维持甚至增加。该项目还致力于帮助学员了解,由于他们的担忧是一种认知因素,其与恐惧事件和行为没有直接关联(见第1章关于"思想-行动融合"的小节)。

促进正常化进程的最有效方法之一是再次重申问题的模型/公式(见第1、2和6章)。

通过引导发现和心理教育材料的使用,学员开始了解自身的问题是如何随着时间发展的,以及是哪些因素激活并维持了这些问题。他们开始意识到,当人们持续激活大脑中的威胁/自我保护系统时,激活安全寻求行为、强迫行为和挑战性情绪是正常和合乎逻辑的。他们了解到,这个系统是由不正常的信念所激活的,通过这些信念,他们以危险和威胁的方式来解释正常、无害的刺激和事件(如闯入性想法、身体的感觉、知觉)(见第 6 章,即第 2 课,讲义 5A 和 5B)。通过去中心化、去认同化、去融合化、平衡、接纳、对感官的关注,正念练习可以作为正常化的过程中一个强大的工具,因为它允许学员看到现实是什么,并了解心灵是如何采取无用和适得其反的策略和行为歪曲现实的。

培养信任和自我验证

正如本书在许多章节中所强调的那样,不信任可以被认为是强迫症的一个基本组成部分,也是激活和维持大多数强迫症症状的一个因素。治疗这种疾病最有效的干预手段之一是帮助学员建立起一种真实而成熟的自我信任感,特别是在他们的记忆和感知体验方面,并对他们的内在体验和感官进行自我验证。这方面将在课程中被不断发展,特别是在第 4 和第 5 课中,目的是帮助学员理解哪些因素会导致他们的不信任感,并能够学习新的方法来培养真正的信任感。信任也是一个重要因素,可以帮助患者学会在不采取反作用的保护行为(如强迫仪式)的情况下暴露于强迫性刺激中,并培养出一种对于充满挑战和不适的体验的接纳态度。

认知干预

就像 MBCT 治疗抑郁症一样,认知干预是这个项目的核心部分,并且本项目也提出了一些从认知治疗中衍生出来的练习。这些练习很重要,因为它们向学员展示了想法和感觉之间的联系,并帮助他们学习识别自己所处的思维模式。然后,他们可以选择从概念的、叙述的或过度思考的模式转换到更直接的、感觉的或体验的模式。

与标准的认知疗法不同,MBCT 治疗强迫症的目的不是改变思想的内容,而是帮助学员改变他们与自己的想法、情绪和身体感觉的关系。通过这种视角的转变,患者逐渐认识到,想法,无论其内容如何,都是短暂的、无害的精神事件,不需要改变、僵持、对抗或回避;相反,我们可以从去中心化、去认同化的立场来简化地观察它们,以便看出哪些方法对患者实现其健康目标或满足其健康需求是有用的,哪些是无用的。

此外,通过心理教育和认知练习,针对强迫症的 MBCT 帮助学员更好地理解思维模式,尤其是激活和维持强迫症的功能失调的信念和认知偏见。他们会逐渐意识到,这些认知过程在何时会活跃。当能够这样做的时候,学员就可以脱离它们,通过呼吸或其他集中注意力的方式回到当下,并且可以从一个不同的角度观察现实。

正念和自我慈悲的强化训练

定期练习正念对于帮助学员养成新的心理习惯、态度和状态是必不可少的,这些习惯、态度和状态可以帮助他们：①有效地、直接或间接地应对他们的强迫机制和偏见；②防止或暂停他们通常会赋予触发刺激的任何判断或意义。他们学会观察想法、怀疑、冲动和欲望，接受它们的本来面目，而不对它们做出反应或解释；也就是说，如果患者不强化它们，这些无害的、短暂的事件就会消失。去中心化和接纳也有助于发展一种不具威胁性、更现实、更平衡的内在体验感知。

经常练习自我慈悲和自我宽恕对于逐渐消除或减少强迫症患者经常出现的病态的自我责备、内疚、完美主义和过度的责任感的过度激活非常重要。通过这个过程，他们学会以健康和现实的方式对自己的生活负起全部责任。正念和慈悲心练习帮助患者建立一个稳定的心理状态，可以避免或停止威胁/自我保护系统不必要的激活（例如在感知到的危险并不真实的条件下），并促进满足/安抚和安全系统更稳定的激活（Gilbert，2010；Gilbert & Tirch，2009）。

正念暴露

正念练习本身是一种有效的直接和间接接触内在和外在体验的形式（Didonna，2009c），因为其暗示了不要对这些体验做出反应。因此在整个项目中，学员逐步接受训练，让自己暴露于他们通常会回避、抗争或试图消除的事物中，并保持接触。为了增强暴露的效果，减少负面情绪的激活，本项目提供了正念与 ERP 的一个特定整合（见第 12 章）。通过这种练习，学员可以在正念状态下直接将自己暴露在挑战性的刺激下，通过暂停对闯入性想法或其他触发性刺激的任何解释或判断，让他们如其所是地看待现实。当遇到困难的外在体验时，他们学会尽可能地使用自身的感官，这样就可以预防对这些刺激的任何无用的、适得其反的反应（见第 1 章"安全寻求行为"）。

分享

强迫症患者经常会为自身的问题感到羞愧，或者没有认识到其症状是病态的、致残的。无论哪种情况，他们往往倾向于向其他人隐瞒自己的问题，很多案例会隐瞒很多年，有时甚至是向家人和密友隐瞒。在强迫症的 MBCT 小组中，学员第一次发现，他们可以与其他患有同样障碍的人分享自身的问题，而这一过程本身就可以起到治疗作用。成为强迫症群体的一员可以让人们意识到，他们并不是独自面对这个奇怪的、使人丧失能力的问题。小组可以在困难时刻提供支持，使患者以不同的方式思考问题，获得理解，并得到来自进步最大的学员的有用建议。小组学员也可以在小组课程中以及平时，彼此提供支持和分享。

11 节课项目的原理、目标和主题

和针对抑郁症的 MBCT 一样，本项目的每个阶段都致力于一个特定的、被认为是发展正念技能和克服强迫症的关键主题。课和内容以这种方式精心安排，按逻辑逐步从初始阶段到更实操的阶段。初始阶段的主要目标之一是理解正念和强迫症的主要方面,而实操阶段旨在发展以一种有效和深思熟虑的方式处理强迫症相关的主要问题的正念技能。以下各段分别介绍了每一节课的基本原理、目标和主要议题。

第1课:理解什么是正念

本节课的形式和内容基本遵循抑郁症的 MBCT(Segal et al., 2013)和 MBSR(Kabat-Zinn, 1990)第 1 节的大纲。重点是了解什么是正念,特别是通过核心练习(如"葡萄干"练习和身体扫描),并分享正念的定义及其核心组成部分。这节课强调的是项目的主要目标:帮助小组学员提高他们的觉察,以便能够选择如何对事件做出回应,而不是自动地反应(如仪式)。通过更多地意识到他们的注意力是如何集中在某一事物上,他们将学会注意到自己与身体和想法的独特关系,有意识地将他们的注意力带回当下。

本节课中,学员会有很多机会讨论正念如何成为强迫症的"解药",以及强迫症的强迫机制(如仪式、安全寻求行为)和自动驾驶反应。虽然可能不能明确表达出来,但学员会开始认识到,他们头脑中强迫性的习惯是一种频繁密集的自动驾驶模式,而通过正念关注他们的感官和身体是一种有效的方式,可以安全地回到当下,觉察到现实。该项目还有一个重要的激发动力的目标:学员必须明白,项目的有效性取决于定期参加小组课程,并在课程期间每天在家练习正念。

第2课:了解强迫症以及正念如何起到帮助作用

本节课的重点是讨论并帮助学员理解正念和强迫症之间的关系。简单地说,强迫症可以定义为严重缺乏正念技能,包括认知偏见、思想-行动融合、思维反刍、错误解释、不接纳的态度。通过正念练习和心理教育,患者开始了解激活和维持其强迫症问题(问题模型)的认知机制,以及正念练习如何在有效改变这些机制中发挥作用。

本节课分享的问题模型将情绪问题的认知理论,以及认知进化和神经生物学对强迫症的解释以学员能够理解的方式结合在一起。这样做是为了使强迫症体验正常化。它帮助学员理解,当一个人不断激活威胁/自我保护系统时,安全寻求行为和挑战性情绪是如何合乎逻辑,甚至在预料之中。

在这节课中,学员会分享和了解强迫症的症状、特征,以及典型的强迫症的功能失调信念,以便更好地理解通过该项目哪些方面可以改善。在本节课的开始,学员也会学习到姿势对我们思想状态的影响,帮助身体和心理上做好冥想的准备,以及认识到平衡、稳定和平静的重要性。我们会向他们展示几种冥想姿势,这些姿势可以帮助大脑进入一种平静和存在的状态,让他们获得专注、信任的感觉,扎根于当下。

第3课:帮助家庭成员和伴侣支持强迫症患者

强迫症是一种心理问题,其症状和行为可以直接或间接地影响患者的整个家庭。特别是病情严重的患者,其家庭成员和/或伴侣,可能会长期处于难以忍受的情感和经济负担中,导致沮丧、愤怒、疲惫和无助。应对这种压力迟早会导致他们无意中趋近患者的行为,或者走向另一个极端,产生适得其反的批评和敌意,从而增加不信任感,导致病情的恶化。

出于上述原因,家庭成员和/或伴侣参与该项目对学员的康复很有帮助。首先,他们需要学习如何逐渐改变对强迫症的反应,以帮助强迫症患者理解并接受在项目课之外做出这些改变的必要性。这种与患者及其家庭成员和/或伴侣的心理教育课旨在帮助这两个群体理解及避免"环境阻碍"(即倾向于强化和维持强迫症的家庭/伴侣行为)。

在此节课中,教师给出了强迫症的基本信息,解释了该课程的基本原理,以及强迫症问题的认知激活和维持机制(问题模型),而这通常是会被家庭成员在无意中强化的(例如通过给予保证、参与强迫行为或吹毛求疵)。本节课解释了定期的正念练习如何在改变这些机制中发挥作用,从而带来临床改善。这一点也可以通过与所有学员分享一些正念练习来传达。最后,学员和他们的亲人会学习和讨论在与强迫症患者相处方面什么是有用的,什么是无用的。

第 4 课：理解不信任并培养真正的信任

在这节课中,学员探索并深入理解了他们对自己的不信任及其在强迫症中的作用。然后他们开始学习一些发展健康和真正信任的策略。正如第 1 章所解释的,强迫症可以被定义为一种信任障碍。从这个角度来看,自我信任可以被看作是对强迫症患者的怀疑和担忧最好的"解药"之一。有了这种内在的信任,学员可以开始培养一种更加成熟和现实的责任感,以更大的安全感来处理生活强加给他们的风险,从而能够过上充实的生活,摆脱无谓的恐惧和担忧。

克服不信任的第一步是帮助学员理解其可能的原因。然后,他们就可以带着同情和接纳,开始面对过去的失去、负面条件或未被满足的需求,而这些可能是大部分不信任产生的原因。作为这个过程的一部分,他们也会分析自己在不信任原因问卷中回答的问题,这一问卷会在项目开始之前完成(见第 4 章)。另一个步骤是帮助学员有意识地决定,去停止从事当前任何加强和维持不信任和自我信任缺乏的习惯、行为或机制。静坐冥想,以一种正念的方式将注意力集中在感觉、呼吸、身体、声音、情感和想法上,是一种有助于建立对内在体验的信任的练习。它还能帮助学员在不做出无用反应的情况下应对有挑战性的刺激。

第 5 课：利用感官来培养信任

强迫症患者往往对自己的感觉缺乏信心,也很少关注它们。所以,当他们试图理解现实时,只能依靠自己常常是扭曲的想法和信念。在项目的这一阶段,他们需要增加对如何发展自信心的理解,更重要的是,增强对自己的感官体验、记忆、身体感觉和意图的信任感。

本节课的重点是感官体验,通过验证和使用这些感官来获得对现实的深刻、清晰和真实的认知,从而与自己的感官建立一种新的关系。这种新的关系有助于预防功能失调的认知机制,这种机制不可避免地会导致人们为了应对痛苦和焦虑而诉诸强迫性策略。本节课的第一个练习是正念觉知练习,在这个练习中,学员被引导关注感官体验(特别是视觉、触觉、听觉),像一个小孩子那样看世界,摆脱条件反射和中止先入为主的观念。感知体验验证是一个新的基于正念的认知技巧,也将在本节课中介绍,以帮助学员学习有意识地重视和优先考虑感官及它们所传达的信息,尤其是在与强迫症相关的情况下。这可以让患者与现实生活建立更好的关系,并消除强迫性的怀疑。该练习的目的是训练强迫症患者专注于他们的感知体验,并尽可能地验证这种感知体验的记忆和觉察,用感官信息作为抵御强迫性怀疑激活的对策。本节课向与会者传达的关键信息是,感官是消除怀疑的最佳良药。

本节课提出的静坐冥想会邀请学员有意识地激活并暴露于一种困难状态(如令人不安的感觉、想法或情绪)之中。这是朝着更深入、更直接地暴露于挑战性刺激迈出的又一步。

第6课:与思维建立健康的关系

在本节课中,学员将被更直接和具体地引导,以更深入地探索他们的思维运作方式以及思维在其疾病中的角色。思考是大脑的正常功能,思维是其正常(且可能有用)的产物;因此,思维本身并不是问题。真正的问题是人们(尤其是强迫症患者)与他们的思维和想法之间所建立的独特关系。强迫症患者通常与其想法之间存在挑战性和功能失调的问题。正念训练的效果之一是减少对反应性思维模式(如思维反刍、强迫思维)的认知脆弱性,这些思维模式会激活和加剧个人的痛苦和焦虑水平,并通过安全寻求行为使疾病持续存在。

为了克服强迫症,患者能够做的最有效事情之一,就是在观念和他们与认知内容以及整体思维的关系上,进行逐步而彻底的转变。通过正念练习,学员逐渐意识到,他们可以在与思维、情感和感觉的关联方式上实现根本性的改变,并在总体上与自身思维发展出一种健康且功能良好的关系。学员被帮助在感官传达的信息,认知过程阐述以及解读感官输入的方式之间建立最佳对应关系,从而发展出与现实的尽可能好的关系。

本课的重点是帮助学员更好地理解他们与自己的想法(如认同、思想-行动融合、思维反刍、评判等)的独特关系,并对"有问题的"、令人不安的认知、情绪状态和感觉形成不同的心理风格和元认知态度。这是通过客观的观察、接纳和去中心化来实现的。这种新的态度,与学员通常用来处理这些认知和状态的不适应行为(如强迫、消除等)和体验性回避行为(如寻求保证、回避等)是不相容的。

在这节课中会介绍观察心冥想,来帮助学员从内在状态(尤其是想法)中发展去中心化和去认同化。通过隐喻和意象,这种正念练习提供了心理训练和一个中立观察的过程,而不去评判想法。它还加强了心智的观察成分,从而削弱了思维成分的占比;思维成分通常在所有人的心智中都占主导地位,但在强迫症患者中尤其如此。

第7课:将接纳作为改变的核心步骤

接纳对于强迫症患者来说是一个核心议题:对他们来说,接纳与自身问题相关的体验极其困难,甚至几乎是不可能的,如闯入性或强迫思维,想象中担心未能阻止伤害所造成的后果,以错误的方式做事,令人不安的情绪和某些生理感觉。因此,强迫症患者无法接受潜在的正常、无害和短暂的体验。这种感知的脆弱性导致他们采取重复的安全寻求行为,导致他们形成了具有挑战性的疾病和致残性的症状。

这节课给出的一个关键信息是,当我们抵制、回避或拒绝内心的不适时,反而会极大地增加它,并由此引发痛苦。强迫症是一种特殊的痛苦形式,人们努力抵抗令人不安的想法或情绪困扰,而这样做时他们的病情反而会恶化,而不是让自己从问题中解脱出来。通过培养接纳能力,强迫症患者学会注意到自己内部发生的事件,从而能够如其所是。同时,他们有目的、有意识地放弃任何对这些事件作出反应、回避、改变的企图,无论其内容如何;也不给它们赋予任何意义、解释或判断,抑制任何体验性回避的行为。这种接纳的态度是照顾好自己,以及更清楚地看到什么需要改变(如果有的话)的重要组成部分。

强迫症的主要困难之一是如何学习接受无害和短暂的内部事件。在这节课中,学员被引导去理解什么是真正的接纳,以及接纳如何成为创造有效和稳定的改变的第一步。为了帮助学员培养和发展接受能力,本节课介绍了一种新的重要练习,叫作 R. E. A. L.〔识别(recognizing)、扩展(expanding)和探索(exploring)、接纳(accepting)、放手(letting go)的首字母缩写〕。在这四步练习中,学员开始对他们富有挑战性的个人体验进行深入探索,目的是学习如何逐步和彻底地发展体验,以接纳激活和维持他们问题的内部状态。通过这种正式的冥想,学员直接而彻底地暴露和面对令自己不安的内在体验,学会防止时常激活的、使自己问题持续存在的反应模式。

第 8 课: 正念行动和正念暴露

在强迫症患者中,“行动”模式通常(甚至总是)聚焦于防止伤害,并通过中性化、仪式、寻求保证、思维反刍和安全寻求行为,旨在减少过度的责任感和情绪困扰。此外,由于注意偏见,强迫会作为无意识行为出现,患者的注意力集中在仪式行为上,而不是从仪式或个人通过行为学习到的东西中获得的感知和结果。通过采取正念的状态,即通过不加评判地关注当下,患者越来越能够清楚地了解自己在问题情境中的实际参与情况,以及自己行为的实际影响和作用。

本节课旨在帮助学员理解正念练习如何能让他们发展出更实用的“行动模式”(正念行动)和更现实的责任感。通过正念练习,他们学会在自己的意图和行动之间建立健康的关系;学会走出典型的无意识行为和仪式(强迫行为),并发展出更充分和成熟的责任感。

“意图”是本节课要讨论的一个重要话题。强迫症的恐惧特征通常包括害怕做与自己真实和有意识的意图、欲望和愿望完全相反的事情,尤其是对于那些害怕伤害他人或自己的患者。强迫症患者没有意识到,他们在未来或生活中的任何时刻所做或可能做的事,实际上取决于自己的意图,而不是恐惧。因此,在本课中,学员被引导去留意和反思他们意图的重要性,即他们希望如何对内在和外在的体验做出反应,如何思考并谈论它们等。

这节课包含一个特定的练习——健康意图练习,会被布置为家庭练习,帮助学员每天对自己的真实意图更有觉察,赋予他们更大的力量来影响自己的模式,并培养他们自己所希望的行动、思考、说话和感觉的方式。它还帮助学员了解每天可以采取什么行动来将自己的意图付诸实践。差异技巧是课中讨论的另一个有用的练习,并作为家庭练习布置给学员,它帮助学员更加注意自己的意图,从而建立信任和更平衡的责任感。

在这个阶段,学员更有准备、更有能力在日常生活中直面充满挑战性的强迫刺激和恐惧情境,因此正念暴露(见第 2 章和第 12 章)这一 MBCT 中的核心治疗练习,将在本节课中介绍并作为作业布置给学员。通过这种练习,学员能够在正念状态下面对有问题的刺激和情况,清楚地看到在有问题的情况下到底发生了什么,并防止任何仪式或安全行为。他们可以使用到目前为止所学的内容,关注自己感官与当下的真实沟通,而不会相信随之而来的从他们的头脑中传达的失真信息,从而远离、放开任何闯入性的、可能会破坏他们真实体验的想法。

本节课还介绍了带稳定词的正念行走,它是对经典的行走冥想(见第 8 章)的一种有效整合,学员被邀请在行走和呼吸的体验中,与一些特定的词语或句子[稳定词,梵文中的偈颂(*gathas*)]进行心理连接和同步。这个练习可以帮助学员感到更加稳定,脚踏实地,并在当下保持平衡。

第 9 课: 培养自我慈悲和自我宽恕

任何正念干预的核心组成部分之一都是慈悲心(Gilbert & Tirch, 2009; Germer, 2009; Neff, 2011)。为了帮助学员发展一种对待苦难的不同方法,并学会积极地照顾自己,本节课会将自我慈悲和自我宽恕作为正式的冥想练习教授。教师的态度和互动方式,也就是以友善、温暖和关心为特点的方式,也在整个课程中间接地传递着这些概念。正如 Segal 等人所强调的,慈悲是一种态度和感受,它们在正念训练中已经间接存在并得到培养。教师通过其引导冥想以及在任何时刻与学员互动的方式,体现这种属性并传递给小组成员(Segal et al., 2013)。

通过我自己在这个项目中与强迫症患者打交道的经验,我发现教师个人的温暖和富有同情心的态度是必要的,但不是传递这一项目基本要素和处理学员功能失调的思想和信念,通常是自我慈悲的对立面(例如自责、自我批评、完美主义、过度的责任感)的充分条件。这就是为什么让学员更直接地体验自我慈悲和自我宽恕是很重要的,通过具体的正式练习和实践,可以逐步帮助他们培养一个更温和、柔和、放松、灵活、富有同情心的态度和与自己的关系,对人类的不完美和易犯错的本性有一种深刻而稳定的接纳。

正如第 2 章中所强调的,多位作者认为,自我慈悲和自我宽恕是可以禁用大脑中威胁/自我保护系统并使其失去功能的心理状态和习惯,这一系统通常在强迫症中会被无用地过度激活,尤其是在无害情境中与焦虑、厌恶、愤怒、内疚或不信任的感觉相关联(Depue & Morrone-Strupinsky, 2005; Liotti & Gilbert, 2011; Gilbert, 2009b)。同时,自我慈悲可以刺激满足/抚慰和安全系统的激活和稳定,这与平静、安全、安慰和信任感有关(Gilbert & Tirch, 2009)。

通过自我慈悲冥想,学员开始理解慈悲的基本组成部分对他们自身健康的重要性,并被邀请通过在心里重复真诚地祝福自己的短语,积极地培养一种与自己的温和关系。自我宽恕是一种重要的正念练习,也是一种精神状态和态度,与自我慈悲相关联的是,它可以是几种强迫症机制的有效"解药"。它的目的是帮助学员正常化或减少他们病态的、长期的、无条件的负罪感、完美主义和自我批评感。经验表明,当学员在课程中做到这一点时,他们比课程刚开始时更准备将自我慈悲和自我宽恕的态度融入他们的正念练习和日常生活中。

第 10 课:学会冒险

在这倒数第 2 节课中,我们帮助学员采取进一步的步骤来培养信任,强化成熟的责任感,并增加对威胁刺激和情况的谨慎接触。与此同时,他们继续加强他们在前几周培养的正念技能和态度。

多年来,由于问题的特定性质,强迫症患者,尤其是那些症状较为严重的患者,往往忽视了生活中的各个方面。因此,当他们学习克服与疾病相关的问题时,需要更多地投入到生活中被忽视的重要领域,并通过冒险来挑战自己。这样做的目标是过上充实的生活,防止被潜在危险的空虚感侵蚀,这种空虚感可能导致抑郁状态。为此,学员被要求在其生活中的多个方面计划并实施一些他们一直以来避免去做的"冒险"决定。

学员培养适当的责任感和增强真正的信任感的最好方法之一,是在日常生活中承担有益的、有建设性的风险。这些风险与特定的强迫症无关。学员明确了他们因为恐惧和焦虑而避免的行动和决定,但他们想要改变以克服自己的问题,提高生活质量。这种正念的冒险行为可以增强学员的能力,也有助于防止体验性回避、安全策略和行为。有意识地承担风险还有助于学员克服过度预估恐惧的问题,这种问题在强迫症中经常出现(见第 1 章)。

在我们的一生中,仪式是人类行为中正常而有用的一部分;我们通过仪式来强调事件或成就的相关性,庆祝个人或群体生活中的重大变化,建立日常生活的秩序和组织,向宗教人物或神灵致敬,等等。不幸的是,对于大多数强迫症患者来说,仪式已经成为一个无效的、令人不安的问题,也是强迫症的主要特征之一。

一个看似矛盾的练习——放手仪式,是对强迫症仪式的一味"解药"。它在这节课的最后一部分作为家庭练习进行说明和提出。其有 4 个目的:①帮助学员理解仪式行为在人类所有的文化和社会习俗中的常态和有用性;②对巩固和维持疾病的坏习惯放手;③以健康的方式强化他们的改变;④强化他们承诺进一步改变和定期冥想练习的动机。

第 11 课:以信任的态度面对生活和有效应对障碍——1 天的正念练习与课程回顾

最后一节课将延长至一整天,小组学员将通过强化的正念练习来回顾、总结和强化在项目中所教和学到的东西。学员分享他们在前几周所做的改进、遇到的困难,以及他们能够处理障碍和挑战的方式。学员也被邀请思考他们如何更好地以信任、自信和自由的感觉准备好面对生活。在讨论中强调规律的正念练习的重要性,这是一种保持并继续改善他们已经做出的改变的方法,并能防止复发。

本节课的形式是一种简短的正念静修,学员回顾他们在项目中做了什么,以及在过去的两个半月中做了什么改变。他们还会反思并讨论正念练习是如何帮助他们处理、克服或预防他们的强迫症问题的。学员有大量的空间、时间和机会来分享他们希望交流,或可能需要以比之前的课更深入的方式理解的东西。本节课还提供了一个独特的机会，让学员静默片刻，在此期间请他们避免以任何方式交谈或交流。这些时刻让他们把注意力和精力集中在当下自己的经历上，同时与可能仍然存在的困难保持接触。在这个项目中，如果学员需要与教师分享一些私人的事情，他们也可以要求一个简短的个人辅导。

　　本课程中提出了多个核心练习，交替进行静态或静坐冥想和动态练习，旨在帮助参与者重温对它们的理解并强调其重要性。新的冥想练习也被提出，这些练习有可能帮助学员更好地理解过去 10 周中所教授、学习和分享的内容。公交车司机的练习，是一个基于隐喻的引导想象的练习，灵感来自接受与承诺疗法（ACT）（Hayes，Strosahl，et al.，2012），提供了一个对各种核心主题（图 3.2）和本项目所教内容的有用总结，并提供了让学员对于生命中真正障碍的最佳处理方式的有益自省。"慈悲关系正念"这一练习，是小组学员首次一起做的一项练习，两人一队，坐在对方面前，通过他们的呼吸与对方进行交互接触和联结，以发展对他人的善良和慈悲。最后，还有一个结束语冥想，这是一种释然的仪式，庆祝治疗之旅的结束，并强化在课程结束后将维持练习作为一种生活方式的动力。

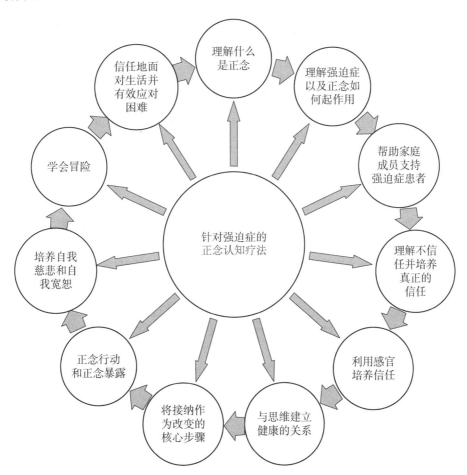

图 3.2　强迫症的正念认知疗法（MBCT）项目的基本主题与议题

课程结构

通常,每一节课都遵循一个标准的结构和时间表以优化时间利用,并以最佳的方式分享内容。以下概述了一节课的典型结构(活动和内容的顺序偶尔会有轻微的变化):

- 静息/静止练习(坐着或躺着进行冥想):这是帮助学员从一开始就把注意力集中在当下的最好方法。
- 回顾练习并分享体验到的困难和收获。
- 家庭练习回顾(课最重要的部分之一),以激励学员每天练习,帮助他们克服可能遇到的任何困难,并报告他们在做作业时体验到的收获。
- 休息 10 分钟。
- 动态练习或激活冥想,通过让学员觉察自己的身体感觉,重新激活、拉伸和放松在静态冥想过程中可能积累的紧张,从而促进身心融合。
- 阅读和分享书面材料,以更深入地察看并更好地理解在课中呈现的内容。
- 阅读和分享与课内容和主题相关的名言警句,以激发学员的元认知过程,促进对课程内容和目的的洞察力和理解。
- 分发课程讲义和尚未分发的材料。
- 布置家庭练习,教师需要说明学员在接下来的一周每天要做的练习和活动,鼓励他们报告和评论他们在做练习时可能有的任何体验。
- 结束冥想,让小组在统一、联结和共享沉默的时刻回想课程中涉及的一切。

随访小组

就像针对抑郁症的 MBSR 和 MBCT 一样,在这个项目结束后,我们强烈建议教师提供一些计划好的,可能是定期的后续疗程。这些可以帮助学员保持正念练习,重新与小组提供的激励环境相连接。这些课程对于处理课程结束后仍然存在的问题也很有用。这个小组可以向所有曾参加过针对强迫症的 MBCT 项目的学员开放。

在我们位于意大利维琴察的强迫症 MBCT 中心,我们通常会定期(每月一次)举行会面。这是一节 2 小时的课,强调练习和讨论。这节课通常遵循一个类似下面的时间表。

欢迎小组学员
静坐冥想(例如观察心,R. E. A. L,自我慈悲)
练习回顾

家庭练习回顾

对于行动/观念的冥想(例如装载和卸载、行走冥想、正念画圈)

休息

静坐冥想

练习回顾

在一个封闭的正念圆圈中正念呼吸

谁有资质带领针对强迫症的 MBCT 项目?

用基于正念的方法治疗强迫症是一项具有挑战性的任务,需要具有临床治疗这种疾病的经验,训练和带领正念小组的经验,以及定期的个人冥想练习。因此,想要接受训练并为强迫症患者提供 MBCT 的心理健康专业人员最好具备以下资质:

- 接受过心理健康方面的培训和认证,如临床心理学家、治疗师和精神科医生,有治疗强迫症患者的经验,或接受过使用有效的治疗模式(最好是 CBT)来帮助这类疾病患者的培训。
- 有经验的正念教师。

为了学习如何使用 MBCT 治疗强迫症,并在小组或个人的环境下有效地实施该项目,未来的教师必须具备以下条件:

- 在有资质的教师指导下,参加正式的强迫症的 MBCT 专业培训课。
- 规律练习正念。
- 以学员的身份参加一个 11 节课的针对强迫症的 MBCT 小组(或其他 MBCT 或 MBSR 小组)。
- 在可能的情况下,寻求并获得已认证的针对强迫症的 MBCT 项目督导师的督导,可以通过现场直播或录制视频的形式进行。

有关强迫症 MBCT 培训的更多信息,请访问网站 www.mbctforocd.com。

引导强迫症的正念认知疗法中的教师风格和治疗关系

> 人本主义方法⋯依赖于每个生物体内自我实现的倾向——
> 成长、发展、实现自身全部潜能的趋势。
> 这种存在方式相信,人类会朝着更完善的发展方向不断前进。
> 我们旨在释放这种积极的前进力量。
> ——卡尔·罗杰斯

　　治疗强迫症最重要和有效的治疗工具之一,尤其是对于比较严重的患者,就是从一开始就培养教师和学员之间的良好关系。建立"合作经验主义"(Beck, Rush, Shaw, & Emery, 1987),让学员在最具挑战性的时刻信任并与教师一起工作,能够降低学员在面对第一个困难时就放弃的风险。这一点很重要,因为强迫症患者在治疗中有很高的退组率。这种关系也有助于培养:①对项目所提出的治疗潜力的信心;②接纳治疗过程中固有的困难,这些困难有时会让学员感到痛苦。

　　从事基于正念的干预的教师最重要的品质应该是具有冥想练习所倡导的品质、精神、原则和态度。在课程期间,教师通过互动和倾听小组成员的方式表达存在感、平静、平衡和慈悲。教师必须全神贯注地进行正念倾听,其特点是热情、关注、善良、同理心、好奇心、认可、灵活、耐心、谦逊,以及激发信任和自信的能力。

　　这些品质中的大部分都与强迫症患者处理自己问题和周围世界的方式形成了直接的对比。这些品质只有当教师定期练习冥想,并且能够按照课传授给学员的原则和态度来生活时,才能学习到这一部分并与他人交流。当教师能够以正念的方式与小组建立联系时,他或她就提供了一个认可性的、无威胁的环境,以及一个安全的基础,让学员能够在其中探索和面对自己的内在体验和问题。通过这种方式,学员可以体验到另一种类型的关系,这种关系通常与先前可能导致或加剧前问题的关系截然不同(Henry & Strupp, 1994; Howe, 1999)。总之,教师的风格及其与学员的关系应提供能够促进改变的必要环境和人际关系。

防止学员争论

　　正如 Salkovskis 所观察到的,强迫症患者有时会在治疗过程中变得有争论或对抗性,尤其是当他们想从治疗师那里寻求保证时(Salkovskis, 1989)。当这种情况发生时,很少能够以一种有效的方式进行干预,特别是当患者停止处理来自治疗师的信息,并开始寻找所提供的信息中的缺陷和不足时。为了预防这种情况,教师应该尽可能地避免被当成老师,采用苏格拉底式的对话方法,主要使用提问,而不是陈述。而通过这种方式,信息便直接来自学员对教师提出的问题的回答。

　　一旦课程有变得对立的风险(例如,当患者和教师开始争论时),教师应总结到目前为止讨论的内容,然后表示患者可能是对的,项目的目标是共同努力去发现事物的真实面貌,而不仅仅是承认某个人是对的。例如,如果患者坚信再检查一次某件事,比如门或煤气,会有所不同,那么这种信念必须作为一种真实的可能性被严肃对待。在这种情况下,可以提出一些问题:"与您过去的经验相比,我们有什么证据? 在强迫症发作之前,或者您失败或放弃仪式化行为的那么多次中,您曾经相信过吗? 我们如何弄清楚这是否为真?"在认知行为疗法(CBT)和正念认知疗法(MBCT)中,教师和患者通过问询和总结的方式定期澄清内容,并共同最终确定什么构成了现实。通过这种引导发现的过程,教师帮助学员以新的视角理解在课程期间分享的经验或在课程外经历的事件,从而解除他们的病理机制,并增加他们的信任感和安全感。正如 Segal 等人所述,"问询过程的核心目标在于提供一种直接体验性学习新方法的机会,帮助我们理解并看待体验,了解我们如何制造痛苦,以及如何从痛苦中解脱出来"(Segal et al.，2013)。

然而,在某些情况下,教师以更清楚、更直接的方式或心理教育的方法提供信息或意见可能更有用。教师可以利用自己的经验和知识来讨论患者可能不熟悉的事情,比如认知、情感、感觉或神经生理过程如何运作,或者强迫性仪式和安全寻求行为的实际效果是什么。当某些学员有时正因为他们的问题,似乎难以理解或跟上小组中的反思时,这种方法特别有用。

正念倾听与指令性、权威性引导

与强迫症患者一起工作,意味着帮助那些经常被漂泊不定的思绪困住并陷入长期心理应对机制的人们。教师的目的是帮助这些人尽可能地与当下保持联系。这并不总是一项容易的任务。为了做到这一点,教师必须采用两种看似对立的方法。一方面,他或她必须以友善、慈悲和尊重的态度来引导课及与学员的对话,让他们通过开放式的问题找到自己的答案和理解。另一方面,为了帮助学员理解他们的问题是如何工作的,以及如何发展一种新的方式来帮助他们克服这个问题,他或她必须是直接和坚定的。这种更坚定的立场是必要的,因为当患者分享自己的经历时,他们往往会被自己脑海中发生的事情搞得不知所措:他们可能会用无用的细节描述事情,试图用"完美的方式"解释事情,或者觉得自己需要比实际情况更多的答案。

当学员在与自己、教师或小组的互动中很明显地激活了其强迫机制时,教师必须学会善意地制止他们。然后,教师必须帮助他们理解正在发生的事情,并尽可能多次地把他们带回到当下。因此,与治疗其他精神障碍不同的是,强迫症患者的症状越严重,教师就越应该在保持热情和同理心的同时给予指导。特别是在项目开始或危急时刻(这在小组课中是比较罕见的),学员需要找到一个受欢迎的、有同理心的、权威的、指导性的参考人物。他们需要有人帮助他们组织和平衡强迫性的体验,这种体验会在他们的生活中造成不平衡和混乱。在课程期间,学员可能会试图满足他们的强迫需求或冲动,通过寻求保证甚至部分和间接的认可,使教师与他们的问题同流合污。在这些情况下,教师有责任以明确和直接的方式指出正在发生的事情。最好的办法是尽可能地使用幽默的表达,帮助患者理解这种尝试是多么的无用和适得其反,它们是如何强化和加剧问题的,以及哪种行为会更健康。特别是在问询和家庭练习回顾中,当患者纠结于细枝末节时,教师可以使用直接、但同时也认可的方式,帮助患者理解他们不必说出他们想说的或者知道的一切,他们的信息已经足够清晰。教师可以解释说,学会接受不确定是很有用的,要知道生活中并不是每件事都能完全被阐明。其中,通过项目而逐渐发展出的一个最重要的信息是,毫无疑问,我们没有必要从无害的思想、情绪和感觉中逃跑。

课程材料

在本项目的每一节课中,学员都会得到专门的讲义,以帮助他们更好地理解课的内容,以及如何使用课程中教授的原则和练习。部分材料灵感来自、取自或改编自原始的抑郁症正念认知疗法(MBCT)项目,以专门用于强迫症患者。然而,也有许多讲义是专为本项目开发的。

如前文所详细介绍的,该材料还包括一系列有关该计划的正念冥想的音频,让学员可以在课间隙在家进行练习。特别是在项目的头几周,如果没有一个声音给予他们明确的指导,学员可能会有一些困难去独自进行冥想练习。他们很容易陷入或被困在走神的思绪中。音频文件可以是一个锚,帮助学员停留在当下,如果他们迷路了,可以回到当下。有关在线音频文件的列表,请参阅第385页。

在家中练习

现在已经明确,投入正式家庭练习的时间与正念和心理功能的变化之间,存在显著的相关性(Carmody & Baer, 2008)。这意味着学员需要有动力并且愿意每天至少花一个小时在家进行正念练习,至少在项目期间是这样。教师还必须定期鼓励学员在家练习,并强调这对改善他们的临床状况和生活质量的重要性。在问询和分享的过程中,应该花大量的时间来讨论学员在家练习时遇到的问题和困难,以及如何解决这些问题和困难。如果每节课的讨论没有足够的时间并得到足够的重视,学员迟早会失去练习的动力,这将不可避免地对项目的结果产生负面影响。这就是为什么要在每节课上为每天定期练习的学员提供时间,让他们分享他们的体验,以及练习对于他们生活的影响。建议学员更好地安排一天的时间,以及如何替换不必要甚至会对正念练习起到反作用的活动。值得提醒的是,强迫症患者通常每天花费2～16个小时专注于他们的强迫思维或强迫仪式,所以他们在家练习的时间总会远远少于他们花在解决问题上的时间。

帮助家庭成员和伴侣进行支持

如上所述,强迫症经常影响整个家庭。特别是在患者症状严重的情况下,家庭成员经常参与强迫症行为;有些家庭成员认为他们是在帮助患者,也有些因为被激怒,或害怕所爱之人的焦虑和愤怒。临床实践常常表明,在治疗过程中,干预的有效性会因在家中适得其反的支持,或家庭成员给患者传达的过分挑剔、不认可的信息而受到损害。这种妥协行为产生了所谓的"佩内洛普"效应。在古希腊史诗《奥德赛》中,奥德修斯的妻子佩内洛普等待了二十多年他才回家。为了保持对丈夫的忠诚,佩内洛普想出了一些诡计来拖延许多求婚者的拜访,其中之一是假装在编织一件裹尸布,并声称当她完成后会选择一个求婚者;每天晚上,她都解开白天编织的裹尸布的一部分。同样,在心理治疗中,在课程中学习到的新反应常常会因为家庭中的共谋行为和态度而被拆解。例如,母亲或配偶可以去检查一个行为的规律性或精确性,以正确的方式帮助患者执行一个行动,同意患者清洁一些物品或房间,或反复检查煤气或锁。通常,强迫症患者会要求家人帮助他们避免一些会引发焦虑的情况或事情,或不断地让他们安心。

很明显,这种与强迫症患者的强迫行为的不自觉的合谋和同谋,通过强化对强迫症的恐惧,阻止强迫症患者将自己暴露在令人不安的环境中,而加重了强迫症。这种串通的家庭行为会限制患者对治疗计划的投入性和依从性。家庭成员也可能产生适得其反的反应,比如对强迫行为的过度批评、愤怒和敌意反应,这会导致患者的压力,增加自责、不信任和内疚,从而加剧强迫症症状。简而言之,患者身边人的行为可以在维持或加重病情,以及无意间破坏治疗方案中起决定性作用。同时,如果他们接受了适当的培训并了解该项目,家庭成员和伴侣是可以在治疗过程中提供帮助、鼓励和支持的。

因此,重要的是从一开始就要识别,在学员生活中的人,特别是家庭成员和伴侣(有时也可能是好友),谁能提供真正的帮助来支持、参与具有挑战性的时刻,以及实施项目的实践和练习。让这些人积极参与治疗计划被证明是一个必要的组成部分,特别是对症状更严重的患者来说;他们可能看起来已经理解并学会了如何在课程中使用某些技巧,但在小组之外却很难有效地使用它们。事实上,在治疗环境中,其效果会让患者在上课的过程中较少表现出强迫症状。

基于以上原因,邀请能够帮助学员的人(包括家庭成员、伴侣等)来与患者进行小组前访谈和第 3 节课是很有用的。如果有必要,还可以进行额外的家庭访谈。

第 4 章

准备进行强迫症的正念认知疗法
以及学员评估

你必须知道,某一原则要成为一个人自己的原则并不容易,
除非他每天坚持并听到别人在坚持这一原则,同时在生活中实践它。

——爱比克泰德(古希腊哲学家)

为小组课程做准备

环境

一旦针对强迫症的 MBCT 课程计划完成,提供一个非正式的环境来开展这一小组课是很有用的。这种设置有助于使学员经常僵化、不灵活和过分追求完美的倾向有所松懈。为了进一步扭转这种趋势,教师和学员可以根据自己的意愿更换座位,并使用不同颜色的坐垫和背垫。房间里物品的摆放也会随着时间的推移而变化。这样的改变可以帮助患者学会放松和有效地工作,而不是在他们试图强加规律性和可预见性时施加完全的控制。

建议在课期间有一位共同教师或助理在场,以便在学员遇到困难时提供帮助和治疗性支持。这些有资质的助教的加入也有助于反对学员的这个观点,即进步是由于教师的所作所为,而不是他们自己的努力。这传达出的信息是,改变的最终责任在于学员自己在课内外的努力和承诺。

在最严重的强迫症病例中,临床经验表明,在整个项目中与学员的其他临床医生(例如,个体心理治疗师或精神科医生)合作是有好处的。这些专业人士可以帮助提高干预的有效性,并将放弃的风险降到最低,这在很大程度上是因为学员在小组或家庭练习中体验到的困难,在外部辅助中会比在小组课中有更多的时间来处理。

在某些情况下,如果学员需要,教师可能会在课外的时间提供帮助。然而,强迫症患者往往会在他们认为对自己或他人有潜在伤害的情况下出现症状,如在家里或工作场所中。这些情境很少出现在治疗环境中,因为治疗的设置通常是保护性的、令人安心的环境。因此,患者在治疗过程中运用技术、治疗态度和治疗原则的能力,与他们在外部环境中的能力看来非常不同。

小组规模

建议的小组人数从最少4人(适用于刚接触针对强迫症的MBCT的教师或一组有严重症状的患者)到最多12人(仅适用于专家教师和没有严重症状的患者小组)。

正如Segal等人和许多MBSR教师所指出的那样,这个小组不应该太小,因为它会很容易回到"治疗"而不是理想的"课堂模式"(Segal et al.,2013)。另一方面,当与严重慢性强迫症患者一起工作时,一大群人可能具有挑战性,有时会很难管理。此外,学员在一大群人中分享和交谈时可能会感到更拘束。因此,最佳人数是每组6~8人。有了这样的规模,课更具有互动性和参与性,教师可以确保所有的小组学员都能积极参与,并体验教师所能提供的最好的学习环境。正如我们将在第二部分中看到的,当个人不能或不愿参加小组课程时,该项目也可以在个体环境中有效开展。

教师和学员的材料

对于第二部分中的每一节课,都有其议程、教师使用的框架,以及学员的课堂讲义。在每堂课之前,教师需要审查议程,为学员准备讲义的复印件,并提供冥想录音的获得方式。教师还应带一个小铃铛或锣来表示每次练习的开始和结束。

房间里应有冥想垫和坐垫,同时也会邀请学员在课开始前准备自己的垫子,这样他们也可以在家庭练习中使用。舒适的椅子对于那些坐在地板垫子上有困难或喜欢坐在椅子上的学员也是必要的。

为何、何时、如何以个体形式实施针对强迫症的MBCT

针对强迫症的MBCT项目主要是在小组课中开发和测试的。然而,这个项目也可以针对个体有效地使用,特别是当下列情况发生时。

何时以个体形式治疗患者

● 患者很难完成小组的日程安排(如由于工作原因)。个体课可以更灵活地安排。

● 患者在群体中十分压抑,以至于无法在治疗过程中参与和分享体验,也不愿意处理该障碍(例如,由于创伤性经历或社交恐惧症)。

● 由于问题的严重性,或需要与治疗师面对、讨论和分享的个人问题,患者需要与治疗师单独相处的时间比小组所能提供的时间更多。

● 由于距离或交通问题,患者难以到达课场地。

● 患者不愿意或没有动力在小组中工作。

当上述条件中有一种可能存在有利改变时,将患者纳入治疗强迫症的MBCT项目就会有可能。对于那些距离小组活动场所很远的学员,可以让他们以视频会议的形式加入小组课。表4.1列出了针对强迫症的MBCT以小组和个体两种形式进行的优缺点。

表 4.1　　以个体或小组形式提供针对强迫症的 MBCT 的优劣因素

个体形式		小组形式	
优势	劣势	优势	劣势
更多与患者分享的时间	干预的花销更高	干预的花销更低	对个体学员来说时间受限
对于患者个人问题(如问题结构)更深的分析	缺少和其他强迫症患者的分享	和其他强迫症患者的分享	小组不能提供对个体需求的深入分析
更多治疗师的帮助以解决个人困难	缺少小组提供的动力因素	小组提供的动力	遇到困难时治疗师的协助水平更低
进一步阐述这些练习的实用性和理论依据的机会	缺少小组的帮助和支持	小组的支持和帮助	较少机会进一步阐述这些练习的实用性和理论依据
更少的禁忌证(例如,个体课程可以被安排得更灵活,环境也不那么拘束)	一些特定的练习在办公室内进行可能会有困难(如正念行走),或在小组外是无效的(如想法和感受练习)	小组提供了一个更合适的环境以练习正念	更多的禁忌证(例如,时间安排不能修改,小组环境可能对某些个体会有限制)

如何以个体形式实施项目

在大多数情况下,个体形式也可以遵循与小组形式相同的议程。然而有一个练习(第 2 节中的思想和感觉练习)需要与他人分享,因此不能以个体形式进行。为了便于说明,该练习可以省略或仅进行描述。

对于个体而言,通常需要两节 50 分钟的课(或一节 100 分钟的课),以涵盖 3 小时的小组课内容和练习。

和小组练习一样,教师提供足够的空间来进行练习至关重要,无论是在地板上进行的练习(例如,身体扫描、装载和卸载练习)还是动态练习(例如,正念行走、正念运动和伸展)。同时,还需要准备背垫和坐垫,以防学员自己没有准备。

小组形式的最后一节全天课可以缩短至 4 小时(每 2 小时休息一次),在此期间可以进行议程中设置的所有练习和实践。关系正念练习,在小组中成对进行,由学员和教师一起练习。

课前评估

正如 Jon Kabat-Zinn 在 MBSR 项目中(Jon Kabat-Zinn, 1990)以及 Segal 等人在 MBCT 模型中(Segal et al., 2013)所建议的,评估患者是否适合参加小组项目,并激励他们参与并坚持下去是很重要的。每位候选人都有 90 分钟的课前个人课程。为了减少访谈所花费的时间,提前给潜在的患者发送一份关于强迫症的 MBCT 项目的描述是很有用的(见本章末尾的介绍性讲义)。讲义提供了对强迫症的解释,项目的基本原理和内容,以及如何和为什么它可以改善强迫症的重要信息。

课前访谈应由具有执照的心理健康专业人士进行,以适当评估强迫症的存在和严重程度,可能存在的共病障碍,以及潜在的会影响患者参加小组项目的人格特质。虽然在文献中没有报道过有效的排除标准(Dobkin, Irving, & Amar, 2012),但极度痛苦的患者需要被仔细评估。实际应用的排除标准如表 4.2 所示(Didonna & Bhattacherjee, 2014; Didonna, 2009d)。如果患者正在接受个体治疗,那么在征得患者同意后,就其问题和是否适合参加该项目与治疗师进行沟通是非常有用的。

表 4.2　基于正念的小组训练的排除标准

- 物质中毒和其他急性混乱状态。
- 严重的认知缺陷或障碍。
- 活跃的急性精神病症状或广泛稳定的妄想状态。
- 严重的精神运动迟滞或静坐不能。
- 双相情感障碍中的欣快感和多动性。
- 急性抑郁发作,无法与治疗师或小组建立融洽的关系。
- 严重或频繁出现的分离性危机。
- 缺乏治疗所需的自知力。
- 动机低。
- 极其评判、敌意,或其他会破坏小组合作能力的不利态度。

注:改编自 Didonna and Bhattacherjee (2014)。

对学员问题的标准化评估

对患者问题的彻底评估始于使用有效的标准化措施。有许多有效的方法可以用来评估强迫症最重要的临床特征和症状以及可能的共病,每一种方法都有略微不同的研究重点和对象。以下只是通常用于临床评估的众多有效措施中的一小部分。这些量表并不是排他的或一定详尽,教师可以选择使用一个或多个测量方法,这取决于具体的情境。

- 耶鲁-布朗强迫症量表(Yale-Brown Obsessive Compulsive Scale, Y-BOCS; Goodman et al., 1989)。这是一个半结构化的访谈,已经成为衡量强迫症症状严重程度的"金标准"。Y-BOCS 表格有两种形式:症状检查清单访谈(检查现在和过去的强迫症状类型)和症状严重程度量表(评估症状的严重程度)。还有一种 Y-BOCS 的自评版本,也显示出良好的心理测量属性。
- 症状自评量表-90 修订版(Symptom Checklist-90—Revised, SCL-90-R; Derogatis, 1994)。该工具用于评估一般精神症状和精神病理维度(如抑郁、精神病性症状、焦虑症状等)。
- SCID-Ⅱ人格问卷(SCID-Ⅱ Personality Questionnaire, SCID-Ⅱ/PQ)。该工具可被用来评估可能的人格障碍共病(American Psychiatric Association, 1994)。

在这个过程中为了节省时间,在会见患者之前,也可以使用自评版本来管理和评分,并在课中与患者讨论结果。对潜在的学员来说，完成不信任原因问卷(causes of mistrust questionnaire, CMQ)也很重要(见本章最后表格 4. 1)。这一问卷应该在面试开始前就进行收集和评分。CMQ 列出了 66 种不同的情境、心理及社会条件，这些情境和条件可能是一个人在童年或青少年时期所经历的，可能直接或间接与成年后的不信任感有关；这些将通过李克特五点量表进行测量。这份问卷是通过分析数百名精神科患者的报告而开发的，他们识别出自己主观感知的不信任原因。课的重点是帮助学员反思问卷中得分较高的情境(4 分或 5 分)，这些情境可能与他们自身不信任感的潜在原因有关。调查问卷会在第 3 节课中返还给学员，以帮助他们理解和反思自身不信任感的可能原因。

在访谈中需获得的信息

● **是什么使这个患者现在来寻求帮助？** 为什么选择这个项目？Segal 等人也提出了这些开放性问题，帮助教师理解在此特定时刻寻求治疗的动机(Segal et al., 2013)。询问是否有来自他人的压力也很有用，如来自精神科医生、治疗师、内科医生或家庭成员的压力。

● **评估患者的问题**。要求对方描述当前的症状和最近一次强迫症发病的情况。

● **病史**。教师应与患者一起，重建疾病的发病过程(慢性或发作性)，以及随着时间的推移，疾病的发展和/或变化方式；同时分析可能的触发因素和当前的维持因素。

● **评估患者的自知力水平**。患者对强迫性思维和仪式的认识程度是高、低还是缺失的？换句话说，患者对问题的严重性以及它如何影响生活的觉察有多强？自知力非常低或缺失(妄想性)是排除标准之一(表 4.2)，表明该患者不适合参与该项目。

● **过去和现在的心理及药物治疗**。教师需了解患者目前是否在接受心理治疗或药物治疗。如果患者正在服药，询问药物的种类和剂量，以了解可能对患者在小组中练习产生的影响。如果患者曾尝试过心理治疗，探寻治疗被终止的原因(如动机低、对治疗的抵抗、与心理健康专家的契合度差、经济或家庭障碍等)以及结果如何。

● **评估共病情况**。正如第 2 章所强调的，三分之二的强迫症患者，尤其是有严重症状的，都有某种形式的共病。与强迫症相关的某些障碍会严重影响项目的有效性。对于严重抑郁症的个例，需要在治疗强迫症之前进行抑郁症的治疗，而对于某些人格障碍(如边缘型人格障碍、反社会型人格障碍)，可能需要其他形式的治疗。

● **与患者分享之前完成的测量结果**。问卷结果，连同上面讨论的访谈问题，将有助于更好地了解患者的心理问题，包括疾病的严重程度、慢性程度和任何共病。

● **家庭关系**。调查是否有任何家庭问题作为强迫症的维持因素，或成为患者参与项目及其有效性的阻碍。另外，是否有任何家庭成员或近亲可以直接或间接参与该计划。如前所述，该计划的一个特点是家庭成员的参与，通常是父母或伴侣，并且第 3 节课是专门为家庭成员开设的。对于年轻或极度严重的强迫症患者，在他们同意的情况下，与其家庭成员或近亲进行课前访谈可能是有用的。

同时，还应评估患者因该疾病可能存在的次级获益。

其他评估任务

● **解释治疗项目的目标、基本原理和有效性**。正念训练可以通过帮助患者培养正念的注意力、接纳、感受的自我验证、自我慈悲、现实的责任感和自我信任来消除强迫症的症状。科学研究表明,正念与 CBT 的结合对于治疗强迫症是有效的(Didonna, Lanfredi et al., 2019;Didonna, Rossi et al., 2019;Bluett et al., 2014;Hale et al., 2013;Hanstede et al., 2008)。

● **增强参与项目的动机和对现实的期望**。对现实的期望是项目成功的重要因素;患者应保证参加全部 11 个疗程,同时每天练习 1 小时左右。为了防止中途退出,必须了解患者参与项目的真正动机和能力。

MBCT 是一个非常密集的项目。其需要那些正受困于功能性障碍的学员投入其中,每天练习多次,以便从自己的问题中得到解脱。不应该假设所有的强迫症患者都有这样做的准备。患者可能是在违背自己意愿的情况下,在他们的精神科医生、家庭医生或因强迫症而精疲力竭的家庭成员的催促下来接受访谈的。学员也可能有不切实际或不一致的期望。例如,他们可能希望只减少某些特定的仪式,而不减少其他的,或是降低仪式的频率。为了评估患者的动机,描述一些即将使用的干预程序(如正念暴露)可能会有用,并解释项目提出的内容绝不是患者无法完成的,且每个步骤都将循序渐进地实施。由于该项目需要大量的投入,缺乏动机很容易导致中途退出或治疗失败。无法补救的低动机是从该项目排除的标准之一。

预备性的动机干预是至关重要的,这样患者就能逐渐理解自己的疾病,并形成改变是现实可行目标的认知。动机干预可以通过传达对项目治疗过程的信任来实现,例如引用临床研究的证据,并解释无论问题的严重程度如何,改善总是有可能的。

也可以向患者指出,与未经治疗的强迫症患者生活在一起的代价,以及每天花在强迫思维和强迫行为上的时间,远远超过了该项目对他们的要求。强迫症会严重影响患者生活的多个方面,如浪费时间和精力,干扰学业和事业,严重影响人际关系和幸福感。相比之下,在这个项目上花费的心理成本和时间微不足道。学员会被要求每周花 3 个小时参加课程,平均每天花 1 小时做家庭练习。

● **评估患者是否愿意在小组中分享自己的意见和感受**。练习结束后,学员之间的讨论和分享是小组课最重要的特点之一。对于那些倾向于逃避自己的内在经历,也不习惯与他人分享自己问题的患者来说,这并不容易。虽然不参与小组讨论不是排除的标准,但对于教师和其他学员来说,帮助那些在课和家庭练习中不分享自己感受的患者是很困难的。这也会使那些患者无法通过小组和家庭治疗寻求解脱的困难持续存在。

如果患者被认为适合这个小组,那么在访谈和每一节课中,教师就会反复尝试激励学员参与到此项目中来。教师会不断提醒小组学员,人生的伟大成就不是靠力量,而是靠坚持。

一旦患者被认为适合这个项目,总结和分享强迫症的认知形成过程是很有用的,能够强调导致、激活和维持这种障碍的因素,以及正念如何有助于消除这些因素(见第 2 章和

第 6 章）。

　　如果患者被认为不适合小组项目，可以建议进行个体课程，以提高患者参加小组项目并从中受益的能力或动机。或者，也可以考虑将 11 节课的项目以个体形式而非小组形式提供。有关在个体环境中实施针对强迫症的 MBCT 的讨论，请参见上文。

　　如果患者尚未接受过药物治疗，适当的药物治疗有时可以改善阻碍患者纳入 MBCT 项目的症状。这可能适用于情况非常严重且具有高度无效性症状和重要共病的强迫症患者。处于严重急性危机中的患者不应参加课程；即使他们在场，也无法专注于课程内容并使自己获益，甚至在完成规定的作业和冥想练习方面有困难，这些情况并不罕见。

　　被排除在外的患者在病情改善或接受其他形式的治疗后，可能适合进行 MBCT 治疗。

针对强迫症的正念认知疗法：一个包含 11 节课的密集式治疗项目

请在课前访谈之前阅读这本讲义。

强迫症以反复出现让人不舒服的想法、画面或冲动（强迫思维）为特征。强迫思维会引发通常是不真实的威胁感，并引发诸如焦虑、厌恶、自责、羞愧等负性情绪。这些情绪会导致不必要且适得其反的重复性行为，被称作强迫行为或仪式行为。这样的行为是为了阻止对自己或他人的伤害，并缓解这些令人烦心的情绪的强度。这些强迫症的行为会对工作和家庭关系造成严重影响，同时也会给强迫症患者周围的人带来痛苦。

研究发现，强迫症患者人数占总人口的 2%～3%，初次发病时间通常在青春期和成年早期。一般来说，闯入性思维、思维反刍和强迫思维是强迫症的主要特征。而大部分强迫症患者和他们所有内心体验（如记忆、感知觉、情绪、身体感觉等）的关系也存在问题。这些有问题的关系在疾病的持续中扮演了重要的角色。强迫症的特征之一就是深入而普遍的**不信任**，尤其是对于他们自己的记忆、行动和感觉。这种不信任强化了强迫怀疑与确认仪式，意图去修复或阻止伤害。随着时间流逝，强迫性仪式变得自动化，患者就无法意识到它们真实的结果和意义。

正念是一种在每一次体验（包括内在与外在）中，将注意力聚焦在当下的能力。其包括对所观察的事物不做出判断与回应，可以看作是一种和许多强迫症状相反的心理状态。强迫性问题可以被界定为一种严重不正念的状态，即意识的缺乏、正念概念的反义词。

本治疗项目融合了当前被认为是对强迫问题最有效的认知行为疗法（CBT），以及被科学研究证明行之有效的长期正念练习。

正念练习可以从根本上改善你与自己的想法、情绪以及身体感觉的关系。就像是通过规律的锻炼可以强身健体一样，我们也可以通过规律的正念训练使心理更加健康。正念通过冥想练习来培养，这种练习训练注意力以及许多其他治疗态度和技能。

练习正念的人会学习如何以不失真的方式看待事物本来的样子。仅仅是意识到内在和外在正在发生的事情，便是从精神忧虑和难以管理的情绪中解放、获得自由的第一步。

本项目将如何帮助你？

它可以帮助你：

- 了解强迫症，理解是什么激发和维持了疾病；理解强迫思维是如何引发压力，以及为了减轻压力而做出的努力是如何加重症状的这样一个恶性循环。
- 改变导致强迫性问题的心理习惯。
- 通过意识到什么是真实的，什么是脑海中的想象，学会立足于当下并与现实保持联系。

- 发展出识别及有意识地接纳不想要的想法、情绪和感觉的能力,而不是用你通常的方式来反应;强迫思维和强迫行为只会维持症状。
- 观察你内在和外在的体验,而不加以评判。
- 和你的想法培养一种健康的关系,使它们成为生活的有用工具而不是你的敌人。
- 培养一种现实的信任感,这是对抗强迫怀疑最有利的"解药"。
- 逐渐地有意识地面对使你恐惧的情境,而不采取任何仪式行为或是回避。你会通过正念暴露学会如何做到,这对于战胜恐惧来说是一个有效而持久的治疗过程。
- 对你的行动和意图培养有力的意识,从而对你自己及外界发展出更现实和成熟的责任感。
- 以疗愈的方式关爱自己的痛苦,从罪恶感中解脱,接纳作为人类的局限。

对项目的承诺

改变心理习惯和行为并不容易,需要时间、热情和持续的努力。为了在此项目中获得成功,从一开始就要承诺参加所有课程并在家中规律练习。

该项目包括每周一次,共 11 周的课。第 1、2 和 4~10 节课均为每节 3 小时。第 3 节课与家庭成员和伴侣一起进行,持续 1.5 小时。第 11 节课为全天课程,持续 8.5 小时。

家庭练习每天大约需要 1 小时,每周进行 7 天。

在第 3 节课中,项目学员会与想要帮助他们的家庭成员会面,目的在于帮助家庭成员更好地理解强迫症,并对如何支持治疗项目中的学员给出建议。

关于此项目的信息

教师:＿＿＿＿＿＿＿＿＿＿＿＿＿＿＿＿＿＿＿＿＿＿＿＿＿＿＿＿＿

学员人数(最多 12 人):＿＿＿＿＿＿＿

地点:＿＿＿＿＿＿＿＿＿＿＿＿＿＿＿＿＿＿＿＿＿＿＿＿＿＿＿＿＿

日期和时间:＿＿＿＿＿＿＿＿＿＿＿＿＿＿＿＿＿＿＿＿＿＿＿＿＿

材料:您将收到用于阅读和家庭练习的讲义,以及引导您完成练习的音频录音。您的教师会给您具体的指导,告诉您如何使用这些录音。

您应穿着舒适的衣物参加课程,并带上一个垫子和一个硬坐垫,这些也可以在日常家庭练习中使用。

表格4.1

不信任原因问卷(CMQ)

姓名: ＿＿＿＿＿＿＿＿＿＿＿　　　　　**日期:** ＿＿＿＿＿＿＿＿＿＿＿

指导语:请根据你的童年和青春期(0～18岁),确认是否存在以下状态(经历、事件、态度、行为、感受等),并且评价哪种程度符合你的实际情况,在合适的方框中打钩,从1("完全不符合")到5("完全符合")。

	完全 不符合	不符 合	不确 定	符合	完全 符合
1. 他人不相信我	1	2	3	4	5
2. 不被容许犯错或做出自己的选择	1	2	3	4	5
3. 很少从家庭成员或照料者那里获得保护	1	2	3	4	5
4. 当我告诉别人想法和感受时,他们不相信我	1	2	3	4	5
5. 被赋予太多的责任(如不得不照顾父母或兄弟姐妹)	1	2	3	4	5
6. 选择和决定依赖于其他人	1	2	3	4	5
7. 遭到身体上的虐待	1	2	3	4	5
8. 重视的人对我做出承诺,但最终并未守信	1	2	3	4	5
9. 遭到言语上的虐待	1	2	3	4	5
10. 经历过重要的丧失,如父母的死亡或离异,或失去其他重要的人	1	2	3	4	5
11. 被重要的人背叛过	1	2	3	4	5
12. 父母(或其他照料者)对我撒谎	1	2	3	4	5
13. 孩童时期,人们对我要求太多	1	2	3	4	5
14. 我对自己要求太多	1	2	3	4	5
15. 家庭成员以不同的方式对待我	1	2	3	4	5
16. 缺少好的榜样	1	2	3	4	5
17. 做的事不会被夸奖	1	2	3	4	5
18. 真正的自己不被接受	1	2	3	4	5
19. 被重要的人抛弃	1	2	3	4	5
20. 有很多失败或不够成功的经历	1	2	3	4	5
21. 在第一段亲密关系上存在困难	1	2	3	4	5

	完全不符合	不符合	不确定	符合	完全符合
22. 常常被别人（如兄弟姐妹或其他同龄人）比下去	1	2	3	4	5
23. 感到不被重要的人支持	1	2	3	4	5
24. 对重要的人感到失望	1	2	3	4	5
25. 有过创伤经历	1	2	3	4	5
26. 目睹发生在其他人身上的创伤经历	1	2	3	4	5
27. 被其他人拒绝或排挤过	1	2	3	4	5
28. 因为不是自己的过错被责备	1	2	3	4	5
29. 被羞辱或嘲弄	1	2	3	4	5
30. 被同龄人欺负	1	2	3	4	5
31. 感到被重要的人抛弃	1	2	3	4	5
32. 频繁地被批评	1	2	3	4	5
33. 感到被误解	1	2	3	4	5
34. 因为对别人造成严重的伤害而内疚	1	2	3	4	5
35. 感到不被人所爱	1	2	3	4	5
36. 被以不公平或不正当的方式惩罚	1	2	3	4	5
37. 遭到情感上的虐待（包括侮辱或威胁）	1	2	3	4	5
38. 感到不被倾听	1	2	3	4	5
39. 从重要的人那里接收到负面或批评的信息	1	2	3	4	5
40. 感到被忽视	1	2	3	4	5
41. 家庭环境中不会用肢体表达关爱	1	2	3	4	5
42. 有身体的瑕疵或残疾	1	2	3	4	5
43. 父母是不安、神经质或忧虑不安的	1	2	3	4	5
44. 12 岁前曾被长时间单独留下	1	2	3	4	5
45. 从重要的人那里接收到不一致的信息	1	2	3	4	5
46. 经历过与父母分离，或是长时间的分离威胁	1	2	3	4	5
47. 说出事实时不被人相信	1	2	3	4	5
48. 父母（或其他照料者）说我的想法、感受或感觉是错误的、不好的或不合适的	1	2	3	4	5

	完全不符合	不符合	不确定	符合	完全符合
49. 因为对别人造成严重的伤害而内疚	1	2	3	4	5
50. 觉得自己并不被重视的人所需要	1	2	3	4	5
51. 父母对我过度保护	1	2	3	4	5
52. 感到被重视的人欺骗	1	2	3	4	5
53. 家庭成员以低龄的方式对待我	1	2	3	4	5
54. 感到不被尊重	1	2	3	4	5
55. 没有被给予清楚的规则和限制	1	2	3	4	5
56. 没有被鼓励去寻找我的天赋	1	2	3	4	5
57. 家庭环境缺乏情感的口头表达	1	2	3	4	5
58. 当表达我的偏好或选择时,他们不会考虑	1	2	3	4	5
59. 目睹过许多争吵和家庭暴力	1	2	3	4	5
60. 12 岁前我曾和父母分离很长一段时间	1	2	3	4	5
61. 总是被我的家庭成员不断地责备	1	2	3	4	5
62. 重要的人不信任我	1	2	3	4	5
63. 家庭中有很多不能说的秘密或重要的事情	1	2	3	4	5
64. 被隔离在同龄人之外	1	2	3	4	5
65. 在童年或青春期长期受疾病折磨	1	2	3	4	5
66. 在童年或青春期,我的父亲和/或母亲患有严重且长时间持续的疾病	1	2	3	4	5

第二部分

针对强迫症的正念认知疗法课程

第5章　第1课：理解什么是正念

第6章　第2课：了解强迫症以及正念如何起到帮助作用

第7章　第3课：帮助家庭成员和伴侣支持强迫症患者

第8章　第4课：理解不信任并培养真正的信任

第9章　第5课：利用感官来培养信任

第10章　第6课：与思维建立健康的关系

第11章　第7课：将接纳作为改变的核心步骤

第12章　第8课：正念行动和正念暴露

第13章　第9课：培养自我慈悲和自我宽恕

第14章　第10课：学会冒险

第15章　第11课：以信任的态度面对生活和有效应对障碍

第 1 课:理解什么是正念

真正的发现之旅不在于寻找新的风景,而在于用新的眼光看待世界。

——马塞尔·普鲁斯特(20世纪初著名法国小说家)

关于本节课

本次是针对强迫症的正念认知疗法(MBCT)的第1节课,也是小组的第一次会面。本节课的主要目标是帮助学员了解什么是正念,并且开始探索正念的作用。正念不仅能帮助强迫症患者,也能帮助他们处理与内在和外在体验的关系(见"第1课-讲义1")。教师需要创造出欢迎的、积极的环境以促进小组学员分享评论、困惑、困难、情绪以及其他感受。邀请学员在课开始前,提前来到小组是非常有用的,这可以帮助他们熟悉环境和即将共同完成课的其他学员。

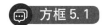 方框5.1

第1课议程

主题:立足当下,是朝向自由的第一步

概 要

这一节的框架是依据针对抑郁的正念认知治疗(Segal, William, & Teasdale, 2002)和正念减压疗法(Kabat-Zinn, 1990)的第1节课设计而成的。重点是理解什么是正念,开始理解它如何能成为强迫症的"解药",理解强迫机制(如仪式、安全寻求行为)和自动驾驶的关系。

通过本节课的练习,学员可以意识到我们心智走神的倾向性。不断地把自己从走神的状态带到当下,就是正念的练习方式。

课程大纲

❑ 课程介绍

- ❑ 引导学员进入本节课并制定基本规则
- ❑ 学员结对做自我介绍
- ❑ "葡萄干练习"
- ❑ 讨论"葡萄干练习"
- ❑ 正念和自动驾驶
- ❑ 休息
- ❑ 身体扫描练习
- ❑ 讨论身体扫描练习
- ❑ 阅读和讨论第 1 课名言警句
- ❑ 正念呼吸
- ❑ 分发学员讲义并布置接下来一周的家庭练习
  - ❑ 身体扫描——一周 6 天
  - ❑ 正念呼吸——一周 6 天
  - ❑ 用正念的方式每天做一件事
  - ❑ 阅读第 1 课讲义
- ❑ 以聚焦于呼吸的正念圆圈结束

材料和资源

● 碗 1 个,葡萄干,勺子 1 个

课程简介	身体扫描	正念呼吸练习
(音频 1)	(音频 2)	(音频 3)

学员讲义

第 1 课-讲义 1:第 1 课摘要——立足当下,是朝向自由的第一步

第 1 课-讲义 2:针对强迫症的正念认知疗法的小组基本规则

第 1 课-讲义 3:正念的定义

第 1 课-讲义 4:第 1 课名言警句

第 1 课-讲义 5:第 1 课课后一周的家庭练习

第 1 课-讲义 6:第 1 课家庭练习记录表格

课程介绍

作为课程的开始，教师可以将本项目比作小组学员的一次旅程，开始了解自己面对的问题，探索自己的身体和想法如何作用，以及寻找解决挑战性问题的新方法。理解这些是发展出稳定持久的幸福的第一步。尽管在本项目中，教师会引导这个旅程，但是在开始的时候需要强调，小组学员才是促成进步的最重要的因素，即只有积极参与到课程中，并且每天完成正念练习才会有所进步。

引导学员进入本节课并制定基本规则

教师强调本项目的目标是帮助小组学员提高他们的自我觉知，让他们有能力选择对事件如何回应，而不是自动地进行反应（如仪式）。通过更多地觉察自己的关注点和集中注意力的方式，以及有意识地将注意力重新聚焦到当下，他们可以实现这样的选择。

本节的重点是帮助学员理解什么是正念。教师解释说，当我们能够识别出我们思维自动驾驶的倾向，然后反复地让我们的思维回到现在时，我们就处于一种正念的状态。

在本节课中进行的练习将有助于学员意识到他们如何与来自他们身体和大脑的信号相关联，并学习安全回到当下的新方法。通过这些练习，学员将开始看到正念如何成为他们强迫症和仪式的"解药"。他们也将开始理解强迫机制（仪式、强迫、回避）和自动驾驶模式之间的无意识的关系。

此外，教师需要明确关于保密和隐私的基本规则（参见"第 1 课-讲义 2"）。

学员结对做自我介绍

教师邀请学员结对并互相自我介绍，包括说出自己的名字，解释来到这里的原因，并描述希望从这门课中获得什么。然后，他们作为一个整体回到小组中，分享问题（我为什么在这里？我期望或希望从这门课中获得什么？）的答案。后一个问题将在最后一节课中重新检查，以帮助学员理解他们从课中获得了什么。

葡萄干练习

Jon Kabat-Zinn(1990)创编的"葡萄干练习"非常适合在项目的开始作为正念的导入。它不是正式的，也不会花费很长时间，并且能让学员体验到由于心智的不断游走，将注意力集中在一个物体上是多么困难的事情。当我们的心智游走到过去或未来时，就好像掉进了自动驾驶。

葡萄干练习提供了一个机会来讨论自动驾驶和强迫症机制之间的关系。虽然没有明确的表达，但学员可能会开始理解，他们大脑的强迫性习惯是一种高强度的自动驾驶。关注感官可以是一种停留在当下，体验现实本来面目的有效的方式。

作为本项目的首次正念练习，可以帮助对正念的有效性持怀疑态度的学员去理解，正念总体上是一种带着好奇和善意调节注意力的健康方式。在正念进食的过程中，就像本课中的所有其他练习一样，重要的是教师要引导学员慢慢地融入，并传递一种温暖、温柔和善良的感觉，以及对内在和外在体验的任何方面的真诚好奇。进行葡萄干练习的分步过程如方框 5.2 所示。

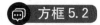 方框 5.2

葡萄干练习

带领者端着 1 碗葡萄干在房间里走一圈，将其用勺子分发到每个学员的手上（每人 1 颗）。在整个练习过程中，带领者应将葡萄干称为"物体"，以免学员对体验产生任何预期，或影响学员对葡萄干的看法。带领者可以说出如下内容：

现在，我会在房间内走动，把一个物体放在你的手掌上。当你观察和感受这个物体时，请尽可能采用温柔和天真的方式保持好奇。例如，你可以想象自己刚从另一个星球来到这里，在你的一生中从未见过这样的物体。

托起

首先，用拇指和食指拿起这个物体，或者放置在手掌心。

观察

现在，花一些时间去真正地观察它，带着你的关注和全部的注意力去凝视这个物体。用你的眼睛探索它的每一部分，仔细查看它亮处的光泽，它暗处的沟壑，它的褶皱和隆起，以及它任何不对称或是独一无二的特点。

触摸

在某个时刻，你可以用手指翻转物体，探索它的纹理，或许闭着眼睛可以让你的触感变得更敏锐。感受它的厚度、光滑度，它的粗糙、柔软或是坚硬。

想法

注意你对这个物体的任何想法，也许是喜欢或不喜欢的评价，或者是关于你此刻正在做什么的想法。

闻

慢慢地将物体放在鼻子下面，首先选择一个鼻孔，每次吸气时，感受你可能感觉到的任何气味、香气或芬芳，这样做的时候留意你嘴里或胃里可能发生的任何有趣的事情。如果能增强嗅觉的话，也可以闭上眼睛。然后将物体放到另一个鼻孔下面，注意嗅觉是否与刚才一个鼻孔的嗅觉有所不同，是更强还是更弱了。

听

当你准备好时，可以选择将物体轻轻靠近一只耳朵，然后用指尖开始摩擦它的表面。留意来自这个物体的声音。

放

现在，慢慢地将这个物体贴近你的嘴唇，注意你的手掌和手臂是怎样准确完成这个动作的。轻轻地把这个物体放到你的嘴里，先不要咀嚼，注意这个物体最初是怎样进到你的嘴里的。花一些时间用舌头去探索它在嘴里的感受。

尝

当你准备好咀嚼这个物体时，留意需要从哪里下口。接下来，咬上一到两口，有意识地去关注接下来发生的结果，当你继续咀嚼时，去体验从它身上散发出来的丰富味道。现在还不要吞进去，去慢慢感受在嘴里的味道和口感，以及食物本身随着时间发生的变化。

吞咽

当你觉得准备好吞下这个物体时，看看是否能在吞咽的意图出现时就觉察到它，这样在你实际吞下这个物体之前，你就已经有意识地体验到了。

后续

最后，检查一下你是否能够感觉到该物体进入胃里之后留下的感受。在完成本次正念饮食的练习之后，将你的身体作为一个整体去体验和感受。

注：来自 Williams, Teasdale, Segal, and Kabat-Zinn（2007）。

讨论"葡萄干练习"

练习结束后，教师引导学员讨论他们的情绪、想法、感受、冲动等。作为对练习的回应，要以一种不评判的、专注于当下的姿态，以灵活的方式欢迎学员的任何描述。教师可以提出开放式的问题或提供有用的信息，对正在分享的内容保持真诚的兴趣。

学员可能会分享迥异的或类似的经历。这些有助于小组理解心智的一些基本特征，以及强迫症患者的心智的一些特定倾向。

以下是某个强迫症的 MBCT 小组内学员的一些评论和问题。

教师：现在我想邀请大家分享你们对这次体验的印象。有人想对你的体验发表评论吗？

乔治：是对一个小的日常事件进行了缓慢而全面的分析。

爱丽丝：我专注于理解我手里的东西和能用这个东西做什么。有某个时刻，我无法吞咽它，因为一个关于吞咽的想法以及与食物相关的强烈的恐惧阻止了我……我害怕出现吞下它之后没有能力处理的情况。

教师：所以，你对于信任有一些困难？

爱丽丝：是的，当我无法控制自己在做什么的时候。

爱德华：我尝了尝，味道很好。继续看着葡萄干，我看到了一个狼的头——我决心要在里面看到些什么的。我注意到它有较亮和较暗的区域，但我想在其中看到图像。然后我就觉得应该很好吃，就是这样。

教师：为什么你有这么强烈地想要看到一些东西的需要？

爱德华：因为当我把它压扁的时候，里面好像有什么东西。

伊莎贝尔：把注意力集中在这葡萄干上，转移了我对于其他东西的注意力。

教师：你是否一直将注意力集中在这个物体上？

伊莎贝尔：不……当然不是，我也经常走神。

教师：你走神的时候发生了什么？

伊莎贝尔：我会把我的注意力带回到物体上。我试着按照指导语去做。

教师：发生这种事的时候，你有没有意识到你的大脑在走神？

伊莎贝尔：是的，但不是每次都这样。

朱莉娅：当我按照这些步骤品尝它之后，与按照平时的方式吃相比，味道会有所不同。味道更浓了。

教师：非常有趣。所以，当允许自己停留在物体上的时候，你会更强烈地体验它。

妮可：我的想法总是很满，我注意到自己很少品味事物。我试着回到那个物体上，但过了一会儿我又一次迷失了自我。

安德鲁：起初，当我手里拿着葡萄干时，我陷入了强迫思维，觉得手脏，但当我咀嚼它时，我注意到了咀嚼和嘴里的感觉。当物体在外面时，我很难保持注意力集中。我告诉自己，我的手并不脏，但这个想法一直试图分散我的注意力。

乔治：我起初很好奇，因为我不理解那是什么；这并不是评判，因为我没有将它与任何东西作比较。与此同时，仍有一些干扰性的、无用的想法，或其他一些东西，试图分散我的注意力并让我担心，例如，"我这样坐着感觉不舒服"。我把这种想法视为我必须做的事情的障碍。

在讨论过程中，大多数学员表示他们认为葡萄干练习是一次丰富的体验。他们也注意到自己倾向于掉进自动驾驶，并再次陷入强迫思维。

多米尼克：是的，发生在我身上的事是我以前从未注意到的。当我把葡萄干送到嘴边时,我注意到我的唾液增加了,我很惊讶。以前吃饭时,我从来没有注意到这一点,可能是因为我一直在无意识状态下吃饭,没有注意自己在做什么。这是我注意到的最主要的事情。

刘易斯:我要说的可能没有什么关系,但是当我用葡萄干碰自己的嘴时,我想到了我正在家中的 4 个月大的女儿。今天早上我们在一起,我们开始给她吃水果,所以我想到了她。我注意到的另一件事是,我们吃饭时通常不会用到所有的感官;这很不一样。

教师:所以,大脑会自发地与过去、未来或其他领域建立联系。这是另一个重要的问题。

丽莎:我觉得有点难,因为我做过这个练习,因为我知道重点是什么,我很挣扎啊,比如在视觉方面。我想到的是,"这是一粒葡萄干",我无法看到细节。所以我努力去观察物体上的光和阴影,它是否发光……我想说的是,与我们的大脑已经知道的东西(葡萄干是什么)相比,关注事物的真实面目并不容易。所以,这一次我试着看清它的本来面目,尽管我意识到我的大脑在告诉我它是一粒葡萄干。甚至当我吞下它的时候,我也试着去感受它进入喉咙的感觉和它的甜味。我也注意到了我的唾液和它的味道——我真的感觉到了。但有趣的是,我们已经习惯了用一个名字和一个标签来定义事物,因为这是我们被教导的,而不是对我们关注的对象的记忆,注意到它的亮度、味道、颜色和特征,并赋予这些方面价值。

教师:你说的很重要。我们有多少时间是在真正与此刻的体验相接触,而多少时间又在与我们的想法相处? 想法把我们带到了与当下的实际经历毫无关系的地方。这就是和当下正在发生的事情保持联系,与聚焦于我们的大脑告诉我们的正在发生的事情,两种方式之间的区别。

弗雷德里克:我注意到了手里拿着葡萄干的美妙之处。这是一个走神,但我相信这是积极想法,因为我认为得到一些东西是多么的愉快,这和所有得到礼物时的反应一样。然而,它仍然可以被认为是一种走神。所以我不得不使我的眼睛回到葡萄干上来,所以也许大脑不会总是把我们引向一些消极的东西。

教师:我们经常会把心念这个有用而强大的工具变成一个问题,一个敌人。但是,心念绝对不是敌人,它是为我们服务的工具。问题是我们如何使用我们的心念。心念就像一匹我们必须驯服的野马,但我们不能通过鞭打它来做到这一点;我们需要以极大的善意和尊重对待它。有时,给出坚定、果断的指示是有益的,但最重要的是,我们必须让它感到平静和自在。这就是我们想通过正念练习达到的。

记住:如果你对自己的想法、情绪和生理感觉有攻击性或惩罚,它们会增加;如果你对他们温柔善良,他们会自行消失,而且通常很快就会消失。

那么,这次吃葡萄干和你们平时的方式有什么不同?

乔治:当我吃饭的时候,几乎不知道我在吃什么。我的心念在别的地方……我可能会和坐在一起的人说话,但更多的时候我会想到自己的担忧和恐惧。

劳拉:当一只动物接触到一个它不知道的物体时,它会本能地做些什么,比如绕着它走,嗅它,摸它,试着品尝它。我为什么这么说? 根据我的经验,我经常面临这样的选择:要么本能地探索某件事,要么基于经验、谨慎、记忆、恐惧等来探索它。有时,这种选择会让情况变得复杂，因为本能和简单的事情会因为计划而变得复杂。我的强迫性计划有时会成为一种负担，但也有时是一种帮助。我很难知道是否要听从某些想法，这比我面临的问题更让我害怕。我想说的是，当我不确定是否要吃不熟悉的食物时，我通常会选择不吃，而不是随着本能吃下它，因为我认为它可能有毒。当然在这种情况下，它没有毒；它只是一粒葡萄干，但这时我赋予了它意义。另一件事是，你必须努力保持头脑清醒，使自己的注意力不要游走到他处，但是当你迷失的时候，你并不知道该做什么或什么是重要的。所以，我想我需要在这方面下功夫。这并不容易，但我想现在说出来可能会有用。

教师：谢谢你，劳拉。你所说的非常重要。愿意说一说当我让你把葡萄干放进嘴里的时候，你有什么感受吗？

劳拉：我觉得这样做不对，我意识到一个自己通常会有的想法，但我也是在完全意识到的情况下这样做的。

教师：我想说的是，这些练习中没有强制性的内容，重要的是你要始终意识到决定做还是不做某事。我们在小组中，或者当你在家进行练习时，所做的、所想的、所感觉到的，这些都没有错。重要的是，我们把注意力引向我们正在做的事情，什么意图在引导我们，以及在那一刻我们内心触发了什么情感和身体感觉。

你们觉得这个练习对你们的问题有什么帮助吗？

罗伯特：因为吞咽是我问题的一部分，也就是说，我需要注意每一个落下的食物颗粒，它是否按照我想要的方式落下。我可以通过这个练习以不同的方式观察事物。我能感知食物颗粒的实际路线，而不是我对它的想法。

劳拉：我想我们常常没有看到事物本来的样子，而是我们的想法、记忆、联想或情感让我们看到的样子。有时我会感到紧张或焦虑，我倾向于在吃东西的时候注意到某些事情。例如，它是如何烹饪的，或者它是否让我想起了过去的事情。有时我不舒服，我会想起其他不舒服的时候吃了什么。我健康的时候也是这样，我记得我健康时吃的其他食物。有时我不想吃某种食物，可能并不是因为味道，而是有其他的东西困扰我，比如它的颜色、质地、外观，或者可能是因为它让我想起了过去的一些消极的事情。我认为我们通常无法独立于想法、记忆或联想来做事情或体验它们，这取决于当时的情况和我们对事物的看法。这个练习可能会帮助我们尝试改变我们看待现实的方式。在这种情况下，我们是针对进食来做的练习，但我认为我们也可以将这个原则用同样的方式应用到我们的问题上。

在这部分的讨论中，很明显劳拉主导了小组对话。尽管她正在分享和讨论相关的想法，但此时教师需要以一种亲切而坚定的方式打断她，尤其是她可能带着好意分享，却没有意识到自己正在主导。如果教师不干预，可能其他学员分享的意愿会降低，甚至觉得自己不能分享，因为他们无法腾出空间让自己的声音被听到。让一个学员主导对话也有可能打破治疗时间的限制。为了保持小组的平衡，教师需要尽快指出这一点，感谢学员（在本例中为劳拉）的贡献，并做一个简短的总结，其中也包括其他学员说过的话，强调所有讨论都有助于更好地理解一些重要的方面。

再次感谢你,劳拉。你所说的都很重要。你是说我们的大脑不断创造联想,并赋予我们所经历的事物意义。通过像我们刚刚练习的那样,我们可以意识到事实上发生了什么,而不是我们的大脑告诉我们正在发生什么。

总的来说,从你的评论中可以得出一个共同的观点,那就是我们的大脑总是被一种自动驾驶所引导,也就是说被不自觉的精神机制所引导,这些机制影响我们如何看待事物,如何感觉,以及如何做事情;就好像我们的身体在这里,我们的心念在别处。我们都把大部分时间浪费在对过去的记忆或对未来的担忧和计划上,这与你有强迫症或闯入性想法时的情况没什么不同。意识到自动驾驶是第一步,学习远离它,并夺回你对自己的掌控权。这是你在本课中将学到的最重要的一点。

正念和自动驾驶

葡萄干练习及其相关讨论有助于学员意识到大脑是如何被一种自动驾驶引导,这种自动驾驶会引导我们不断将注意力从当下以及我们在当下试图关注的事情上转移开。这种自动驾驶在强迫症患者身上更为强大,并持续决定他们如何体验现实。

与学员讨论的另一个要点是葡萄干练习和一般的正念练习如何帮助人们从“行动模式”转变为“存在模式”。我们通常把大部分时间花在行动模式上,专注于成就和结果,减少实际状态和预期状态之间的差异。这是一种以目标为导向的模式,在这种模式下,我们不断地思考、分析、回忆、计划和比较,却没有完全意识到我们周围发生的事情。存在模式的特征是直接而非间接地、亲密地体验非目标导向的当下,接受并允许事情本身发生(见第 1 课-讲义 3;Segal et al.,2013)。而存在模式与最终的目标或结果无关;它关注的是过程,而不是结果。

在这个时候,有必要介绍一下正念的定义,该定义总结了学员分享的大多数评论,以帮助他们更好地理解在练习中的体验及其与正念的关系。

> 正念是一种觉察,它源于有目的地将注意力集中在当下,
> 而对事物本身不做评判。
> ——Williams,Teasdale,Segal,and Kabat-Zinn(2007)

将上述关于正念的定义呈现给小组后,教师引导讨论这种有意将注意力集中在当前时刻,而不评判内在和外在体验的态度,与强迫症患者典型的注意方式有何不同:

教师:你通常如何关注自己的体验? 与这个定义所描述的不同吗?

简:当然。我意识到我从来没有真正活在当下;我的大脑一遍又一遍地评判我的想法、感觉、感受……这确确实实对我的生活产生了严重的影响。

强迫症患者通常发现,自己很难有意识地关注与自身问题无关的刺激或体验,可能会扰乱他们的恐惧或强迫思维。他们也很难立足于当下,并且经常担心他们行为的过去或未来的结果。此外,我们将在第 2 课中更清楚地看到,强迫症患者不断地评判他们的内在

体验（如想法、感觉、身体感受），这些评判在认知、情感和行为方面使得失调持续存在。

休　息

学员休息 10 分钟。小组学员在休息期间可以交流和社交。在休息期间教师可以提供饮料。

身体扫描练习：探索身体，理解思维

与 MBSR 和 MBCT 项目一样，身体扫描是该项目第 1 课的一项重要练习。通过这项练习，学员学会倾听身体真正传达的信息，而不会是经过大脑文饰的内容。身体可以是一个强大的锚，每当走神时，就会把注意力带回当下。这与强迫症患者群尤其相关。

此练习应持续 25～30 分钟。对于强迫症患者来说，不管是在课中或是在家中，保持更长的静止时间来观察自己的身体可能是一项挑战。教师可通过以下方式向学员介绍身体扫描：

身体扫描的冥想练习是一种旅程，一个你将开始去发现自己身体内在感觉的旅程。我将要求你留意你身体每一部分的感觉。这是一个温柔的过程。

让自己尽量不要睡着，这很重要。无论你多么放松，都要在练习期间保持清醒。要做到这一点，在练习过程中，或者至少在你觉得快要睡着的时候，睁开眼睛可能会有所帮助。如果你无法保持清醒，可以换个姿势，或者坐起来。

不要担心必须取得任何具体的结果。你不一定需要感到放松或更平静，即使这可能会自发发生。这项练习的目的仅仅是给自己时间，成为身体感觉的观察者，从一个时刻到另一个时刻一直观察，不期望任何事情发生，欢迎在每一个时刻出现的任何体验。它可以是一种感觉，一种想法，一种情绪或一种声音。无论发生了什么，无论你注意到了什么，不要做任何评判，仅仅去欢迎它。你的感觉或注意并没有对错之分。接纳现在正在发生的事情。然后将你的注意力带回到你正在观察的身体部位还在发生什么。在这个练习中，你的身体是你的参照点，你的中心，你强大的锚。

身体扫描练习也是一种邀请，让你走出通常的"行动模式"（这种模式会让你觉得你必须取得某种结果），而进入一种"存在模式"，在这种模式下，你以不评判的方式观察自己内心正在发生的事情。本练习是一个机会，让你有时间来滋养自己，并特别关注对你来说最宝贵的东西：你的身体和你的呼吸。永远记住做这个练习没有"正确"的方法；无论感觉到什么，都是你在这个时刻的体验。接受它如其所是，不要反应，可以对自己重复："没关系，我的任何感受都是可以的。"

进行身体扫描的分步过程如方框 5.3 所示。

💬 方框5.3

身体扫描：身体的正念

选择一个安静不被打扰的地方。尝试有意识地隔绝与外界的联系，比如关掉你的手机。当你准备好，就可以躺下，寻找一个舒服的姿势，使你的背部支撑更加舒适。你可以躺在床上、毛毯上或是垫子上。尝试着放松你的整个身体，并且与身体接触的任何物体建立联结。

让你的手臂在身体两侧伸展开；保持腿部伸直或是弯曲膝盖，让你的脚接触到你所躺着的地方。你也可以选择不用枕头，这样你的身体就能完全地接触整个表面。当你做好准备，可以选择轻轻闭上你的眼睛，这样就能更容易把注意力集中到你想要感受的对象上。

花一点时间与你身体感受到的事物建立联系，关注你的身体和支撑表面之间的感觉，关注触感和压力感。感受一下使你固定在地面的重力。体验你的身体静静躺在地上伸展开来时的感受。

当你能完全感受到身体的所有体验时，慢慢地将注意力转向呼吸：当你吸气和呼气时，专注于你腹部的感受，留意这些感受如何随着每一次呼吸而不断变化。［停顿10秒。］当你吸气时，腹部轻轻地上升、隆起，当你呼气时，腹部缓缓地落下、收缩。［停顿10秒。］不断加深与这两个阶段的联系以使你停留在当下，留在这个独一无二的时刻。同时，关注你吸气和呼气之间的停顿，以及呼气和吸气之间的停顿。［停顿10秒。］

在这个过程中，如果你的脑海中冒出一些想法把你从觉察中带走，这很正常。当这些发生的时候，你只要留意到底发生了什么，一旦注意到了，就重新将你的注意力带回到你的身体上。［停顿10秒。］

在这个练习中，不要担心必须达到任何特定的结果或状态。你不必刻意放松或感到更平静，即使这可能会自然发生。这项练习的目的只是给自己时间，让自己成为一个观察者和见证人；观察你身体内在的感觉，以及每时每刻正在发生的事情，不用期待任何事情发生，而是随时欢迎任何发生的体验。它可以是一种感觉、想法、情绪或声音。无论发生了什么，无论你注意到了什么，只要努力欢迎它，不要做出任何评判。你的感觉或注意没有对错之分；仅仅接纳当下正在发生的事情，稍微远离自己，观察它。［停顿5秒。］然后回去注意你正在观察的身体部位还在发生什么。在这个练习中，你的身体是你的参考点，你的中心，你强有力的锚。［停顿5秒。］

现在，再稍微加深一些呼吸，想象你把空气吸到身体最末的部分，即你的脚。转移你的注意力，把呼吸引导到你的脚趾，仔细地留意这个时刻每个脚趾的感受，试着去给这些感受命名；当你把呼吸引向它们的时候，关注你脚趾之间的触感。［停顿5秒。］

　　慢慢把注意力从你的脚趾转到脚面,[停顿10秒,]接着再到你的脚底,到这个许许多多神经终止汇聚,联结你身体每个部分的地方,感受一下你的两个脚底之间是否有不一样的体验产生。[停顿10秒。]

　　现在,将注意力转向你的脚跟,关注你躺着的地方产生的压力所带来的触感。想象一下,这是你人生中第一次留意到这些感受。[停顿5秒。]

　　现在将你的注意力转向脚踝,[停顿10秒,]接着到你的小腿,去感受在这些部位可能出现的任何的体验:紧绷、刺痛、压力、放松,或其他任何体验。将注意力从你的小腿转移到你的膝盖,[停顿10秒,]接着再到大腿,使呼入的空气到达那里,关注你身体感受到的各种体验。[停顿10秒。]

　　再往上到你盆骨的部位,欢迎并且充分感受在你身体的这个部位产生的所有体验。[停顿10秒。]试着把你的呼吸移动到你的盆骨,到背的底部,当你的这些部位接触床或者垫子的表面时,去捕捉在这些部位感觉到的可能会出现的触感和压力。接着再将注意力转移到你的背部,去看看不同部位的不同的感觉。仅仅接收任何的感觉,而不做任何评价,带着一种好奇心,就好像一名探险家第一次观察一片新陆地一样。[停顿10秒。]

　　现在,将你的注意力转到你身体的前方,到你的腹部。像之前一样,关注呼吸交替时的变化。想象你吸气时空气时是怎样进入你的腹部的,呼气的时候空气又是怎样流经你的腹部到你的鼻孔的。[停顿10秒。]

　　将你的注意力转移到你的胸膛,感受吸气和呼气的时候带来感受的不同。当你吸气的时候胸部鼓起,当你呼气的时候胸部收缩;想象一下这个过程,空气通过你的鼻孔进入,慢慢移动到你的胸腔,接着呼气时又经过相反的路线,从你的胸腔到你的鼻孔。[停顿5秒。]

　　让自己用这种轻柔的、好奇的、不评判的方式去把握你的身体。[停顿10秒。]现在将注意力从手臂移到手指,感受手指之间以及手指与支撑它的地面之间的触感,留意出现在手指间的触感以及任何其他的感觉。把你的觉察移到手掌,再到你的手背,再往上到你的手腕,前臂,手肘和上臂,让呼吸通过这些部位。[在各个部位至少花费10秒;停顿10秒。]

　　将你的注意力转移到肩膀,关注任何可能的感受,可能会有紧张、僵硬或者轻松、松弛,又或者是刺痛。[停顿10秒。]

　　接着将你所有的注意力放到脖子上,留意你皮肤上的感觉。感受空气在你喉咙中上下移动,在每个时刻给予你能量和生命。现在把你的觉察放在脖颈上,它有可能轻轻地躺在地上或是枕头上,去感受它的触感和带来的压力。[停顿10秒。]

　　现在慢慢地把觉察扩展到你整个的头骨和头皮,[停顿10秒,]然后到你的头顶,再到你的脸颊。慢慢探索你的前额,[停顿10秒,]接着将注意力从你的前额转移到你的眼睑,从这层保护你眼睛的薄薄的皮肤开始,到你的整个双眼。接下来再仔细感受隐藏在你眼睑之下的感觉。［停顿 10 秒。］再把注意力从你的眼睛移动到你的面颊，然后颧骨，［停顿 10 秒，］再到你的鼻子，仔细感受你皮肤上的感觉以及空气流动留下的感觉，想象空气穿过你的鼻孔进入你的鼻子，再从你的鼻子出来。［停顿 10 秒。］现在将注意力转移到你的口腔，嘴唇，［停顿 5 秒，］下巴，［停顿 5 秒，］下颚骨，［停顿 5 秒，］嘴里的皮肤，［停顿 5 秒，］舌头和上颚。［每一部分花费至少 10 秒。］再慢慢到达你的耳朵——这个能让你听到声音的特别的器官，仔细留意来自耳朵上的任何感觉。［停顿 10 秒。］

现在你已经"浏览"了你的全身，感受了身体每一部分产生的感觉，尝试将你的身体当作一个整体，对它有个整体的认识。从你的脚底到你的头顶，将你的身体看作一个整体去认识，与此同时，也同样留意你的呼吸，尝试在你的呼吸和身体之间创造一个平衡，使你的每一次呼吸都能穿过你的身体到达每一部分。在你吸气时，去感受空气是如何在你身体内流动，流到每一个部分以及每一个细胞，在某个特别的时刻，你可能还会感觉你的整个身体在呼吸。［停顿 10 秒。］

温柔地对待自己，接纳可能会产生的任何感觉、感受或者想法。在探索的过程中感恩你身体的每一部分，因为不管它们功能或外形如何，它们对你的生命都是不可或缺的，缺少了任何一部分，你的生命都不会像现在这样。［停顿 10 秒。］想象一下你能够探索和认识这个外部世界多亏了这些特别的器官。所有的这些都不是理所当然的。［停顿 10 秒。］

当随着这个练习进行到这里，你可能需要花点时间祝贺一下你自己，因为你通过这样的方式滋养了自身你自己。有可能这个练习会让你想在接下来的日子里想不断保持练习。［停顿 5 秒。］在这个练习当中成长的觉察能力同样能够应用到身体扫描的时间之外；这种能力一直都在，你可以随时接触到它。［停顿 5 秒。］

安静地再躺一会儿，让万事万物呈现出他们原本的样子，同时你要保持完全的清醒，尽情地活着，并与你的呼吸联系着。

注：基于 Kabat-Zinn (1990) 和 Segal et al. (2013)。

讨论身体扫描练习

教师邀请学员讨论上述练习，讨论他们在做练习时体验和注意到了什么。

教师：我很想知道你在这次体验中注意到了什么，对此有什么感想吗？

阿尔伯特：我注意到空气通过我的鼻子进入的时候很冷，出去的时候比较暖和。我以前从未注意到这一点。对我身体各部分感觉的关注也是不同的。我的思绪没有游离，而是集中在我的感觉上。

约瑟夫：我感觉有一股力量从我的胸部中心传递到指尖和脚趾。

塞雷娜:我的大脑会有点混乱,然后我会重新回来并且集中注意力。我试着放松,虽然我总是很紧张,像一个树干。在这种情况下,也许我比平时感觉更平和。

安德鲁:我被自己的想法分散了注意力,但是每次走神的时候,我都试着去听指导语。我的注意力会集中一会儿,然后开始走神。我尽量保持不动,例如,当我想到身体的某个特定部位时,如果感到痒,我尽量不去挠。

约瑟夫:我的腿有困难,感觉就像有飞镖穿过他们。我通常在锻炼时注意自己的身体,但在放松时则不然。这与过去的经历大不相同。

教师:在这次练习中,你们觉得和自己的身体以及身体感觉的关系与平时有什么不同?

詹妮弗:这是我第一次观察自己的身体而不去评判它。正因如此,这是一次非常奇怪的体验,但也很愉快。

萨拉:我意识到我倾向于不断地评判自己的身体,给自己的感觉赋予意义。持续跟随指导语并不容易。

教师:你说的很有趣。每个人都有不同的体验,因为每个人都有不同的身体和不同的想法。重要的是要意识到,我们走神是非常正常的。走神本身不是问题,这是我们的想法经常做的。在练习开始时,我们做的仅仅是观察我们的大脑如何运作,注意我们如何经常性地评判自己的体验,以及这种持续的评判对我们的情绪和行为的影响。

你们觉得这项练习有没有帮助你们解决问题?

凯蒂:学会更多地欣赏自己的身体,这是我之前没有做到的。通常我对它不是很好;我应该爱它,照顾它。在这个练习中,我觉得在照顾自己最珍贵的东西。

约翰:当我专注于当下时,我倾听自己的身体,感受到自己的心跳;我聆听着呼吸,停留在当下。我将注意力集中在自己的身体上,这让我能够在每次走神时,停留或回到当下,但当我的思绪过多地游离时,问题就开始出现了。

杰西卡:我认为身体扫描也许能帮助我摆脱令人不安的想法和连续不断的评判,牢牢扎根于当下。学习如何锚定在我的身体和呼吸上,这可能会帮助我学会将注意力集中在任何给定时刻我实际在做或感受的事情上。

教师:你的观察非常重要。在接下来的一周,你们都将有机会通过家庭练习开始注意到正念的各种作用。

在讨论过程中,教师强调"身体扫描"和"葡萄干练习"都是意识到走神的有用方法,这很正常。试图弄清什么是正常、什么是有害的是没有帮助的,甚至会适得其反。

我们的身体让我们根植在当下。每当我们的思绪游离到过去或未来,我们可以将身体当作锚,帮助我们回到当下,回到现实。

阅读和讨论第 1 课名言警句

在每节课快结束时,教师会向学员朗读所选的与课主题直接或间接相关的名言警句(见第 1 课-讲义 4)。

这些名言警句通常来自哲学家、作家或历史人物,可以总结讨论的主题或正念如何与强迫症相关。名言警句也是提高学员的元认知过程和能力的有用工具,它们可以帮助学员在日常练习中记住课内容。

在第 1 课中分享的可能最重要的一句话来自古老的佛教经文《增支部》:

让我们从精神污染中解脱的,不是通过行为,也不是通过言语,而是通过一次又一次地观察和承认它们。

这段名言警句指出了学员如何克服他们的强迫症,不是通过他们通常无益的方式(仪式、寻求保证或安全的行为),而是通过一遍又一遍地学习观察他们的内心体验,而不对其做出反应或评判。

正念呼吸：短暂的静坐冥想

在这个相对较短的练习中,学员有了第一次静坐冥想的体验。因为本练习的重点应放在学员的呼吸上,因此以舒适的坐姿进行练习很重要。学员可以坐在椅子上,在这种情况下,他们应该保持背部挺直但不僵硬,不要靠在椅背上,双手放在膝盖上。他们也可以选择坐在地板上,最好是坐在垫子上,保持背部挺直但不要僵硬,双手轻轻地放在膝盖上。他们要把注意力集中在呼吸上,以此作为一个锚,帮助他们在思绪混乱时回到当下(见方框 5.4)。然后,教师引导学员对练习进行简短讨论,让学员讲述自己的体验。

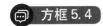 方框 5.4

正念呼吸

选择一个位置,让你能够稳定地处在当下,并能接触到所有正在支撑你身体的物体。花一点时间仔细感受你的身体坐下时与其他事物接触所带来的感觉,仔细感受一下你的重力。

在这个练习中,就像其他正念练习一样,没有什么必须达到的状态,没有什么目标要追求,敞开自己,怀揣接纳、慈悲和好奇之心去接收任何你能意识到的体验。一旦你做到了,你就可以将注意力集中到你的呼吸上,这样呼吸就变成了你的中心,你主要的参考物,你的锚定点。[停顿 30 秒。]

你不需要用任何特殊的方式,只需要简单地呼吸即可,就像从你生命第一天开始那样,像你平时经常做的那样。仅仅去倾听你的呼吸,无论你呼吸的节奏是快还是慢。[停顿 30 秒。]

也许随时都会冒出一些想法,让你的觉察从呼吸和身体上移开。当它发生时,只需要意识到它发生了,意识到这些想法正在流逝,去欢迎这些想法;当它们飘走时去细细感受它,但是尽快让你的注意力回到你的身体和呼吸。无论你的觉察漫游了多少次,每次都把它们拉回来,停在你的呼吸上。[停顿 30 秒。]

想要更好地感受呼吸,你可以仔细留意呼吸时腹部的感受,留意它在吸气和呼气之间的不断变化。[停顿 30 秒。]

当你吸气时你的腹部慢慢隆起,当你呼气时腹部又缓缓落下,这些方法或许会帮助你更好地感受你的呼吸。你或许也可以留意一下在你吸气和呼气之间,以及每次呼气之后和下一次吸气之前短暂的停顿。仔细地倾听生命这种无休止的、不停息的流动。[停顿 1 分钟。]

呼吸确实能够成为你的锚定点,因为呼吸是你所拥有的最真实、最具体、最当下的东西。它无时无刻不在,唾手可得,无须找寻,不用渴求,你需要的仅仅是用一种包容和善意的方式觉察它,与它待在一起,做自己呼吸的观察者。[停顿 1 分钟。]

当携带着氧气的空气通过你的鼻孔流淌至你的腹部下方,接着随着你的呼气又经相反的路径从你的腹部到你的鼻孔时,你可以想象,能够看见,或更准确地说是感受到这些。空气持续地进入和流出,留意在这个过程中你的想法和身体上的任何感受,不要去评判或者试着去抓住这些感受,只需要去接纳和允许这些体验的产生。如果可以的话,还可以选择留意胸部的呼吸,去感受当你吸气时你的胸部怎样缓慢地鼓起,当你呼气时它又怎样慢慢地收缩。或者也可以把注意力放在你的鼻孔上,去仔细感受带着充沛氧气的空气穿过你的鼻孔,接着又不带氧气地出来。[停顿 1 分钟。]

现在试着扩大你的觉知,把你的身体作为一个整体。从脚底到头顶,觉察这种完全统一的感觉,注意你的呼吸如何贯穿全身,感受到身体的每个部分在每一次呼吸中都充满了能量和生命,感觉现在你的整个身体都在呼吸。

注:基于 Segal, Williams, and Teasdale (2013)。

分发学员讲义并布置家庭练习

教师随后向学员分发第 1 课的讲义,并复习家庭练习(第 1 课-讲义 5 和第 1 课-讲义 6)。鼓励学员定期练习课中介绍的所有练习,并帮助他们分享他们认为的任何可能存在于日常练习中的困难或障碍。教师可以向学员解释,改变已经重复并强化多年的思维习惯是很困难的,这样的习惯只能通过常规练习来替代。

正念圆圈

第 1 节以小组学员围成一个圈结束。如果教师认为合适,并且所有学员都愿意(通常所有患者都会愿意),他们可能会携起手来,这样可以更好地感觉到,在摆脱问题、走向自由的挑战中,他们并不孤单。然后,教师要求学员专注于呼吸 3~4 分钟。

这个最后的练习也可以作为一个有用的插曲,帮助理解和消化在课程中出现的许多主题、思想、情感和感觉,并以更平衡、更平静的状态结束课堂。为此,教师可能会邀请学员反思本节课的主题,并询问自己认为学到了什么,和/或有什么帮助。

教师也可以选择重复本课中的一个或多个名言警句。

如果时间允许,每个小组学员可以说几句自己的感受,而不是进一步地评论。

第1课-讲义1

第1课摘要——立足当下,是朝向自由的第一步

正念是什么?

　　我们花费了大量的时间去回忆过去或是担心未来。这与你有强迫性或闯入性想法时的情况没有太大不同。就好像自动驾驶一样,我们的身体被每天的日常习惯所支配,然而我们的心念却漂浮在别的时空。

　　正念就是一种觉察,它源于我们对自己的内在或外在的体验、当下的时刻以及悬浮判断的关注之中。它是一种心态,可以减少痛苦,保护和维持健康,并促进积极的个人转变。它能够改变我们遇到生活上不可避免的困难时的应对方式,不只是日常生活上的挫折,也包括像强迫症这样更严重的问题。

　　我们可以通过有规律的锻炼以及健康的饮食保持我们的身体健康,同样,有规律的心理练习,也可以提高正念的能力。一些科学调查发现,通过冥想训练(即精神和注意力训练),正念能够得到提高和发展,并且可以带来有益的结果。

　　正念是一种强大的内在状态,它能够使我们看到现实的本来面貌。简单地意识到在我们周围发生了什么,是帮助我们从各种糟糕的忧虑和情绪之中解放出来的第一步。这个小组的目标就是帮助你更能意识到真正发生了什么,这样就能够去选择怎样应对这些处境而不是做出仪式化的无意识反应。正念虽然需要练习,但是它能够帮助你在给定的时间里集中注意力,并且将注意力引导到你想要专注的地方。

　　每当你认识到你的心念滑向了过去或未来时,你就可以练习正念,试着把心念带回来,回到当下的事实上。

　　这节课的重点就是帮助我们体会什么是正念,以及开始感受它如何成为强迫的"解药"。仪式化、强迫思维、回避等强迫机制,和不正念或自动驾驶的状态之间有一定的关系。这个课中的练习将帮助你学习一种新的方式,将自己安全地带回到当下。

针对强迫症的正念认知疗法的小组基本规则

保密和隐私

（1）在小组中分享的东西会留在小组中。小组学员和教师承诺对课中说的任何话严格保密。

（2）不要向不在小组中的人透露小组学员的身份。

（3）不要与小组中的某名学员谈论小组中另外的学员。

出　席

（4）承诺参加项目的每节课。

（5）准时到达。

（6）在每节课的整个过程中保持安静。

（7）如果你知道你将错过小组课、迟到或早退，请提前通知教师。

尊　重

（8）对他人保持尊重和敏感。

（9）不要互相打断。学员间可以互相挑战，但要尊重对方。

（10）批评想法，而不是人。避免贬低，即使是幽默的贬低。

（11）不做评判地接受对方。避免使用攻击性语言。

（12）尽量不要分散其他学员的注意力或惹恼他们。

（13）在运动的练习中，尊重身体的限制和身体的边界。

（14）不要独占讨论时间。

（15）让每个人都有机会探索自己的体验。

（16）积极而专注地倾听。给每个人一个分享的机会，把你全部的注意力放在那个发言的人身上。

（17）避免打断或参与闲聊。

（18）关闭所有手机、平板电脑和电子设备。

教师及学员的角色

（19）教师的作用是运用训练促发小组设置下的治疗性体验。这可能包括引导项目中的练习，分享观察结果，提供反馈和支持，创造安全的氛围，找到平衡点，让所有学员都有机会参与。

（20）鼓励小组学员：

a. 如果你在小组课程期间感到困惑或需要帮助，请提出问题或请求澄清；

 b. 承诺积极参与,如果发生需要你额外关注的事情,通知教师(和小组学员),记住并努力实现每节课的小组目标;

 c. 分享感受和体验,但不要给其他学员提建议;

 d. 在其他人评论的基础上继续探讨;

 e. 努力达成共识;

 f. 根据自己的体验发言,不要一概而论;

 g. 对自己和其他学员要温和、积极;

 h. 互相支持和鼓励;

 i. 遵循这些规则。

第 1 课-讲义 3

正念的定义

正念是一种觉察，

它产生于

有目的地

将注意力集中在当下，

而对事物本身

不做评判。

第 1 课 - 讲义 4

第 1 课名言警句

让我们从精神污染中解脱的，
不是通过行为，
也不是通过言语，
而是通过一次又一次地观察和承认它们。

——《增支部》（佛教巴利语大藏经之一）

真正的发现之旅不在于寻找新的风景，
而在于用新的眼光看待世界。

——马塞尔·普鲁斯特

正如呼吸分阶段进行一样，心念状态也是如此。
每一次呼吸都有开始、中间和结束。
每一种心念状态都有诞生、成长和衰退。
你应该努力看清这些阶段。

——汉尼波拉·古纳拉特纳

不要让过去消耗太多当下的时间。

——切罗基（北美原住民部落）谚语

生命不是因死亡而消逝；
生命是在一分一秒中，
在蹉跎岁月中消逝，
以微小的、不经意的方式流逝。

——斯蒂芬·文森特·贝内特

身心健康的秘诀是
不要哀悼过去，
不要担忧未来，
也不要预测问题，
而是要明智和认真地活在当下。

——乔达摩·悉达多（释迦牟尼佛）

孩子不缅怀过去也不担忧未来，
他们享受现在，
而这正是我们很少做到的。

——让·德·拉·布吕耶尔

第 1 课课后一周的家庭练习

当你在做讲义中这些练习时,记住一定要有充足的时间;选择一个温暖、安全、舒适和安静的地方,在那里你不会被打扰或打断。开始前,关掉你的手机来"保护"你想要独处的时刻。无论是站着、坐着还是躺着,都要摆好舒适的姿势。指导语不是这些练习中最重要的部分;重要的是每分每秒你对自己独特体验的意识,无论是愉快的、不愉快的或中性的。学会用愉快的体验充实和滋养自己,但也要欢迎和接纳不愉快的体验,以免它们进一步伤害你。在练习中没有特定的结果或目标;仅仅让你自己去欢迎任何每个时刻的体验,就像现在这样,不期望改变它,也不试图挑战或避免它,成为一个见证者和观察者。

(1)在下一节课之前,请你每周抽出 6 天时间,边听音频文件边练习**身体扫描**(音频 2)。在练习过程中或是练习之后不要特意去期待能感受到某些体验。千万要抛弃对这个练习的任何期待,这非常重要。你只需要让自己去倾听身体的感受,不要去评判任何你注意到的感受。慢慢地你会认识到,你的身体可以超越你的想法,成为一个与现实联系的可靠工具。

(2)每天进行**正念呼吸练习**(音频 3),一周 6 天。

(3)每次做其中一项练习时,请填写"第 1 课-讲义 6"中的家庭练习记录表格。报告你在练习中注意到的所有事项,以便在下一节课中讨论。

(4)选择一项你的日常活动,每次做这项活动的时候,尽力去仔细感受你在这项活动中的体验,就好像你在葡萄干练习中那样。例如,你可以选择沿着街道散步、刷牙、洗澡、擦干、穿衣服、吃饭、驾驶、与其他人交谈。

(5)每当你意识到自己吃饭的方式与葡萄干练习时一样,仔细关注一下。至少要有一次用正念的方式(也就是一直仔细感受)吃饭,就跟你吃葡萄干的方式一样。

(6)如果你有强迫性仪式的困扰,开始留意这些行为发生时和发生之后你真正感受到了什么。

(7)至少一次仔细阅读这节课提供给你的材料。这些讲义是这次治疗中非常重要的支持资源。

第1课-讲义6

第1课家庭练习记录表格

姓名：_____

每次练习都要填写这个表格。记录下练习时发生的任何事情，这样我们就可以在下一节课时一起讨论。

日期	练习	评价
周四 日期：_____	身体扫描 正念呼吸 非正式练习	
周五 日期：_____	身体扫描 正念呼吸 非正式练习	
周六 日期：_____	身体扫描 正念呼吸 非正式练习	
周日 日期：_____	身体扫描 正念呼吸 非正式练习	
周一 日期：_____	身体扫描 正念呼吸 非正式练习	
周二 日期：_____	身体扫描 正念呼吸 非正式练习	
周三 日期：_____	身体扫描 正念呼吸 非正式练习	

第 6 章

第 2 课：了解强迫症以及正念如何起到帮助作用

人不会被苦难摧毁，
摧毁他的是毫无意义的苦难。
——维克多·弗兰克尔

关于本节课

第 1 节课向学员介绍了正念的体验及其对身心的潜在影响。在第 2 节课中，学员会思考正念练习改变强迫症机制的治疗性方式（见第 2 课-讲义 1）。与学员讨论，激活、维持和强化强迫症问题的认知机制，这在许多心理教育讲义中都有所描述。这些信息包括典型的强迫症症状、典型的歪曲信念、强迫症如何工作的认知模型以及正念影响这些机制的方式。教师应该使用白板或 PPT 来介绍信息，并让学员参与讨论。本节课的议程如方框 6.1 所示。

学员在经过一周密集的正念练习后来到第 2 课。他们可能已经体验到了这种做法的好处，但他们通常描述的是，在试图停留在当下时遇到了困难，并对自己不间断的自动驾驶感到沮丧。

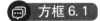 方框 6.1

第 2 课议程

主题：了解强迫症以及正念如何起到帮助作用

概　要

本节课的重点是帮助学员理解正念和强迫症之间的关系：强迫症可以被定义为基本正念技能的缺失（如注意偏见、思想-行动融合、思维反刍、过度诠释等）。通过正念练习和心理教育，患者开始学着更好地理解激发和维持强迫问题（问题模式）的认知机制，以及正念练习在改变这些机制上是怎么起作用的。聚焦在呼吸和身体上，可以帮助患者对心灵的喋喋不休（如闯入性想法、强迫思维）更有觉察，以及控制他们对日常事件反应的倾向（如仪式和强迫行为）。

课程大纲

- ❑ 关于姿势
- ❑ 静坐冥想：呼吸和身体的正念
- ❑ 练习回顾
- ❑ 家庭练习回顾
- ❑ 强迫症症状和歪曲的信念
- ❑ 想法和感受练习
- ❑ 了解强迫症如何运作以及正念如何起到帮助作用
- ❑ 休息
- ❑ 患者的报告及讨论
- ❑ 痛苦的三大原因
- ❑ 阅读和讨论第 2 课名言警句
- ❑ 分发学员讲义并布置家庭练习：
  - ❑ 30 分钟身体扫描——一周 6 天
  - ❑ 15 分钟静坐冥想：呼吸和身体的正念——一周 6 天
  - ❑ 日常活动的正念
- ❑ 以聚焦于呼吸的正念圆圈结束

材料和资源

- 铃

呼吸和身体
的正念练习
（音频 4）

- 白板和记号笔

学员讲义

第 2 课-讲义 1：第 2 课摘要——了解强迫症以及正念如何起到帮助作用
第 2 课-讲义 2：关于姿势的实践指南
第 2 课-讲义 3：强迫症的典型症状

第2课-讲义4：强迫症中歪曲信念的类型

第2课-讲义5A：强迫症如何运作以及正念如何起到帮助作用

第2课-讲义5B：强迫症如何运作(图6.3)

第2课-讲义5C：正念如何对强迫症起到帮助作用(图6.4)

第2课-讲义6：一位患者的报告："正念作为强迫症的治疗方案"

第2课-讲义7：痛苦的原因

第2课-讲义8：第2课名言警句

第2课-讲义9：第2课课后一周的家庭练习

第2课-讲义10：第2课家庭练习记录表格

第2课-讲义11：给家庭成员和伴侣的信息

关于姿势

理解心念的基本方法是
逐渐与自己交朋友。
——秋阳·创巴(藏传佛教作家)

　　第2课开始时,教师分享前面的名言警句,以此介绍冥想姿势在为冥想做好身体准备,以及平衡、稳定和平静身心方面的重要性(见第2课-讲义2)。教师可以解释,找到一个舒适和稳定的姿势(这是冥想的第一步)是一种对身体友好的方式,也是对自己友好的方式。此外,我们在大脑中的感觉是通过我们的身体来表达的,例如当我们紧张时,我们的肩膀会僵硬和抬高。身体姿势对我们的心理状态有直接而强大的影响。我们知道身体和心理是相互关联的:心理影响身体,身体反过来也会影响心理。因此,当身体姿势和心理态度相互支持时,正念状态就会自然产生。身体处于对称平衡的位置有助于平衡大脑:如果我们让身体平静下来,我们就能帮助大脑平静下来。舒适的直立姿势有助于大脑在平静和存在的状态下得到休息(Bien & Didonna, 2009)。

　　姿势是我们把自己的身体准备好做冥想的方式。根据 Jon Kabat-Zinn(1994),"一个有尊严的坐姿本身就是对自由,以及生活的和谐、美丽和丰富的一种肯定,而坐姿本身就是冥想"。姿势不仅是一种交流我们感觉的方式,也是一种交流我们想要培养和发展的状态的方式。例如,非常焦虑的人通常倾向于采取肩部紧张、向前弯曲、背部弯曲、头垂下、双臂交叉的姿势,这表明他们采取了闭合的姿势来保护自己不受外界影响。冥想时采用的姿势反而能给我们一种开放、信任、毅力、平静和安全感。采取一种姿势也是一种约束,更准确地说,是约束和放松的结合——这需要持续不断的努力,不仅在正式练习时,而且在日常生活中,都要保持身心健康。

　　冥想支持是我们内在或外在体验中的某种东西,我们可以依靠它来集中我们的注意力。它被用作心智的参照点或锚定点,减少干扰,并有助于将注意力重新聚焦到当下。冥想中通常使用的支持的一些例子是姿势和身体感觉、呼吸、声音或我们在特定时刻感知的任何其他形式的感觉体验。支持是有用的，因为它是真实的、具体的，并且总是在当下可用。

静坐冥想：呼吸和身体的正念

讲解姿势后，教师引导学员进行专注于呼吸和身体的静坐冥想。这是第 1 课中正念呼吸练习的扩展。在通过正念呼吸稳定身体和心灵之后，学员被邀请以温柔、好奇、接纳和不评判的态度探索任何在他们身体中产生的感觉。使用方框 6.2 来指导该冥想。

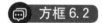 **方框 6.2**

静坐冥想：呼吸和身体的正念

找到一个舒适的坐姿，保持背部挺直但不僵硬，你的肩膀和胸腔应该是放松的，头和背在一条直线上，双手以最舒适的姿势放在膝盖上或者将右手手掌放于左手手掌中，大拇指相触。如果你是坐在椅子上，那么可以尝试着不要将背部靠在椅子上，两只脚平行放在地面，双手舒适地放在扶手上或大腿上。你也可以选择坐在地板上，但要在地板上放一块厚厚的垫子，厚度大约使你的骨盆远离地面 8～10 cm。如果你有冥想凳的话，也可以使用。

选择一个位置，让你能够稳定地处在当下，并能接触到所有正在支撑你身体的物体。选择一个让你感到平静和安宁的姿势，一种与自己同在的感觉，一个让你深感尊严的姿势。花点时间关注你的身体在与你所坐的物体接触时的感觉；感受每个时刻让你脚踏实地的重力。

在任何一种正念练习中，不需要要求自己去达到一种什么样的状态或目标，只需要让自己对感知到的体验保持开放、接纳、慈悲和好奇即可，欢迎任何你意识到的体验。一旦你对自己的坐姿和所处的环境有一种感知，你就能够将注意力转向呼吸，这时候呼吸就成为你注意的中心，你主要的参考和你的锚定点。［停顿30 秒。］

你不需要用一种特别的方式去呼吸，让呼吸以它最自在的方式去进行，就像你出生第一天一样，在呼吸的过程中聆听你的呼吸，无论它是快是慢。［停顿30 秒。］

在某个时候，可能会出现一些想法，把你的注意力从你的呼吸和身体上引开。当这种情况发生时，只需注意到它的发生，注意到心念正在游走，在它们经过时观察它们，并欢迎它们，但是尽快尝试将你的注意力带回你的身体和呼吸。不管你的心念游离了多少次，每次都要专注于呼吸，回到当下。［停顿 1 分钟。］

你或许也可以觉察到一吸一呼、一呼一吸之间极短的停顿，专心地倾听这种生命的流动，无休无止，永不停息。

呼吸能够成为锚是因为它最为真实、可感知并与你同在，随着时间的流逝，呼吸变得越来越真实，越来越清楚。你不用刻意去寻找它，你不用去询问任何人，只需要开放、温和地去觉察它，去和它融为一体。做自己呼吸的见证者。

吸气时，用心去感受那充满氧气的气体从鼻子进入，逐渐沉降到小腹；呼气时，则体验相反的过程，感受氧气从小腹流动到鼻子，然后呼出。空气进来，空气流出。〔停顿 1 分钟。〕

欢迎你观察到的任何感受和体验。如果可以的话，尝试观察胸腔中的呼吸，看胸腔是如何随着吸气扩展，又是如何随着呼气收缩的。

或者你也可以将注意的焦点放在鼻孔上，仔细地观察当气体携带氧气的呼入和之后又不含氧气呼出时你的体验。〔停顿 1 分钟。〕

接下来，你可以尝试将注意力转移到身体上，转移到当下身体所能感受到的体验，在此过程中意识不必与呼吸完全脱离关系。尝试将注意力集中在当下某种具体的感受上，留意你在什么地方会有这种感受，在什么地方这种感受最为强烈。

在引导注意力时，需保持一颗宽容的好奇心，对任何可能出现的感受都要保持开放的态度，遇到令你不愉快的感受时也要持有接纳的态度。想象这样一幅图景，你体内的空气正聚集在感受最集中的地方，吸气就像是点亮了这一部分，而后这种最强烈的感受随着呼气一同排出体外。

接下来将注意转向身体的另一部分，去关注另一种当下的感觉，将呼吸聚焦在这一感觉上，这一身体部位上。〔停顿 1 分钟。〕

对任何可能出现的感受都保持开放的态度，即使这种感受并不令人愉悦，尝试着和它和平共处，并且看看自己能够和坏情绪待多久，然后再决定做些什么来消除这种不愉快的感觉。在此过程中尝试着不去对正在发生的坏情绪作出反应，相反，仅仅是对其进行观察。

努力让自己不对感受作出评价，因为感受并没有对错之分，你所感受到的就仅仅是这一刻所发生的，它可能是令你感到愉快的或者不愉快的，因为生活本身就是正性、负性和中性事件的混合物。以同样的意识和接受度欢迎任何事件，试着去欢迎它，而不是对它做出反应。〔停顿 1 分钟。〕

现在试着扩大你的觉知，把你的身体作为一个整体。从脚底到头顶，觉察这种完全统一的感觉，注意你的呼吸如何贯穿全身，感受到身体的每个部分在每一次呼吸中都充满了能量和生命，感觉现在你的整个身体都在呼吸。

注：基于 Segal, Williams, and Teasdale (2013)。

练习回顾

教师：我很想听听你们对这个练习有什么看法。有人想说什么吗？

卢卡斯：非常放松。我真的感觉到能量和紧张正在消失。

丹尼尔：我找不到合适的位置。也许如果我坐在椅子上会容易些。我能够集中注意力，但不是完全集中，因为我觉得我的背不太直。

教师：我建议如果在冥想的时候，你觉得这个姿势不舒服，可以试着把这种感觉当作一个机会。我的意思是，试着以一种有意识的方式与这种感觉联系起来，与它保持联系，但不要冲动地对它做出反应。这不是忍受。事实上，如果这个位置太不舒服，那就改变它。但是在做出反应之前，试着至少把反应推迟几秒，看看通过保持这种感觉会发生什么。我们倾向于尽快缓解任何形式的不适。重要的是要学会不要对你认为不舒服的事情立即做出反应。你很快就会明白这种态度对治疗强迫症状有多么重要。

凯蒂：我在椅子上找到了正确的位置，练习进行得很顺利。我注意到姿势是保持良好注意力的基础。我感到平静，处于正确的位置，我的思绪没有游走，我停留在当下。这个练习进行得很好，我很平静，而且进行得很顺利。

教师：所以一个舒适的姿势帮助了你。我希望大家不要把冥想看成是一件对或错的事情；这从来都不是一场有效或无效的表演。一项练习永远不会"糟糕"，因为无论发生什么都只是我们当时的体验。冥想并不以任何特定的结果为目标；它仅仅由当下时刻正在发生的任何事情组成。让我们试着现在就把自己从练习中要达到的期望和目标中解放出来，因为这肯定会成为一个障碍。

多米尼克：对于"尽力而为很重要，练习不是一种表现，无论发生什么，我们都应该接受"的概念，我发现有些时候比其他概念更好一些。我意识到我没办法仅仅观察事物，我卷入了其中。如果想法继续产生，我会迷失在其中，然后突然我又回到我的呼吸中。有些日子，这种走神更加频繁，所以我才倾向于认为我做得不对。

教师：走神的倾向是人类大脑的正常特征，这并不是问题。心念从我们聚焦的目标上游离开是我们大脑的天性。这就像一艘没有锚的船：在某一点上，它会漂移，被风或者潮水带走。评判这种走神或者与其斗争是没有用的。这些练习教给我们的最基本的一点是暂停评判的习惯。认为练习做得不好是一种评判。我们很少不评判，尤其是对我们自己的感觉或想法的非常负性的评判。为了应对这一点，我们首先可以简单地注意到我们评判的频率，也许可以在笔记本上记下我们每天形成的评判数量，并以分离的方式看待它们。这样做是减少评判的一种方式，直到它们最终消失。

丹尼斯：但是如果你失去判断力，你就失去了个人价值。

教师：那很有趣！你觉得你需要判断什么？

丹尼斯：比如，说"我不喜欢那个颜色"在某些情况下是一个必要的判断。

教师：是的，你是对的！有时评判是有用的。评判当然在我们的日常生活中有作用，但是我们如何使用它呢？赋予生命意义，确立优先顺序，还是消极看待自己？特别是，我指的是那些给你们每个人带来问题的评判。

伊丽莎白：练习时，我告诉自己要有耐心，不要胡思乱想。我专注于我的呼吸和感觉，我告诉自己"真奇怪，我没有移动。"

丽莎：我发现很难集中精力呼吸。回到呼吸是个问题，因为我感觉不到。

教师：你是不是被什么事情分散了注意力？

丽莎：也许是坐姿。但我躺下的时候，我能更好地感觉到腹部的运动。我觉得我的脚发痒，我开始烦躁，我发现很难回到呼吸。

教师：那让你感到烦躁的痒是怎么回事？

丽莎：我真的不知道，因为我试着什么都不做。即使在家里，当我感到手发痒时，我什么也没做，过了一会儿，它就过去了。但这在我的脚上并不是这样的，我变得越来越焦虑，即使痒的程度相同。所以我开始移动，看看是否会好一些。

教师：一直痒会怎么样？

丽莎：这让我很恼火，还把我带走了。我没有什么可以作为锚定点，因为我不能正确地感觉到我的呼吸。

教师：下次发生这种情况时，尽你最大的努力轻轻地对痒感到好奇，而不是焦虑：注意它的强度，它的位置，从远处看它；这只是一种感觉，甚至不是一种痛苦的感觉。评估你和这种感觉在一起而不是试图消除它的能力。试图消除它是所有人类的共同反应；如果有什么让我们不舒服的，我们就想让它消失。相反，这里的基本思想是，如果有我们不喜欢的东西，我们会尝试和它在一起。作为人类，我们不断对事件做出反应，尤其是对实际上无害且通常有用的内在事件。

记住，生活中很少有确定的东西。一种是痛苦，另一种是从生命的第一刻到最后一刻伴随我们的呼吸。第二种确定性是克服第一种确定性的最有力工具。

家庭练习回顾

小组学员第一次给出了他们对本周家庭练习进行情况的反馈。他们同小组其他学员一起分享自己的体验，描述在日常练习以及所学的内容中发生了什么。通常情况下，他们会报告困难和障碍，但有些人会报告有趣的好处和见解。以下内容摘自家庭练习回顾。

教师：有人想谈谈这周练习中的体验吗？

丹尼尔：我试着在早上和下午做练习，我注意到我早上注意力更集中。

多米尼克：我早上练习，当我冥想后感觉比较好的时候，我注意到我更容易停留在当下。好像有一种机制可以让一切变得更容易。我注意到在白天它会有点迷失。另一件事是，如果体验过程中让我理解了某件事，我倾向于把它转移到一个概念层面，它就变成了一个想法。我不能满足于仅仅感觉事物，我需要理解它们。我的大脑告诉我，我需要理解，我发现很难不相信这种想法，所以我倾向于沉思，认为某些强迫性的想法会让我理解东西，这让我感觉很好——但后来我就陷入了混乱。

教师：根据你所说的，似乎很有必要达成一种你所谓的概念性理解。我们所练习的冥想实际上是在相反的方向上进行的：我们试图在冥想中存在，而不是理解。我们试图感受正在发生的事情，而不是思考正在发生的事情。我们试图生活在一个体验的水平上。在正念冥想中体验现实是在不必进入概念模式的情况下发生的，这是完全不同的：通常我们能够体验现实正是因为我们没有进入那个概念模式。

弗雷德里克：我认为停留在情感层面太简单了。我必须用我自己的东西来干预。就比如我需要把我的想法加入一次简单的观察中。

教师：在冥想练习的过程中或是练习之外停下来思考是很自然的，也是很有用的。但是，这种思维模式总是有用的吗？还是它经常会让你陷入无法摆脱的强迫思维中？大脑无疑是一个有用的工具——否则它不会在人类身上发展到这种程度——但我们必须明白如何最好地利用它。在强迫症中，大脑经常被用在无用的方面。它甚至会对你不利。我们希望它再次成为你的服务工具。这就像手里拿着锤子：如果我用锤子把钉子敲进墙上，这是一个有用的工具，但如果我用它砸自己的头，可能会对我造成严重伤害。正念的练习并不是停下我们的想法。事实上，它帮助我们看到什么时候停留在体验层面是有用的，什么时候思考体验是有用的，并且知道哪些想法是有用的。思考是人类的特征，也是有用的，但它如何帮助解决你的问题呢？这是我们必须考虑并讨论的问题。

吉娜：对我来说并不是轻松的一周。我做了练习，但感觉有困难：我觉得冷，我希望练习能够结束。然后还有一件很奇怪的事：我开始练习的时候，脚上有一种刺激的痒感，这是我第一次能够区分身体和心灵的区别。我的身体瘙痒是恼人的；我的大脑，放大了瘙痒，我觉得好像我无法摆脱这——我的大脑正在闯入身体的感觉，这是我的状态。所以我意识到这是我的一种倾向，我意识到当一种不舒服的情况发生时，我倾向于放大它。但是它在多大程度上受到我的想法的负面影响呢？如果我考虑感觉本身，它可能并不是如此负面。我知道有时通过冥想可以有不同的发现，有时是放松，而有时什么都没有。

教师：是的！这很重要。

弗雷德里克：我很难练习身体扫描。我把闹钟调得很早，在没有音频指导的情况下，我设法做了呼吸练习。我试图把这个练习也运用到情绪上，并通过以分离的方式观察我的情感来理解我的困难，并且超越情绪。

特蕾西：我发现独自不带恐慌地完成这些练习非常困难。我担心我没有以正确的方式做这些事情，我不能像在小组里那样做。所以我认为我做得不对，我没有任何结果。

多米尼克：这不重要。我们必须从假设我们已经尽了最大努力开始，而不是评判它是对还是错。

路易：练习结束时，你不应该问自己是否做得对。你不需要达到一个结果；重要的是去做。

教师：没错！正如我在冥想之前提到的，它从来不是一场表演。这只是一个我们和自己在一起的时刻，观察自己，不抱任何期望。因此，无论发生什么都没问题，因为那只是我们当时的体验。

玛丽：第一次很难一直待在那里，但是后来变得越来越简单了。在某些时刻，我设法对自己不愉快的情绪状态产生了一种接纳感，认为它们是我不需要反应或太担心的内部事件。在我练习的日子里，在我通常自动进行的活动中，我经历了意识的闪现，在那些时刻，我体验到颜色、气味和香气是非常真实的。我意识到我经常对这些感觉没有觉察。相反，似乎我经常对我的焦虑全神贯注。例如，当我在吃东西的时候，我碰巧停下来，然后问自己当时我实际在吃什么，我开始能够注意到味道。我以前从未这样做过。

教师：你这样做了好几次？

玛丽：是的，但是在我做这些练习的日子里，我能够做得更好。

克劳迪娅：我经常分心，发现很难集中精力呼吸。我感到我的心脏到处跳动，我感到焦虑不安。不仅不能保持静止，我还感到我的胸部有一个沉重的重量存在，它让我分心了很多。我发现自己很难与自己的想法保持距离，尤其是在我正在听的音频练习中的长时间停顿期间。当我必须意识到我的身体是一个整体时，我没有被我的想法分散注意力，因为在我看来，我是一体的。那是我唯一没有被我的想法分散注意力的时候。我昨天外出办事之前练习过，这个即将到来的差事让我不断分心，因为我一直在想我必须去哪里。

詹妮弗：我练习了3次，但是我发现很难把做这个练习的想法灌输到我的大脑中。我无法保持我的位置。我经常移动；我就是不能保持静止。

教师：什么让你不安？

詹妮弗：当我听音频的时候，我觉得被迫保持那个姿势，然后我决定停下来。当我试着躺在地板上时，我感到更有真实感，并且我设法完成了练习。有时，即使我有时间，我也跳过练习，因为我没有动力去做。

教师：每天找一个固定的时间练习是非常重要的。我知道在已经很忙的日子里安排进练习的时间会很困难。然而，我们经常用不太重要甚至有害的事情来充实我们的生活。如果我们试着去除它们或者花更少的时间在它们上面，我们可以获得宝贵的时间来练习正念。在你的日记中安排一个和你自己的约会可能是有用的，每天在同一时间做练习，就像你和别人有约会一样。选择一个做练习更容易或更有用的时间。经常在早上起床后练习会很有用，因为有意识地开始一天是很好的。因为你晚上可能会累，所以做练习可以让你睡着。这与临在当下正好相反。

乔治：我试着在早上做练习，感觉好像并没有太多的想法。第二天晚上，我试着看看是否会有什么不同。白天发生了很多事情，在练习的时候，我在想这些事情，我发现自己不能集中精力。我脑子里有很多想法。

教师：这是很重要的一点。事实上，你脑子里有很多事情，这完全不是障碍，也不应该被视为消极的事情。我们可以观察到多云或无云的天空，并仅仅注意到那一刻是什么样子。我们也可以这样对待想法：我们会注意到它们是否存在。我们练习观察那里有什么。我们练习并不是希望我们的大脑是空的。重要的不是我们有多少或哪些想法，而是我们与它们是什么样的关系。

路易：我下午练习，因为在那之前，我必须做我的仪式。我的意思是，通常当我醒来时，我必须在头两个小时做我的仪式。

教师：出于习惯？

路易：是的。

教师：试着每次一点点将这种练习融入一天中你专注于仪式的部分。在你的生活中，没有什么必须让你在这个时候做这些仪式，所以你可以试着适应一个新的健康的习惯。

也许在你的仪式之前试着融入这些练习,然后看看这些练习创造的心念状态是否改变了你对仪式的看法。

路易:好吧,我试试……有时我在做练习时会感到很累,可能是因为姿势的关系。有时我感觉不到自己的手。我是以坐姿做的,因为躺下会有问题,因为这会让我打破一些仪式规则。

教师:记住,我们在这个项目中发展的一个想法是打破规则。我指的是你的强迫症带给你的规则。你花了很多年来建立这样的规则,你必须对此进行重建。

强迫症症状和歪曲的信念

教师现在分发第 2 课-讲义 3,内容是关于强迫症患者通常存在的症状。重要的是,学员要更多地了解自己的强迫相关症状。通过阅读讲义上的列表,教师讨论了相关内容,以提高学员对这些可以在项目中达到目标并获得改善的临床方面的认识。给学员一点时间简单地浏览一下清单,想想他们可能患有的症状,然后让每个人都参与到积极的讨论中,这会很有帮助。

强迫症是一种极其异质性的疾病,学员的症状可能在很大程度上有所不同。因此,让每个学员都清楚地了解在本项目中需要针对的具体症状非常有用。与学员分享异质性问题也很有帮助,讨论这样一个事实,即无论强迫症表现的形式如何,所有症状都有一些基本的共同组成部分(例如,功能失调的信念、自我不信任、大脑中威胁系统的过度激活)。这也是一个机会,可以谈谈如何最有效地利用本项目中教授的练习或技术来针对学员的特定症状(参见第 2 课-讲义 3)。

强迫症歪曲的信念

如第 1 章所述,多年来,强迫症患者形成了许多歪曲的信念。向小组解释,这些信念在强迫症患者解释其内在和外在体验时起着"过滤器"的作用。教师应分发"第 2 课-讲义 4",其中列出了强迫症中歪曲信念的类型,并邀请学员简要思考(2～3 分钟)他们认为列表中的哪些信念是他们解释体验的方式。

想法和感受练习

下一项议程可介绍给小组学员,以证明歪曲的信念如何导致歪曲的现实感并引发强迫症症状。"想法和感受练习"帮助学员开始了解事件、想法和情绪之间的关系。它使用情绪困扰的基本认知 ABC 模型来指导学员发现对事件的解释如何影响情绪、感受、反应和身体感觉。

首先要求学员观察他们对一个模糊事件的初步反应。然后,让他们识别和区分随之而来的感受、想法、身体感觉和冲动。正如 Bowen, Chawla, and Marlatt(2011)所建议的,重要的是要保持关键刺激的模糊性;也就是说,想象的场景应该以不赋予行为任何意义的中性语调呈现。这种中立性使得听者的大脑将自己的故事和模式投射到情境中。可通过以下方式向学员介绍"想法和感受练习"：

你解释事件的方式对你的情绪有很大的影响。这个练习提供了一个例子，将帮助你更好地理解你的想法和情绪之间的关系。试着专注于我将要举的例子，想象你正在经历我将要描述的情况。

请你找一个舒服的位置坐下，闭上你的眼睛。现在，想象下面的情境：

你正沿着街道向前走……忽然在某个时候，你看见街道的另一边有一个熟人正与你反方向地走着……你很高兴见到这个人，你朝他微笑挥手……但是这个人似乎并没有注意到你，径直走过了……你会有什么样的感受？……当下有什么想法飘过你的脑海？你想要做什么呢？你的身体有没有一些感觉？你有没有迫不及待地想以某种特定的方式做些什么？

当学员睁开眼睛后，教师邀请大家把他们经历的任何感受和身体感觉，以及所有飘过脑海的想法和画面描述出来。教师可以在白板上把这些对于情境的反应分成 3 栏：情境、想法、感受。

讨论想法和感受练习

在讨论学员的评论时，很清楚的是他们在情境中的想法决定了他们的感受，并且这也直接影响了他们会如何做出反应。反之亦然，预先存在的情绪也会影响想法。当我们感到羞愧和焦虑时，我们可能会根据这种情绪去解释一个事件。教师应当强调，我们要倾向于以事实而不是主观体验为基础来考虑想法和感受。探讨学员的反应是否体现了他的想法和反应模式也很有效。对于一个模糊的情境，学员是否存在一种典型的反应呢？这也是强迫症问题的出发点之一。以下关于讨论的摘录可以帮助我们看到练习产生作用的方式。

约翰：我确信我需要对那个人做些什么。如果出了问题，如果发生了不好的事情，或者如果有人没有注意到我，我经常会感到是我的责任。

教师：当那个人没有回应你的手势时，你有什么感觉？

约翰：我感到内疚。

詹妮弗：我也有类似的想法，有时我觉得我一定是做错了什么，我感到内疚。但我也感到焦虑，因为我无法与这个人联系。我认为那个人拒绝和我交流是我应得的。与此同时，我想把事情搞清楚，我需要和那个人共同修复问题。

萨拉：我感到羞耻。我感到被排斥和抛弃——这对我来说是不可接受的。

教师：你有没有注意到你解释别人行为的方式是否很熟悉，这是你一贯的行为？

［许多学员的回答为"是"。］

教师：这个练习非常有趣，因为它帮助我们理解，在某些情况下，我们的反应和感觉通常并不取决于发生在我们周围的实际情况或者做其他人做的事情，但是取决于我们自己，关于我们是谁，我们是什么，或者我们应该如何或如何表现。在这个情境中，你们中有人认识到我们刚刚讨论的一个或多个歪曲的信念吗？

詹妮弗：是的，过度的责任感。

安德鲁：我意识到我倾向于过度重视可能发生的危险。

萨拉：这让我想起了我无法忍受不确定性。我无法忍受不知道在这种情况下到底发生了什么。

对强迫症问题的启示

想法和感受练习给学员的关键信息是，我们对于一件事的感受和行为，是这件事加上我们对它的解释产生的结果。强迫症患者倾向于将普通、无害以及模糊的刺激解释为高危的、会带来灾难后果的刺激，而且责任在自己。在练习后，小组学员更了解强迫症是如何发挥作用的，以及正念如何对他们的问题产生治疗性影响。

了解强迫症如何运作以及正念如何起到帮助作用

了解强迫症如何运作意味着了解引发、强化和延续学员强迫问题的因素。一旦学员理解了这个过程，他们将能够明白为什么以及如何正念练习可以影响他们的症状。这有助于激发学员定期练习，从而改变这些症状。教师在本课一开始时便会说："治疗的第一步是理解。"

给学员分发第 2 课-讲义 5A、5B 和 5C。

在这些讲义中使用了一个认知问题公式来正常化强迫症体验。为了确保学员完全理解此问题表述的内容，教师应使用白板，并按照以下步骤与他们一起构建表述。

教师首先解释歪曲的信念是如何导致学员解读正常和无害的体验（如闯入性想法）的危险和威胁；当人们不断激活大脑的威胁/自我保护系统（如战斗、逃跑或冻结反应），又进一步激活了安全寻求行为、强迫和挑战情绪（见第 2 课-讲义 5B）。

然后，教师解释正念通过两种方式帮助对抗强迫症（见"第 2 课-讲义 5C"）。首先，正念练习让学员直接接触现实，作为对歪曲想法和信念的纠正。有规律地练习正念可以帮助学员中止任何他们通常归因于强迫触发的评判。他们学会观察想法、怀疑、冲动和渴望，而不是对它们做出反应或解释，从而接受它们的本来面目：如果不赋予其能量，无害和短暂的经历将会消失。这种接受有助于防止威胁/自我保护系统的任何不必要的激活（如在危险不真实的情况下）。其次，正念可能有利于大脑满足/安抚和安全系统的激活，这会培养平静、安全和信任的感觉（见第 2 课-讲义 5C）。

教师邀请每位学员讨论他/她识别出第 2 课-讲义 5B 中图表的哪些方面。

教师：有什么评论或疑问吗？在这个问题公式中，你发现了自己问题的哪些方面？

乔治：我几乎全部符合。现在我很清楚为什么我继续做我知道没有任何意义的事情，但是只要我继续给这些事情赋予意义，它们在某种程度上是有意义的。

拉拉：事实上，我已经通过上周做的练习开始理解这一点了。当我不安的想法出现时，我倾向于不太重视它们，然后我倾向于减少反应。

教师：当你定期练习正念时，你开始打破一系列的思维习惯，这些习惯对你们中的一些人来说已经巩固了很多年，并且你创造了一个新的思维习惯。一种新的思维模式允许你暂停所有关于你内心正在发生的事情（如想法、感受、感觉）的判断和评估，欢迎它们而不对它们做出反应，从远处观察它们，并认识到它们是什么：简单、无害、短暂的精神事件。但是为了让这种新的思维模式成为你的，成为你的一部分，让它变得稳定和持久，你必须每天练习正念，至少持续几个月。如果你不这样做，你的旧的思维习惯将会在你的脑海中重现。这就是为什么我强烈但温和地邀请你承诺在接下来的几周做家庭练习，并认真对待这些练习。

休　息

本节课进行到这里，学员会有 10 分钟的短暂休息时间。

患者的报告及讨论

教师可以通过大声朗读和讨论患者报告（见第 2 课-讲义 6）来增加学员对强迫症和正念这些核心概念的理解。在报告中，患者描述了自己在小组中的经历，对自己强迫症问题的了解并通过正念练习来克服它的方式和原因。

痛苦的三大原因

教师接下来介绍佛教心理学确定的人类痛苦的 3 个主要原因——依恋或贪婪、厌恶和幻觉、无知或歪曲，并帮助学员找到强迫症问题与这 3 个因素之间的关联。例如，强迫症机制和症状是对特定想法、信仰、行为（如仪式）和/或对象（如囤积）的依恋，所以教师可以提示学员思考他们的依恋。如果他们什么也想不出，教师可以要求学员思考他们是否有他们认为需要进行的仪式。强迫是一种对某些感觉（如焦虑、羞愧、厌恶），思想（如强迫思维），躯体感受，或对象的厌恶。讨论厌恶时，教师要求学员考虑是否有他们强烈不喜欢并试图避免的想法、感觉或事情，如果他们自己很难想象，可以给他们举例说明。失调的信念、魔法想法以及和想法-行为融合是歪曲现实的表现形式。基于到目前为止在这个项目中讨论的内容，学员被问及他们是否能想到他们意识到对自己的感觉、周围发生的事情以及真实发生的事情有歪曲的看法的情况。

一旦至少有一些学员能够将痛苦的 3 种原因与他们自己的强迫症联系起来，教师将讨论并帮助小组学员理解正念练习如何特别有效地防止或削弱导致痛苦的 3 种思维模式，并以更健康的态度取代它们。

作为家庭练习的一部分，学员应该仔细阅读第 2 课-讲义 7，以更好地在家中理解和反思这些问题。

阅读和讨论第 2 课名言警句

正如在第 1 课中所做的以及将在接下来的几节课中所做的,教师分享了一系列的名言警句(见第 2 课-讲义 8),并要求学员思考并分享他们与课中所讨论的内容之间的关系。

分发学员讲义并布置家庭练习

教师分发课期间尚未与学员分享的讲义,从第 2 课-讲义 1 开始,它总结了本课的基本内容和目标,以及学员需要在家阅读的内容。然后,教师应特别注意第 2 课-讲义 9(本周的家庭练习)和第 2 课-讲义 10(第 2 课的家庭练习记录表格)。要求学员在接下来的一周中有 6 天练习身体扫描,有 6 天练习呼吸和身体的正念。要求学员练习 1 项日常活动的正念(非正式练习),并使用讲义 10 记录他们的冥想练习。同时要求学员在一周内至少仔细阅读一节课中提供的讲义,并思考这些信息如何有助于理解和处理他们目前的问题。

教师还会向学员提供第 2 课-讲义 11,以便与能够并愿意支持治疗过程的家庭成员、伴侣或朋友分享。第 2 课-讲义 11 是个性化的,以信件的形式呈现,每封信上都有学员的名字。这份讲义的目的是向学员亲近的人提供一些指导方针、建议、小技巧,以及强迫症的 MBCT 项目的原理、目标和基本原则的信息。对于那些将亲友带到第 3 课的学员来说,将在第 3 课讨论信的内容(见第 7 章)。

正念圆圈

和前一节课一样,第 2 课以小组学员围成一个圈结束。教师敲响冥想铃,学员专注于呼吸的无声冥想 3～4 分钟。最后,教师可以选择重复一段或多段名言警句,并依次邀请每个学员用几句话分享自己的当前时刻体验,而不做进一步的评论。

第2课-讲义1

第2课摘要——了解强迫症以及正念如何起到帮助作用

强迫症以反复出现闯入性的和令人痛苦的想法、图像或冲动（强迫思维）和重复行为（强迫行为或仪式）为特征。患者相信这些重复行为能够减轻强迫性思维引起的不适和焦虑，防止任何可感知的有害后果。世界上有 2％～3％ 的人口患有强迫症。大多数患者不仅在思想观念上存在问题，他们同自己的内心体验（包括感官知觉、情绪感受和身体知觉等）也不能够和谐相处。这种功能失调的关系可能在疾病的持续存在中发挥着重要作用。

正念可以被看作是强迫机制和强迫症状的反面。强迫症状可以被定义为一种严重的混沌状态，如缺乏觉察。随着时间的推移，强迫性仪式行为变得自动化，然而个体很难意识到它们的实际后果和意义。正念的练习能够帮助你**识别，并选择对不想要的想法、情感和感觉不做出反应**。习惯化和自动化的反应方式（强迫思维和强迫行为）**只会加快强迫症状的产生**（见第2课-讲义5A、5B、5C 和6）。

培养正念意识意味着学会**根植于当下，保持与现实的真实联系**，不被心智所扭曲。正念教会我们**以不评判的方式"观察"自己的体验**。本课的正念练习和所有的训练能够从根本上改善我们与自己思想观念、情绪感受和身体知觉等内在状态之间的关系，从而帮助我们逐渐摆脱强迫思维和强迫行为的习惯和感受。

第 2 课-讲义 2

关于姿势的实践指南

最好的冥想姿势就是能够使你立刻感到舒服、放松、稳定的，并且你能在一段时间内舒服地保持这个姿势。正确的冥想姿势能够减少干扰因素，如身体的疼痛、分心干扰、打瞌睡和胡思乱想。当你的身体感到平衡、静止、稳定和清醒时，这就是正确的冥想姿势了。

当你练习时，无论是静坐冥想、瑜伽还是其他练习，最好穿宽松的衣服，腰部不要紧绷，双脚裸露。

在本书的大多数冥想练习中，你可以坐在直背的椅子或地板上，用一个垫子（如禅修垫）或者跪式凳子来支撑你的臀部。

保持背部挺直，但不要僵硬，颈部后部与脊柱对齐。保持直立姿势。想象你的身体被一根从头顶伸出的绳子拉了起来。如果你坐在椅子上，你可以坐在靠近椅子边缘的地方，这样你就不会靠在椅背上。双脚平放在地板上。坐在地板上并不一定比坐在椅子上更好。使用椅子对那些有身体问题或关节特别僵硬的人也非常有用（图 6.1A）。

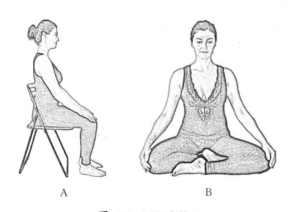

A   B

图 6.1 冥想姿势 1

对于初学者，坐在地上的一个常用姿势是缅甸坐姿（图 6.1B）。

这一姿势要求将小腿和脚前后交叉平放在地上，膝盖也要尽可能地靠近地面，但这取决于每个人的肌肉灵活性，并不是必须要求。也可以在膝盖底下放一个垫子辅助。

或者，你也可以跪坐在长凳或垫子上，膝盖放在地板上，手臂和手放在大腿上（图 6.2A）。

无论你是怎样坐着的，找到最平衡、最放松、最固定的位置，让你的大脑深入冥想过程。试着对自己温柔一点。

让你的手放在膝盖上，或者一只手放在另一只手里，手掌向上，拇指在肚脐的高度位置轻轻相碰（图 6.2B）。

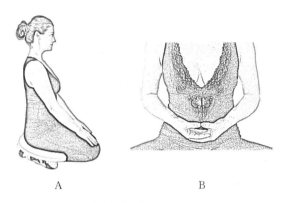

图 6.2 冥想姿势 2

放松肩膀。你可以保持睁开双眼,也可以闭上眼睛来预防外界的干扰。

第 2 课　讲义 3

强迫症的典型症状

你认为你现在有以下哪些症状？哪些症状对你造成了最大的困扰？这些症状是可以通过本项目得到改变的。

强迫思维是反复出现的、持续的、不受欢迎的和闯入性的想法、图像、场景、冲动和疑虑，会导致焦虑、痛苦或其他负面情绪。患者试图通过进行仪式性动作来摆脱这些感觉或者消除它们。

强迫思维的典型特征包括：

- 担心因传染病、恶心的物质或物体而受到传染或传染他人；
- 担心会伤害自己或他人；
- 对道德或宗教观点过分关注；
- 有不愉悦的性或者暴力的想法；
- 对秩序和整齐有强烈需求；
- 怀疑没有关好门窗或者忘记关煤气、水龙头和电灯；
- 担心有令自己感到羞耻的不当行为；
- 有一些魔性想法和宗教信仰。例如，如果我走在街上的时候没有数到 87，那么可怕的事情就会发生在我的亲友身上；我害怕数字 6 而不得不避开它，因为据说 666 是魔鬼的数字。

强迫行为是个体觉得必须反复执行的行为或仪式。这些行为旨在预防或减少强迫症的困扰或使其消失。

然而，这些行为要么过度进行，要么实际上无法真正预防所恐惧的事件。它们通常只能暂时缓解痛苦；强迫思维还会卷土重来，而且更为强烈。更糟糕的是，这些仪式往往会带来痛苦，因为它们会变得越来越苛求和耗时。

强迫行为可以是显性的，他人能够看得到（如反复冲洗和检查）；也可以是隐性的，是一些不能够观察到的思想活动（比如在脑海中数数，默默地重复一些词字、词组和祈祷）。

典型的强迫行为和其他安全寻求行为包括：

- 清洗（手、身体）和清洁（房屋清洁、衣服、物品）。
- 检查（门是锁着的；煤气、灯或水龙头都关了；不停地转头看有没有人路过）。
- 按固定的模式计数。
- 不断寻求保证。
- 整理东西，完美主义。
- 默默地重复单词或短语。
- 过度祈祷或从事由宗教信仰或恐惧引发的行为。
- 在完成任务过程中过度懒散或拖延。

- 过度重复任务。
- 不断思考"消除"思想,以消除强迫思维。
- 不允许某人进入自己的家(例如因为害怕污染)。
- 避免可能引发强迫性想法的地方、情境、人物或活动。

大多数强迫症患者同时存在强迫思维和强迫行为,但有些人可能只有其中的一种。

当患者承受更多压力时,症状通常会恶化。

大多数强迫症患者都意识到,他们的强迫症和强迫行为是不合理和不现实的,但他们觉得无法抗拒和挣脱。

在患有强迫症的人群中,这些强迫思维和强迫行为会导致强烈的焦虑,消耗大量的时间,并且影响个体的日常生活、工作和人际关系。

第 2 课-讲义 4

强迫症中歪曲信念的类型

很多强迫症患者从童年时期就发展出了歪曲的或与实际不符的信念,这些信念就像是"过滤器",会给内在体验和外在体验加上一层特殊的意义,它们会激发强迫思维、思维反刍,最终形成强迫的仪式行为。

从以下的信念清单中,试着找出你所拥有的:

(1) **完美主义**:一种不切实际的信念,即无论付出什么代价,都要以完美的方式完成任务。这种观念经常会造成思维反刍、强迫思维、囤积行为,以及强调控制、秩序、精确和对称的仪式。

(2) **对潜在的损害或疏忽过分过度负责**:一种错误的观念,即如果发生严重的有害事件,你需要完全承担责任。因此,你必须尽一切努力防止再次发生,或弄清楚其发生的原因。除此之外,你可能还觉得自己没有尽足够的努力或避免采取必要的行动来预防重大损害。这种信念常常会激发强迫思维、控制行为、清洁和思维反刍。

(3) **对想法的控制**:一种不切实际的信念,即患者认为自己需要并且能够控制自己的想法。例如,认为自己可以阻止强迫思维出现,或者认为自己可以摆脱令人不快的想法。这种观念经常会导致强迫思维、固定秩序、整齐、囤积、精神上的仪式行为和思维反刍。

(4) **过分重视想法**:一种错误的观念,即认为想法可以直接影响你的生活,并真实地反映你作为一个人的本质。可能包括相信想法能够决定你的健康和行动。这样的信念经常激发思维反刍和强迫思维,强调控制、秩序和对称的仪式,以及囤积行为。

(5) **过分关注威胁和危险**:一种信念,即伤害性事件会更容易发生在自己身上,并且比事实本身更加严重,这种确信经常会导致思维反刍和过分控制。

(6) **无法容忍不确定性**:患者难以接受不可预测或不确定的情形。这可能包含了一个不现实的信念,认为自己能够确信所有正在发生的事情,这通常会导致强迫思维、思维反刍、过分控制、要求秩序和精确。

第 2 课-讲义 5A

强迫症如何运作以及正念如何起到帮助作用

如果仔细观察强迫症患者，你会发现随着时间的进程有一些特殊的机制激发并且维持着症状，了解这些机制能够帮助改善强迫症状。

强迫症问题始于大多数人认为无害的经历。这种经历可能是一种**想法**，以**怀疑**（例如，"我有没有锁门？""我有没有洗手？"）、**图像**或**场景**（例如，对你做或没有做过的事情，或者是害怕的事物的记忆）的形式出现；也可能是**身体感觉**（例如，"我的背部痒"），或视觉、听觉、触觉等**知觉**（例如，"我看见地板上有一块污渍"，"我听到一阵噪声"）（见第 2 课-讲义 5B）。在强迫症患者身上，这些经历会引发一系列事件：首先，强迫症患者会根据早年形成的**歪曲或不合理的信念**来解释这些怀疑、图像或知觉（评判模式）（见第 2 课-讲义 4 关于歪曲信念的类型）。其后，这种解释会激发患者对情况可能变得更糟的恐惧。

患者习惯性地将触发因素看作是危险的，加上对内在体验的**不信任**（尤其是记忆和感知），会激活大脑和身体的战斗、逃跑或僵化反应。这是威胁/自我保护系统的一部分，由大脑中的一组区域和结构组成。该系统在面临真正危险时使身体做好防御准备；如果你确实处于危险之中，它可以拯救你的生命。但是，如果你相信危险是真实存在的，该系统也可能在无危险触发因素的情况下被激活。频繁激活该系统会产生**紧张情绪**（如焦虑、厌恶、内疚、羞愧等），让你试图保护自己免受所害怕的危险。你会采取**自我保护或安全寻求行为**，如寻求保证，强迫性的检查或清洗仪式。你可能还会回避一些特定情形，或不断寻找危险，意识不到实际上并没有危险存在。

一旦被激活，痛苦的情绪和保护性行为会进一步加剧对无害想法所赋予的危险诠释。频率的增加使其很快发展为**强迫思维**（即长期的、干扰性的想法），你会感觉有必要采取防御行动。长此以往，就会产生恶性循环，激发和延续强迫问题。

正念有助于阻止威胁/自我保护系统（见第 2 课-讲义 5C）的非必要激活。每天进行正念练习能够帮助你**暂停**对任何触发因素的评判。你将学会观察触发因素而不加以解释或做出反应，并接受它本身——一个无害的事件，当你不再火上浇油时，它就会自行消失。正念还能够激活大脑的**满足/安抚和安全系统**，让你平静，提升安全感和信任感。

正念能够帮助你减少强迫症状（如寻求安全感的行为、痛苦的情绪），培养平静、稳定、平衡的感觉。

强迫症如何运作

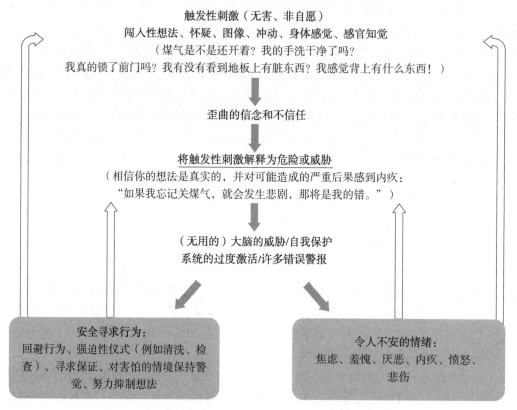

触发性刺激（无害、非自愿）
闯入性想法、怀疑、图像、冲动、身体感觉、感官知觉
（煤气是不是还开着？我的手洗干净了吗？
我真的锁了前门吗？我有没有看到地板上有脏东西？我感觉背上有什么东西！）

歪曲的信念和不信任

将触发性刺激解释为危险或威胁
（相信你的想法是真实的，并对可能造成的严重后果感到内疚：
"如果我忘记关煤气，就会发生悲剧，那将是我的错。"）

（无用的）大脑的威胁/自我保护
系统的过度激活/许多错误警报

安全寻求行为：
回避行为、强迫性仪式（例如清洗、检
查）、寻求保证、对害怕的情境保持警
觉、努力抑制想法

令人不安的情绪：
焦虑、羞愧、厌恶、内疚、愤怒、
悲伤

图 6.3 强迫症是如何运作的

第2课-讲义5C

正念如何对强迫症起到帮助作用

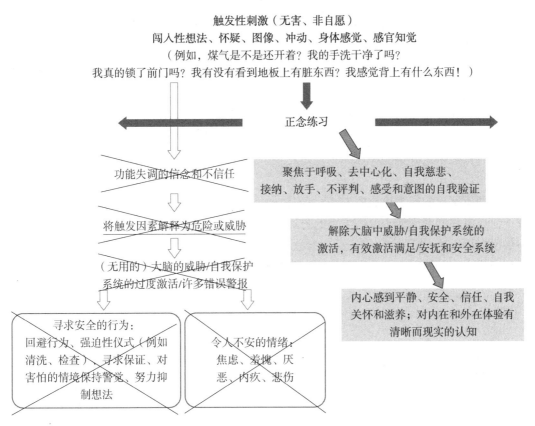

图 6.4 正念如何对强迫症起到帮助作用

第 2 课 - 讲义 6

一位患者的报告:"正念作为强迫症的治疗方案"

　　正念真的帮助了我很多,让我能够以一种不同的方式看待闯入性想法、怀疑、强迫思维和图像。一般情况下,我都将那些想法看作是真实的、急促的命令,我不得不去执行。因此,我总是立刻对风险做出反应,因为感觉不采取行动太冒险了,会发生不好的事情,这是我的问题。

　　正念让我停止从闯入性想法到评判性想法的发展——如果我不做我的仪式,坏事就会发生。现在当我有闯入性的想法时,就好像我可以从远处观察它们,看到它们的本来面目——只是想法。我也能够意识到真正发生了什么,因为几乎从来没有真正的风险,我不必再做出反应。

　　这种不反应的能力让我明白,我不需要做任何仪式行为。我不再相信诸如"你必须检查 3 次或者你必须确认 10 次"之类的想法是重要的,我知道它们仅仅只是想法,所以我并不做出任何反应,直到它们像云朵一样消失在天空中。学会观察想法,不做任何行为,不做任何反应、不做任何评判,让我能够打破那套会导致仪式行为的机制。

——萨拉(一位年轻的女性强迫症患者)

痛苦的原因

痛苦是每个人生命中正常的生命状态。在我们出生时，当我们从舒服的子宫来到了这个世界，我们经历了巨大的痛苦，这是大自然强加给我们的一个过渡。丧失、疾病、事故、挫折等等都导致了各种各样的痛苦。然而幸运的是，生命中也有短暂的愉悦和长久的安宁。作为人类，我们能够做的就是，当痛苦发生时，尽可能地处理好与痛苦的关系，不让它们再继续扩大，让它们尽快地消失在我们的生命中。像很多事情一样，痛苦并不会永恒存在。培养自己的觉知感，让我们能够认识到我们常用的自动反应模式并进行自我中断，取而代之的是以一种更有效的方式进行反应。所有人，尤其是强迫症患者，必须认识到当我们试图对痛苦或令人厌恶的体验做出反应时，痛苦反而扩大化了。以下是可能的 3 种反应方式。

（1）**依恋**。一种倾向，认为某些元素或经历（人、对象或场景）对我们的生活是"必不可少的"，执着于某些东西（甚至是想法或信仰）或某人，强烈希望以一种不同于我们现有生活方式的方式来体验生活，不断地想要我们没有的东西，当我们不得不放手的时候，不允许自己放弃愉快的经历。这种执着是所有成瘾的基础，会让你对失去一些东西或没有得到你认为必要的东西感到焦虑。反过来，这种焦虑会产生强迫性的仪式或寻求保证；如果我们失去了这种东西，它会导致愤怒、悲伤或绝望。佛家有言："我们生命中真正需要的东西已经来到我们身边了"。

（2）**厌恶**。抗拒、斗争、否认、反对和避免不愉快经历的倾向，即使是对于一般来说不可避免的经历。每当我们不接受那些不符合期望的事情，包括我们自己的想法、情绪或感觉时，厌恶就会发生。我们试图改变或阻止现实中无法改变或阻止的事情。所有这些都会导致巨大而不必要的能量浪费，从而产生愤怒、怨恨、羞耻、焦虑、内疚或持续性的压力，并激活强迫行为来回应这些不想要的感觉。

（3）**幻想或歪曲**。一种通过幻想、看到（或害怕）不存在的东西、不看到存在的东西而与现实失去联系或歪曲现实的倾向。当你不在当下的时候，你会被过去的记忆或对未来的担忧所困，这让你无法客观、现实地看待事情。这样的状态会导致一些很难处理的情绪，也是强迫症的发病原因。

这 3 种反应方式中的每一种都会导致、增加以及维持痛苦和大多数心理障碍。通过正念的练习，我们越来越能够识别这 3 种倾向中的一种何时在我们的大脑中被激活。然后，我们可以尝试打断它，或者至少降低它的强度和频率，最终让它不发生。

第 2 课-讲义 8

第 2 课名言警句

理解心念的基本方法是逐渐与自己交朋友。

——秋阳·创巴

我们看到的不是事物本身，
在它们身上看到的是自己。

——《塔木德》

在刺激和反应之间，存在着一个停顿空间。
在这个空间里，我们有权选择自己的反应。
我们的反应中蕴含着我们的成长和自由。

——维克多·弗兰克尔

我是一个老人，知道许多令人担忧的问题，
但事实上大部分问题从未发生过。

——马克·吐温

在我们的习惯出现之前的宁静中，
我们是自由的。

——杰克·康菲尔德

和驻扎在大脑中的敌人作战是十分辛苦的。

——莎莉·肯普顿

信念不仅仅是心灵产生的想法，
这一想法也造就了心灵。

——罗伯特·奥克斯顿·博尔顿

人类不是命运的囚徒，
而只是他们自己思想的囚徒。

——富兰克林·德拉诺·罗斯福

如果你担心可能会发生的事情，
纠结于可能已经发生的事情，
你将会忽略正在发生的现实。

——未知作者

第 2 课-讲义 9

第 2 课课后一周的家庭练习

（1）每周进行 6 天的身体扫描练习（音频 2），并在家庭练习记录表格上记录你的印象和观察结果。

（2）每周 6 天，在不同时间进行呼吸和身体的正念练习（音频 4）。每天与呼吸保持接触能够让你在当下觉察到自己的感受。

（3）每次进行本节课的任何练习时，在第 2 课的家庭练习记录表格上（讲义 10）报告你的体验，记下你可能遇到的任何评论、印象或困难。

（4）认真阅读本节课的材料，至少阅览一遍，认真思考其中的内容，每天都使用从中学习到的方法，试着让它们成为你自己的，并每天利用它们与你的想法、感受和身体感觉建立新的联系。

（5）选择一种日常活动，练习有意识的觉察，如刷牙、洗澡、洗盘子、倒垃圾、读书、购物、吃饭等。

当你进行这些练习时，尝试着不要对练习的结果或练习带来的好处有所期待，就把自己当作是一个正在播种的农民，坚信能够在几个月之后看到自己的作物长大、开花。尽一切可能不要把这些练习当作是一种责任和负担，而是当作你希望一生都拥有的健康习惯来看待。

要记住你花费在这些练习中的精力会在很长一段时间后为你带来重要的改变，并且随着时间推移，正念会成为生命的一种选择，以及生命存在的一种方式。

第 2 课家庭练习记录表格

姓名:_____

每次练习都要填写这个表格。记录下练习时发生的任何事情,这样我们就可以在下一节课时一起讨论。

日期	练习	评价
周四 日期:_____	身体扫描 呼吸和身体的正念 日常活动	
周五 日期:_____	身体扫描 呼吸和身体的正念 日常活动	
周六 日期:_____	身体扫描 呼吸和身体的正念 日常活动	
周日 日期:_____	身体扫描 呼吸和身体的正念 日常活动	
周一 日期:_____	身体扫描 呼吸和身体的正念 日常活动	
周二 日期:_____	身体扫描 呼吸和身体的正念 日常活动	
周三 日期:_____	身体扫描 呼吸和身体的正念 日常活动	

第2课-讲义11

给家庭成员和伴侣的信息

尊敬的_____的亲人或伴侣：

写这封信是想让你知晓，你所爱之人正在参与这个项目的治疗。这些信息可以让你了解什么可以帮助你的亲友，而什么没有帮助。

强迫症是一种信任障碍，这种疾病的患者无法相信他们的行为、感受或记忆。有强迫思维的人们不相信他们的注意、记忆或感觉。他们倾向于将一些刺激或情境解释为是具有危险性的、威胁性的，他们认为自己必须寻求保证、采取强迫仪式行为或者预防恐惧情形，来减少焦虑的强度，但这并不能从源头解决问题。

强迫症患者经常也会向家人或者朋友寻求保证；这会将担忧的责任传递给接受这种保证的人，但这样的举动使得强迫问题会更加突出，还会增加患者对自己的不信任感。

经过11次的课，你爱的人将会学会一种新的方法处理想法、感受和情感，他/她将学会仅仅去观察内在体验而不是用那些强迫仪式行为作出回应，他/她将理解想法、情感和身体感觉不过是简单的、没有危险的、一瞬间的事，没有给他们带来任何意义。

正念训练帮助强迫症患者与自己的内在体验和外在体验形成一种新的相处方式，他们可以与自己的感官感受（视觉、听觉、触觉、味觉、嗅觉）和谐共处，从而获得一种自信，让他们能够克服强迫思维。

为了更好地帮助你的亲人或伴侣，更有效地进行本次治疗课，请遵循以下几点：

（1）阅读你的亲人或伴侣每节课后带回家的材料。和他/她一起认真讨论、学习，思考如何将它应用到生活和困难的情形中。

（2）不要给予你的亲人或伴侣任何保证。这些保证会增加他/她的不安全感，并且会加重疾病的症状。

（3）向你的亲人或伴侣传达信任的讯息，表达你信任他/她的想法、感受、愿望、听闻和记忆，并且相信他/她将能够改善或克服强迫症。

（4）不要帮助你的亲人或伴侣实施仪式行为。例如，不要帮助他/她洗澡、洗手，不要去帮忙确认某物的位置，不要帮忙整理东西。这些行为只会增加和放大他们的问题。相反，你应该做的是，提醒他们使用在正念小组中学到的观点、原理和工具，例如，可以问问他们，"你有没有在正念小组中学到什么方法能够帮你摆脱这种情境？""有没有哪一种练习或者心态可以帮你克服这次困难？"

（5）鼓励、激励，并在必要时帮助你所爱之人完成每节课布置的家庭练习。你可以和他/她一起做这些练习，一起聆听正念练习的音频。本项目的疗效主要依靠在家中的按时训练。

（6）协助你的亲人或伴侣独立自主，在日常生活中学会自己做决定并承担每次决定后的全部责任，这是强迫症治疗中的基本因素，有很多强迫症患者发现自己很难为自身的行为或决定负责任。

（7）当你的亲人或伴侣决定不通过仪式行为或保证来完成一些有难度的事情时，请记得予以支持和表扬。

（8）相信你的亲人或伴侣有处理难题和克服强迫问题的能力，帮他们找回自信，让他们坚信自己能够改变。

希望你已阅读完毕并清楚了解以上信息；如有任何不清楚的地方可以随时联系。

第 7 章

第 3 课：帮助家庭成员和 伴侣支持强迫症患者

和平无法靠武力维持，

只能通过理解来实现。

——阿尔伯特·爱因斯坦

关于本节课

在第 2 课之后，学员应该适应了本项目并能够参与其中。在这个节点，让家庭成员和伴侣参与进来是有益的。他们也经历由亲友的强迫症引起的困难，并且经常想知道他们能做些什么来帮助亲友在这个治疗项目中取得成功。在第 2 课结束时，学员收到一封信（见"第 2 课–讲义 11"），要求带回家给他们的家庭成员、伴侣或密友，信中讨论了强迫症是如何运作的。在此期间，治疗师与和学员关系密切的人会讨论并思考信的内容。

父母、配偶、其他家庭成员和朋友经常被卷入患者的强迫仪式中，从而被这种障碍纠缠。例如，患者身边的人不断对他们的恐惧进行安抚，或直接协助他们进行强迫仪式时，这种情况可能会发生。他们也可能被患者强烈的恳求，或者比较少见的，拒绝患者请求后他们的攻击行为所说服，从而帮助患者实施强迫行为。作为强迫症中无意识帮凶的家庭成员造成了一个恶性循环，加剧并延续了这种障碍。

此外，大多数强迫症患者主要在家里而不是在治疗场所表现出他们的问题。强迫症患者，尤其是较严重的患者，往往会将大部分时间花在家里，与同住的人接触，因此家庭成员不能对患者的强迫症问题保持中立。由于强迫症患者和他们的家庭成员之间典型的相互粘连的关系，在治疗期间努力达到的改善常常在家里被消除。因此，尝试让与患者关系密切的人员建设性地参与到项目中非常重要。

在课前访谈中，教师会询问学员的家庭成员中有哪些人有兴趣在治疗项目中帮助他/她。如果认为有必要，为更好地了解患者与其家人之间的关系，教师可要求在课开始前与家庭成员进行单独交流。然而，在某些情况下，最好不要邀请家庭成员参加第 3 课，例如，强迫严重程度为低或中等的学员，与学员疾病无直接关系的家庭成员，或与家庭成员关系有严重问题的学员。由教师判断决定最好邀请学员的哪位亲属进入这节课。

该课的目的是帮助家庭和伴侣理解强迫症是如何工作的，它的激活和延续因素是什么,并阻止家庭成员给予保证或其他会强化症状的行为。帮助家庭成员从非自愿的强迫症从犯转变为自愿的共同治疗师。在项目期间,甚至在项目结束后,家庭可以定期向学员提供有用的帮助和支持。

在本节课中,教师首先解释了该项目的基本原理、强迫症的认知激活和维持机制(见第 2 课-讲义 5B),以及正念练习如何在改变这些机制中发挥有效作用(见第 2 课-讲义 5C)。通过正念练习向家庭成员介绍该技能,然后进行讨论。教师随后演示家庭成员如何帮助患者,以及哪些没有帮助(见方框 7.1)。本节课持续 90 分钟,比本项目中的其他节课都短。

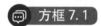 **方框 7.1**

第 3 课议程

主题:帮助家庭成员支持强迫症患者

概　要

这是一个与患者及其家庭成员或亲近的人的一个心理教育课,目的是避免对疾病无益的家庭妥协(例如保证),教会他们为家庭成员提供有效的帮助。这节内容将解释本项目的基本原理,强迫问题(问题形成)的认知激活和维持机制。家庭成员将学习正念练习是如何在改变这些机制上起作用并带来临床上的改善的。

课程大纲(时间:1.5 小时)

❑ 欢迎学员及其家庭成员

❑ 强迫症的基本信息和本项目基本原理的说明

❑ 正念练习:静坐冥想——呼吸和身体的正念

❑ 练习回顾:理解正念如何在强迫症中发挥作用

❑ 哪些有帮助,哪些没有帮助:给家庭成员和伴侣的指南(分发第 3 课-讲义 1)

❑ 提问时间和讨论

❑ 分发学员讲义并布置家庭练习

❑ 以聚焦于呼吸的正念圆圈结束

材料和资源

● 铃

● 白板

● 视频投影仪或顶置投影仪(如有可能)

学员讲义

介绍讲义:针对强迫症的正念认知疗法(见第 4 章)

第3课-讲义1:强迫症——做什么与不做什么
第1~11课总结:第1~11课的讲义1
第2课-讲义3:强迫症的典型症状
第2课-讲义5A、5B、5C:强迫症如何运作以及正念如何起到帮助作用

欢迎学员及其家庭成员

教师对学员及其家庭成员表示欢迎,并指出本次共享课旨在促进更好地了解强迫症是如何运作的,以及家庭成员如何在本项目中最大程度地帮助到学员,并在需要时以富有成效的方式支持他们。教师通常用以下内容开始本课。

感谢大家今天来到这里。走向治愈的第一步是理解。因此,本节课非常重要,因为我们将有机会更好地了解强迫症是如何工作的,以及我们如何作为一个团队合作以最大限度地利用该计划,从而避免所有可能危及积极结果并加剧疾病的行为。

强迫症的基本信息和本项目基本原理的说明

随后,教师向家庭成员和伴侣解释针对强迫症的正念认知疗法治疗计划的效果和原理。这包括第2课后发给他们的信件内容以及"第2课-讲义6"中的材料。以下是教师所说内容的一个示例:

强迫症基本上可以说是一种信任障碍,即强迫症患者不能信任他们所做的、所感受的或所记忆的。当强迫症患者体验到一个触发因素,甚至是一个想象出来的触发因素,与强迫性的含义相关联时,他们会进入一个可能被称为"自动驾驶"的状态。他们将触发事件或想法解释为危险和有威胁的,并通过感觉必须做某事来做出反应,如进行强迫性仪式,以防止可怕的后果并减轻他们的强烈焦虑。他们误解或不相信自己对实际发生了什么的记忆,或他们通过感官实际感知到了什么。相反,他们盲目相信自己的偏执想法和歪曲的信仰。

强迫症患者经常向家人或朋友寻求保证。这将恐惧的责任委托给了让他们安心的人。但接受保证的结果是增强了强迫症,因为它增加了患者的不安全感和对自己的不信任。

在这个为期11节课的项目中,学员将学习一种新的方式来与他们的想法、感觉和情绪相联系。他们将学会观察自己的想法或情绪,而不会用强迫性的仪式对它们做出反应。他们会发现这些内部状态是无害的、短暂的事件,没有任何意义,比如我仅仅有这个想法,并不意味着我会伤害某人。

正念练习帮助强迫症患者发展这种与内在和外在体验的新的联系。它帮助他们培养与自己的感官、想法和情感的练习,鼓励他们对自己有信心——这是应对强迫思维的基本"解药"。

通过强迫症的正念认知治疗计划,我们帮助强迫症患者养成新的健康的心理习惯,以取代旧的强迫症习惯和强迫行为。为了达到这个目标,人们需要每天练习项目中的练习。你作为家庭成员或伴侣,可以通过以下方式为亲友提供非常有用的支持:

- 允许或创造正念练习的最佳条件(有时甚至一起练习)。
- 提醒他/她项目的意义和目的。
- 激励和鼓励他/她运用课中学到的东西,即使是在最困难的时刻。
- 不再保证或帮助强迫行为。

在这一点上,教师留出讨论的空间是很重要的。即使小组学员及其家庭成员在课前都应该已经在家阅读了材料,他们也可能有问题或疑问,例如,如何避免帮助有强迫行为的亲友,即使他们生气或咄咄逼人。如果在场学员不愿说话,教师应该准备好问题,以便就大家可能关心更普遍的问题进行讨论。例如,一些对家庭成员可能有推动的问题是询问他们是否认同曾经对亲友的保证,或者询问他们是否愿意提供我们所推荐的这些支持,如果不愿意,原因是什么。家庭成员也可能仍然不熟悉正念实际上意味着什么,这就是为什么课的下一部分包括一起做正念练习。

正念练习: 静坐冥想——呼吸和身体的正念

为了帮助家庭成员和伴侣理解正念练习的效果,教师邀请他们练习一种专注于呼吸和身体的引导式静坐冥想(使用方框 6.2 中的练习)。与亲友一起冥想可以让家人更清楚地意识到这种做法的潜在好处以及可能面临的挑战。教师应通过引导家庭成员分享他们在正念练习中的体验来引出冥想后的讨论。

练习回顾: 理解正念如何在强迫症中发挥作用

教师:关于你们在练习中的体验,是否有任何评论想与小组学员分享? 你们注意到了什么?

格洛丽亚的家庭成员(女):我感到一种平静、放下和放松的感觉,尽管我脑海中出现了与外在和内在噪声相关的画面;我也想起了其他事情,是一种健康、幸福的感觉。我试着注意这些图像,继续感受这种幸福感。

杰克的家庭成员(男):我也有一种幸福感。我的想法很轻松。

教师:这是一个有趣的观点。事实上,所有的想法在它们出现时都是轻轻的,如果我们不对它做任何事的话,它们就会如此。但是,当我们对它们进行评判或将其视为事实时,它们的分量和力量会使它们成为一个问题,甚至成为一种困扰。

詹妮弗的家庭成员（女）：我也曾尝试在家做过一次这个练习，但是今天我有点迷失了。闭上眼睛能帮助我集中注意力。

丹尼斯的家庭成员（男）：我最近也做了类似的练习。我注意到的主要事情是我在倾听自己。你提到的一些事情也很重要，那就是让自己远离想法，从外部观察它们。

教师：是的，这很重要。基本上，这些练习帮助我们时刻看到现实本来的样子：我们的内在体验——想法、情绪和身体感觉，以及外在的我们周围发生的事情。由大脑创造的现实有时是不真实和歪曲的，特别是对于强迫症患者来说，因此很难应对。当我们直接接触现实，如通过感官传达给我们的东西去接触，我们就能更好地应对生活中可能遇到的困难。

在这个讨论之后，花一些时间讨论家庭成员试图支持他们的亲友定期练习正念的潜在挑战是值得的。教师邀请他们，分享他们可能有的任何顾虑或疑问。

哪些有帮助，哪些没有帮助：给家庭成员和伴侣的指南

教师分发第3课-讲义1，并以此作为指南，与家庭成员和伴侣讨论应做什么和不应做什么，从而帮助解决强迫症患者产生的挑战性问题。重点包括：

- 永远不要给予保证。
- 永远不要帮助仪式。
- 不要因为亲友的强迫症问题而妥协或限制你的生活。
- 永远不要因为亲友的强迫症问题而评判他/她。
- 如果在一段时间的改善后复发，不要气馁。
- 和你的亲友一起阅读所有的项目材料。
- 对于康复和改善，向你的亲友传递信任和信心。
- 如果可能的话，和亲友一起进行正念练习。
- 帮助你的亲友独立。
- 承认、鼓励和赞扬你的亲友取得的微小进步。
- 相信你的亲友有能力处理和克服强迫症。
- 使用幽默。
- 尝试识别你的亲友强迫症被激活的信号。

提问时间和讨论

关于刚才所列要点的讨论，通常会引导家庭成员分享许多他们在试图应对亲友的强迫症时所经历的，有时是戏剧性的挑战。这节课通常是他们第一次有机会与其他面临相似挑战的人一起尝试。

如果有几个家庭的家庭成员觉得他们需要持续的额外帮助或支持，教师可以提供帮

助,在项目结束后组织每月与学员及其家庭成员的会面,如果有必要的话,可以提供单独会面。

下面的讨论提供了一些家庭成员遇到的困难的例子,以及教师如何尝试为他们提供帮助和支持。

劳拉的家庭成员(女):如果我避免了一个我知道会引起劳拉奇怪想法或导致她痛苦的情境,这算是保证吗?

教师:回避和保证有同样的效果,而且很不幸,回避并没有帮助。我明白,有时逃避比引发强迫思维和仪式更容易,但结果是证实了你的亲友的恐惧。你传递了一个信息,你在逃避一些事情,因为它可能会导致一些不好的事情发生。永远记住,克服恐惧的最好方法是直接面对它。我们可以通过使用本课中教授的策略和方案,帮助我们的亲友以一种谨慎的方式面对诱发焦虑的情况。我们用于面对恐惧的专业术语是暴露于恐惧中,我们会要求小组学员在课的后面做一些暴露练习。当我们在项目中这样做时,你的亲友将与你分享体验以及材料,帮助你更好地了解他/她正在学习做什么,以及你如何支持他/她学习和应对其恐惧。

詹妮弗(学员):我相信如果我面临一个困难的处境,我的家人一定会在半路上遇见我。如果我做了什么会引发我的焦虑或痛苦的事,我的家人不能简单地说,"你必须面对这个问题,即使它对你来说不愉快。这不是我的问题,需要你来面对"。这就像把责任推到我身上。相反,当有同情、尊重和理解时,我会感觉更好,我觉得他们想帮助我。

教师:你说得很有道理。帮助患有强迫症的家庭成员面对困境是家庭能够做的最支持和最困难的事情之一。这并不意味着任何人都应该鼓励痛苦的情境,然后让你独自照顾自己。而是当你面临困难时,你的家人可以帮助你,提醒你在本课中学习的方法,并让你感觉到并非只有你一人面临困难。与此同时,家庭成员需要避免做出任何保证。这样是为了让你作为家庭成员,陪伴你所爱之人,并向他们传达你的信心,相信他们能够面对并克服困难。

托马斯的家庭成员(男):所以,关键是尽量在中途和托马斯相遇,因为他存在问题。不幸的是,我经常因为他的强迫症而感到自己被囚禁在家中。我发现自己做着和他一样的事情,以免给他带来任何痛苦。例如,他想以某种方式使用浴室,以某种顺序使用毛巾,希望脸盆总是干的,等等。

托马斯(学员):以某种方式还是以一种相对平衡的方式?

托马斯的家庭成员(男):我的意思是,例如,如果水槽有污渍,这对托马斯来说是个问题;如果这条毛巾用过一次,他需要换一下。

托马斯(学员):但是如果毛巾脏了,我就会不舒服,而且你说你刚刚放了一块新的毛巾的时候,我知道那不是真的,或者我必须用我自己的毛巾时。我不应该费心去想你是否用过毛巾,因为你知道我认为如果你用过的话会很恶心!

教师:稍等一会。这里的目标不是决定谁对谁错,而是意识到有一个叫强迫症的问题。目标是理解我们如何通过朝着同一个方向前进来提供帮助。我们在这里是因为你们中的一些人患有强迫症,我们必须理解哪些行为属于人类行为的正常范围,哪些属于这个问题。这个项目将帮助你们理解这种区别。在这种情况下,托马斯,你的问题是处理一条已经用过的毛巾。使用你家里已经用过的毛巾,比如擦干手,属于家庭的正常行为,而你的家人能做的最有用的事情就是,比如,不要换毛巾,用充满爱意的方式说:"听着,托马斯,我理解你的恐惧,但既然我们知道这是你问题的一部分,就像我们在小组讨论中被告知的那样,如果我答应了你的要求,我并不是在帮助你。试着让这条毛巾保持原样,接受它在那里而不更换它如何? 为什么我们不一起做一个正念练习,然后试着停留在这种情况下,用我们的感官去理解到底发生了什么。让我们使用项目中提供的所有方式来帮助我们渡过难关?"

正如家庭承诺不参与他们所爱的人的强迫思维、仪式和强迫行为,所以每个人都通过这个项目必须学会不要期待你的家人做有关你强迫问题的一些事情或不做一些事情。如果你不允许他们遵循我们在本节课中给出的适应证,那么他们将继续强化,甚至可能加重你的疾病。

托马斯(学员):我同意,但我不能接受,因为我有困难,我不想做他们要我做的事情……

教师:好的,托马斯,这里的重点不是要表现得像你的家庭成员想要的那样,而是要表现得像大多数健康的人一样。这个想法是为了"正常化"你的生活,而不是适应你家庭的要求。那些参加这个小组的人必须承诺不要期望他们的家庭成员去做由他们的疾病引起并助长它的事情。家庭成员必须承诺不给予保证,并在可能的情况下,帮助其家庭成员应对困难局面。

乔治的家庭成员(女):感谢这次会面,我意识到我错了;我错了,因为我总是给我儿子保证,或者顺从他的恐惧。例如,我不会打开窗户,因为这让他焦虑。我会这样做,否则他会花几个小时做他的仪式……

教师:你说的很重要,这让我有机会告诉这里的所有家庭成员,你们不必为到目前为止所做的感到内疚。你们不应该受到责备。在某些情况下,这种疾病是如此强烈,以至于为了和平与平静,你必须去适应它,因为你认为它伤害更小,或者是为了暂时的缓解,而不是因为你想让情况变得更糟。我们现在可以重新来过,以不同的方式重新开始。以大多数人都认同的正常方式行事;采取一种充满爱心、不吹毛求疵的态度,意识到什么是有用的,什么不是,来帮助你的亲友克服这个问题。

劳拉的家庭成员(女):我认为这个房间里的所有人都处于一种非常痛苦的境地。我们最终也会为了个人利益而使用保证和回避;否则我们会觉得自己也快疯了。

教师:当然,我明白。但是继续以这种方式行动就像为了逃离洞穴,挖得更快或者更用力地去挖。你没有意识到你正在坠入更深的深渊。

分发学员讲义并布置家庭练习

接下来,教师会分发一些在之前的课上给到学员的讲义,以便与学员及其家庭成员进行小组讨论。其中包括解释该项目的介绍性讲义(见第 4 章-介绍讲义),解释强迫症如何运作以及正念如何起到帮助作用的讲义（第 2 课-讲义 5A、5B 和 5C），以及描述强迫症典型症状的一份讲义（第 2 课-讲义 3）。后续课程的讲义也会分发，包括第 1～11 节课的概要（每节课的第一份讲义）。作为家庭作业，家庭成员和伴侣被要求仔细阅读所有材料，并与他们所爱之人（该项目的学员）分享每节课中提供的材料，尽力支持和帮助他/她参与治疗项目。

　　花一些时间解释基本指南和正念暴露练习的重要性（这是第 12 章，即第 8 课的主题）。家庭成员最好的帮助方法之一是鼓励他们在关键情境中积极参与正念暴露，而不是以任何方式安抚他们。学员将在第 8 课中与家庭成员分享他们拿到的关于正念暴露的讲义。（为了避免家庭成员在学员准备好之前要求他们进行正念暴露，这些讲义直到第 8 课才会共享。）

正念圆圈

　　与本项目的其他课一样，本节课结束时，教师引导学员进行静坐冥想，重点是呼吸 3～4 分钟。以冥想活动结束一节课不仅为家庭成员提供另一个练习冥想的机会，也让他们可以与亲友一起练习，并且在结束课时更有信心能够在这个项目中得到他们亲友的支持。这个时刻也可以传达这样的信息：学员和家庭成员只有参与进来，并作为一个团队一起齐心协力地应对，才能克服强迫症。

强迫症——做什么与不做什么

什么是没有帮助的

（1）**永远不要给予保证**。给予保证会增加强迫患者的不安全感，"助长"其问题。常常寻求保证是强迫症持续存在的因素之一。当你的亲友向你寻求保证时，你可以提醒他/她：你过去给予的保证并没有什么帮助，通常只能缓解焦虑几分钟。相反地，如果他/她愿意接受焦虑、允许焦虑存在，那么他/她便会发觉，只要给予时间，焦虑会自己消失。此外，不提供保证，你也会使他/她明白：他有应对怀疑的最好方法。通过运用在这个疗程中学习到的各类技巧与练习，参与治疗的亲友将会不断学习如何信任自己。

（2）**永远不要用仪式来帮助你的亲友**。例如，不要帮助他们淋浴、清洗、摆放到位和整理物品。协助患者的仪式行为只会加重、放大问题，强化患者的强迫性恐惧，而且让患者无法体会放弃强迫思维带来的结果。你应该提醒患者使用本项目中提供的方法和技巧，例如，询问患者"你在治疗小组中学到什么技巧可以应付这种情况？""有没有哪个方法或者练习能帮助你克服目前的困难？"

（3）**不要让你的亲友损害和限制你的生活，尤其是未成年家庭成员**。记住要照顾好自己，如有需要，自己寻求支持或心理健康服务。

（4）**永远不要因为亲友的问题而评判他/她**。强迫症不是他/她的错。你的亲友只是该障碍的受害者，并且需要帮助。尝试将亲友的强迫行为看作是该强迫障碍的一种症状，而不要将之归结于其性格。时刻记住，你应该跳出强迫症的范畴，将你的亲友看作是在其他方面健康并且有能力的人，将他/她看作一个完整的人。

（5）**如果你的亲友在一段时间的改善后有反复或复发，不要气馁或生气**。这很正常，尤其是在压力时期或相关情境下。康复之路有时是漫长的。即使你的亲友已经康复或似乎已经康复，他/她也需要定期练习该项目中的练习。

什么是有帮助的

（1）**阅读本课提供的所有材料**。一起思考它；尝试去理解在生活中以及在面对困难的情况下如何更好地去运用这些内容。

（2）**向你的亲友传达信任的信息**。告诉他/她无论其怎么想、如何感觉、有什么需要、听到什么或想起什么，你都相信他/她将会克服强迫症。

（3）**自己进行正念练习**，以保持平静和集中。

（4）**鼓励、激励以及帮助你的亲友进行每节课布置的每日练习项目**。你不时与亲友一起练习，一起听冥想练习的录音，这些都是有帮助的。治疗的效果很大程度上与课后实践及练习相关。

（5）**帮助你的亲友能够独立地为自己和他人的日常生活做决定，并且愿意为这些决定负责**。这是强迫症治疗的一个基本要素，因为强迫症患者往往难以为自己的行为和决定承担责任。

（6）**看到患者"小小的进步"，并及时鼓励和祝贺**。例如，停止一个仪式行为数分钟，或者更长的时间，或停止继续向你寻求保证。尽管这些小进步在家庭成员眼里不是很显著，这对你的亲友而言可能付出了很多努力。认可这些小改变，将它们看作是进步，很大程度上可以激励你的亲友继续努力。

（7）时刻记住**赞美和支持**你的亲友，当他/她成功做了一件通常会使其产生强迫症状的事情，但没有出现强迫仪式及要求保证时。

（8）**相信你的亲友有能力处理和克服强迫症**。这是一个重要的帮助，帮助这个人培养信心，相信自己有能力一天天改变。

（9）**当你照顾或帮助你的亲友时，要有幽默感**。幽默可以帮助你的亲友从更恰当的角度看待症状，而不会过度重视它们。

（10）**注意你亲友的强迫症激活的标志**。一些最明显的标志可能包括：清洗或检查过多；反复寻求保证；在完成任务方面过于缓慢，因此经常迟到；不允许人们进入住宅（如因为害怕污染）；避开某些人、活动或地方；对自己或他人受伤害感到一种过度的责任感；一遍又一遍地重复任务。

第 8 章

第 4 课：理解不信任并培养真正的信任

如果太过信任,你可能会被欺骗,
但如果不够信任,你会生活在折磨之中。
——弗兰克·克兰

关于本节课

正如本书前面所述,强迫症患者的主要问题之一是不信任感,无论是普遍的还是特定的。不信任会导致患者反复检查某些东西或清洗自己,或者持续寻求自己关注的事件的保证。由于这些原因,强迫症可以概念化为一种信任障碍。强迫症患者对自己的个人体验缺乏信心,尤其是在记忆和感知方面。尽管他们不信任与记忆或感官体验相关的想法,但他们盲目相信自己的强迫思维和歪曲信念——通过这些,他们将体验解读为危险。因此,他们会反复采取一些行动,以防止出现一些令人担忧的结果。这种与强迫症的内在状态相关的特殊方式可以被视为正念技能的严重缺乏。

第 4 课的目的是帮助学员理解他们不信任的可能根源,找出可能导致这种不信任长久以来发展的因素,并开始认识到如何建立真正的信任。

培养对自己感知的信任是消除强迫怀疑和担忧的最好方法。有意识地将注意力集中在一个人的呼吸、感觉、身体、情绪和想法上,是做到这一点的重要一步,也是在立足于当下的重要一步。

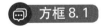 方框8.1

第 4 课议程

主题：理解不信任,培养真正的信任

概　要

强迫症可以被理解为一个"信任障碍"。有强迫问题的人们一般缺乏自信,不信任他们的个人体验,这个关于内部状态的特殊方式可以被认为缺乏正念技能。发展自我信任，第一步是用正念培养对内在体验的觉察。

　　在本节课中，学员将探索他们不信任的不同层面和其在强迫症中的作用，并开始去发展一个健康的信任。作为该过程的一部分，他们也将分析自己在本治疗开始前完成的"不信任原因问卷"。

课程大纲

- ☐ 静坐冥想：呼吸、身体、声音、情绪和想法的正念
- ☐ 练习回顾
- ☐ 家庭练习回顾
- ☐ 探讨强迫症的不信任及其原因（第 4 课-讲义 1～4）
- ☐ 讨论不信任原因问卷（由每个小组学员在第 1 课前完成）
- ☐ 呼吸空间冥想和回顾
- ☐ 练习回顾
- ☐ 休息
- ☐ 阅读和讨论第 4 课名言警句
- ☐ 正念行走冥想
- ☐ 练习回顾
- ☐ 分发余下的学员讲义并布置家庭练习
  - ☐ 静坐冥想——每天
  - ☐ 正念行走——每天
  - ☐ 呼吸空间——每天 3 次
  - ☐ 每天迈出一步去培养信任
  - ☐ 阅读本节课的讲义
- ☐ 以聚焦于呼吸的正念圆圈结束

材料和资源

- ● 铃

呼吸空间	静坐冥想	正念行走
（音频 5）	（音频 6）	（音频 7）

- ● 每位学员预先填写的"不信任原因问卷"（表格 4.1）

学员讲义

第 4 课-讲义 1：第 4 课摘要——理解不信任，培养真正的信任

第 4 课-讲义 2:认识不信任的原因

第 4 课-讲义 3:什么是真正的信任?

第 4 课-讲义 4:如何培养信任

第 4 课-讲义 5:第 4 课名言警句

第 4 课-讲义 6:第 4 课课后一周的家庭练习

第 4 课-讲义 7:第 4 课家庭练习记录表格

静坐冥想：呼吸、身体、声音、情绪和想法的正念

本课开始的静坐冥想包括第 2 周练习的呼吸和身体的正念。然后,它增加了另外 3 个要素:对感官体验(声音)、情绪和无论它们以何种形式和内容出现的认知的关注。患者与这些类型的体验的关系,对于触发,或者预防导致强迫症的机制是至关重要的。

与 MBSR 和 MBCT 项目中的经典静坐冥想不同,这个版本在听音阶段引入了一段音乐。最好使用古典音乐(如柴可夫斯基的《天鹅湖》),因为它有一系列能唤起情感的变奏曲和音调。学员被邀请正念地聆听音乐,尽最大努力关注声音,不要被音乐可能引发的图像或场景所带走。使用唤起情感的音乐是对情绪和感觉进行正念暴露的第一步。

💬 方框8.2

静坐冥想:呼吸、身体、声音、情绪和想法的正念

● 练习静坐冥想:呼吸和身体的正念练习(音频 4),直到你感到放松。[停顿 10 秒。]

● 现在把你的觉知从你身体的感觉转移到你的听觉。轻轻地将你的觉知聚焦到你每个时刻所听到的声音,并将对它们的任何评判搁置一旁。[停顿 10 秒。]

● 尽可能留意所有的声音,但是不要给其来源命名,去识别和描述声音的物理特征:近处的、远处的、来自某一方位的、响亮的和低沉的、音调高的和轻柔的、持续的和间断的等等。开放自己,接受所有的声响。觉察那些更为明显和清晰的声音,以及那些更细微的声音,[停顿 10 秒,]觉察到声音之间的间隔,[停顿 10 秒,]觉察沉默。[停顿 20 秒。]

● 当你意识到你正在思考声音的时候,尽可能重新去直接感受声音的感觉特征(音高、音量、持续时间),避免对声音做出判断或把它们和记忆连接起来。[停顿 10 秒。]

● 无论何时,当你意识到自己的注意不再是集中于当下的声音上,慢慢地去探索你的意识游离到了哪里,然后重新回到当下的声音上,留意它们的产生、变化和消失。

● (此处音乐起。)用正念的方式倾听。

当你准备就绪,放下对声音的觉知,将注意力集中到情绪或你此刻感知到的情感上。关注你的情绪,描述它们并给其命名,但不要对其进行反应或评判。它们没有正确错误之分,仅仅是你此时所感受到的。[停顿30秒。]

● 当你开始觉察你的情绪时,尽可能保持开放。[停顿10秒。]在做听觉的觉察时,将注意力集中在正在发出的声音上,注意它们的出现、发展和消失,现在同样地,将注意力转移到你脑海内的想法上,关注它们的产生、穿过你脑海的瞬间和最终的消失。[停顿10秒。]没有必要去回忆某一想法或驱赶某一想法。仅仅让他们自然发生,就像你跟声音连接时那样,让其自然而生,自然而灭。[停顿10秒。]

● 对于如何将注意力聚焦在想法上,一些人发现了一个很有帮助的方法:想象自己舒服地坐在电影院里,看着他们的想法在屏幕上一点点投放。舒服地坐着,看着屏幕,等待一个想法或一张图片的出现。当它发生时,只要在其出现在"屏幕"上时关注,当它消失时就让它消失。[停顿30秒。]

● 当你的想法非常强烈或频繁出现时,你可以想象此时自己置身在一个瀑布之后,在岩石的凹陷处或缝隙中,想象你面前的水流就是你的想法;当湍急的水流从高处轰鸣而下落向深渊时,你自岿然不动,或站或坐,待在一个安全的地方,看着那些想法喷涌而出。[停顿30秒。]

● 现在,在你探索之旅的最后,试着扩大你的觉知,把你的身体作为一个整体。从脚底到头顶,觉察这种完全统一的感觉,注意你的呼吸如何贯穿全身,感受到身体的每个部分、每个细胞在每一次呼吸中都充满了能量和生命,感觉现在你的整个身体都在呼吸。

注:来自 Segal, Williams and Teasdale (2013)。

练习回顾

朱莉娅:当你说专注于感觉时,我有几种感觉。我注意到我的眼睛疼痛,但没有对此做出反应,然后它消失了。自从我开始做这些练习,我可以开始保持静止,我的想法也是如此,尽管我仍然无法一直保持如此。

教师:这很有趣!注意我们有时是如何对身体感觉做出反应的。但我们通常发现很难不对不真实的想法做出反应。

玛丽:开始的时候,我感到不稳定和眩晕。然后我觉得越来越平静,通过集中在呼吸上,我的头脑停止了旋转。这是为数不多的几次观察我的呼吸没有引起我的焦虑。通常,如果我把注意力集中在呼吸上,我会感觉很奇怪并且焦虑不安;如果试图控制它,我就觉得自己做得对,但是我越是试图控制它,我就越焦虑不安。这一次,我能够放松下来,并控制自己的呼吸和感觉。

教师:这是很重要的一点。注意评判,尤其是关于我们内心状态的评判。评判我们的呼吸,例如,告诉自己呼吸很奇怪或呼吸方式不对,是我们能做的最无益和适得其反的事情之一。我们可以用各种方式来评判呼吸,但它无论如何都会继续发挥它的重要作用,在每时每刻给我们生命。

玛丽:这次我没觉得我的呼吸奇怪。我想的是我想观察我的呼吸,所以我没有烦躁。

教师:经常解释我们的感觉,尤其是那些与呼吸有关的感觉,会增加焦虑,在某些情况下甚至会导致惊恐发作。无论以何种方式呼吸,呼吸都是正确的。这是我们生活中为数不多的确定性之一。接受呼吸的本来面目会在某个时刻发生,仅仅是因为我们没有用恐惧"喂养"它。所以,让我们尽最大努力消除评判,让呼吸仅仅是呼吸。

丹尼尔:音乐非常优美、强烈,我感到有点困惑。我感觉到一些非常愉快的情绪,但是根据练习,我不应该评判我的情绪,甚至仅仅说音乐很美也是一种评判。我知道评判负面情绪是没有用的,但是当正面情绪出现时会发生什么呢? 我不知道我是否应该感激他们。

教师:正念不会让我们情绪平淡,而是恰恰相反。如果我感觉到一种愉快的情绪,我可以通过正念更强烈地体验它。如果你体验到某种情绪,你可以识别并描述它,但你不需要评判它,你可以仅仅只是感受它。这就是评判和体验之间的区别:我感觉到一种情绪,并享受它,但我不需要添加一个想法,赋予它意义或价值。中止评判不是压抑情绪,这是感受它们的真实面目。让我们允许自己感觉事物的本来面目,而不是我们的想法让我们看到它们的方式。

詹妮弗:如果我们感觉到一种感觉或者回忆起一段我们不喜欢的记忆,我们可以选择不去评判它,但是如果它特别强烈以至于让我们不舒服呢? 如果我们想降低我们内心体验的强度而不与之抗争,我该怎么做?

教师:我们需要理解为什么我们不喜欢它——是什么让它令人不愉快。

詹妮弗:因为这会让我回到消极的经历或记忆中。

教师:在这个时候你可以问自己:真的是想法本身是有害的,需要被消除吗,还是这是否与现在还没有发生的事情有关? 当下,在这个房间里,我有一个想法。这种想法是关于过去的事件,但这并不能使它成为事实或真实的东西。注意并理解想法的内容不是当下正在发生的事情。尽你所能回到现在,回到呼吸、身体和声音。如果这个想法再次出现,试着一遍又一遍地回到这里。

詹妮弗:如果在一个我认为有害的地方,因为我不习惯那个地方,或者那里充满了各种危险,怎么办? 我能做些什么来更好地处理这种情况? 我会记得并害怕回到那样的地方,即使那是一个别人不害怕的地方。

教师:正念并不阻止我们知道一个情况是否危险。这不是试图保持冷漠,好像不存在危险。正念的练习首先帮助我们将与强迫症相关的事情和任何人都会有的正常恐惧分开。当面对真正的危险时,我们会感受到每个人都会有的感受。我们需要放下所有与强迫症相关的恐惧。然后，当我们发现自己处于一个非常危险的境地时，我们就会知道这种恐惧与强迫症无关。如果我们认为我们在那一刻有能力，我们会面对它；如果对我们来说太难，我们会避免它。

现在，让我们试着再次思考一下我们刚刚结束的练习：这个练习对你们的生活和问题有什么帮助？

爱德华：音乐中的起起落落就像是识别什么是强迫症，什么不是。

教师：我喜欢这个比喻！

拉拉：就像我有时在非正式练习中遇到的那样，我停下来思考我在做什么；我从自动驾驶到正念，我意识到我是如何处理事情的。我还想说，我听到了寂静之声，我真的很喜欢。我甚至在音乐中也听到了。另一件事是，当你说一个想法会出现并慢慢消失，它只是一个想法。我开始理解了，因为实际上一个想法只是一个想法。我们的大脑产生想法，所以让我们赋予它们应有的分量——它们不是真实的。当我不断做练习时，我越来越理解这一点。

家庭练习回顾

到本项目的第 2 周结束时，学员已经有了一些正念练习的经验。他们与内心体验的关系，尤其是与想法的关系，变得越来越有觉察，但也越来越具有挑战性，以下一些学员的评论就证明了这一点。同样，教师要求学员描述他们的家庭练习进行得如何，并分享他们在家庭练习中获得的任何积极或消极的体验。

拉拉：开始的时候，我很难保持静止，但随着时间的推移，我注意到自己的活动减少了，我可以用新的眼光看待自己的身体了。我以前从未把它作为一个整体来考虑。有一天我坐立不安，想尽快完成这项练习，但随后我感到脚底被牢牢地固定了，我觉得自己被固定在了地板上。

斯蒂芬：我注意到想法的易变性：它们来了又走，当它们来的时候，我可以让它们走。这是一种不同的关系。有一天，有些声音让我很烦，但是我想我会尝试接受它们，然后重新专注于我的呼吸，没有给这些声音赋予任何价值或意义。一天晚上，发生了一件相当不愉快的事。我陷入了一个我已经回避了很长时间的境地，这让我非常焦虑；我无法控制。这是一次无意的暴露，在接下来的几天里，我又不由自主地回到了仪式上，感到极大的痛苦。我注意到在那次暴露之后，一个想法出现了。它带来了一种不舒服的感觉，但我努力与它建立良好的关系。我给了这个想法太多的力量，赋予它意义。我能够告诉自己给自己更多的时间和信任。

教师：我欣赏你的态度。你有一个重要的认识。当然会有一些困难的时刻。这里重要的一点是，你了解正在发生的事情以及发生的原因。很快，正如我在上一节课中提到的，你将学习如何进行正念暴露。像这样一种正念的态度会让你以有益的方式面对困难的经历。

丹尼尔：当我结束上一节课的时候，我感觉很好，并且在本周前半周内继续保持这种感觉,好像有些事情已经在我的脑海里解决了。但后来,思考我们如何评判,我自然而然地开始分析我的每一个想法,这变得有点像强迫思维。有好几次,出于不同的想法,我觉得自己被困住了。这让我意识到恐惧改变了我。然后,通过让事情保持原样,我得以从中走出来。

教师:丹尼尔,你注意到的很有趣:你注意到什么都不做有积极的影响,让你放下了这个想法。我说得对吗?

丹尼尔:是的,但这并不容易,因为我感到困惑,一些平常的想法困扰着我,但我试着接受这个时刻,它就这样过去了。让我有点困惑的是,我担心这种情况会重演……也许我应该把它当作另一个想法。

教师:太好了,现在你已经认识到那个想法也只是一个想法,仅此而已。

丹尼尔:虽然很难……

教师:困难是正常的。你违背了一种可能维持了好几年的心理习惯。但是你明白在那一刻不对想法做任何事情是多么重要,只是顺其自然,让它过去,你也承认即使是关于恐惧的想法也只是一个想法。

乔治:晚上需要极大的努力才能集中注意力,而周末如果我早上做练习,我会做得很好。

杰西卡:我还注意到,晚上我感觉更焦虑、更疲倦、更挣扎,而早上我感觉更好。

教师:让我们一起看一下,因为它对你的旅程很重要。如果你白天很难找到时间练习,尽你最大的努力在早上早点醒来做练习。试着安排你做这些事情的时间,把它记在日记里,作为和自己的一次重要约会。接下来,思考你的态度。如果你认为练习是一项任务或义务,它就不会起作用。把这些练习当成对自己有益的时间,而不是一项要求很高的义务。如果你累了,避免做长时间的练习或缩短练习时间。只要不要错过每天的练习。

保罗:我认为把练习看成是治疗某种疾病的方法或者是可以让我感觉更好的药片是错误的。如果你把这些练习和获得特定的好结果联系起来,那就没有用了。相反,它应该被视为一项有趣的活动,比如早上慢跑:你这样做是因为总体感觉好些,而不是因为这是一种治疗疾病的方法。如果我认为这是一种治疗方法,我就不想再这样做了。

教师:谢谢你,保罗! 这是另一个有趣的观点:当我们练习时,不要对将要发生的事情有任何期望,这很重要。期望总是练习的障碍。冥想的效果可以随着时间的推移和通过定期的练习而显现,而不是在我们正在练习的时刻或紧接着之后。将正念视为一种与外界和我们自己保持联系的方式,而不是一种应该带来结果的技能,这是有帮助的。

探讨强迫症的不信任及其可能原因

在家庭练习回顾之后,引导学员探索信任感的重要性,并加深他们对自身不信任的理解。教师分享几份提供了解释的心理教育讲义(见第4课-讲义1~4),并引导小组学员阅读和讨论讲义内容。教师利用白板、一系列提示和问题,帮助小组学员了解关键点:

- 为什么人们会逐渐产生不信任？在你看来，什么情境或情况，尤其是在童年和青春期发生的，会导致成年后对自己的不信任？
- 这种不信任状态会对你的生活和强迫症的发展产生什么影响（见第 4 课-讲义 2）？你认为不信任会如何影响你的生活并促使强迫症的发展？
- 如何培养真正的信任，使之成为一种有意义的生活方式，摆脱无益的想法和行为（见第 4 课-讲义 3 和 4）？

在小组完成材料时，教师应该鼓励小组学员找出讲义中与他们个人经历有共鸣的元素，这些元素可能是导致他们障碍的关键因素。学员可能并不总能记住或承认其强迫症形成的关键因素或信任的缺乏；其强迫症病因中的相关因素可能发生在儿童早期。然而，大多数学员都意识到这些问题与他们症状的相关性，这种关注通常会产生重要的洞察，从而增强他们使用项目提供方法的动机。

教师：你是否能想出你过去经历中的任何情境或情况，尤其是在童年和青少年时期，它们能在某种程度上解释你今天感到的不信任，甚至能在某种程度上解释你的强迫症？

艾莉森：我生长在一个有严格规定的家庭。从我很小的时候开始，我就觉得我所做的对母亲来说不够，对我父亲更是如此。我觉得我做的每件事都是错的。所以我非常努力，尽己所能，但还是不可避免地会觉得自己失败。

本：在我成长的家庭里，我总是因为我没有做过的事情而受到指责或惩罚。当我试图捍卫自己的清白时，从来没有人相信我，或者几乎从来没有。我经常会感到内疚，甚至不知道为什么。现在也会有这种感受，我会为理性层面上知道与自己无关的事情感到需要负责。

讨论不信任原因问卷

为了进一步加强对不信任可能原因的认识，教师现在回到学员在项目开始前完成的不信任原因问卷（CMQ；见表格 4.1）。学员被要求反思他们在问卷中标注为高分（在 5 分 Likert 量表上为 4 或 5）的条目，并在小组中分享这些问题与强迫症可能存在的联系。

教师可以在学员对问卷进行思考后问他们一些问题，包括：

你能在你标记为 4 或 5 分的条目和你现在的不信任之间找到任何联系吗？

你发现这些条目和你的强迫症有什么联系吗？

对此有什么评论吗？

在讨论不信任的原因时，教师应该强调的一点是，正念训练能让学员在成年后从负面的童年事件中恢复。这种恢复发生的方式之一是意识到这样一个事实，即我们成年后的许多行为是过去条件作用的结果，并且正念练习中的心念训练可以用新的、健康的、功能性的，帮助我们达到生活目标的心念模式、习惯和态度，来取代旧的适应不良的习惯。正念练习还可以加强小组学员的能力、资源和应对技能，帮助他们建立真正的信任和幸福，如第 4 课-讲义 4 所述。

在讨论结束时,教师将分享第4课-讲义4中"如何培养信任"的条目。作为本周家庭练习的一部分,学员将被要求每天至少练习其中一项。

呼吸空间冥想和回顾

MBCT项目(Segal et al., 2013)的核心练习之一是一个称为呼吸空间的简短冥想。这个简短的冥想可以被看作是一座桥梁,连接这个项目中的更长、更正式的冥想和日常生活中的挑战和障碍。呼吸空间综合了正念项目的核心元素,分为3个步骤——觉知、聚焦和扩展,每个步骤持续大约1分钟。与MBCT一样,这种做法为学员提供了一种方式,这种方式随时可用,可以帮助他们找到平衡,并与现实建立更好的关系。

这项练习的优势在于它的持续时间短并且适用于日常生活。它可以在一天中的不同时间练习,用于建立正念的状态,并专注于与正念的关系。它也特别有助于在强迫症思维模式取得控制之前达到防止或化解。呼吸空间让患者在紧急或挑战的情况下停下来,清楚地看到实际发生的事情,从而重新获得一个正念的视角,将自己根植于当下。

教师按照方框8.3中的指导语引导学员完成呼吸空间。

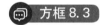 **方框8.3**

呼吸空间

在本练习开始之前,首先选择一个让你感觉到清醒和临在的姿势。你可以挺直背部站立,清楚地感觉到与地面、地板的接触。或者你可以坐下来,保持你的背部挺直而不僵硬,尽可能不要靠在椅背上。或者你也可以躺在床上、地毯或垫子上。

当选择了姿势之后,你可以决定睁眼或闭眼,只要让你感觉到更为舒适,之后便缓缓地进入练习的第一步——觉察阶段。

第1步:觉察

放下自动驾驶模式,聚焦当下,当下。然后慢慢让你的注意力集中到身体的感受上。尝试去留意你身上的任何部分是否有一种特殊的感受,并且让你的注意力集中于此。留意这个感受在哪里,在感受最强烈的地方,尝试轻轻地让自己远离这种感受,不去评判,仅仅在你的体验中去接受它。[停顿10秒。]

同样地,注意你当下的情绪和感受。尝试去命名此刻的情绪。情绪并没有对错之分。此刻任何的情绪都是可以的,欢迎并且倾听你的情绪。[停顿10秒。]

现在把同样的注意力带到你的想法上。如果有想法的话,试着观察当下你脑海中在想什么;看着它们在你面前移动,就好像它们是飞过的鸟儿,或是在蓝天中漂浮的白云。欢迎任何想法,它们仅仅是一个心理事实,是无害的、瞬间的、一闪而过的。[停顿 10 秒。]

第 2 步:聚焦

当你意识到你的躯体感受、情绪和想法的时候,将你的注意力转移到呼吸上。完全聚焦到你的呼吸,留意呼吸在你体内产生的感觉,比如当你呼吸时腹部的隆起和落下。[停顿 10 秒。]

现在呼吸是你的中心,你的锚;所有的一切都围绕你的呼吸,就好像呼吸是太阳,你的情绪、想法和感受都是行星。没有行星能够消灭或减弱阳光,就好像没有想法或感受能够停止你的呼吸。深深地关注你的呼吸。[停顿 10 秒。]

第 3 步:扩展

现在,扩展你对呼吸的觉察范围,将你的身体从脚趾到头顶视作一个整体。关注你的身体和呼吸,现在呼吸贯穿了你的全身。[停顿 5 秒。]

每一次吸气时你感觉到空气自由地穿过了你的身体,带来生命和能量。[停顿 5 秒。]当你对整个身心开放觉知的时候,你已经正式对生活放开自己了,用一种平衡、存在以及满足的感觉为下一刻做准备吧。

注:来自 Segal, Williams, and Teasdale (2013)。

练习回顾

在本练习之后,教师要求学员回顾他们的体验。

教师:对这个练习有什么评论吗?

梅根:在这么短的时间内完成这么多事情,真是令人惊讶。令我吃惊的是,在短短几分钟内,我就能够平静下来,尤其是在我们讨论了不信任之后,我是感到有点焦虑的。

教师:这是很重要的一点。在每天坚持这个非常短的练习几周后,这 3 分钟可以成为你的自然回应,对痛苦体验或内部外部压力不做反应。随着时间的推移,这种习惯会取代其他不适应的自动反应行为,这些行为都是你问题的一部分。

休　息

本节课进行到这里,学员会有 10 分钟的短暂休息。

阅读和讨论第 4 课名言警句

教师接下来阅读并讨论第 4 课-讲义 5 中的名言警句(如第 1 课所述)。例如,以下是开始讨论时,教师可能会问的一些问题:

这句话让你想到了什么?

它能帮助我们理解什么?

你如何将此名言警句与本节课的主题相联系?

你认为名言警句和强迫症之间有什么联系?

如果学员难以理解名言警句的含义,教师可以用简单的词语和/或例子进行解释。

正念行走冥想

正念行走是一种行动中的冥想形式。强迫症患者经常发现在冥想时很难长时间静坐,所以他们可能会发现,通过这种形式的冥想更容易培养正念觉知。对一些人来说,与坐着或躺着相比,走路的身体体验为冥想提供了一个更清晰、更生动的对象。在正念行走中,我们关注行走的感觉。与静坐冥想不同的是,在这种练习中,我们睁开眼睛,更多地了解外部世界、声音、视觉刺激、天气、风、太阳等等。

正念行走可以通过在规定的时间内(如 15～20 分钟,或者更多)非常缓慢地行走来*正式*练习,或以*非正式*的方式,当我们在日常活动中从一个地方移动到另一个地方时。在非正式的正念行走中,我们以正常的速度行走,仅仅是意识到我们在行走,这使我们能够在日常生活中培养更多的意识(Bien & Didonna, 2009)。

本节课中进行的正念行走练习(见方框 8.4)是正式的,如有可能,最好在室外进行。在开始冥想之前,教师根据刚才提供的描述,介绍什么是正念行走以及为什么要这样做。此时,教师会询问是否有任何问题,然后引导学员走向他/她事先选择的路径。学员可以来回走动或围成一个圈。

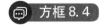 **方框 8.4**

正念行走

如果可能的话,第一次练习请在户外进行。寻找一个安静的地方,如公园或空地,在那里你可以走 15～20 分钟而没有过多的干扰。开始的时候,走得慢一点,就好像你在用慢动作行走一样,选择一条你可以来回行走的小径。[停顿 10 秒。]

姿　势

从检查你的姿势开始。这本质上也可以说是一种冥想。站立姿势，亦称"山姿"（见第9章的方框9.5）。头部和脊柱成一条直线，双脚并行与肩同宽（10～20厘米），放松膝盖，不要锁死。你会注意到当你稍稍弯曲膝盖的时候，会感觉更加脚踏实地，并且注意到当下重力的作用让你能够站在地球表面。[停顿10秒。]让你的手臂放在身体两侧，或者双手放在身体前方或后方。[停顿10秒。]

站立身体觉知

身体觉知是正念的首要基础，当你站立的时候，将所有的注意力聚焦在身体的感受上，尤其是你脚底的感受。觉察到脚底支撑着你的重量，并注意到当你的脚底与地面接触时，不同部位会有不同程度的压力。[停顿10秒。]

你可能还会注意到脚、腿和身体其他部位做出的，帮助保持直立的轻微动作。[停顿10秒。]

注意到你为了保持平衡在不断地调整；通常情况下，我们认为这些能力（就像其他许多能力一样）是一个人自然具备的。当你花更多的注意力时，就会理解我们为什么花了近1年的时间来学习该能力。[停顿10秒。]

让目光停留在你面前的一段距离，然后缓缓地看向地面。留意你想开始行走的那刻。[停顿30秒。]

行　走

开始行走的时候，慢慢抬起你一只脚的脚后跟。当你的脚开始离开地面时，注意到你身体的重量是如何越来越多地移动到另一只脚上的。当你的脚完全离开地面的时候，注意到你所有的重量都落在了另一只脚上，觉察你抬脚、移动然后落地的感受，先让脚后跟着地，然后是整只脚。同时，用同样的方法来注意你另一只脚的移动。[停顿10秒。]

你也要注意到当下身体的其他感受以及你感受到的任何情绪，是开心、平静、无聊、好奇还是其他。[停顿1分钟。]

在这一冥想中，你要注意某些重要时刻，比如你的脚刚离开地面、脚在空中移动的过程，以及脚再次落地的瞬间。[停顿10秒。]为了将注意力集中在这三个阶段上，你可以对自己默念"抬起""移动"和"休息"等词语。当你走到路径的尽头时，缓慢转身，并留意身体向相反方向转动时产生的不同感觉。[停顿10秒。]

一旦你转过身来，停一下，用正念的方式进行呼吸，而后继续行走，注意不同的感受。尝试在正念行走过程中保持一定好奇的态度，就好像你是一个孩子，在走你人生的第一步。每一步都是一次探索，一次成就，一个新的体验。[停顿1分钟。]

在冥想过程中你可以改变步伐和节奏,来观察它们是如何增强或减弱你的觉知的。例如,当你从一个非常缓慢的正念行走变为正念跑步时,体验有了什么样的变化?[停顿 30 秒。]

或者你可以选择闭着眼或部分闭着眼进行行走,并注意到平衡感的改变。[停顿 30 秒。]

你也可以试着在走路时面带微笑,并注意微笑走路的感觉,[停顿 10 秒,]笑容可以促进对于现在的感受和平静的觉察,并提醒你行走仅仅是为了愉悦,行走并不是为了一个目标或目的。[停顿 1 分钟。]

和其他练习一样,如果你走神了,关注一下你的走神,然后尽快地回到当下以及步行时所有的身体感觉上来。[停顿 10 秒。]体验步行的感受,不要对此进行思考(如"我肩膀感觉很紧张,它应该是感到放松的"),因为思考会带来评判和负面的心理状态,如焦虑、无聊、羞耻或悲伤。[停顿 10 秒。]体验一种感受,如脚步感受到的身体的重量或情绪,只是观察它,在当下关注它,感知它,而不要给予其任何意义。[停顿 10 秒。]就好像正念呼吸连接了你的身体和心灵,让你的注意力不在对未来的担忧或对过去的遗憾中而迷失,同样地,当你仅仅在觉察发生了什么的时候,正念行走也让你的身体和心灵在当下融合。[停顿 10 秒。]

当结束行走时,保持一会儿站立不动,并观察你感受到的身体感觉、情绪和心理状态与冥想开始时的感受是否相同或不同。

—————————

注:基于 Bien and Didonna (2009)。

练习回顾

在本练习之后,教师引导学员回顾他们的体验。

教师:有人想分享一些关于这个练习的内容吗? 你注意到了什么?

希拉:我注意到我感觉更平静了。颤抖和失去平衡的感觉意味着待在当下。我不会像在家里一样把它们认为是负面情绪。

詹妮弗:当我们以惯常的方式行走时,我们总是在思考;我们没有意识到我们走路的方式。在这里,我专注于我如何移动我的脚。我注意到有时会出现强迫性的想法,但我意识到走路总会让我回到当下,我的脚接触地面的感觉会强烈得多,会比我的想法更真实。

马克:我不认为行走时的走神是负面的。它让我们可以训练自己带着非强迫的想法回到现在。当强迫思维出现时,我们可以用同样的方式对待它。

这些评论说明,每当强迫症患者在走神或者歪曲现实时,进行正念行走是保持现状或回归当下的一种具体方式。

分发余下的学员讲义并布置家庭练习

教师分发余下的第 4 课讲义。第 4 课课后一周进行的家庭练习,是邀请学员每天进行静坐冥想:每天进行 1 次呼吸、身体、声音、情绪和想法的正念(音频 6),以及正念行走(音频 7);每天进行 3 次呼吸空间(音频 5);每天至少练习第 4 课-讲义 4 中的一个步骤来培养信任。

教师应提醒学员,有规律的正念练习对达到课程目标至关重要。

正念圆圈

像往常一样,该小组以 3～4 分钟的正念呼吸结束。然后,教师可以选择重复一或多个名言警句,并邀请每个学员简要分享他或她当下的体验。

第4课-讲义1

第4课摘要——理解不信任,培养真正的信任

强迫症在概念上可以理解为是一种**信任障碍**。强迫症患者存在缺乏自信,并且不信任他们的内在体验和/或心理能力,尤其是他们的感知、意向、记忆和注意能力。

克服不信任的第一步是尝试理解可能导致不信任的原因,并针对既往的失去、情感的创伤或未被满足的需求培养接纳和同情。第二步是有意识地停止任何强化和维持不信任(从而产生强迫问题)的习惯、行为或机制。

信任是一种对生活的安全感和开放态度,它建立在我们对于过往经历的深刻的理解:不论是积极的或消极的,愉悦或痛苦都是我们人生发展中的一部分。我们通过不对抗那些生活所带来的痛苦、思想、感情和感觉来逐渐成长并且提高我们的幸福感。我们可以通过学习接纳每时每刻我们的感觉、想法和感受,带着信任生活在当下,因为这只是我们的体验。一旦我们这样做,我们就会明白我们的内在体验几乎总是无害的。

有了这种发自内心的信任,我们可以发展出一种更成熟和更现实的责任感,可以更加安全地处理生活带给我们的困难,从而能够活得更充实,摆脱那些无用的恐惧和担忧。感受真正的信任并不是说要对我们生活中所遇到的问题和困难视而不见;相反,它让我们更加清晰地理解真正发生的危险和挑战,保护自己和他人远离危险,不在那些无关紧要的、无害的或转瞬即逝的问题上浪费时间和精力。

用正念的方式将注意力集中在我们当下的感受、躯体感觉、呼吸和身体上,可以帮助我们培养对于现实本身的信任,而不是我们的想法想让我们看到的那一部分。

认识不信任的原因

要了解我们的不信任是如何产生的，需要我们诚实地看待我们经历了什么。回忆或清楚地了解我们童年时发生了什么可能非常困难。但是，通过关注我们今天的不信任，我们可以慢慢拼凑起其根源。

许多强迫症患者有一种根深蒂固的信念：如果他们降低防备，一些恐怖的事情就会在他们身上发生，或者他们可能对自己或他人做出一些恐怖的事情。我们深受这种信念的影响，深到恐惧可以麻痹我们。我们不敢让自己与他人太过亲近，难以表达自己的创造性、难以面对他人或对人坦诚。我们可能不会允许自己有快乐或愉悦，并且强迫自己重复某一行为（仪式）。我们可能会有一些无法解释的惊恐发作、失眠或其他躯体症状。通常，不管自己或别人如何鼓励我们，我们都无法好转。恐惧和不信任限制了我们。

我们的一些问题可能是由童年时期完全随机的事件引起的，如疾病或意外、被独自留在医院、父母去世或缺席。这些事件会深刻影响我们与世界、他人和自己的关系。

不信任也是童年经历的结果，在这些经历中，我们没有感觉到被爱或被欣赏，或者我们的需求没有得到承认和满足。回顾过去，这些经历可能看起来无关紧要；对于大多数人来说，这可能仅仅是他们成长经历中的一小部分，但是对一些敏感的儿童来说却是毁灭性的。并不一定是躯体虐待或心理暴力，尽管一些不信任可能由诸如此类的虐待导致，也可能是一些很小的看似不重要的创伤引起。例如，成人常常会对我们有所要求，而这些要求对儿童而言又远远超出了他们的水平或能力范围。这可能会对我们以后的成长造成负面的影响。如果把我们的成长经历拍成一部电影来放映，我们可能会对我们不得不处理的那么多的事情感到惊讶。

这些类型的"创伤"开始于我们出生的环境。可能是母亲有问题或者家庭环境非常困难。它们来源于父母的压力、期望、恐惧和挫败，以及我们被要求扮演的角色，比如必须照顾父母，给予他们情感的支持。最让人窒息的期望，往往来自父母想让孩子实现他们自己未实现的愿望。

创伤也可能来自身体或情感上的抛弃。可能我们回顾过往的时候会觉得这些都是一些微不足道的小事，但这对脆弱的儿童而言则可能是压垮性的。我们常常会把抛弃与身体上的分离联系起来，但是儿童觉得自己不被倾听，不被理解，或者被要求表现得比他们实际年龄更好时，他们可能就体验到了创伤。这些创伤的影响会贯穿他们的一生。

第 4 课-讲义 3

什么是真正的信任?

自我信任的定义

自我信任是指一种与信念相关联的感觉,包括相信自己可靠、能够应对需要信心的冒险情境。它是一种对生活和世界的开放、安全、接纳、自由和积极的态度。它包括管理自我行为和情感的能力,对自己的感知和记忆的信心,以及对自身需求、意图和资源的觉察。

从定义上来说,自我信任是一个多方面的结构,包括几个重要的因素,本项目的创始人 Fabrizio Didonna 教授称之为"PASIFACO"。这些因素是:

● **积极(P)**：愿意发现人类许多艰难经历中固有的积极方面,认为即使是最艰难和最具挑战性的生活经历也能帮助我们成长。
● **接纳(A)**：能够并愿意接受内在和外在的体验,接受我们可能会犯错误,我们的决定和行动的结果有时可能是负面的这一事实。接受让我们敢于冒险,应对生活中面临的挑战和变化。
● **安全感(S)**：一种感觉,即我们拥有有效应对不同生活状况和做出决定所需的技能。
● **内在信心(I)**：相信我们通过感官感知的是真实的;我们的情绪是无害的,从来没有错误,并有潜在的帮助;并且我们的价值观和意图(以及相关的行动)基本上是有效的和/或适当的。这种信心需要对我们的内在体验有一个清晰而超然的觉察。
● **自由(F)**：一种不受内在障碍和有条件的生活经历的限制或约束的感觉,这些障碍和经历引导我们发展,并阻止我们充分发挥健康的潜力。
● **觉察(A)**：意识到我们的想法、情绪和感觉;我们真正的需求和意图;以及我们的个人资源,使我们有能力应对挑战和危险情况。
● **控制(C)**：自信意味着能够管理和自我调节我们的情绪和行为的感觉。
● **开放(O)**：一种态度,让我们能够处理新的经历和生活需要的改变,以改善我们的生活。

自信首先源于自我对感知、感受和对有效和真实的感想等的觉知。因此,信任意味着一种对自我内在体验清晰的感觉。信任让你能够尝试去控制行为或发生在你周围的事件,并且接受与此相关的不确定。这种不确定是指你所做的事情可能会有失败的风险。

作为一个成年人,相信自己是连接你和信任他人的桥梁。你知道,总的来说,他人和世界基本上是安全的,没有害处,即使是最困难的事件也可以成为个人成长和进步的宝贵资源。

大部分的人生来都是信任的:当我们还是儿童的时候,我们很信任他人,因为我们主要使用我们的感觉而不是头脑去理解现实,我们的头脑还没有被生活中的起伏跌宕所塑造。但是,随着我们的成长,我们会失去许多信任,因为我们开始越来越少地依赖于感觉,越来越多地依靠头脑中的想法、担忧和记忆。我们失去信任是因为我们并没有掌握一些必要的工作，好让我们保持对自己、对直觉、对感受和情绪，以及区别现实和恐惧的能力的信心。

许多强迫症患者缺乏信任。即使他们体验到了信任感，这实际上也是一种错误的或虚幻的信任。他们采用强迫的仪式或一再确认来说服自己，如果他们竭尽所能就可以确保坏事不会发生，自己就会安全。但这并不是真正的信任。

这种信任就类似于二战时纳粹集中营入口处张贴的臭名昭著的口号"工作让你自由"，用来欺骗和误导那些即将死去的囚徒。许多强迫症患者告诉自己"这些仪式让我自由"，它能让我摆脱对于一些正在发生的可怕的事情的焦虑、担忧和恐惧。但是他们在自欺欺人。

虚假的信任建立在错误的信念之上，即人们可以完全掌控他们的所作所为或经历，并通过掌控一切来预防对自己或他人的伤害或危险。然而，当人们意识到这种理想无法实现时，他们会陷入不信任和恐惧，并且会采取了一些无用的策略，并采取无用的策略，如仪式行为或寻求保证，来重获那种虚假的信任。

虚假的信任源于我们内心受伤的部分，可能起源于儿童或青少年时期。当我们遇到与过去的创伤、剥夺直接或间接相关的情境时，恐惧和不安全感会以强烈的方式重新激活。我们需要倾听并理解这种创伤，更重要的是要认识到它只是我们的一部分。

还有一些东西深埋于我们的内心，这些东西是更为明智的，他们会不断成长并且变得强大，这就是：**真正的信任**。真正的信任可以通过正念的练习培养。这非常类似于我们童年时的信任，我们生活在当下，不管过去和未来，生活在感觉中而不是想法中。

真正的信任能够帮助我们远离怀疑、担忧和反复确认，让我们安心地去寻找深处的自信和现实的、成熟的责任感。它能够帮助我们接受失望、挫败以及障碍，并以此为契机来更好地理解现实、自我成长，自我关怀。通过这种方式，我们能够看到和感受真正的充实、生活的美好和随之而来的体验。

为了能够做到这一点，我们首先需要有意识地关注我们的恐惧，识别和接受它们，而不是对它们做出反应或与之抗争，如慈母怀抱一个受到惊吓的孩子那般轻柔。

本项目中的许多练习将帮助我们实现这一目标。

第4课-讲义4

如何培养信任

要培养首先是对自己其次是他人的信任,要带着信念、决心和毅力每天按照以下步骤进行:

(1) **有意识地倾听**你的感受、情绪和想法,带着善意、尊敬和接纳,不要对此做出反应。尝试去照顾你的内在状态而不要去评判。它们没有对错,仅仅是你那个时刻的体验。

(2) **信任你的感觉**——视觉、听觉、触觉、嗅觉和味觉。相信它们(尽管有时候你的想法可能会告诉你不能相信)并照此生活。他们是对现实最客观、最真实的指导。想一下在你的生活中,有多少次是你的感觉告诉了你事情的真相(可能是每一次);想一下有多少次你的怀疑、恐惧和担忧变成了现实。

(3) **觉察、倾听、表达并且重视你真正的目的**(你想要以及不想要什么);这会指导你所有的行为。每一次他们都会引导你做你认为对的事情,并且避免做那些你恐惧或不想做的事情。

(4) **停止寻求他人的保证**。当你停下来的时候,你强化了对于自我的信任,而当你寻求保证的时候,你则是增强了不安全及不信任感。你知道你所有怀疑的答案,但是如果你不能够向内在寻找的话,就将永远依赖于外部的保证。

(5) **识别、评估和认可你自己的资源**,不仅是你的技能和能力,还有你自己的个人价值观、理想以及让你在这个世界上独一无二的东西。

(6) **重新发现并且重新创造你自然的生命力**,那种在你被外界塑造之前的孩提时代所拥有的生命力。从过去、从那些让你获得力量的活动中去发现、去重新获得,如听音乐、运动、接触自然。正念练习也能通过这种方式起效。

(7) **学会待在当下**,而不是让思维回到过去或未来。在任何时刻,感觉并且接受经历的本身。正念练习会帮助你实现这一点。

(8) **学会划清界限**,决定谁在什么时候能够进入你的空间。防止那些不想要的人占用你的空间、时间和自由。

(9) **认清并且表达你的需要**,通过自己的力量去满足需要,而不是期待或要求他人为你去实现。

(10) **接受你生活中任何无法改变的事情**。用你的力量、资源以及毅力去改变那些确实改变的事情。

(11) 尽可能经常有意识地将你的注意力集中到**躯体感受、呼吸和姿势**上来。这会让你更加关注当下,关注当下。

(12) 作为一个人,**承认、尊重并接受你的局限和缺陷**;这对于过上充实自由的生活很重要。

(13) **培养你的创造力**。以任何方式进行表达。这是展现你自己和世界独特性的一种方式。

（14）**永远不要对别人期望过高**；其他人并没有义务要满足你的期望和需求。

（15）**承担**你认为对你的生活和个人发展有用甚至必要的**合理风险**，而你的恐惧、不信任和不安全感一直阻止你去承担。

（16）**对你自己、生活和行为完全负责**，而不是试图通过反复确认或仪式来保护自己。相信自己和犯错（能够帮助你学习和成长）都是有益的，而不要一味得寻求外界的引导和保证（会让你不安全感上升）。

（17）**每天**对生活**做**一些或大或小的**决定**，允许自己犯错并且从中能学到东西。绝不要让你的怀疑和担忧约束你的选择和决定。一旦做了决定，平静地接受结果。

通过培养并且发展这些态度和原则，你将会遵循这样一条路径，它将打开你的生活，带你回归自我，回归最初的信任。

第4课-讲义5

第4课名言警句

如果太过信任,你可能会被欺骗,
但如果不够信任,你会生活在折磨之中。

——弗兰克·克兰

把所经历的事视为障碍和敌人,还是教师和朋友,
完全取决于我们对现实的感知。
取决于我们和自己的关系。

——帕玛·丘卓

无论你对现实视而不见,
或试图通过心灵对其进行改造,
它都仍然保持原样。

——匿名

一旦你信任自己,
你就会知道如何生活。

——约翰·沃尔夫冈·冯·歌德

当我们匆忙行走时,我们在大地上留下焦虑和悲伤的痕迹。
我们必须以仅留下和平和宁静的方式行走……
注意你的双脚与大地的接触。
行走吧,就像用脚亲吻大地一样。

——一行禅师

第 4 课-讲义 6

第 4 课课后一周的家庭练习

（1）**每天**练习静坐冥想：进行呼吸、身体、声音、情绪和想法的正念（音频 6），在第 4 课家庭练习记录表格上记录你的印象和观察（第 4 课-讲义 7）。

（2）**每天**进行 1 次正念行走（音频 7）。

（3）**每天**进行独立的 3 次呼吸空间练习（音频 5）。全天保持与呼吸的联系，让你有机会意识到与当下联系的感受，而无需做任何事情。

（4）**每天**，尽最大努力将第 4 课-讲义 4 中列出的培养信任的至少一个步骤付诸实践。

（5）每次进行本课的任何练习时，在第 4 课的家庭练习记录表格（即"第 4 课-讲义 7"）上报告你的体验，并记下你可能遇到的任何评论、印象或困难。每次做呼吸空间练习时，在其缩写"BS"上画圈。

（6）仔细阅读第 4 课提供的讲义材料至少一次，反思内容，试着让它们成为你的内容，并试着日复一日地使用它们来建立信任。

你在进行上述练习的时候，选择一个你不会被打扰的时间和地方。不要将练习看作是每天必修的任务，而是将其作为一种健康的生活习惯，希望它能成为你生活中的一个永久的常规。永远记住，你在这个项目中的努力将让你长久获益。

第4课-讲义7

第4课家庭练习记录表格

姓名:_____

每次练习都要填写这个表格。每练习一次呼吸空间,在"BS"上画个圈。同样,记录下练习时发生的任何事情,这样我们就可以在下一节课时一起讨论。

日期	练习	评价
周四 日期:_____	静坐式冥想 正念行走 BS BS BS 如何培养信任	
周五 日期:_____	静坐式冥想 正念行走 BS BS BS 如何培养信任	
周六 日期:_____	静坐式冥想 正念行走 BS BS BS 如何培养信任	
周日 日期:_____	静坐式冥想 正念行走 BS BS BS 如何培养信任	
周一 日期:_____	静坐式冥想 正念行走 BS BS BS 如何培养信任	
周二 日期:_____	静坐式冥想 正念行走 BS BS BS 如何培养信任	
周三 日期:_____	静坐式冥想 正念行走 BS BS BS 如何培养信任	

第9章

第5课:利用感官来培养信任

我们所有的知识都来源于我们的感知。

——列奥纳多·达·芬奇

关于本节课

　　强迫症人群,特别是以检查和清洁为主的人,倾向于不太注意,也不信任自己的感官知觉。所以,当他们试图理解现实,他们只能依赖于他们的想法和信念(通常是歪曲的)。本节课的重点是,学员需要加强信任自己和内心世界的能力,包括他们的感知体验、记忆、身体感受和意图。

　　本课聚焦于感官体验。通过确认和利用感官来对现实有个深入清晰和真实的观点,鼓励人们与他们的感知体验发展一个新的关系。这种感知确认会帮助改正那些导致强迫策略的功能失调的认知。给予学员的关键信息是,感官是怀疑的最佳"解药"(见第5课-讲义1)。

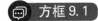 方框9.1

第5课议程

主题:利用感官来培养信任

概　要

　　有强迫问题的人们经常对自己的感觉缺乏信心,也很少注意他们的感觉。所以当他们试图理解现实时,他们只能信任他们的歪曲想法和信念。本节课聚焦在感知觉体验上:关于如何运用确认和利用感官的方式来与他们的感觉发展一个新的关系,用以对现实有一个深入、清晰和真实的认识。这样一个基于感官的观点预防了导致强迫性解决方案的歪曲的认知机制。感官是怀疑的最佳"解药"。

课程大纲

❑ 正念感知:有意识地关注感官(尽可能在户外进行)

❑ 练习回顾
❑ 家庭练习回顾(包括静坐冥想、正念行走和呼吸空间)
❑ 感知体验验证(perceptive experience validation, PEV)练习
❑ 呼吸空间:应对不愉快的想法和感受
❑ 练习回顾
❑ 休息
❑ 静坐冥想:觉察身体、声音、情绪、想法,并暴露于困难状态
❑ 练习回顾
❑ 阅读和讨论第 5 课名言警句
❑ 正念运动和伸展
❑ 练习回顾
❑ 分发余下的学员讲义并布置家庭练习:
　　❑ 暴露在困难状态中的静坐冥想——一周 6 天
　　❑ 正念运动和伸展——一周 6 天
　　❑ 正念感知练习——每天
　　❑ PEV 练习(每当需要处理与过去事件相关的强迫思维时)
　　❑ 呼吸空间-常规版(每天 3 次)
　　❑ 呼吸空间-应对版(每当不愉快的想法和感受出现时)
　　❑ 感官关注:每天以非正式的方式关注感官,并利用它们来理解现实
❑ 以聚焦于呼吸的正念圆圈结束

材料和资源

● 铃

正念运动和
伸展练习
(音频 8)

● 正念感知的对象(足够每个小组学员使用)

学员讲义

第 5 课-讲义 1:第 5 课摘要——利用感官来培养信任
第 5 课-讲义 2A 和 2B:感知体验验证(PEV)技巧示例和 PEV 技巧家庭练习清单
第 5 课-讲义 3:第 5 课名言警句
第 5 课-讲义 4:第 5 课课后一周的家庭练习
第 5 课-讲义 5:第 5 课家庭练习记录表格

正念感知：有意识地关注感官

本课的第一个练习是一个聚焦于感知体验的强化练习。学员学习有意识地赋予他们的感官价值，以及每时每刻这些感觉在告诉他们什么。这个练习的目的在于为学员创造一个新的与生活体验有关的习惯，这种生活体验不是基于想法告诉他们的，而是基于对现实的感知。

葡萄干练习向学员介绍了正念地使用感知，特别是视觉、触觉、嗅觉和味觉。这个练习特别关注正念地看、触、听。教师通过讲述来介绍这个练习，他们将要投入到一个正念感知觉练习，即使用尽可能纯粹感知的方式来与外部事物建立连接。为了做到这一点，学员要避免定义、评判或给事物贴标签，他们观察、接触以及仅描述事物的物理性质或特征。然后学员先是花几分钟时间仔细地观察环境中的某个对象（最好在室外进行这个练习），想象他们是有生以来第一次看到这个对象。然后教师邀请小组学员把他们的注意力转到触感上，花几分钟时间用手来探索这个对象。最后，学员保持静止，最好是把眼睛闭上，正念地把注意力转到周围的声音上，不要给这些声音命名，也不要说出他们来自哪里，只是注意声音的物理性质。

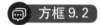 **方框9.2**

正念感知

我们总是对一切习以为常，并不会真正去在意自身感官所带来的信息。我们常常不能真正生动、完整地去看、去听，而仅仅只体会到我们内在和外在体验的一小部分。为了节省精力，我们的大脑会在认识周围世界时会将信息分类，所以我们经常觉察到的仅仅是这些分类，而不是对事物真正的感知。例如，我们看到的不是花朵，而是花朵在我们脑中的概念；我们听到的不是汽车路过的声音，而只是汽车噪声的概念。同样，我们也会迅速对事物（如积极、消极、中立或无趣）进行判断和分类。用正念的方式去感知能把我们从这些自动的、肤浅的思维习惯中解放出来。这种非正式练习旨在打开我们的感官，去和我们当下的视觉、触觉、听觉建立深刻的连接。

正念视觉

（本部分练习持续7分钟。）

开始时，你可以站在窗前或者走到户外。当你觉得准备好时，选一个物体（近或远均可），集中注意力仔细观察它。[停顿15秒。]当你观察它时，试着不要对此物体进行定义或分类（如一棵树），而是试着注意你所看到的，如形状、大小、颜色，粗糙或光滑，静止或运动，距离，光线，阴影，该物体的各个部分之间的区别与联系。[停顿15秒。]

可以的话,拿着该物,更仔细地观察。观察时,你的思维可能会走神,并未集中在你所见之物上。此时,只要觉察自己在走神,承认事实,再有意地、慢慢地重新看着该物,建立视觉联系。一直到你感到已经完全"看到"它了。[停顿 1 分钟。]

现在,你可以用同样的方法再换一个物体进行观察。[停顿 1 分钟。]在这个练习中,你也可能会在观察的过程中觉察到你的情绪或身体感觉。当它发生时,你可以对这些状态和感知进行描述,然后再继续正念地观察该物体。[停顿 15 秒。]

或多或少带上一种好奇心来做这个练习,就像你第一次见到这个东西一样,每次当你觉察到自己开始思考你的观察物了,就再把你的注意力带回来,再次看着它,纯粹地看着。[停顿 15 秒。]

一个可能有用的方法是,把自己看东西的情景想象成像一只狗坐在公园里看东西一样,身边的一切都很有趣,都充满了生机。你没有给任何东西贴标签,你只是直接地看,充满开放和好奇心。没有想法来打扰视觉所见。[停顿 15 秒。]

有个故事与这种特殊的观察法相关,据说禅宗一行大师有一天和几个小孩走在森林中,其中一个小孩问他树皮是什么颜色。他想避免干扰孩子们的真实所见,如果他只是给出类似"棕色"这样的答案,就会有干扰的情形出现。所以他的回答是:"它就是你所看到的颜色",这就让孩子回到了他自己的体验上。

正念触觉

(本部分练习持续 7 分钟。)

在此练习中,你将直接把注意力集中到触觉体验上。练习时,你也可以闭上双眼,更好地去聚焦在触觉上。当你准备好时,就从觉察皮肤上的感觉开始。将注意力集中到你的手上,用拇指和食指轻轻摩擦,接着慢慢地轻触其他指尖,体察此刻在你皮肤上的感觉。它是干燥、潮湿、光滑、油腻、粗糙、冰冷、温暖还是黏糊?如果没有特别的感觉也没关系。[停顿 15 秒。]

记住,尽量别去思考你所感受到的感觉(如"我的手脏了")或者评判你的感受(如"我不喜欢这种感觉,恶心")。只需去体会你的触感所带来的一切,单纯感受这种感觉。[停顿 15 秒。]

当你感觉准备好了,就拿起一个物品,最好闭上眼睛,用手指去探索。尽量别去命名这个物体。想象你之前从未见过类似的东西,这是第一次看到它。仔细观察它的形式、温度、表面特征(如光滑、干燥、柔软或坚硬、连续或间断)。[停顿 15 秒。]

别急着下任何评判(如"无聊""我不喜欢"等),也别在探索中担忧(例如,"它会脏吗?""这会不干净吗?"),只把这些评判看成是简单的念头,转瞬即逝的、无害的想法罢了。如果你注意到自己正在走神,心思不在这个东西和这些感受上了,只是注意到这个情况,然后把注意力带回到这个物体上,继续感知。[停顿 15 秒。]

当你认为自己已经完全探索了这个东西,你就可以开始以同样方式触摸下一个物体。[停顿 1 分钟。]

最后,像本练习开始时所做的那样,用拇指尖轻轻摩擦食指尖,再慢慢和其他指尖相触,注意你在身体这些部位的感觉。它们和以前是一样的吗? 还是有所不同? 尽量用你触摸的感觉来回答这些问题,而不是听从您的思维(怀疑、想法、担忧)的指引。[停顿 30 秒。]

正念听觉

(本部分练习持续 7 分钟。)

当你准备好时,停下手上的一切事情,忘却自己身处何方,开始倾听周围的声音。[停顿 15 秒。]

尽量避免对声音的来源做出辨别和分类,只需注意它们的特点,包括音量、音调、音高,连续或间断,与你相距多远,声音之间的停顿,安静的片刻。[停顿 15 秒。]

如果你发现自己走神,觉察自己的想法,再轻轻把它拉回到当下的声音上来。别去评判听到的声音(悦耳或刺耳),就让自己纯粹、直接地去感知你听到的所有声音。[停顿 15 秒。]

你也可以用同样的方式去听一段音乐:注意声音和乐器的风格,注意不同时刻乐曲的变化。注意各种乐器是如何组合在一起,和谐共鸣,注意它们是如何相互作用的,但是不要给乐器分门别类地贴标签。如果有歌唱部分,就去注意演唱者声音的品质。试着去听这些声音,就像你来自其他星球,之前从来没听过任何相似的东西一样。喜不喜欢这音乐并不重要。如果能不加评判,再带着一点好奇心去听,那么即使是演唱者失真的声音,也可以很有趣。

———————

注:基于 Didonna (2009a)。

练习回顾

正念感知练习之后,教师邀请学员对体验进行评论和反馈。

卡罗琳:我选的物体有两个特点:一个是积极正向的,一个不是。所以视觉对我来说很重要。我尝试更多地停留在当下,并且观察它的所有细节,去看它是如何被创造出来的,但不去评判它,始终把注意力放在这个物体上。

教师:所以你探索了这个物体,并且开始思考它的过去?

卡洛琳:是的,我看物体的时候总是发生这种情况。它们会使我思考它们的起源,以及我喜欢它们什么和不喜欢什么。而这个练习让我停留在那里,停留在当下。它帮助了我。

保罗:我选择了吊灯作为观察的物体。我想到了它的复杂性,不论是谁制作了它,这个人都很有才华。然后我观察了灯泡发出的光,也想到了它的功能。我的意思是,灯泡在环境中发光,我用我的视觉理解了这一切。然后通过触摸它,我开始觉察到它的脆弱,因为它是由很轻的组件和玻璃制成的。所以我想,创造了这样一个复杂而精致的物体的人肯定很聪明。

卡尔:我用了一把椅子作为参照点,看着它。我注意到我们总是用一种肤浅的方式看待事物,但通过花更长时间,你会观察到你通常不会注意到的更多细节。通过触摸它,我注意到了它是多么坚固,以及它的材质,我用手感知到这些不同的感觉。我先是听到衣服摩擦椅子的声音,然后是周围有人走动的脚步声,在此之后我注意到了安静。我能听到安静的声音,这让我很放松——这是我之前从未注意到的。

弗雷德里克:我发现我的视觉是有限的。我的目的是分析外观和形状,而不考虑功能、材料和制造,这是我的天性。所以我不得不停下脚步,像个外星人一样观察这些形状,而不给它们命名。我挣扎着不去用几何学归类。我用触觉进行了一个探索,先是用了 1 个指尖,然后是 2 个指尖,然后是手掌。这是一个渐进发展,我注意到了用我的眼睛去接触和闭上眼睛的区别。

通过这个练习,学员开始理解这是一种感知现实的不同方式,一种引导我们回到体验如其所是的方式,而不是让我们的想法歪曲现实,特别是我们的恐惧。我们所观察的东西总是可以从多角度去看。

指导者可以解释说,训练我们的头脑把注意力集中在我们的感觉告诉我们的东西上,这教会我们用一种超然的、非反应性的方式与现实保持连接。这种正念感知练习可以消除掉那些评判我们感知的习惯。

家庭练习回顾

教师询问学员本周的家庭练习情况。

弗雷德里克:我意识到这周我给了有用的想法更多的空间,所以这项练习并不意味着完全放弃思考! 我害怕我会失去一些东西,但我意识到我可以更冷静地思考了。

丽莎:我正处于一个变化的阶段,并且注意到了友善。由于我的感受不同了,所以我变得比以前更专注,更开放。我完成了一个我希望能顺利进行的讨论,我注意到我并没有想太多,只是为此而去做了。那一刻的感受很棒。我想,这一切的发生要感谢正念。

我感到越来越需要练习,因为练习之后,我会感到放松或与自己连接。如果被噪声打扰到,我会有点生气,因为我会觉得我做得不正确。所以我可能会重复这个练习。然而我告诉自己,这也不正确,因为第一次体验是什么样就是什么样,没有对错之分。

教师:没错! 我们需要把"必须以正确的方式做练习"或"练习必须有结果"的想法从脑海中驱赶出去。关键是尽力而为。有时,我们能感受到一些益处,例如,我们可能会觉得我们的头脑是自由的,或者我们可能会感到更有活力,但有时这不会发生,这也一样很好。我们的头脑可能是满的;我们可能会感到困惑、痛苦、焦虑;这也还是对的。第二次尝试并不比第一次好;两者都只是我们在那个特定的时刻的体验。重要的是,我们要学会接受当下如其所是,花时间静静地坐着观察自己。这样做的目的是观察我们自己,观察发生了什么,而不是改变它。这种观察恰好慢慢地改变了体验,但却是间接的。

丹尼尔:我很难摆脱这种期望……我不指望只做一次就能得到什么,但我不能摆脱那种通过重复练习就能得到改善的期望。诱惑总是存在的。

教师:期望是人类不信任的主要原因之一。我们对事物、对他人和对自己的期望越少,我们失望和因此而气馁的风险就越小。欢迎体验本身,这种接纳本身就可以带来改变,但我们不知道改变将如何发生,何时发生。

感知体验验证练习

教师介绍了一种新的基于正念的认知技巧,称为感知体验验证(PEV;Didonna,2009c)。这个技巧帮助学员利用他们的感官与现实建立更好的关系,消除失调的想法和强迫症状。

如前所述,强迫症患者,尤其是检查和清洁者,在强迫性的情况下通常难以信任和利用感官信息。PEV 的目的是训练强迫症患者专注于他们的感知体验,并验证他们对体验的记忆。它利用感官信息作为强迫思维的"解药"。对于那些担心自己做了有害于自己或他人的事,需要通过强迫行为或寻求保证来缓解的人来说,PEV 特别有用。

这项技巧的目的是帮助患者在危急情况下有意地验证他们感知体验中的信息。这让他们相信这种感觉记忆是真实的,并将怀疑最小化。PEV 对那些害怕或不记得自己做过或没有做过什么(他们不信任自己的感官记忆)的人特别有帮助,这些人经常觉得有必要不断地检查某件事或重复某个动作,或有时会以强迫性的方式清洗身体的某个部位。因为 PEV 有特定的应用,并不是所有的学员都有兴趣将这种技巧作为他们家庭练习的一部分。

教师可以通过说或在白板上写的方式来介绍这个技巧:"感官是消除怀疑的最佳'解药',因为感官从不说谎,但大脑有时会说谎。"然后教师分发第 5 课-讲义 2A 和 2B,并解释该技巧包括以下几个部分。

(1)邀请学员精确描述一个令人痛苦的闯入性想法(如怀疑、强迫思维、图像等),这个想法与他们想探索的过去事件有关。然后,他们表明了他们对恐惧的事件确实发生或他们应该为此负责的确信程度(以%计),以及在思考此事时的不适或焦虑程度(0~100)。在第 5 课-讲义 2B 的左栏,邀请学员写下所有使强迫性怀疑持续存在的信息(如推论、猜测、假设、选择性推理),而这些不是基于他们的感官体验。在第 5 课-讲义 2B 的右栏中,他们要写下自己记得的所有信息,这些信息与他们的强迫性怀疑相冲突(例如,"我看到窗户是关着的")。右栏不应该包括任何来自外部的保证或仪式行为的内容。

(2)教师要求学员积极地、有意识地验证右栏中的每一个元素,也就是说,把他们看到的、听到的看作是真实的,并赋予它们价值和优先级。

(3)接下来,请学员比较两栏中的元素,并决定哪些元素最能描述和解释情况。这几乎总是会导致学员对左栏元素的重视程度降低(如果有的话),这就会引发怀疑。在这个过程中,有一句话经常被用来帮助他们:"记住,你的感觉从不撒谎,但大脑有时会!"

(4) 在验证了右栏中的元素后,请学员再次对他们认为"这个痛苦想法是真实的"确信程度和他们想到这个想法时的不舒服程度进行评分。然后,他们将自己最初的不适水平与现在的不适水平进行比较。如果确信和不适的程度没有显著降低(至少 20%),学员需要更仔细和更有信心地验证右栏中的项目。

(5) 最后,邀请学员去注意最初的闯入性思维是如何在内容或频率上发生变化的。然后重新规划,用与他们从练习中学到的东西相一致的新思想取代它。

接下来,教师向学员解释,在进行了一系列 PEV 练习后,左栏的元素会越来越少。此外,教师需要澄清,学员不应该在右栏中放置太多的感知元素,因为这样会导致无用的反刍,并产生适得其反的效果。大多数人都应该考虑到一个与体验相关的感知元素,从而消除疑虑,结束强迫仪式。学员需要觉察到什么是他们实际所做的事情,这些与强迫无关。例如以下的回忆可以被认为是足够的,"我没有听到碰撞声""我离开房子时看到房间是黑暗的""我没有听到那堆垃圾中传出了新生儿的哭声"等。

此外,为了加强对感知体验的确认,教师还要求学员在一天中尽可能多地以正念的方式观察他们的感觉体验,并在感觉体验发生时进行自我确认。首先是在正常情况下练习,然后是他们害怕的事件,例如,"我相信我看到的""我相信我听到的"。通过这种方式,学员训练自己在没有外部保证的情况下使用和信任自己的感觉。感官记忆可以用来判断恐惧是否真实。

第 5 课-讲义 2A 中有一个案例研究(Didonna, 2005, 2009c)。一个 28 岁的女性严重沉迷于强迫思维中:当她开车时,她担忧可能会撞到其他交通工具(没有发生),随之而来造成车祸和其他司机的死亡。在治疗过程中,患者填写 PEV 表格,并检查她对恐惧事件的回忆。她对自己的感官体验有着清晰的记忆,这可以消除并防止任何强迫怀疑,"我没有听到任何撞车的声音""我看到面包车离我足够远,不会给我带来任何问题"。然而,患者在强迫症期间无法简单地验证和使用那些感官记忆。

治疗师帮助患者相信并重视自己对实际体验的回忆,这一点非常清楚(右栏)。这使得这位女士减少对主观因素的重视,而这些主观因素导致了她的偏执怀疑(左栏)。在练习结束时,她的强迫思维的确信水平和她的痛苦水平都显著下降。患者最终说:"今天我明白了,思考所有那些让我产生怀疑和困扰的事情(左栏)只会导致新的怀疑和困扰;从现在开始,我要更加重视我的实际感知体验。"

患者又重复了几次这个过程。在家里时,她每次出现强迫思维就会执行这个步骤,即使她没有处于引发焦虑的情况下,也会试着一整天对自己的感知体验保持一种正念的确认态度。最后她只需要在右栏写下感知信息,在左栏写下强迫元素,以此方式来消除那些痛苦的闯入性想法。在 1~3 个月的随访中,治疗效果保持不变。

PEV 不是一种治疗技巧,它可以被看作是一种正念的风格或态度。对于强迫症患者来说,这是一种联系自己和自己体验的另一种方式,也帮助他们认识到确定性是非必要的,因为他们掌握的关于事件的信息已经足够了。

呼吸空间：应对不愉快的想法和感受

在前 1 周每天练习 3 次"呼吸空间"之后,学员现在被邀请使用它来处理不愉快的想法或感觉。呼吸空间可以帮助学员走出自动驾驶,有技巧地应对困难情境。它为学员提供了一个有用的、快速的工具,让他们在不安的感觉和想法出现时恢复平衡,并与现实建立更好的关系。

在这个阶段,学员被引导去做一个"呼吸空间"练习的改编版本:请学员投入在一种之前经历的不舒服的内在体验中。如果他们在当前时刻没有感到任何痛苦,可以请学员想象或唤起最近让他们感到不舒服的事情(如一种身体上的感觉,情绪或想法)。具体做法如下:

现在我想邀请你与我一起进行呼吸空间练习,我们将用它来应对困难情境,你可以在接下来的几周里用它来更好地处理令人不安的体验,比如闯入性的想法或困难的感觉。所以,在这个练习中,重要的是把你的注意力集中到现在困扰你的东西上——身体感觉、情绪或想法。如果你现在没有什么烦心事,你可以想象或唤起你最近经历的烦心事。

💬 **方框 9.3**

应对版呼吸空间:应对不愉快的想法和感受

当你经历烦扰的想法和感受时,应对版呼吸空间可以帮助到你。这种短暂的练习可以帮助你走出自动驾驶状态,并能熟练地对困难情境做出反应。它是一个能让你快速恢复平衡的有用工具,并且当你在想法或感受中遇到麻烦时,它能让你与现实更好地连接。

在这个短暂的练习中,首先要快速选择一个能让你感到清醒的姿势,能够感受现在的位置。你可以挺直背部站立,清楚地感觉到与地面、地板的接触。或者你可以坐下来,保持你的背部挺直而不僵硬,尽可能不要靠在椅背上。或者你也可以躺在床上、地毯或垫子上。

当选择了位置之后,你可以决定睁眼或闭眼,只要让你感觉到更为舒适即可,之后便缓缓地进入练习的第一步,觉察阶段。

第一步:觉察

放下自动驾驶模式,将你的注意力聚焦在当下。[停顿 10 秒]。

然后慢慢让你的注意力集中到身体的感受,问问自己,"此刻我的内心发生了什么?""现在我的内心有什么不舒服?"[停顿 10 秒。]注意你的身体感知、情绪和想法中发生了什么。[停顿 10 秒。]

把你的体验用语言表达出来,例如"紧张的感觉就在这里","焦虑或厌恶的感觉就在这里","烦扰的想法在这里"。无论你正在体验着什么,命名暂停了对它的任何评判。[停顿 10 秒]。

如果这是一种让你感到不安的身体感觉,试着注意这种感觉的特殊性质。注意你身体的哪个部位感觉最强烈,并占据了你所有的注意力。试着把你自己与感觉稍微保持些距离,不评判,只是在你的体验中接纳它。[停顿 10 秒。]

如果这是一种让你感到不安的情绪,试着说出你现在感觉到的特定情绪。情绪并没有对错之分。此刻任何的情绪都是可以的,倾听你的情绪。[停顿 10 秒。]

如果它是一个困扰你的想法,试着在这个时刻观察和识别这个想法的内容。尝试去观察此刻有哪些想法穿越了你的脑海,看着它们移动到你的面前,就像是蓝天上的鸟或白云。欢迎任何想法,它们仅仅是一个心理事实,是无害的、瞬间的、一闪而过的。[停顿 10 秒。]

保持这种体验,不对它做出任何评判或反应,只是停留片刻。[停顿 10 秒。]

第二步:聚焦

当你意识到你的躯体感受、情绪和想法的时候,将你的注意力转移到你的呼吸上。完全聚焦到你的呼吸,注意到呼吸在你体内产生的感觉,例如,当你呼气吸气时腹部的隆起和落下。[停顿 10 秒。]

现在呼吸是你的中心、你的锚;所有的一切都围绕你的呼吸,就好像呼吸是太阳,你的情绪、想法和感受都是行星。没有行星能够消灭或减弱阳光,就好像没有想法或感受能够停止你的呼吸。深深地关注你的呼吸。[停顿 1 分钟。]

第三步:扩展

现在,扩展你对呼吸的觉察范围,将你的身体从脚趾到头顶视作一个整体。留意你可能体验到的任何不适或紧张的感觉。如果你发现了这样的感觉,在吸气时把呼吸带到那里,然后在呼气时把呼吸带离这里,释放紧张感,让不适远离。[停顿 10 秒。]你可能会在呼气时对自己说:"感受到这种感觉没问题。不管是什么,都没关系。让我来感受一下吧。"[停顿 10 秒。]

允许自己对此时的内在体验保持一种柔软、欢迎、顺其自然的感觉。[停顿 15 秒。]

当你对整个身心开放觉知的时候,你已经正式对生活放开自己了,用一种平衡、存在以及满足的感觉为下一刻做准备吧。

注:来自 Segal, Williams, and Teasdale(2013)。

练习回顾

完成练习之后，教师提问："对这个练习有什么想法吗？"

伊丽莎白：在做练习之前，我感到非常焦虑，因为我有一个令人不安的想法，就像我经常发生的那样。但令人惊讶的是，当我的思维变得不那么强烈和频繁时，我感到自己的焦虑在这么短的时间内减少了。

乔治：我无法与一些令人不安的事情连接在一起，但在这个练习中我确实感觉到一些东西，即使是非常短暂的一刻：它改变了我的精神状态和我的情绪。这是有趣的。

教师：这个练习的目的是：当我们面对困难的情况时，让我们在几分钟内重新获得稳定、平衡和平静的感觉。如果你经常进行这个练习，它会变得更容易，甚至可以成为你用来应对不舒服和不安的内心体验的内在工具。

休　息

本节课进行到这里，学员会有 10 分钟的短暂休息。

静坐冥想：觉察呼吸、身体、声音、情绪、
想法，并暴露于困难状态

在这个阶段以及下周的家庭练习中，静坐冥想增加了一个新元素：暴露在一个困难的情境中。这个练习可以看作是一个更长、更深入的应对版呼吸空间练习。学员被要求故意激活或保持一种不愉快的身体感觉、想法或情绪，并注意它对身体的影响和他们对这些影响的反应。

正如第 1 章和第 2 章所讨论的，对强迫症最有效的治疗方法之一就是暴露于恐惧刺激物，以及停止任何的显性或隐性行为。这种静坐冥想练习可以被视为暴露于困难的内在状态的想象式正念；学员学会与他们不愉快的想法、情绪或身体感觉保持连接，尽量不以通常的方式（如仪式、寻求保证、回避）做出反应。这也是在第 7 课和第 8 课引入接纳练习和正念暴露练习的原因。

在练习的正念聆听阶段，教师也可以播放一段唤起性的音乐（如《天鹅湖》）作为声音刺激，促进特定情绪和身体感觉的激活，使学员培养宽容和接纳的态度。

💬 方框 9.4

静坐冥想：
觉察呼吸、身体、声音、情绪、想法，并暴露于困难状态

练习静坐冥想：呼吸、身体、声音、情绪和想法的正念，如前一课的描述（音频 5）。〔停顿 5 秒。〕

在练习过程中，每次你注意到不愉快的事情（身体感觉、想法或情绪）时，让自己与这种体验保持一段时间的接触，注意到具体是什么让你在那一刻感到不舒服，以接纳的、不评判的态度描述这种体验的特质。

在正念听觉阶段，播放一首引人入胜的乐曲（如柴可夫斯基的《天鹅湖》）。

● 如果唤起不适状态的是一种感觉，注意到底是哪里让你不舒服，哪里感觉最严重。实事求是地描述感官的性质（如发紧、发冷、压力、刺痛、疼痛等），此时，别急着做出评判，如"这真糟糕"，"这无法忍受"，"这可能很危险"。〔停顿 10 秒。〕

● 尽你所能地与这种不适感共处，欢迎一切感觉到来，试着尽量真诚地接受它。即便不舒服，你也可以坚持一段时间，看看在想办法摆脱这种不舒服之前，你能坚持多久。尽量试着培养一种仅仅观察此刻事实的状态，克制对事实的反应，对不喜欢的、对想改变的、对此处本不该出现的事物的反应。感官没有对错之分，你所感受到的仅仅是当下的体验：一种身体上无害的、不舒服的感觉而已。〔停顿 10 秒。〕

● 你也可以利用呼吸去放大和扩展你所体会到的觉知，通过呼吸，去体会感官带来的信息，体会产生感觉的身体部位。吸气时，你感到滋养和能量进入你身体的那些部分，呼气时，你感到深深的释放和自由。〔停顿 10 秒。〕

● 如果让你产生不舒服感的是一个念头，只要去观察它的形式（字词或句子、图像、场景或者想象的声音）和内容（比如，"我现在的念头是我没锁门！"）。别把这个念头当作是必须遵守或相信的事情，而只是客观地看待它：一个暂时、无害、转瞬即逝的思维活动，只要你不给予它力量，它就是无力的。〔停顿 10 秒。〕

● 即便你也许已经习惯做出反应，可能这还是很多年的习惯，但现在你不需要做什么，不用应对或避开这个念头。只要让其自然生起，就像是你感知那些自然起止的声音一样。〔停顿 10 秒。〕

● 不要以想法为中心，而是与念头建立一种超然的关系，你可以选择在静坐冥想中自己觉得有用的隐喻来理解这种关系，比如像是电影片尾字幕在屏幕上滚动过去，比如像是瀑布。〔停顿 10 秒。〕

● 如果你感到太过苦恼，要记得你可以把注意力集中到呼吸和姿势上，这能够让你随时回到安全的当下时刻中来，当下安定无害。接着在你准备好时，就可以再次把注意力放到不适感上来。〔停顿 10 秒。〕

● 如果你的情绪不好（比如焦虑），尽量把这种感觉分离成两个基本要素：生理上的感官和主观的想法。接着，有意地去注意引起这种情绪的身体感觉（如心跳、出汗、胃不舒服、眩晕、气短、颤动抽搐、肌肉紧张）。一定要牢记，尽管这些症状令人不适或者紧张，但它们都是完全无害的。它们只是你身体传递的信号，而不是需要做出相应反应、改变或者拒绝的事物。只需注意它们无害的客观生理情况，而不是去注意你可能所习惯给出的解释或判断。[停顿 10 秒。]

● 现在，关注随情绪而来的念头，此为另外一个因素，与情绪有关的念头或者是对情绪的想法。只需将其看作是无害、无力、转瞬即逝的思绪，无需任何改变，修正或者对抗。[停顿 10 秒。]

● 若在练习中没有困难状况出现，你可能会有意制造一种不安或不适。请选一个之前体验过的念头或情绪，不要太激烈，只要能激发一般程度的不适感即可（比如，总程度是 100 的话，50～60 即可）。[停顿 10 秒。]

● 当你感到不快时，利用上述建议进行练习。注意这两种要素——身体感受和主观想法。然后只去关注身体感受。做一个有距离的旁观者，就像外部观察者一样，仅仅注意到你之所见，而不带任何评判或认识。[停顿 10 秒。]接下来，觉察冒出的任何思绪。把它们视作无害且转瞬即逝的念头。你可以把它们想象成飘过天空的云彩。你要做的只是观察它，直到它们都消失掉。[停顿 10 秒。]

● 现在，作为此项挑战性正念练习的结束，试着扩展你的觉知，把你的身体视为一个整体。从脚底到头顶，觉察这种完全一体的感觉，注意到你的呼吸是如何遍及你的身体各处，感到你身体的每个部分，每个细胞都在一呼一吸之间充满了能量和生命力，感到当下你整个身体都在呼吸。

注：来自 Segal, Williams, and Teasdale (2013)。

练习回顾

完成练习之后，教师请学员讨论他们的体验。

杰拉德：用一种超然的方式看待想法，就像我们用一种正念的方式看待事物，暂停任何评判或赋予意义。我发现这个对比很有用。

教师：这是一个有趣的比较，杰拉德。

杰拉德：是的，我记得在正念觉知练习中，我观察物体时没有给它们命名，只是看着它们。想法也可以用这种方式来看待。

卡罗琳：我注意到它很复杂，你必须慢慢开始。我试图与我的想法保持距离。我试着与一个不太舒服的想法相处，这个想法比其他的好受一点……我让自己远离它，但发现这很有挑战性……我将不得不习惯它,并练习与更难的想法相处。

朱莉娅:我意识到我的想法充满了能量,也就是说我赋予了它很大的价值。所以,我试图拿走一些价值,用不同的方式来考虑它——简而言之,拆除它。我所喜欢的是,理解我在没有真正原因的情况下给想法赋予了重要性。我还试着换了个观点,却找不到一个舒服的观点。但即使在那个时候,我想我过于重视身体感觉了,所以即使在这个情况下,我也感觉超负荷了。有时我不觉得自己在受苦,有时却觉得自己在受苦,可能是受自己想法的影响。后来我决定改变观点。

教师:你说的非常重要,朱莉亚。通过正念练习,我们想要培养的最重要的技能之一就是我们有能力从我们的想法中汲取力量和有能力离开我们的想法。

卡罗琳:有时候我注意到这种不同:如果有一个我认为没用的想法却充满了意义,远离这个想法就会遭到反对,将它移开或不跟随它就会变得更加困难。反对它会使它充满了能量,我最好还是别跟着它走。但我必须小心,因为当我远离想法时,我就会给它充电。

教师:我们的目的不是要把想法推开。这会是一种咄咄逼人的行为。保持距离仅仅意味着不做任何事地观察某件事,这允许我们停留在任何想法上,而不给予它价值或力量,或被它淹没。如果我不得不把一个想法推开,那就意味着我已经认为它是负面或危险的东西了。但事实上,如果我们不给它任何能量、力量或意义,没有什么想法是真正消极或危险的。它仍然是一种简单的心理活动,无害且短暂。记住,每当我们试图做一些事情来反对一个想法,或者我们对它有一个积极的立场,这个想法就会自我滋养,变得更加强烈和频繁。

这时,教师在白板上写道:**"我们能做的最有用的事情就是停止给无用的想法赋予力量和意义。"**

罗伯特:但是现在,我看不出一个令人不安的想法是没有用的……我只有在它造成了一些伤害后才意识到它是没用的。

教师:当一个想法非常令人不安且过于频繁时,我们可能可以确定它是没有用的。

乔治:我的背疼得很厉害,我试着与它在一起,因为它给了我一个有力的锚定点。这一次我试着欢迎这种感觉,而且我越欢迎它们,这个痛苦就越轻,好像我感到的也就越少。我也能不去把声音和它的源头联系起来。最后,我能够把想法放到"结尾字幕"(电影院的隐喻)或"瀑布"(瀑布的隐喻)中。

史蒂文:我从来没有这样听过音乐,但当音调升高时,我感觉自己像在旋风中,我的大脑寻求一些解脱。我总是沉浸在自己的想法中,很难把注意力集中在当下。想法更强大。

教师:这一点很重要:你认为你的想法更强大,但实际上不是这样的。我们自己赋予想法这种力量,因为我们这么做了很多年,这已经成为一种习惯。我们给了我们的想法多大的力量?

史蒂文:这是真的! 我给了他们全部的力量。

教师:所以让我们慢慢开始少给他们一些。我们通过正念和积极的态度来练习这么做。当我们不给想法任何力量时,它们要么成为我们生活中有用的东西,要么变得无关紧要。只有这样,我们才能从想法的统治中解脱出来。

阅读和讨论第5课名言警句

教师分发第5课-讲义3。这份讲义中的名言警句都是关于感官的,强调了感知体验在培养信任和克服强迫症方面的重要性。接下来的练习是正念运动和伸展。

正念运动和伸展

从第4课开始,强迫症MBCT的每一课都包括身体运动冥想。这些练习允许学员以动态冥想方式来体验,而不仅仅是静态状态。

正如前面提到的,强迫症患者往往发现,当身体处于运动状态时,培养正念更容易。一些学员报告说,当他们的大脑感到不安或被想法淹没时,身体运动的练习比通过静态冥想更容易让他们保持在当下。运动和觉察身体可以成为一个锚,与困难的内在状态建立不同的关系。

正念运动和伸展特别有助于学习与身体感觉发展一种温和的、超然的和接纳的关系,这反过来又促进身心的整合和平衡。学员还学会观察自己身体的变化,而不做出反应或评判——这通常是强迫症患者的一个重要问题。

在练习开始时,我们会非常强调姿势。在日常生活中,坚定、脚踏实地、稳定的站立姿势有助于建立一种信任感、安全感、平衡感,以及与现实的良好关系。

这里的基本指导是仔细注意身体的变化,特别是当它从紧张过渡到放松和伸展时。在学员的身体大部分时间处于静止状态下坐了很长时间之后,这些正念动作会在本节课结尾时引入,以唤醒和伸展身体。

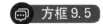 方框9.5

正念运动和伸展

本练习包含一系列温和的伸展运动,练习时应动作缓慢,并注意呼吸和身体的各种感觉。本练习的目标之一是让你学会注意你身体传递的信息,尊重它们,培养对它们的全然接受。另一目标则是培养出一种对身体的整体感知,感受当下的身体情况。无论你是痛苦还是健康,这都是关照身体的第一步。通过规律的练习,这种冥想式体验能够让你养成身心统一的状态。用有趣、温和的方式觉察你的极限,不打破这些限度。

在此练习中,你将学会觉察自己的身体。更确切地说,你将会把注意力集中在身体运动上,注意到当你轻轻收紧和放松身体各部位时,各种感官发生的变化。

这些并不是身体锻炼。练习时不需要太费力。练习的目的仅仅在于变成一个观察者,觉察到你的身体在移动、收缩和放松,你的感官在时时刻刻发生变化。这是一种动态的冥想形式。

如果你觉得某个动作困难、累或者痛,便可以停止这个动作,再继续后面的练习即可。

记住,怎么做这个练习是没有对错之分的,你只要尽可能地做就可以了。没有固定目标,也没有必须要达到的水平。

山　姿

像所有的冥想训练一样,姿势在练习中很重要,因为不同的姿势和心理状态以及情绪状态都有关联。保持一个让你觉得存在、镇定、稳定和有尊严的姿势,这本身就是一种冥想形式。[停顿 10 秒。]摆好这个站姿——"山姿",即后背挺直但不要僵硬,双脚平行,相距 20 厘米,肩膀和胸部放松,头与脊柱成一条直线,膝盖放松并略微弯曲,双臂自然下垂,掌心张开并放松。[停顿 10 秒。]现在试着闭上眼睛,注意你的脚底与地面相触的感觉,注意在脚底的不同部位有不同压力,这只是因为脚底不完全是平的。[停顿 10 秒。]

如果更专注一点,你可能还会注意到,为了保持直立,你的身体会有微小的动作,让你意识到站姿并不是"自然而然"发生的,而是必须由身体主动维持并持续监测的——这正是你在幼儿期之前花费了超过一年时间学会的事情。如果你屈膝的程度再深一点点,你应该能通过来自地面更大的压力,感觉到更多的接触[停顿 10 秒。]

与所有冥想体验一样,本练习中,念头会出现,你的心思也会走神,影响你对身体感官的觉察。当此情况发生时,只是注意它正在发生,觉察自己心在哪里,彼时你心上的念头是什么,然后每次都尽快有意地把思绪拉回到你身体的感受上,带回到你当前的动作上。如果你走神 1 000 次,就 1 000 次把你的注意力带回身体和感受上,带回当下。[停顿 10 秒。]

手臂运动

当你准备好了,睁开双眼,直视前方,一边吸气,一边慢慢抬起手臂 90°,与地面平行(图 9.1)。[停顿 5 秒。]

短暂停顿后,注意手臂的紧张感,随着呼气,慢慢把双臂收回身体两侧,保持该姿势几秒。[停顿 5 秒。]

现在深深吸气,重复手臂的横向动作;屏住呼吸,伸出双臂一段时间,就像你在展开双翼准备起飞一样……[停顿 5 秒。]接着呼吸,一边轻轻把手臂收回两侧。[停顿 5 秒。]

再一次重复动作,这是第 3 次,吸气时伸出双臂,呼气时轻轻收回到身体两侧。[停顿 10 秒。]

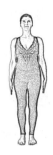
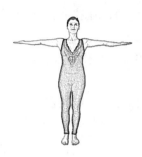

图 9.1   手臂运动

手放肩膀，张开双臂

现在把双手放在肩上，深深吸气，向侧面张开双臂，屏住呼吸片刻。［停顿 5 秒。］接着慢慢地，不要急，一边呼气，一边把双手放回肩上（图 9.2）。［停顿 5 秒。］

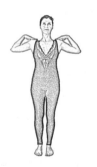
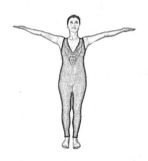

图 9.2   手放肩膀，张开双臂

在用力和放松的交替中，记得把注意力集中在感觉的变化上。

再一次重复此动作，吸气时向外张开双臂，就像一朵美丽的鲜花在绽放……［停顿 5 秒。］接着一边呼气，一边轻轻收回它们，再次将双手放回肩上。［停顿 5 秒。］

第 3 次重复该动作，仔细觉察每时每刻下的感觉是如何变化的。［停顿 10 秒。］

左脚、左臂和左手的运动

现在，左脚在前，右脚在后，呈稍息姿势，两脚相距约 20 厘米；轻轻将左手放在左侧大腿上，右手沿右边伸展。准备好时，慢慢开始抬起左手，握拳，伸出食指，抬起手，眼睛盯着食指指尖，感受当你抬手向上时，手臂感觉的变化情况（图 9.3）。［停顿 5 秒。］

记住，动作要慢，从外面看，手臂应该是几乎静止的。［停顿 5 秒。］尽量把手举高，尽力伸展，但不需用力，想象你正在试着抓到头顶的云彩一样。［停顿 5 秒。］当感到累了，你可以慢慢放下手臂，要和抬起手臂的速度一样慢，总是把视觉注意力集中在食指指尖，在收回手臂时，仔细感知手臂的感觉。［停顿 5 秒。］

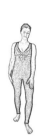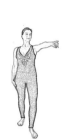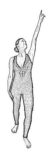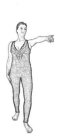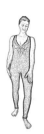

图 9.3　左脚、左臂和左手的运动

收回左脚,保持山一样的姿势几分钟,专注于身体的感觉。[停顿 10 秒。]

右脚、右臂和右手的运动

当你准备好时,再做一次练习,这次右脚在前,左脚在后,将右手放在右侧大腿上,左手沿左侧伸展。想做的时候,慢慢抬起右手,握拳并伸出食指,过程中盯着食指指尖,感受在抬起时右臂的感觉在如何变化。[停顿 5 秒。]尽量举高手,不需费力,花一些时间体会这种牵拉感。[停顿 10 秒。]

当你感到准备好了,慢慢放下手臂,和抬起时的速度一样,一直盯着你的食指指尖,同时把注意力集中在手臂的感觉上。[停顿 10 秒。]

站立,花几秒去体会此刻你身体的感觉。[停顿 10 秒。]

抬起手臂,重心放在左腿

现在双脚并拢,保持平衡,重心放在左腿。左膝微屈,左脚站稳,慢慢向两侧张开双臂,保持垂直伸展;同时,向侧面伸展右腿,吸气时抬起右脚,离开地面(图 9.4)。[停顿 5 秒。]

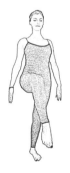

图 9.4　抬起手臂,重心放在左腿

屏住呼吸一会儿,接着,呼气时,慢慢放下右脚,靠近左脚,慢慢放下手臂,收回到身体两侧。[停顿 5 秒。]

现在再来一次,吸气时向侧面张开手臂,同时当你站稳时,将右脚稍稍抬离地面,把重心放在左腿上。保持该姿势,屏住呼吸片刻,呼气,慢慢将右脚放回地面。[停顿5秒。]

抬起手臂,重心放在右腿

现在,试着重复该练习,用右腿保持平衡:吸气时,向侧面张开双臂,同时将左脚抬离地面,稍稍将左腿保持在侧面的位置。[停顿5秒。]

接着当你感觉准备好时,吸气,双手放在髋部,轻轻将左脚放下。[停顿10秒。]

接下来的练习让你能观察当下的平衡感,也可以通过练习,培养这种平衡感。

树姿:用右腿保持平衡,左脚抬起至膝盖位置

站好站稳,挺直后背,双手放在髋部,放松两膝,并拢两脚;盯着前方3米左右的地面。当准备好时,试着只用左腿站立,让左脚脚底紧贴地面,慢慢抬起右脚,沿着左腿上滑到左膝的高度。

尽可能长时间地保持该姿势,如果你感到可以轻松保持平衡,就可以将手从髋部移开,伸开双臂并举过头顶,双手紧扣,尽量拉伸。试着保持该姿势,就像一棵树一样,左脚像根一样埋在地下,双手和双臂像树叶和枝杈般,向上伸展(图9.5)。

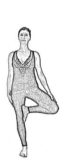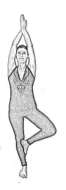

图 9.5　树姿

如果可以,保持该姿势几秒,维持树的姿势,一边深呼吸[停顿10秒]。当你准备好时,分开双手,收回髋部,慢慢放下右脚,重回地面。静静站着,花几秒好好感受你身体此刻的感觉。[停顿10秒。]

树姿：用左腿保持平衡，右脚抬起到膝盖

重复此练习，这次试着用右腿保持平衡，抬起左脚至右膝的位置，当你准备好时，将双手举过头顶，像树的枝杈一般交叉手指。

保持该姿势片刻，注意力集中到你的呼吸、感觉和姿势上，[停顿 5 秒。]当你准备好时，双手放至髋部，慢慢放下右脚。

静静站立片刻，只要观察此刻一呼一吸之间你身体的感受。[停顿 10 秒。]

太阳鸟姿势

摆出就像要爬行的姿势，双手、两膝都放在垫子上，保持后背挺直，与地面平行。抬头，直视前方；准备好后，一边慢慢吸气，一边向前伸出左臂，同时伸出右腿，盯着左手伸出的食指指尖(图 9.6)。

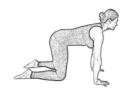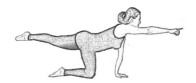

图 9.6 太阳鸟姿势

保持该姿势几秒，屏住呼吸，避免出现不适，一边呼气，一边收回左臂和右腿。[停顿 5 秒。]

再重复，用左手和右腿，轻轻地，吸气时伸展四肢，呼气时收回原位。过程中，觉察在此两个阶段中感觉是如何变化的。第 3 次重复，有意识地呼吸。[停顿 10 秒。]

现在再重复，吸气时伸展右臂和左腿，[停顿 5 秒，]呼气时轻轻放下。[停顿 5 秒。]重复，吸气时伸展四肢，[停顿 5 秒，]呼气时放松。[停顿 5 秒。]最后一次，吸气时轻轻伸展手臂和手，[停顿 5 秒，]呼气时放松。[停顿 5 秒。]

躺　下

最后，平躺在垫子上，双腿伸出，脚趾尖向外，双手掌心向上(图 9.7)。

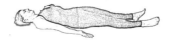

图 9.7 躺下

如果这没有让你有任何不舒服的感觉，那么轻轻闭上双眼，按照前述动作，仔细关注身体感受。[停顿 5 秒。]倾听你的身体此刻正在告诉你什么。[停顿 10 秒。]

> 在此休息阶段内，各种念头都可能出现，让你从当下的体验中走神。出现该情况时，只要注意到自己在走神，尽可能快地把自己的注意力拉回来即可。[停顿10秒。]
>
> 允许自己以这种不经评判的观察视角与自己相处，你什么也不需要做，不需要争取，只是简单地和自己相处，接受自己每时每刻的内在和外在的一切体验。

练习回顾

教师现在请学员分享他们做正念运动和伸展练习的体验。

詹妮弗：我从不停下来倾听我的身体，除非有什么疼痛的时候。我刚才观察它的方式确实很奇怪，这种感觉很新鲜。观察感觉而不评判它们会使它们正常化。

阿尔伯特：我意识到，我常常倾向于以非常消极和担忧的方式来解释我身体的感觉，即使到最后，我意识到我并没有什么严重的事情。我觉得这种处理身体感觉的新方式会对我有很大帮助。

朱迪丝：观察感觉在各种练习中是如何时刻变化的，这让我明白了体验总是在变化的，它们从来都不是一样的；我现在意识到，想法也是一样的。也许我们应该学会等待消极的感觉和想法消逝，只是观察它们就好。

教师：你们说的每件事都很重要。观察身体，以及它是如何随着时间的推移而变化的，就像你们刚才所做的那样，让我们明白所有内在的体验，包括想法和情绪，只要我们不做任何事来"喂养"它们，都会是短暂而瞬变的。正念日复一日地教导我们这些。

分发余下的学员讲义并布置家庭练习

教师分发第5课余下的讲义，并在第5课-讲义4中回顾本周的家庭练习。学员被邀请练习20分钟的静坐冥想：呼吸、身体、声音、情绪和想法的正念，一周练习6天。他们可以有意识地在练习中引入一些困难，例如一个令人不安的想法或感觉，并注意它的效果和他们的反应。他们还被要求在一周练习6天正念运动和伸展（15～20分钟），并将他们的印象和观察记录在第5课的家庭练习记录表格上。

这周的重点是感官，所以学员被邀请练习PEV技巧，每当他们有令人不安的想法、怀疑或困扰，使他们对自己在特定情况下实际做了什么感到不确定时，就可以练习PEV技巧。为了发展这种与感官的重要关系，学员还将每天练习正念觉知，交替练习正念视觉、正念听觉和正念触觉。学员还被要求以非正式的方式关注他们的感官，在日常活动中尽可能多地将他们的注意力引导到感官传达给他们的信息上，并使用这些信息来理解现实。

本周每天在预先计划好的不同时间来练习"呼吸空间"，每天练习 3 次。以及当你注意到令人不安和不愉快的想法和感觉时，练习应对版呼吸空间。这个练习将帮助学员有效地处理这些时刻，并重新连接到当下（见第 5 课-讲义 4）。

正念圆圈

和之前课一样，第 6 课结束时，小组学员围成圈坐在一起，安静地专注于呼吸 3～4 分钟。

第 5 课概要——利用感官来培养信任

强迫症患者很少倾听他们的感官（嗅觉、触觉、味觉、听觉、视觉），并且对它们缺乏信心。因此，当试图理解现实（例如，他们做了什么或没有做什么）时，他们依赖于他们经常歪曲和不切实际的想法、怀疑和信念。这种不听自己感觉和高估想法的重要性的习惯通常是在童年时期养成的。

这节课的重点是**正念觉知**，也就是说，如何**将注意力放在我们的感官上**，并与它们建立建设性的关系。我们可以用我们的感官来建立信任，并对现实有一个深刻、清晰和真实的认识。相信我们的感觉可以防止导致强迫症症状的歪曲思维。正念觉知是对强迫性怀疑最有效的"解药"之一。

不信任助长了怀疑和强迫行为。抛弃不信任、建立真正的信任的第一步，是时时刻刻关注我们的感觉，确认它们提供给我们的信息，并降低我们的想法所传达的东西的重要性和力量，因为这些信息往往是错误的。

第5课-讲义2A

感知体验验证(PEV)技巧示例

日期：_____

(1) 闯入性想法：在把车开出停车位时，我害怕自己撞到了后面的一辆货车。

(2) 对想法的相信程度(0%～100%)：75%

(3) 痛苦水平(0～100)：80

并非来自感知的信息(我在担心什么？我认为发生了什么？) 　　列出所有激发强迫思维但却不是来自感官的事物(疑虑、假设、推断，比如，"我也许并未见过或听过")。	**来自感知的信息**(在某情形下我**看**到、**听**到、**嗅**到、**感**到、**触**到、**尝**到了什么？)(我从感官得到了什么：**视觉、听觉、触觉、嗅觉、味觉**？) 　　列出所有感官所带给你的一切(如"我看到……""我没听到……")，重视它们。 　　培养对自己感官的信任，相信它们带给你的感受。 　　写完后，对比两栏，看看你更倾向哪边。
我认为我向后倒车了。 后车司机可能没有意识到我撞了他。 我认为我是在直角转弯处撞到他的。	我没听到任何撞车的声响。 我从后视镜里看到那辆货车离我很远，不会有问题。 我离开时是听到些响动，但那不是你撞击汽车时通常听到的那种声音。 我看到保险杠并没坏。 我看到那辆货车毫无问题地驶上路面。

结束本练习后，对想法的相信程度(0%～100%)：20%　**痛苦水平(0～100)：**15

　　做完练习后，这些闯入性想法的变化如何？(在内容或频率或其他替代想法方面的变化)：根据我真实感官的感受，我想我撞了那辆货车基本上是不可能的事情。

第 5 课-讲义 2B

PEV 技巧家庭练习清单

日期:＿＿＿＿＿

(1) 闯入性想法:＿＿＿＿＿＿＿＿＿＿＿＿＿＿＿＿＿＿＿＿＿＿＿

(2) 对想法的相信程度(0%～100%):＿＿＿＿＿＿

(3) 痛苦水平(0～100):＿＿＿＿＿＿

并非来自感知的信息(我在担心什么? 我认为发生了什么?) 　　列出所有激发强迫思维但却不是来自感官的事物(疑虑、假设、推断,比如,"我也许并未见过或听过")。	**来自感知的信息**(在某情形下我看到、听到、嗅到、感到、触到、尝到了什么?)(我从感官得到了什么:**视觉、听觉、触觉、嗅觉、味觉?**) 　　列出所有感官所带给你的一切(如"我看到……""我没听到……"),重视它们。 　　培养对自己感官的信任,相信它们带给你的感受。 　　写完后,对比两栏,看看你更倾向哪边。

结束本练习后,对想法的相信程度(0%～100%):＿＿＿＿　　**痛苦水平(0～100):**＿＿＿＿

做完练习后,这些闯入性想法的变化如何? (在内容或频率或其他替代想法方面的变化):

＿＿＿＿＿＿＿＿＿＿＿＿＿＿＿＿＿＿＿＿＿＿＿＿＿＿＿＿＿＿＿＿＿＿＿＿＿＿＿

＿＿＿＿＿＿＿＿＿＿＿＿＿＿＿＿＿＿＿＿＿＿＿＿＿＿＿＿＿＿＿＿＿＿＿＿＿＿＿

第5课名言警句

我们所有的知识都来源于我们的感知。

——列奥纳多·达·芬奇

感官不会欺骗我们,
欺骗我们的是评判。

——约翰·沃尔夫冈·冯·歌德

理智是我们对感官提供的证据进行篡改的原因。
只要感官发生、流逝和变化,它们就不会撒谎。

——弗里德里希·尼采

大自然从不欺骗我们,是我们欺骗自己。
出错的不是感觉,
而是关于感觉的评判。

——让-雅克·卢梭

第 5 课–讲义 4

第 5 课课后一周的家庭练习

(1) **一周练习 6 天静坐冥想**:呼吸、身体、声音、情绪和想法的正念(音频 6),并暴露于困难状态(如令人困扰的想法或情绪)。注意身体的反应和你对此的反应。

(2) **一周练习 6 天正念运动和伸展**(音频 8),每次 15～20 分钟。在第 5 课家庭练习记录表格上记下你的感受和观察。

(3) 每当你有想法、怀疑或困扰时(例如,"我锁门了吗?""我撞到别人了吗?"),在特定的情况下,你不确定自己到底做了什么,从而导致你进行仪式行为时(如清洗、检查、重复动作等),就练习 **PEV 技巧**。

(4) 每天练习**正念感知**,下列练习循环交替进行:第 1 天练习 7 分钟**正念视觉**,第 2 天练习 7 分钟**正念听觉**,第 3 天练习 7 分钟**正念触觉**,然后再次开始正念视觉练习。

(5) 每天练习**感官注意**:在日常活动中(例如,"我听到了这个声音","我看到了这朵花的颜色","我感到了这个物体的温暖","我嗅到、尝到了这个食物"等)尽量把注意力集中在你的感官上。有意地重视这些信息。

(6) 仔细阅读本节课所提供的材料,至少 1 次,反思内容并自我消化。

(7) 事先计划,每天至少进行 3 次呼吸空间练习(音频 5)。在家庭练习记录表格的"BS"上画圈来记录你的体验。经常觉察自己的呼吸,你就能慢慢**学着停止想法**,并且觉察自己当下的感受,**而不是必须对想法或情绪做出反应**(如仪式)。

(8) 每次感到情绪不快或念头纷繁时,进行应对版呼吸空间的练习。在家庭练习记录表格的"×"上画圈来记录你的体验。

(9) 每次在进行这节课任一练习时,在第 5 课的家庭练习记录表格上报告你的体验,记下你可能有的任何评论、印象或困难。

当进行正式练习时,找一个不会被打扰的时间和地点。确保自己的姿势稳定、舒适。尽量不要把练习当成是别人强加给你的或你必须做的事,而是把它们看成你想做的事,这样会帮助你变得更好。

一定要记住,从长远来看,你现在所做的这些练习将会给你带来显著的效果。

第5课-讲义5

第5课家庭练习记录表格

姓名:＿＿＿＿＿＿

　　每次练习都请填写下表。每次规律进行呼吸空间练习时,请在"BS"上画圈;当练习应对困难情境的应对版呼吸空间时,请在"×"上画圈。同时,记下练习过程中发生的任何状况(对健康的益处、困难、所观察到的),以便在下节课中进行讨论。

日期	练习	评价
周四 日期:＿＿＿＿	静坐冥想 正念运动 PEV 正念视觉、正念听觉、正念触觉 BS　BS　BS × × × × ×	
周五 日期:＿＿＿＿	静坐冥想 正念运动 PEV 正念视觉、正念听觉、正念触觉 BS　BS　BS × × × × ×	
周六 日期:＿＿＿＿	静坐冥想 正念运动 PEV 正念视觉、正念听觉、正念触觉 BS　BS　BS × × × × ×	
周日 日期:＿＿＿＿	静坐冥想 正念运动 PEV 正念视觉、正念听觉、正念触觉 BS　BS　BS × × × × ×	
周一 日期:＿＿＿＿	静坐冥想 正念运动 PEV 正念视觉、正念听觉、正念触觉 BS　BS　BS × × × × ×	

日　期	练习	评价
周二 日期:_____	静坐冥想 正念运动 PEV 正念视觉、正念听觉、正念触觉 BS　BS　BS × × × × × ×	
周三 日期:_____	静坐冥想 正念运动 PEV 正念视觉、正念听觉、正念触觉 BS　BS　BS × × × × × ×	

第 10 章

第 6 课：与思维建立健康的关系

当一个想法成为我们唯一的信念时，没有什么比这更危险了。
——艾米尔·沙特里耶(笔名阿兰)

关于本节课

思考是心灵的正常功能，想法是心灵的正常(和潜在有益的)产物，这本不是问题。问题在于强迫症患者与他们自己的心灵和想法的关系。正念训练的目的是减少思维反应模式的弱点(如思维反刍和强迫思维)，这些弱点可能会激活并加剧痛苦和焦虑，并通过仪式、消除、回避等使这种紊乱延续下去。强迫症患者能做的最有效的事情之一就是彻底改变他们与认知内容和整体思维的关系。通过正念练习，参加项目的学员可以彻底改变他们与想法、情绪和身体感觉的联结方式，并与他们的心灵发展健康、温和的关系。

本课的重点是通过发现强迫症患者与他们的想法之间的特殊关系，帮助学员更好地理解他们的大脑是如何工作的。问题关系包括高度负面的评判、思想-行动融合(见第 1 章)和认同(见第 2 章)。通过超然的观察、去认同化以及接纳(见第 2 章)，强迫症患者可以发展并保持一种正念的心理风格和健康的元认知态度去面对有问题的认知、情绪状态和身体感觉。这些不带反应观察的正念态度与强迫症所特有的适应不良行为(强迫行为、仪式等)和体验性回避(寻求安慰行为、回避)是不相容的(见第 6 课-讲义 1)。

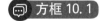 方框 10.1

第 6 课议程

主题：与思维建立健康的关系

概　要

思考是心灵的正常功能，想法是它的正常(和潜在有益的)产物，这本不是问题。问题在于强迫症患者与他们的心灵的关系。被强迫症影响的人们通常与他们的想法有一个具有挑战性和不寻常的关系。本课旨在帮助学员更好地理解他们与想法的特殊关系［见第 1 章和第 2 章（例如，认同、思想-行动融合以及评判）］，发展出中性、超然的心理态度去面对"问题性"的认知、情绪状态和身体感受，这是与适应不良的强迫行为不相容的。

课程大纲

- ❏ 正念画圈冥想
- ❏ 练习回顾
- ❏ 家庭练习回顾
- ❏ 呼吸空间
- ❏ 想法到底是什么？
- ❏ 情绪和想法练习
- ❏ 休息
- ❏ 思考心和观察心
- ❏ 观察心冥想
- ❏ 练习回顾
- ❏ 阅读和讨论第 6 课名言警句
- ❏ 分发学员讲义并布置家庭练习：
  - ☐ 正念画圈冥想——一周 6 天
  - ☐ 观察心冥想——一周 6 天
  - ☐ 完成十大强迫思维清单
  - ☐ PEV 技巧
  - ☐ 正念感知——每天
  - ☐ 感官注意
  - ☐ 3 分钟应对版呼吸空间（每当不愉快的想法或感受出现时）
- ❏ 以聚焦于呼吸的正念圆圈结束

材料和资源

- ● 用于情绪和想法练习的白板和笔
- ● 铃

观察心冥想
（音频 9）

学员讲义

第 6 课-讲义 1：第 6 课概要——与思维建立健康的关系

第 6 课-讲义 2:观察心和思考心
第 6 课-讲义 3:第 6 课名言警句
第 6 课-讲义 4:我的十大强迫思维
第 6 课-讲义 5:第 6 课课后一周的家庭练习
第 6 课-讲义 6:第 6 课家庭练习记录表格

正念画圈冥想

　　要从根本上改变我们与想法之间的关系,第一步是要使我们的身体和心灵平静稳定。正念画圈冥想是一种静坐冥想,旨在帮助学员通过将注意力集中在手部运动和由此产生的身体感觉上,创造一种内在的平衡和稳定的身心。这种冥想是改编自一种古老的藏传冥想练习,用来发展定心(即平衡和身心和谐)。

　　画圈运动是用来平静我们的头脑,并与现实连接。身体总是比心灵的产物更实在、具体、真实。这种练习对于培养中立观察者的态度也很有用,即在没有判断、反应或偏好的情况下观察内部发生了什么。这是强迫症患者为了克服问题所能培养的最有帮助的态度之一。

　　练习共持续 12 分钟,分为 3 个阶段。它可以在一天的任何时候练习。可以通过以下方式把练习介绍给学员:

　　现在,我想和大家分享一种叫作正念画圈冥想的新方法,它旨在培养和发展最佳的身心融合及和谐,我们的健康很大程度上来自这种和谐。这种练习也为我们提供了一种有效的方法,让我们深深扎根于当下。

💬 方框 10.2

正念画圈冥想

　　正念画圈冥想是一种将注意力集中于缓慢的手部运动以及它们的感觉的静坐冥想。它帮助发展一种内在的平衡,一种处于当下的坚实基础,以及一种心身的和谐与稳定。这个练习持续 12 分钟,分为 3 个阶段。它可以在一天中的任何时间练习。

　　坐在垫子或椅子上,处于一个舒适而稳定的位置,确保背部可以保持挺直而不僵硬,然后当你感觉舒服的时候,你可以选择闭上眼睛,也可以任由它们睁开。

第一阶段(4分钟)

当你准备好后,伸出你的双手,掌心向下。从肚脐的位置开始,张开你的双手,在身体两边对称地画圈,再重新回到身前开始的位置,并且不要间断地继续这个动作过程(图 10.1)。

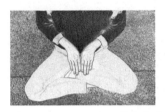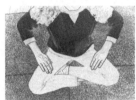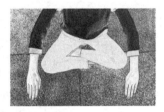

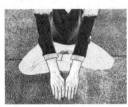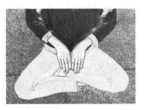

图 10.1　第一阶段

这个动作要缓慢,几乎觉察不到。如果在动作过程中出现了念头想法,注意它们,但是尽可能快地将你的注意力转回到动作上来,并且将这些想法吸收进来,仿佛这个动作是一切的中心。当你坐在那的时候不要阻止你身体其他部位小的缓慢的自发运动。

第二阶段(4分钟)

现在翻转你的手掌,让你的掌心向上。再次从肚脐出发,将双手向相反的方向移动,然后将它们打开,一只手向左一只手向右画圈,再聚合回到腹部位置的起点,并且不要中断,持续这个动作(图 10.2)。

在做这个动作时,再次强调一定要非常慢,尽量将动作一直保持在一个水平上,就像你的手和手臂是在桌子上滑行一样。继续这个动作,尽可能不要停下。将这个动作视作锚,来帮助你立足于当下。

第三阶段(4分钟)

闭上双眼,躺下,保持平静,观察你每一刻的内在体验,不评判;成为你的想法、情绪和身体感觉的见证者。

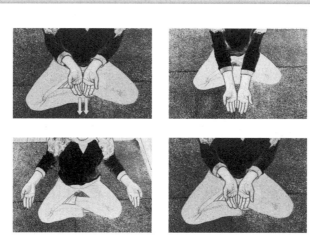

图 10.2　第二阶段

练习回顾

在正念画圈练习之后,教师邀请学员评论和反馈。

教师:我很好奇你们对这个练习的反应。在你的体验中你注意到了什么?

凯蒂:我注意到当我练习涉及动作的练习时,我能感觉到一种内心的平静。因为我专注于运动,我太专注了,所以我不重视想法。我感到宁静,如果有一个想法出现了,它不会被注意到,因为运动就是这样……它给我一种内心平静的感觉,让我感觉很好。

约翰:与呼吸练习相比,我在这个练习中更能集中注意力,我能更专注了。

希瑟:对我来说很一般,因为我感到很僵硬……这种情况经常发生在我的练习中。我的手感觉很僵硬,很死板。当我在做的时候,我专注于动作,但偶尔会有想法出现,同时我意识到我的注意力不在动作上了。我的手感觉很难受,然后奇怪的事发生了,我感到有悲伤的情绪出现。当我们完成这个动作时,我哭了。感觉是寒冷的,情绪是悲伤的,我意识到我在哭。

教师:是的,这很有意思。希瑟,你用你的手练习了一系列的画圈运动,在某一时刻上,你感到悲伤。

希瑟:是的,很有意思。

教师:但是你注意到这个动作是否以某种方式让你与当下时刻保持连接了吗?

希瑟:是的,只是有时候这些想法告诉我,这个运动可能会伤害我。这个评判出现了,我想停下来,因为它有点困扰我。但是,当我能够集中精力在动作上,并且在某个点上感觉动作几乎不需要任何努力就能自己完成时,感觉就很好了。这有助于我继续练习。

教师:很重要的一点是,你注意到练习中发生了很多事情,包括评判,你说练习进行得"一般般"以及动作可能会伤害你的事实。

唐纳德:一开始我有很多想法出现。当它们出现的时候,就好像我把它们扔在一个圈里,就像把配料扔进搅拌的汤里一样。这给了我一种积极的感觉。然后当我们移动手的时候,我有一种感觉出现,这种感觉有时会出现在我为自己的想法而感到苦恼的时候。这是一种来自内心的躁动感。它好像控制了我的心灵,不让我继续。我的大脑的反应是,我现在可以做的事情比这次运动重要得多;大脑以一种霸道的方式在反应。当我结束练习时,我再也无法忍受了。

教师:意识到在那个明确的时刻所发生的事情是非常重要的。在那一刻,想法出现了,同时身体的某个部位也有感觉。当这个想法出现时,你意识到它是一个想法吗?

唐纳德:嗯……是的,但这个想法包含一种感觉。这不仅仅是一个想法,这是一种占据了我的感觉。

教师:在冥想中,我们在沉默中观察自己的内心状态。这让我们意识到,当情绪占据主导地位时,有时候情绪只是一个结果,而不是原因。情绪并不想控制一切。它总是取决于我们与我们的情绪、想法和身体感觉的关系。记住,情绪对我们感知和思考的东西是无害的,而且情绪可能是对我们感知和思考的东西的有用反应,是无害的想法和身体感觉的简单结合。你能做的就是在那个特定的时刻注意到与练习相关的想法,例如,"我可以做更重要的事情"。一旦你注意到并认识到它,你可能会对自己说,"哦,这只是一个想法","它不是我必须遵循的东西。"然后你尽你最大的努力把你的注意力慢慢地转移到呼吸上,或者转移到那一刻你的锚上。心灵会再次游离,也许你会再次经历同样的想法,这时候你可以对自己说"哦,一样的想法又出现了",然后有意识地选择回到呼吸上。这只是一个想法,想法不是你必须遵循或相信的东西。我知道一开始理解这一点并不容易,但意识到这一点是极其重要的,是我们选择留在当下,还是被想法冲昏头脑。想法没有意志或力量。如果你在那一刻注意到身体上的感觉,比如躁动,你可以观察它们而不改变它们的性质。例如,你可能会注意到身体的紧张、刺痛和僵硬,你可能会注意到这些感觉的位置,并很快意识到它们是完全无害的。然后尽快轻轻地把你的注意力带回到呼吸的感觉上。关于我们的内心状态,我们没有什么需要改变的,这只是我们在那一刻的经历。意识到我们的心灵何时走神并继续回到当下,是我们可以对想法、情绪和身体感觉所做的最重要的事情。

伊芙琳:练习快结束时,我感到了一种宁静感,就好像我的身体不在那里一样——这就是我顺其自然的感觉。我脑海里浮现出自己在河上的画面,非常愉快。

教师:这次练习与之前练习时的感觉有什么不同吗?

伊芙琳:有。感觉好像凌驾于一切之上……我不知道该怎么表达。我觉得我的身体似乎更加和谐了。

保罗:当我转动我的手时,它就好像有一个气垫在他们下面。练习之后,我改变了呼吸,好像我的身体更有弹性了,我感觉到了一种开放的感觉。

安德鲁:我感到精力充沛。

拉拉:我觉得很不舒服。在整个过程中,我一直有一个挥之不去的想法,它不断地让我走神,等不及练习结束了。

教师:这是在我们开始练习之前就有的想法吗?

拉拉:是的。这是我惯常的强迫思维。在我们开始练习之前我就有了,在练习的期间又出现,然后……

教师：好的，拉拉。你所说的内容给了我一个机会去指出一些非常重要的事情：当我们练习正念时，重要的是提醒自己聚焦在练习上，我们的注意力应该集中在身体感受上，比如在身体扫描练习或这个画圈练习中，把注意力聚焦在呼吸或身体感觉上。这种专注是一种持续的、有意识的行为，我们必须每时每刻选择去这么做，因为它不是自发产生的。它可以被认为是我们主动做出的有意识的选择。因此，如果我们有一个闯入性的或令人不安的想法，我们基本要做的是在那一刻选择把我们的注意力拉回到锚定点上。任何想法都不能阻止我们这样做。如果我们不这样做，这个想法就会带我们去它想去的地方。无论一个想法有多强烈或多频繁，我们总是可以选择把我们的注意力带回到信任和善意的锚定点上。

家庭练习回顾

在这一部分，小组学员回顾他们前一周的家庭练习情况。

教师：我现在想听听你们关于这周家庭练习情况的报告和评论。谁有意愿先来分享？

丹尼尔：这周我做了更多的实际练习。我尝试用这种新的方式来处理我的想法，把自己固定在我的感觉和呼吸上，我花了两三天的时间用这种方式与我的体验相处，我很满意。然后发生了一件奇怪的事，我想把它弄明白。一些想法出现了，我知道我有两个选择：专注于我的呼吸或我的感觉。这两种方法似乎都起作用了，我的想法并没有停留。在最后一天，我开始呼吸，等着这些想法不再粘连在一起，但它们仍然存在，这让我有点困惑。就好像这方式是我制造出来的，但却不能自由地使用它，我觉得有必要去向我自己证明，这方法是有效的。

教师：如果我没理解错的话，丹尼尔，你在寻找一种方法来克服你的想法，或者你认为有一种专利技术可以让我们的想法消失。但这不是正念。通过正念，我们学会观察我们的内在状态，包括我们的想法，而不去评判它们，也不去回应它们。正是因为我们没有做任何反对或对抗想法的事情，所以这种中立性使得想法自发地消失了。我们来到这里是为了学习一种新的与我们的想法待在一起的方法，而且，正如我们一遍又一遍地说过的，想法只是一种无害且暂时的心理事件。没有必要把它们推开或对抗它们。当你注意到想法不再粘连着的时候，到底发生了什么？ 在那个时刻，你和那些想法建立了什么样的关系？ 试着注意它何时再次发生。我们要与想法发展一种新的连接方式，而不是发展一种对抗它们的力量。我们发展出的对想法的态度在任何情况、任何时刻、任何想法下都是有用的，但它不是一种技术或方法。

丹尼尔：既然这些小小的心理图式会自动出现，那我该怎么做呢？ 我观察它们，我认出它们，但这并不容易，因为它们在不断变化。

教师：是的，想法会改变，但是你对想法的反应基本上是一样的。在这些时刻，尽快认识到，你与你的想法连接的方式是一种心理习惯。一旦你认识到这一点，尽你最大的努力轻轻地、毫不费力地回到正念练习。我们必须每天不断地练习这些新模式，以便它们取代我们旧的思维习惯。

丽莎：感觉对我来说很有用，但是昨天我碰巧向窗外看，看到一棵秋天的树很漂亮。我立刻做出了这个评判，然后觉得不应该这样。关于感官，我无法理解的是如何在不做出评判的情况下看到事物。我的意思是，我给了它一个形状、一种颜色，然而这样也是给它分派了一些东西。

教师：这是很重要的一点。当我们感知一个物体的品质或特征时，这是一种描述，而不是评判。通过正念感知练习，我们所做的是培养一种在描述性水平上的特别的感觉，如正念视觉练习。我们可以描述基础的物理特征，如形状、颜色、大小、运动、与我们的距离、客体等。

丽莎：没错，这是一种描述。我忽略了这种区别，没有它，我就无法理解我所看到的。也许以一种更纯粹的方式看问题能帮助我解决问题。但我还是不明白，为什么评判没有用。如果评判是正面的，我会感觉很好。

教师：理解评判的作用是很重要的。我们不是在否决积极的评判。强迫症的问题在于，他们有强烈的倾向做出负面的、通常是破坏性很强的评判。我们需要尽可能地让自己从评判中解放出来。但如果某件事给了你快乐，那就享受它好了。实际上，没有必要为了欣赏某件事而去评判它。如果我看到美丽的日落，我不需要说"这日落真美"来欣赏它。试着把你的注意力拉回到你那一刻的感受，你身体的感觉，你的情绪，如"我感到快乐"，"我感到高兴"。这就是你在那个时刻的体验。你不需要去评判它。

丹尼尔：关于 PEV 技巧，我成功地用 PEV 技巧来处理了一些强迫思维。它是有用的。我明白了以前想都没想过的事情。实际上，我意识到我不再像以前那样检查 10 次。我试着用 4 种不同的想法做这个练习，每次都能从中受益，焦虑的程度发生了变化。

安德鲁：在静坐冥想的最后一部分，我观察了自己的想法，我运用了同样的正念感知技巧，看到了事物的本质，我能够不去评判自己的想法。我没有驱赶这些想法，只是观察它们，发现这些令人不安的想法和其他想法一样。烦扰我的想法和不烦扰我的想法之间的区别只是评判——它们的本质是一样的。如果你学会不去评判它们，它们其实是一样的。以这种方式看待事物有助于减少恐惧，因为我明白了我没有理由害怕一个想法。我能明白这一点要多亏了正念感知的训练，否则，我就会自动做出评判，甚至都不会注意到自己在做什么。

爱丽丝：练习正念感知非常有帮助。我关注我的感官在传达什么，而不是标记我所看到或听到的。我不太能用触觉来这么做。虽然当我看着某样东西时，我对自己说："这是蓝色的"，"这是黄色的"，但是我知道不该这么做。在这个练习中，我不仅看到了颜色的不同，还标记了颜色。

教师：实际上，描述物体的物理性质，包括颜色，就是这个练习的全部内容。它是我们与外界的第一种接触。重要的是注意到我们是否从描述颜色、大小和形状转变为评判。因为是评判造成了不同，改变了体验，引发了一系列重要的结果，包括情绪、行动、选择。但如果我们在描述，那么我们仍然是在客观地观察现实，没有偏好。

皮拉尔：我发现"呼吸空间"练习非常有帮助，因为在一天中，我有被各种想法占据的风险。将思想、情感和身体感觉整理清楚非常有用，因为有时候我会感到一种模糊的不安，但无法理解其来源。时不时停下来问自己："这是胃痛吗?"或者"我是紧张还是悲伤?"又或者"我有想法吗?"这对我很有帮助。我尝试去理解，理清头绪，并让它们停留在原地。

我还发现感觉体验确实很重要。过去经常发生的情况是,我觉得与自身发生的事情脱节。回归感官体验是如此清晰。

萨拉:我发现把声音和想法联系起来很有用。声音可能很强烈,有特定的音调,而且会持续一定的时间,想法也是如此。

唐纳德:自我信任和身体平衡之间有什么联系?是心理状态导致了身体状态,还是反之呢?它们的关系是什么?

教师:理解这种关系并不容易。我认为基本上信任与心灵和身体的平衡及和谐有关。当我们感受到内心的和谐时,我们就会自信地敞开心扉去体验和生活,因为没有什么东西会从内心威胁我们。当我们内心和谐时,我们可以更容易地在外部世界找到和谐状态。当我们沮丧时,我们避免与外部世界接触。我们会处于一种终止的状态,会有一种麻痹的感觉,或者我们对身体或想法所传达的东西感到害怕。信任从内在开始,尤其是从我们的感官开始。它们让我们与现实建立更准确的关系,一种我们经常失去的关系,因为我们给了我们的想法太多的力量。

伊芙琳:当我感到有点沮丧时,就很难去练习了。我告诉自己,也许练习没有用。我仍然在练习,但我内心的感觉并不总是一样的。

教师:这是很正常的。这把我们带回到关于期待的问题上。当我们练习的时候,我们尽最大的努力去阻止练习中最强大的障碍之一——期望。也就是说,这些练习一定会立即改变我们内心的某些东西,或者让我们立刻感觉更好(有时会发生这种情况,也有时不会)。重要的是,我们不能期望任何东西。我们只是对自己说,这些练习是与自己的约定。我们不要认为总有更重要的事情要做。这种想法是习惯的结果,习惯通常不会给我们任何东西,只会带走一些东西。正念练习有点像农民准备土壤然后播种的工作。农民并不指望播种后马上就能看到小麦,但他们相信作物会在适当的时候生长。

艾丽莎:当我气馁的时候,我所有的强迫思维都会被触发。但是当我告诉自己不带着期望去做练习时,我甚至接受了消极的感觉,我告诉自己我必须去做练习。我感到不舒服,但这没关系。所以我觉得这周我接受的比上周多。我并不指望做完练习后会感觉好一些,尽管我经常会这么做。

呼吸空间

回顾练习之后,呼吸空间练习使小组中的每个人将注意力带回到当下。教师邀请学员暂停并参与到此练习中。

想法到底是什么？与想法建立新的关系

在本节课的这一部分,教师会引导一个关于什么是想法的重要讨论。讨论开始于一个解释,说明通常人们与他们的想法之间的关系,以及强迫症患者与他们自己的想法之间的独特关系。下面是如何进行这一讨论的一个例子。

教师：我们大部分的健康和痛苦取决于我们与我们的想法之间的关系，尤其是，如果我们患有强迫症的话。强迫症患者通常与自己的想法有着一种无益且歪曲的关系。在你的强迫症中，你可能倾向于盲目相信你的想法告诉你的一切。你可能认为仅仅一个想法的出现就能导致一件事发生，或使事情更有可能造成伤害，或意味着你希望那件事发生。这种现象被称为**思想-事件融合**或**思想-行为融合**。例如，"既然我想到了这件事，那么这件事就会发生"，"因为我有这个想法，我就会做这个可怕的事情"或"这意味着我希望那个可怕的事情发生"。

你可能注意到的另一种与想法的典型关系叫作认同；这是指你认为一个想法反映了关于你或你的性格的某些事实，仅仅是由于这个想法出现了。例如，你可能会有一个不好的想法，然后想"我是个坏人"。

记住，我们作为人类最大的限制之一就是我们相信大脑说的一切。我们最大的自由之一就是我们可以改变我们对自己想法的信任。

关于想法，你有什么观点？你认为它们是什么？

乔纳森：多年来，我认为我的想法是恶魔，它们占据了我，让我做任何它们想做的事，让我感到无能为力。

詹妮弗：我以前也这么想，但经过这几周的正念练习，我开始觉得它们可能不像我想的那么真实。

查理：我意识到，有些时候我认为想法并不重要，但有些时候想法是我内心强大的力量，能真正驱动我的感觉和行动，并且最终影响我的生活。

教师：你们说的很重要。在我看来，你们经常把想法看作是真实的东西，是真实而具体的实体，具有内在的力量，而这种力量往往是消极的。你们中的许多人似乎觉得自己是想法的奴隶或受害者，就好像它们是你们心灵中的小独裁者，决定和制约着你们的生活。

通常，我们与想法的关系取决于想法的内容，所以我们相信它，遵循它，我们经常迷失在想法中，我们喜欢它或不喜欢它，并且体验了许多其他感受。我们倾向于自动相信我们大脑产生的大部分东西，不是全部。然而，我们的心灵常常被我们对特定经历或事件的含义、评判和心理习惯所歪曲，甚至我们并没有意识到这一点。这就像我们透过厚厚的眼镜看现实，有时会歪曲现实或模糊我们的视野。

我们不断地给我们的想法赋予一种巨大的力量和优势。在现实中，它们没有这么强大，这种力量只是我们赋予的。但是想法到底是什么呢？

如果我们退一步，仔细观察想法本身的真正性质，而不是想法的内容，我们就会发现想法与我们所想的完全不同。我们可以看到，一个想法只是心灵中的一点火花或一缕能量，一种无害而空洞的现象，没有任何实质。意识到想法本质上的空洞和不真实，可以为我们的生活打开一扇巨大的"自由之门"，因为我们不再认同它们，也不再被它们困住。这就是真相，不只是在某些时刻或对某些想法才是如此，而是不论想法的内容或形式，任何想法都是如此。这提醒我们自己，在任何时刻，任何想法基本上都是由 3 个以"i"字母开头的特征定义的：无害的（innocuous）、无实质性的（insubstantial）、无常的（impermanent）。

你无法想象当你真正意识到这一真相时是多么的自由。不一定要在现在或未来几天实现，但在课程结束时，这可能是你将达到的最重要的目标之一，不仅是对你在课程中所做的事有作用，而且对你的整个人生都是如此。

我认为当一个想法出现时，你能做的最有帮助的事情之一就是从功能的角度来看待它，并将它描述为有用或无用。这是一种将我们自己从许多错误和不切实际的评判中解放出来的方法，我们通常会用这些评判来解释我们的想法，例如，"这个想法是可怕的"，"想到这个画面就会伤害我"，"这段记忆是毁灭性的"，"这种担心的想法会让我发疯的。"

当想法帮助我们达到健康的目标，满足我们的健康需求，或仅仅创造一种幸福感，或让我们感受到我们想要感受到的情感，当它们与我们的价值观、意图和现实相一致时，它们是有用的。不符合这些标准的想法不是坏的、可怕的或危险的，只是对我们真正的目标和需求毫无用处而已。因此，只要在这些想法来的时候识别并欢迎它们，然后让它们自然消失就可以了。

有时需要花一点时间来学会轻松地区分哪些想法有用，哪些没用，但通过日常训练，你可以学会这种区分。我们将在本节课上进一步讨论这个问题。

情绪和想法练习

在本项目中，和针对抑郁症的正念认知疗法（MBCT）项目一样（Segal et al.，2013），引导性的想象练习帮助学员理解想法和情绪之间的关系。本练习教学员情绪如何显著影响我们对事件的特定想法和意义，并影响我们随后的行动。

教师发给每位学员一张纸和一支笔。然后邀请其找到一个舒服的姿势，闭上眼睛，并尽力把自己放在他们将要听到的场景中。要求学员清楚地记下他们在这种情况下可能的想法和情绪；请学员想象所描述的情景，就好像这个情景是全新的，是以前从未经历过的。告诉学员，如果他们在过去经历过类似的情况，并且想到了这一点，他们可以轻轻地把注意力带回到这个新的情景，试着像第一次经历那样去体会这个情景。然后，教师阅读方框 10.3 中的情境 A。

在读完这篇描述后，教师请学员写下他们在咖啡馆这种情况下的想法和情绪，然后邀请他们分享他们的回答。

在讨论完第一个场景后，教师邀请学员关注第二个场景，请他们尽最大努力将自己置身于场景时所唤起的感觉中。然后读情境 B。

然后，教师再一次要求学员把他们的想法和情绪写在纸的背面，特别是他们在咖啡馆里的想法。然后请他们在小组里分享答案。

在接下来的讨论中，教师要求学员比较两个版本的场景所激发的想法和情绪。小组学员通常会注意到在两个版本中他们的想法是完全不同的，尽管两个版本中的咖啡馆场景是相同的。这种差异是由于在情境的访谈部分所产生的情绪不同而造成的。在讨论中需要强调的一个重要问题是，人们通常相信他们在每一种情况下的想法是绝对正确的，与现实相符。学员们现在应该意识到，他们的强迫思维通常是由他们在特定时刻的特定感觉驱动的，如焦虑、内疚、羞愧或悲伤。

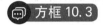 **方框 10.3**

情绪和想法练习

情境 A

现在你感到非常的尴尬和紧张。你刚刚在街上接受了一个调研的采访,由于没能回答出任何一个问题,你只能做了一个自我展示。而这个采访在电视上进行了直播。

现在,在采访之后,你立即进入了一个拥挤的、不认识任何人的咖啡馆,你注意到有些人看向你,并且大声或是偷偷地笑了起来。

在那个时刻你想到些什么? 你感觉到怎样的情绪?

情境 B

你对自己感到非常的满意,自豪而兴奋。你刚刚在街上接受了一个电视台的调研采访,回答出了所有的问题,并且表现得智慧、放松、口才好。采访者称赞了你的回答。而这个采访在电视上进行了直播。

现在,在采访之后,你立即进入了一个拥挤的、不认识任何人的咖啡馆,你注意到有些人看向你,并且大声或是偷偷地笑了起来。

在那个时刻你想到些什么? 你感觉到怎样的情绪?

休　息

本节课进行到这里,学员会有 10 分钟的短暂休息。

思考心和观察心

从佛教心理学中得到的特别有益的一课是,我们的头脑包括两个基本的组成部分,一个被称为**思考心**,另一个被称为**观察心**。思考心是创造想法的那部分,它可以被看作是一种想法工厂。即使在夜间,它也会以各种形式不断地创造认知,如言语内容、图像或场景,以及声音的心理复制。思考心所产生的东西大多是我们无法控制的:我们无法决定它创造什么或者创造多少。想法大多是不自主而产生的,就像不管我们愿不愿意,唾液腺都会分泌唾液一样。思考心就像一个工厂,它的产品(想法)在传送带上运行。因为这些产品是有缺陷或没有用处的,所以它们大部分都是不合格品,是将被淘汰的东西,就像想法会从我们的头脑中消失一样(见第 6 课-讲义 2)。

　　教师：你知道我们的大脑平均每天产生多少个想法吗？（学员通常会给出几个答案，也通常都离平均值很远）。一些学者估计，一个人平均每天产生 17 000 个想法，但如果在一天结束时，我们问自己到底能记住多少想法，我们可能只能记住几十个。我们有能力自发地处理产生的无用材料，这些无用材料可以称之为心灵垃圾。强迫症患者倾向于非常重视那些后来被证明是不切实际和无益的想法，但这些想法由于被赋予的意义而得以持续和加强。当我们重视这些想法时，它们会引发强烈的痛苦。产生这种想法风暴（无论是语言、图像还是声音）的一部分心灵被称为**思考心**，它不断地运行，几乎不受我们的控制。

　　然而，我们的心灵还有另一个基本部分，即**观察心**，它就像一台摄像机。这部分大脑有能力观察我们内心发生的事情，包括想法、情绪和产生的身体感觉，记录我们内心的部分事件，并根据要求报告大部分事件。例如，当你记起一个梦时，你使用观察心时就像你的头脑中有一个录像机，它可以通过点击"播放"按钮来播放"梦中的电影"。如果心灵的这部分只是观察内在升起的东西，除了观察什么都不做，那么可能会出现一个戏剧性的释放效果。不幸的是，我们很少使用大脑的这一部分，通常我们只在"需要时"这样做，例如当有人让我们记住或回忆一些东西时。通常情况下，我们经常被思考心所引导和带领。

　　当我们进行情绪和想法的练习时，你意识到你使用了观察心吗？

　　伊丽莎白：可能吧，当我们注意到在想象的场景中所产生的想法和情绪，然后我们在小组中分享了它们。

　　教师：是的，完全正确！然而，当心灵决定对我们的内在状态做出反应时，问题就出现了。这就是强迫症中会出现的情况。因为强迫症患者已经习惯于将想法视为真实而具体的东西，或认为想法可以定义他们是谁，或认为想法可以使事件更有可能发生，即使这个想法与他们的意图和愿望背道而驰。它们赋予想法非凡的力量和能量，而在想法产生时是没有这些力量的。然而，如果我们能够训练观察心，仅仅注意和识别内部事件的连续流动，就像天上的云，不去做出反应或评判它们，或试图改变、回避或者战斗，这样的话，想法这种心理事件最终会在很短的时间内溶解，因为所有想法和情绪（无一例外）的本质都是无常的。

　　通过正念练习来培养"观察心"，你可能会发展出两种非常强大的心理态度和品质——"去认同化"和"去中心化"。这两种品质可以结合在一起，形成一种对待内在体验的新的、更健康的态度。

　　去认同化意味着意识到想法不是现实，它并不能说明你是谁。想法随机出现，但它们不是你的有机组成部分，你也不必仅仅因为它们出现了就跟随它们。通过辨证，你可能会意识到"我不是我所想的那样"，或者"我不是我的想法告诉我的那样"，或者"这个想法不是我"。我们每个人都不仅仅是一个简单的评判所能代表的。你所想的内容并不能定义你是怎样的人，仅仅是因为你认为的"这样"并不意味着你就是"这样"的。如果你认为"我做得不好"，这并不意味着"我无能"或"我是个失败者"；如果你认为"我可能会伤害某人"，这并不意味着你是一个危险的杀人犯。

　　去中心化是一种将你的想法、情绪和身体感觉视为暂时的、无害的心灵事件而不是现实的表象的能力。去中心化涉及对内在体验的觉察，并且与它们保持距离，不被它们带走。它包括采取一种关注当下、不带评判的态度来对待想法和情绪，接受它们的本来面目：只是暂时的、无害的心理事件。学会培养这种态度是摆脱无用想法的开始。

观察心冥想：一种静坐冥想

在这个时候，我们在小组中分享了一个本课的核心练习——观察心冥想。重要的是要告诉学员，观察心冥想促进了对内在状态的去认同化和去中心化的过程，特别是对想法。这是一种不做判断的中立观察想法的心理训练。它强化心灵的观察部分，削弱常常起主导作用的思考心的力量和优势，特别是在强迫症患者中。这种冥想也代表了一种挑战想法的正念暴露练习的形式，使用想象来促进一种接纳和释放的态度。

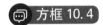 方框 10.4

观察心冥想

找一个舒服的位置坐好，地板或是椅子上都可以，确保背部可以保持挺拔而不僵直，肩膀和胸部放松。如果有助于放松的话，可以在准备好的时候闭上双眼。尽你所能地保持姿势稳定，身体竖直而平静。注意你的身体和它的接触面之间的触觉。感受你的身体固定在地面，以及所有现在支撑着它的方式。记住在任何时间，身体的平静都是心灵平静的第一步。[停顿 10 秒。]

当你感觉自己的姿势已经足够稳定，将注意力转向你的呼吸。[停顿 5 秒。]简单地将你的注意力带到呼吸时吸气与呼气在腹部产生的感觉上。[停顿 5 秒。]留意当吸入空气时，腹部是如何轻柔地扩张，当空气被呼出时，腹部又是如何细微地收缩。[停顿 5 秒。]将对呼吸和姿势的觉知作为锚定点，可以让你扎根当前时刻，观察任何内在或外在事件的同时不被它们扰乱或带走。[停顿 10 秒。]

现在，继续以呼吸为锚定点，慢慢地转移到**想法的涌流**上，到那些每时每刻自发地出现在你心里的想法，也就是思考心的产物上去。[停顿 5 秒。]不要试着去思考任何特定的想法，就让想法自发地出现。[停顿 30 秒。]

现在将注意力转向你观察到的那部分想法，并且问自己："我是如何观察到想法和情绪的涌流的？[停顿 5 秒。]我是哪一种观察者？[停顿 5 秒。]对于我的想法，我可以设法做到中立、不评判吗？我有倾向于和这些想法产生关系吗？[停顿 5 秒。]我有给它们赋予意义吗？[停顿 5 秒。]我有把它们当作事实或真相来对待吗？[停顿 5 秒。]"

试着去识别你对于这些想法的态度、期望、评判或偏见，或是你抱有怎样的目的。[停顿 30 秒。]然后通过留意吸气和呼气时的感觉，轻柔地将你的注意拉回呼吸上来。[停顿 15 秒。]

再一次将觉知放到自发地出现在你心里的想法涌流上，并且开始对**出现的想法计数**，给它们逐个编号。例如，一个图像出现了，将它编号为想法 1；一个句子或一个评判出现了,编号为想法 2;然后是一个场景或记忆,编号为想法 3;一个疑惑或是忧虑,则编号为想法 4。如果同样的想法重复出现多次,在它每次出现时都给它一个新的编号。[停顿 15 秒。]

当你做这些的时候,你可以识别出心灵的观察部分,也就是在计数想法的那部分,而产生那些想法的就是思考的部分。注意当不带评判和偏好、你的想法只是被计数时,它们的易变性和中立性。[停顿 5 秒。]认清楚它们是无害而短暂的活动。[停顿 30 秒。]

现在尽可能生动地想象,你正舒服地坐在**溪流边长满草的浅滩**上。这个溪流就代表着你的思考心。[停顿 10 秒。]在某个时刻,想象你的想法正在小溪中流淌,漂浮在落叶上,或者(你喜欢的)纸船,持续不断地被涌流带走。[停顿 5 秒。]尽可能地暂停对那些"漂浮的"想法的判断或是反应。[停顿 5 秒。]一些想法可能会停留一段时间,好像他们暂时被溪流中的岩石堵住了,但是接着你会意识到,即便是这些想法也会在某一刻不可避免地再次开始跟随着涌流流走,直到它们消失在你的视野中。[停顿 5 秒。]我们并不能准确地知道这会在什么时候发生,但我们可以确信这一定会发生。[停顿 30 秒。]

你可以停下片刻,观察一个想法产生的时刻,它停留在你脑海中的时间,以及它消失的那一刻。[停顿 5 秒。]如果我们不对它们做任何事情的话,所有的想法都遵循着这个周期循环。[停顿 15 秒。]

当你观察的时候,你也可以认出这些想法的形式(如词语、句子、图像或场景、声音)和它们的内容(例如一个句子"我锁门了吗?"某物或事件的图像,对过去经历的记忆)。[停顿 10 秒。]然后你可能会深刻地认识到,无论你脑海中出现的想法是什么形式和内容,它们都是无形的、短暂的、无害的心理事件。[停顿 30 秒。]

有时候,在你的生活中你可能会觉得好像处于这个溪流的中心,受到涌流的支配,被烦心的想法带走,而不是坐在浅滩上。[停顿 5 秒。]即便在这个练习当中也可能会出现这种感觉。[停顿 5 秒。]当这发生时,尽快意识到一个想法使你坠入河中,并且正在将你带走,每一次都尽你所能地回到岸上,坐在岸边。[停顿 30 秒。]

随着你的继续观察,在某一时刻你可以开始询问自己,这些不时出现的想法是**有用的还是无用的**。有用的想法是与你的价值观、目标以及现实相一致的,帮助你达到健康的目的,满足你健康的需求,或者只是创造一种幸福的感觉,并让你感受到你所想要感受的。无用的想法无非就是其他的想法;那些对你实现目标来说不需要的,或是让你感到不舒服情绪的想法。[停顿 5 秒。]在识别时,要尽可能地客观、诚实、现实,清楚地认识到你所观察到的大部分想法都是无用的。[停顿 5 秒。]如果它们是有用的,那你可以决定发展它们来获得利益、实用或是愉悦;如果相反它们是无用的,那只需要把它们留在原来的地方,不需要对它们做任何事,然后当它们要离开时放它们离开。这就是观察心的力量。[停顿 30 秒。]

在某个时刻变换场景,想象你正舒服地坐在一个露天咖啡馆的桌旁,面对着街道。你喝着最爱的饮料,看着路上的车水马龙。[停顿 10 秒。]

开始觉察到这个马路看上去非常像你的心灵,有时它忙于各种想法,其他时间也可能变得荒芜。无论路上有多少车辆,你明白马路的作用是让车辆通过。同样,你思考的心让想法通过,无论它们有多少或它们是怎样的。如果你不做任何事情,只是观察它们,想法的内容或频率就并不重要了。[停顿 10 秒。]

现在,想象交通拥挤时,假使你的观察心决定让你从咖啡馆的椅子上站了起来,突然将你扔进了马路中央会发生什么呢?你可能会使车辆发生阻塞或是互相冲撞,而产生难以想象的混乱——这就是在某些时候你脑中出现的混乱。[停顿 5 秒。]甚至更糟的是,可能会有一辆车撞上你并将你带走。[停顿 5 秒。]这不就是你在烦扰的想法涌流中被带走时所发生的吗?[停顿 10 秒。]

你也可以想象在某个时刻走到路边,招呼出租车去你选择的目的地。[停顿 5 秒。]这就是你识别并选择跟随有用的想法时所发生的,这将会把你带到重要的目标所在。[停顿 15 秒。]

有时,再次想象舒服地坐在河堤上(或者你觉得想象坐在咖啡馆的椅子上更加有效也可以)。当你准备好后,有意识地将你的内心带到让你不安或强迫的想法上。[停顿 10 秒。]试着让它清晰地呈现在你的脑海,尽量从一开始就将它视作无害而短暂的事件来对待。[停顿 5 秒。]想象它漂浮在河面的落叶上,或是作为一辆车经过马路。[停顿 10 秒。]利用你的观察心,将自己和那个想法之间拉开距离。[停顿 5 秒。]你可以坚定而友善地说出下面的句子来帮助你做到这一点:"这个想法只是一个想法,并不是事实","它是一个无害而短暂的心理活动","这个想法并不是现实,它只是我恐惧和忧虑的表现","它是我强迫症的一个症状"或者"如果我决定不赋予它们力量的话,想法本身是没有力量的"。[停顿 30 秒。]

当你想到这些令人不安的想法时,遵循以下 4 个步骤(首字母缩写为"ORAL")也会非常有帮助:

观察(observe):只是把你的注意力集中到某个想法上,[停顿 10 秒,]然后······

识别(recognize):觉察到想法的内容和形式。它是一个词语还是一个句子? 它是一个图像还是一个场景?[停顿 20 秒。]

允许(allow):温和地决定允许这个想法暂时停留在你的脑海中,不以任何方式对它做出反应或评判,就让它顺其自然吧。[停顿 20 秒。]

放下(let it go):在顺其自然之后,当它自然要消失时,你可以放下它,而不是陷入、评判、回避它,或与它斗争。[停顿 20 秒。]

对所有不时出现的想法、情绪和身体感觉,尽可能地保持**友善和欢迎的态度**。[停顿 5 秒。]

记住你永远只是想法涌流的观察者,而不是想法所说的你自己。[停顿 5 秒。]你不需要在每一次它们出现时都做出反应,就像我们不会对所有听见的声音做出反应,也不会因为听见它们而认为我们就是那些声音。[停顿 10 秒。]

最后,你可以彻底回到呼吸上,现在将你的觉知扩展到身体,把身体与呼吸作为一个整体,[停顿 5 秒,]体验这种整体感。通过吸气,空气进入你所有的身体部位,滋养你的每一个细胞。生命中最确定的事就是呼吸,它超越想法。

练习回顾

教师现在邀请学员讨论他们在观察心冥想中的体验。

教师:我很想听听你们对这个练习的看法,谁想说点什么?

阿德里安:当你说让想法自然流动时,我不能让它们自然流动。在我看来,我是创造它们的人,因为是我的心灵创造了它们,所以我不觉得它们是自发的。我无法感觉这种"自发"……

教师:确实,我们是产生它们的人,但我们大部分是无意识地产生它们,而不是有意的,就像我们的唾液腺产生唾液一样。想法会在某个特定的时刻出现,在我们的脑海中停留片刻,如果我们不做任何事来抓住它们,它们就会消失。

刘易斯:当你说想象你坐在河岸上看着树叶被带走时,我也看到了:想法在脑海中出现,然后又消失,很难阻止它们。

教师:你为什么要阻止他们? 如果他们走了会有问题吗?

刘易斯:很难记住他们。

教师:这很有趣。通常问题不是留住他们,而是让他们离开。尤其是如果你有强迫症的话。

刘易斯:我觉得我好像在遗忘;一个想法浮现在脑海里,然后飘走了。

教师:这可能是一种依恋的形式。我们倾向于抓住事物,在这种情况下,是想法。我们会对某个想法产生贪恋,或者认为它非常重要,不想让它消失,但所有的想法总会在某个时候消失。这是至关重要的,否则在某个时刻,我们的头脑将不再有空间欢迎新想法。但是,如果一个想法是有用的,我们仍然能够在必要时记住它。

凯蒂:对我来说,与想法待在一起很容易;问题是当我一个人的时候,我和他们的关系就不一样了。在这里会很容易。

教师:这也是这个小组的目的——支持你学习这些新模式。但我们需要每天在家里练习,使这种新的心理态度成为我们自己的。重要的是你要明白为什么你和你的想法有不同的关系。如果你在这里能做到,就说明你可以做到。这不是奇迹。

埃莉诺:感谢这个练习,我更好地理解了与想法产生距离和去中心化是什么意思。我认为这对改变我与困难想法的关系是非常有用的。

阅读和讨论第6课名言警句

教师阅读第6课-讲义3的名言警句,和第1课中一样解释说明。

分发余下的学员讲义并布置家庭练习

在分发了本节课的讲义,包括本周的家庭练习(见第6课-讲义5和6)之后,教师邀请学员每天练习一次观察心冥想,一周练习6天;正念画圈冥想,一周练习6天;每天练习PEV技巧、正念感知和感官注意;每次注意到不愉快的情绪或想法时,练习应对版呼吸空间。

我的十大强迫思维

本周的家庭练习之一是列出学员时常经历的最令人不安的强迫思维(以词语、句子、图像或场景的形式)(见第6课-讲义4)。这个列表可以帮助学员在这些想法出现时更容易识别它们,而不是把它们当作必须注意的事实(参见"去认同化"和"去中心化")。这个列表也将有助于学员在正式和非正式练习中更充分地集中注意力,特别是在第6课和下周第7课的暴露练习中。

在每节课中,教师应邀请学员至少仔细阅读一次所提供的材料,并思考如何帮助他们处理当前的问题。

正念圆圈

和之前的课一样,第6课以小组学员围成一个圈结束。教师敲响冥想铃,开始专注于呼吸的无声冥想3~4分钟。最后,教师可以选择重复一段或多段名言警句,并依次邀请每个学员用几句话分享自己当前时刻的体验,而不做进一步的评论。

> **第 6 课·讲义 1**

第 6 课概要——与思维建立健康的关系

　　思考是头脑的正常功能，而想法是思考的正常（和有用）的产物，它们本身不是问题。真正的问题在于强迫症患者与他们自己的想法和心灵之间的关系。强迫症患者通常与自己的想法有一种具有挑战性和歪曲的关系。许多人倾向于盲目相信他们的想法告诉他们的一切。他们可能认为一个想法的出现就能导致一个事件发生或使其更有可能造成伤害。这种现象被称为思想-行动或思想-事件融合（例如，"既然我想到了这个，这个事件就会发生"或"我要做这件可怕的事情"）。在童年时期，由于环境条件的制约，人们往往倾向于赋予想法这样的重要性和权力；这种倾向也可能是因为偶然目击了与某个消极思维相关的负面事件。

　　在这一节课中，你将更好地理解你与你的想法所建立的独特关系：这种关系可能包括认同、思想-行动融合和/或负面评判。与想法发展一种不同的关系是强迫症患者克服障碍最有效的方法之一。通过去认同化、去中心化和接纳，正念冥想可以帮助你对自己的内在体验发展出一种新的、更健康的态度。

　　对你的想法去认同化意味着意识到想法不是事实，想法并不能说明你到底是谁。想法是随机产生的，但它们不是你身体的一部分，你也不必仅仅因为它们出现了就跟随它们。通过去认同化，你可能会意识到"不是我所想的那样"或"我不是我的想法告诉我的那样"。我们每个人都不仅仅是一个简单的评判所能定义的。你所想的内容并不能定义你是怎样的人，仅仅是因为你认为的"这样"并不意味着你就是"这样"的。如果你认为"我做得不好"，这并不意味着"我无能"或"我是个失败者"；如果你认为"我可能会伤害某人"，这并不意味着你是一个危险的杀人犯。

　　"去中心化"是一种将你的想法、情绪和身体感觉视为暂时的、无害的心灵事件而不是现实的表象的能力。去中心化涉及对内在体验的觉察，并且与它们保持距离，不被它们带走。它包括采取一种关注当下、不带评判的态度来对待想法和情绪，接受它们的本来面目只是暂时的、无害的心理事件。

　　通过观察你的想法升起和消失，然后重新回到最初的注意焦点（如你的呼吸），你学会了对你的想法发展一个去中心化和超然的视角。在那个时候，你可以选择保留哪些想法（因为它们在那个特定的时刻有用或令人愉快），放弃哪些想法（因为它们没有用）。

　　通过规律的正念练习，你可以从根本上改变你与你的想法之间歪曲的关系，减少反应性思维模式的脆弱性（如反刍或强迫思维），并逐渐成为对想法的非反应性和非评判的观察者。你将不再觉得自己是想法的受害者或奴隶。正念教导你不要把你的想法告诉你的一切都传递出去，要明白想法不是事实，要把你自己从这些无害的心理事件的束缚中解放出来。

第6课-讲义2

思考心和观察心

你的心灵由两种基本内容组成。我们称第一种为**思考心**，第二种为**观察心**。思考心创造了你所有的想法，无论形式和内容——词语、声音、图像或场景的再现，有积极的、中性的或消极的。

思考心所产生的东西多半会脱离我们的掌控。想法通常会在没有邀请时不自觉地出现，就像唾液腺会自发地产生唾液一样。我们的心灵产生的想法的数量或者种类本身并不是问题。你可以想象思考心就像一个工厂，传送带上有着源源不断的产品（想法）。大多数产品是没有实际效用的废弃品，并且会在生产系统中消失不见，同样我们的心灵会精准地消除它产生的绝大部分想法。

一些研究人员估计，一个人一天平均产生 17 000 个想法。如果我们在一天结束前问自己实际记得多少的想法，我们记得的可能不超过几十个。我们有自发地处理无用的想法，或者可以说是心灵垃圾的能力。

强迫症患者趋向于重视那些之后被证明是无用的想法，而这些想法由于他们赋予的意义而被保持着。然后这些想法引发了紧张、焦虑或是其他令人不安的情绪。

然而，心灵的第二个组成部分，即**观察心**，有着释放的能力。心灵观察的部分能够发现并记录我们所有的内心活动（包括想法、情绪和内在感受），然后应要求对它们进行报告。当心灵决定对我们的内在状态做出反应时，就会出现问题。这种情况会发生是因为我们把想法看作真实的东西，它能代表我们是谁，或者可能使事件或我们的行动更有可能发生，即使它与我们的意图和愿望相反。这种错误的观点赋予了思想非凡的力量，而这些力量在想法产生时是没有的。

这种超然和非评判的观察态度让你明白，想法不一定是现实的有效表征。想法可以准确地反映现实的各个方面，但它们也可能是不准确或歪曲的现实反映。即使它们是准确的，想法的内容也不等于它们所代表的现实。如果你想起过去的一件事，你实际上并不是在重温那件事，因为它实际上已经经过去了。以这种方式，你可能会体验到，想法只是无伤大雅、虚无缥缈、无常的心理事件。如果你不对它们做任何事情，如评判它们、给它们赋予意义、回避它们，或试图赶走它们，那么这是所有想法的本质（没有例外）。

通过这种对想法的观察，你学会了决定哪些想法是有用的或有帮助的，并加以培养。这些想法可以帮助你实现健康目标，满足健康需求，培养幸福感，让你感觉到自己想要的感觉。无用的想法就是除此之外的想法，它们不会帮助你实现健康目标，或者它们会激发你不舒服和不受欢迎的情绪和身体感觉。你可以选择放弃这些无用的想法。

当观察心仅仅观察内心事件的持续流动（好像它们是天空中的云朵），不回应、不评判、不与它们产生关系时（就像试着去改变、回避或反抗它们），内心事件就会趋向于消散。无常是所有想法和情绪的天性（没有例外）。当我们学会培养这种心态的时候，就是从想法中获得自由的开始。

第6课名言警句

一个人频繁反思的事情,常常思考的事情,
会成为他心灵的倾向。

——乔达摩·悉达多(释迦牟尼佛)

当一个想法成为我们唯一的信念时,没有什么比这更危险了。

——艾米尔·沙特里耶

你无法停止思维,
但可以选择不滋养它。

——托马斯·特罗布

我永远不会为信仰而死,
因为我可能是错的。

——伯特兰·罗素

想法本身并不比墙上移动的影子更强大。
是我们赋予了它力量。
它存在于我们的心灵中,我们给予了它能量。

——罗布·内恩

没有什么比怀疑的习惯更可怕了。
怀疑将人们分隔开来。
它是一种毒药,会破坏友谊,破坏愉快的关系。
它是一根激怒和伤害的刺;它是一把杀戮的剑。

——《法句经》(佛教经典之一)

担忧常常给很小的事情投下巨大的阴影。

——瑞典谚语

对于那些你无法控制的事情,担心是无用的;
而如果你能够控制,你可以采取行动来解决问题,而不是担心。

——斯坦利·C.阿林

第 6 课-讲义 4

我的十大强迫思维

列出每天你经历的 10 个最频繁、最令人不安的强迫思维。它们可能以词语、句子、图像、场景，甚至想象的声音的形式出现。当它们出现时，这个列表将帮助你更容易认出它们，并提醒你，它们不是你需要注意的事实。在本节课的几个练习中（例如，观察心冥想，暴露在困难状态中的静坐冥想），将这些想法作为目标也会很有帮助，以发展去中心化和去认同化。

(1) _____

(2) _____

(3) _____

(4) _____

(5) _____

(6) _____

(7) _____

(8) _____

(9) _____

(10) _____

对你的强迫思维保持温和的好奇心，并与它们分开，识别它们真正的面目就是**简单、无害、短暂**的心理事件，如果你决定不给予它们力量，那么它们就没有真正的力量。你可以开始告诉自己"这个想法并不是我"，或"这就是我的强迫症"，甚至是"这个想法不是事实"。

每当这些想法出现时，尽你所能地识别它们，同时在一定的距离外观察它们，不作出评判或是反应，并且当它们想走的时候试着放开它们。**在某一个时刻，你会意识到在通常（不一定总是）与现实没有实际关联的心理事件上，你投入了多少的能量、时间和痛苦。**

第 6 课–讲义 5

第 6 课课后一周的家庭练习

(1) 练习**观察心冥想**(音频 9)，一周至少练习 6 天，每天 1 次。在你的家庭练习记录表格上把你的印象和观察记录下来。

(2) 每天练习**正念画圈冥想**(15 分钟)，一周至少练习 6 天，以稳固和协调身心。

(3) 完成**十大强迫思维**的列表，并且当你练习正念的时候，开始主动和有意识地将它们引入冥想，并且是以一种正念的、远距离的模式(去中心化)关联它们，并且不对它们做出反应(如仪式行为)。

(4) 每当你有一些想法、疑惑、强迫思维时，你不确定自己实际做了什么(如"我是不是把门关上了？""我有没有让某人失望？")，并且想采取仪式行为时(洗手、检查、重复动作等)，那么就以书写的方式练习 PEV 技巧。

(5) 每天练习**正念感知**，用以下的周期循环交替练习：第一天做 7 分钟**正念视觉**练习，接下来一天做 7 分钟**正念听觉**练习，再接下来一天做**正念触觉**练习，然后再从正念视觉练习开始。

(6) **练习感官注意**：试着在日常生活中，**每天**尽可能多地(每次至少 1 小时)将你的注意力带到**感觉**的交流上来(如"我听到了这个声音"，"我看到了这朵花的颜色"，"我感受到这个物体的温度"，"我感觉到这个食物的气味和味道"等)，并且有意地给这些信息赋予价值。

(7) 每次当你注意到不愉快的情绪或想法的时候，练习**应对版呼吸空间练习**。

(8) 每次进行这节课的任一练习时，在第 6 课的家庭练习记录表格上报告你的体验，记下你可能有的任何评论、印象或困难。每次练习应对版呼吸空间就在"×"上画圈。

(9) 仔细阅读本节课所提供的材料，至少一次，并且对内容进行回顾，试着将它们内化为自己的东西。试着每天使用它们，以便和你的想法与情绪建立信任、健康的关系。

尽你所能地完成练习，并不是把它们当作必须执行的义务，而是作为你想要在生活中稳固建立的健康的习惯。始终记得你现在在训练中的投入，从长远来看，你现在所做的练习将给你带来重要的结果。

第6课-讲义6

第6课家庭练习记录表格

姓名：_____

每次练习都请填写下表。当练习应对困难情境的应对版呼吸空间时，请在"×"上画圈。

同时，记下练习过程中发生的任何状况（如对健康的益处、困难、所观察到的事物），以便在下节课中进行讨论。

日 期	练 习	评 价
周四 日期：_____	观察心冥想 正念画圈冥想 PEV 正念感知练习 ×　×　×　×　×　×	
周五 日期：_____	观察心冥想 正念画圈冥想 PEV 正念感知练习 ×　×　×　×　×　×	
周六 日期：_____	观察心冥想 正念画圈冥想 PEV 正念感知练习 ×　×　×　×　×　×	
周日 日期：_____	观察心冥想 正念画圈冥想 PEV 正念感知练习 ×　×　×　×　×　×	
周一 日期：_____	观察心冥想 正念画圈冥想 PEV 正念感知练习 ×　×　×　×　×　×	

日期	练习	评价
周二 日期：_____	观察心冥想 正念画圈冥想 PEV 正念感知练习 ×　×　×　×　×　×	
周三 日期：_____	观察心冥想 正念画圈冥想 PEV 正念感知练习 ×　×　×　×　×　×	

第 11 章

第 7 课：将接纳作为改变的核心步骤

医生面临的挑战之一
是帮助人们在痛苦和慢性疾病中找到意义和接纳。
——维克多·弗兰克尔

关于本节课

强迫症的 MBCT 项目的下一步是帮助学员体验接纳他们的问题的好处。接纳是通过正念练习培养出来的最重要的品质之一，也是强迫症患者面临的核心问题。事实上，他们很难接受诸如闯入性或强迫性想法、令人不安的情绪（焦虑、内疚、羞愧、厌恶等）或身体感觉等体验。通常，不接受正常和无威胁性的体验是他们障碍的开始。对于强迫症患者来说，接纳意味着有意识地放弃体验性回避的行为，并愿意在情绪和认知出现时体验它们，而不进行评判、评价或元评估（见第 7 课-讲义 1）。本节课将引导小组去理解什么是真正的接纳，以及它如何成为真正改变的第一步。

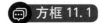 方框 11.1

第 7 课议程

主题：将接纳作为改变的核心步骤

概　要

接纳是强迫症患者的一个核心问题。接纳一些正常的、没有威胁的体验对强迫症患者而言是很困难的，如闯入性的或强迫的想法，消极情绪（焦虑、内疚、羞耻和厌恶）和生理感受。因此，不接纳通常是他们疾病的出发点。对强迫症患者来说，接纳意味着有意识地放弃习惯性的回避行为，乐意去体验他们唤起的情绪和认知，而不带任何评判、解释、评价和元评估。用不同方式连接所体验到的东西，包括"允许"体验如其所是，不加判断或尝试用回应来修饰（如强迫、回避和寻求再保证）。这种接纳的态度，是照顾好自己和看清楚什么需要改变的一个主要部分。

课程大纲

- ❑ 装载和卸载练习
- ❑ 练习回顾
- ❑ 家庭练习回顾
- ❑ 理解接纳的意义和重要性
- ❑ 观察心冥想:暴露和培养对挑战性想法的接纳
- ❑ 练习回顾
- ❑ 休息
- ❑ R. E. A. L 接纳练习:接纳的 4 个步骤
- ❑ 练习回顾
- ❑ 阅读和讨论第 7 课名言警句
- ❑ 分发学员讲义并布置家庭练习:
  - ❑ 包含接纳的观察心冥想——一周 6 天
  - ❑ 10～15 分钟装载和卸载练习——一周 6 天
  - ❑ R. E. A. L 接纳练习——每天
  - ❑ 填写接纳表——每当不愉快的体验出现时
  - ❑ 呼吸空间练习——每当不愉快的体验出现时
  - ❑ 感官注意:每天若干次
- ❑ 以聚焦于呼吸的正念圆圈结束

材料和资源

- ● 铃

R.E.A.L.
接纳练习
(音频 10)

学员讲义

第 7 课-讲义 1:第 7 课概要——将接纳作为改变的核心步骤

第 7 课-讲义 2:痛苦的方程式

第 7 课-讲义 3:酒店经理的隐喻

第 7 课-讲义 4:为了克服强迫症,你可能需要接纳的事情

第 7 课-讲义 5:第 7 课名言警句

第 7 课-讲义 6:接纳表

第 7 课-讲义 7:第 7 课课后一周的家庭练习

第 7 课-讲义 8:第 7 课家庭练习记录表格

装载和卸载练习

本节课的第一个练习是一种正念伸展运动,学员可以通过使用身体来轻松地进入允许和放手的过程。这项运动以一系列的动作为基础,分为两个阶段:肌肉紧张(装载)和肌肉放松(卸载),重复 7 次。在卸载阶段(放松和释放),学员可以想象他们不仅能释放身体上的紧张,也能释放那一刻不安的想法和情绪。装卸和卸载练习对引入接纳很有用,因为它要求学员与身体不适的感觉保持接触,欢迎和接受它们,然后释放它们。这些感觉和他们的身体是这个过程的载体。

💬 **方框 11.2**

装载和卸载练习

你可能经常会有不安的想法、情绪或感受,虽然这些并不会造成实质性的伤害,但是你却非常关注它们,并且认为它们有很大的力量,于是它们便对你产生了越来越大的影响,随着时间的推移最终成为你生活中的障碍,肩上的一个重担。在本练习中,你可以逐渐进入治疗过程中的放手,允许内在状态消失,顺其自然。本练习是正念伸展的一种形式,是在运动中的正念。运动的过程由两个阶段组成,肌肉紧张和肌肉放松,重复 7 次。

首先,站在一块垫子上(或者如果你想与地面亲密接触也可以不用站在垫子上),保持你的背部挺直,注意不是僵硬,头部与脊柱在一条直线上,膝盖放松,双脚平行站立(间隔 15～20 cm)。

装载阶段(伸展和绷紧)

慢慢地将手臂举过头顶,在不施加压力或给自己增加疼痛感受的情况下,将手臂向背部伸展,对手臂施加压力,直到在手臂和双手上清楚地感受到紧张感,尽量保持 30～40 秒。

卸载阶段(放松)

慢慢地放下手臂,注意这时手臂和双手的感受变化,感到一种渐渐清晰的放松感，就好像所有的紧张感都从手臂流淌出去了。手臂完全放下后，慢慢地弯曲膝盖，将手掌放在地面上，前额优雅地靠在双手之间的地面或垫子。如果你的膝盖很难弯曲，那么也不必勉强，放松阶段到手臂放松就可以了。想象你的头部接触垫子就好像有一根接地导线，这一下接触不仅卸下了你的身体感受，也卸下了你每时每刻都不想要有的想法或情感。一直保持这个姿势，直到所有的紧张感都消失不见。

当减压阶段结束后，慢慢地抬起头，站起来，然后再一次举起手臂，伸过头顶，直到手臂感到紧张感，停下，保持 30～40 秒，慢慢放下，注意观察手臂的紧张感如何消失，手臂和双手如何放松。然后双膝弯曲跪在地面上，再一次轻轻地将前额靠在地面或垫子上。

每一阶段持续 30～40 秒，但是每个人可以按照自己的步调连续进行 7 次。

当这 7 次动作（装载和卸载）都完成后，平躺下来，闭上眼睛安静 5 分钟，用正念的方式去聆听你的身体、情绪以及任何稍纵即逝的想法。

练习回顾

教师邀请学员对他们在装载和卸载练习中的体验进行评论。

教师：我们刚刚完成的练习大家有什么反馈吗？

路易：在这个练习中，我感到我的身体放松了，所有的紧张都释放到了地上。

戴安娜：我有一种清晰的自由感，从一切一直困扰着我的事情中解放了出来。

妮可：我感到平静和放松。我的内心没有任何东西需要控制——没有想法，没有情绪，没有身体上的感觉。

爱德华：最后的沉默是一种解放，在卸载阶段，即使是消极的想法也随着身体被卸到了地上。这真是一次独特的经历。

在这种正念拉伸练习结束时分享的反馈中，大家几乎总是会提到身体感觉的变化如何导致情绪和想法的变化。通过这一过程，通过正念的练习，身心的融合变得更加清晰。

家庭练习回顾

接下来的讨论中，教师邀请学员分享他们在上周家庭练习中的体验。

教师：我想听听你们对在家庭练习中出现的问题的一些想法。大家遇到了什么好处或困难吗？

乔治：根据观察心冥想的指导，我们应该暂停对自己想法的评判。但在家庭练习中，当一个令人不安的想法出现时，暂停评判似乎不是好的做法，我有点卡住了。

教师:正如我们上节课说的,当一个想法出现时,我们能做的最有帮助的事情之一就是把它描述成有用或无用。想法只不过是无害的心理活动,可能是有用的,尽管它们中的大多数根本没用。

乔治:我们怎样才能把他们区分开呢?

教师:这看起来很简单,但实际上需要一些训练。正如我在上节课告诉你们的,有些想法是有用的,因为它们帮助我们达到健康的目标或满足我们的需求,或者它们创造一种幸福感,让我们感觉良好。所有不符合这些标准的想法都是没用的。它们并不丑陋,也不坏,也并非不公正或可怕的,它们只是没有用。因此,当它们出现时,我们只是欢迎就好,然后让其离开。

乔治:但是当一个闯入性的想法出现时,我把它看作是一种警告,所以我倾向于认为它是有用的。也许这是错误的,但我自动地就会这样想。

教师:当我们觉察到一个想法的时候,我们问自己的第一个问题就是它是否符合"有用的想法"的标准。有用不是基于我们的担忧或害怕,而是基于我们健康的目标和需求。有时需要时间来学会区分哪些想法是有用的,哪些是没用的。

阿尔弗雷德:当一个想法困扰我,而我把自己锚定在一些真实的东西(如呼吸)上时,我很难不把这个锚当成分散注意力的东西。所以,练习的最后我感觉练习没有起作用。

教师:如果仔细想想,这也是你产生的一个想法。如果我在船上并且不使用锚,那么在某个时刻,水流会把我冲走。如果我抛下锚,那么我就不会被水流冲走了。即使水流和其他一切都还在,我也被锚定住了。

阿尔弗雷德:是的,但是当你有想法的时候,注意力就会转移……

教师:实际发生的是我们和锚待在一起,我们觉察到这里有一个想法。锚绝不是分心。当我们锚定自己时,我们不是在否认正在发生的事情,而是我们不让自己被冲昏头脑。即使我们专注于呼吸,我们也能注意到情绪、身体感觉和想法。

丽莎:当一种闯入性的想法出现时,我会有一瞬间感到困惑。我认识到了这个想法,但接着我又回到了我刚才做的事情上。如果我遵循这个想法,我将不得不从椅子上站起来,停止我正在做的事情。相反,我待在那里,坐在椅子上,这对我来说是锚定。如果我站起来走开,或者更糟,比如进行了仪式行为,那么我就给想法提供力量了。

教师:做得好,丽莎。最基本的观点是我们不应该害怕已发生的事。我们不需要避免或遵循无害和无常的东西。我们必须找到一种方法,与我们内心发生的事情保持连接,同时不会被它压垮或拉开。

弗雷德里克:但如果我们抛开想法、情绪和身体感觉,还剩下什么?

教师:我不知道,因为我们实际上并没有离开想法、情绪和身体感觉。

弗雷德里克:但你之前说过,我们既不是想法,也不是情绪,也不是身体感觉。那我们是什么?

教师:这个问题有助于我们理解强迫症患者倾向于认同自己的想法或身体感觉。例如,因为我这样想或这样感觉,我就是某种类型的人:我很虚弱,因为我感到焦虑;我很糟糕,因为我感到愤怒。我想我可能撞了人,所以我认为我是一个肇事逃逸司机。这种思维方式与我们对内在一致性的需求有关,这也是引发强迫症的因素之一。这是一种精神上的完美主义，一种需要我们内心经历的事情是有序的。让我们开始培养这样的想法：发生在我们内心的一切并不能以任何方式定义我们。回想一下我们上周的讨论，我们的大脑每天产生大约 17 000 个想法。试想一下，如果我们必须将自己与自己创造的所有想法联系起来，我们的个性和生活将会变成什么样子。把我们自己看作是无害的、无常的事件的"容器"是一种解放，我们可以观察和使用有用的想法，但不被想法所定义。我们可以自由地选择如何利用内在体验来达到我们的目的，而不是成为它的奴隶。

理解接纳的意义和重要性

上天保佑，
请赐予我平静，去接受我无法改变的；
请给予我勇气，去改变我能改变的；
请赋予我智慧，分辨这两者的区别。
——莱因霍尔德·尼布尔，《平静祷文》

美国神学家莱因霍尔德·尼布尔撰写的著名的《平静祷文》（*Serenity Prayer*）有效地总结了被称为接纳的心理态度的本质。它是正念练习的主要支柱之一。难以接受正常的、无害的、短暂的体验是强迫症患者的主要问题之一，如想法、情绪和身体感觉。它导致患者采取重复的安全寻求行为，最终导致损害性的症状。以下摘录展示了教师指导这次讨论的方式，以及如何利用学员的分享进行讨论。

教师：你们通常如何处理有压力或不舒服的事件，如令人不安的想法或情绪？在开始这一课程之前，你们是如何处理这些问题的？

迈克尔：通常我会非常努力地去对抗或摆脱闯入性的想法。我已经想出了很多方法来摆脱这些想法，但显然没怎么成功。

格洛丽亚：我试着抗拒或控制我不喜欢的东西，如我的强迫思维、担心或焦虑。自从课程开始，我注意到比以前少了些抗拒或控制，但我不知道为什么。练习可能是有帮助的。

教师：实际上，你所说的指出了强迫症的一个核心方面。我们在之前的课中已经讨论过：自动反应的倾向，即在自动驾驶之下对某些令人痛苦的冲动、想法、身体感觉或情绪状态做出反应。这些反应（如仪式、寻求保证的行为）总是会增加最初的不适，在某种程度上把不适变成一种紊乱。

为了帮助学员进一步理解这一现象，教师介绍并讨论了痛苦的方程式（见第 7 课-讲义 2），它起源于佛教心理学。教师可能会这样介绍：

在我看来，你的大部分评论和汇报都可以用一个公式来总结，叫作"痛苦的方程式"：

$$痛苦＝疼痛×抗拒$$

疼痛是人类生活中正常且不可避免的一部分，没有人能幸免。我们在疼痛中出生和死亡，我们也在疼痛中生活。当我们失去了重要的人或事，当我们生病了，身体上或精神上受到了伤害，或者缺少了我们需要的东西，我们都会经历疼痛。当我们抗拒疼痛、对抗疼痛、拒绝疼痛或避免疼痛时，我们就极大地增加了疼痛。我们制造的这种增加的疼痛就是痛苦。心理问题通常是一种痛苦，由于个体采用适得其反的策略（如回避、思维反刍、寻求保证、强迫或冲动行为）来抵抗或摆脱疼痛，因而使得疼痛膨胀或扩大了。强迫症是一种特殊形式的痛苦，人们试图摆脱令人不安的想法或情绪困扰。但这种无用的行为非但没有解决问题，反而加重了问题。

处理和克服不舒服或疼痛体验的最有效方法是培养接纳。

接下来，教师询问学员，如何定义接纳，接纳对他们来说意味着什么。很多学员回答会说，接纳意味着放弃。这实际上是接纳的反面，因为这是一种消极的态度，在这种态度中，人们感到自己面对某些特定体验是无助的。经常会有学员说他们不能接纳一些事情是因为，接纳意味着放弃改变那些不好或错的事情的需要和责任。这时，在收集了学员的意见之后，教师介绍了接纳的定义，来澄清这一重要概念并避免可能的误解。

接纳是一种有意识的、积极的态度，通过这种态度，一个人清楚地认识到痛苦的内在或外在体验，并决定允许它如其所是，并与它保持连接，而不采用自动化的反应或试图改变它。当改变经历是不可能的，甚至可能适得其反的时候，练习接纳是特别重要的。

从本质上说，接纳意味着尝试与我们认为痛苦的体验建立最好的关系，放弃去改变在那一刻无法改变的事情。但我们也要理解在某种情况下改变什么是可能的和有帮助的。有意识地欢迎体验如其所是，用正念和非反应的方式，保留能量以便日后用于改变现实的实践。

在这个定义和解释之后，教师引导小组进行讨论。

教师：有人想对接纳的描述发表意见吗？大家能说说这种接纳的态度是否接近你自己对待不舒服体验的方式吗？

玛丽：实际上，就像你描述的那样，我认为接纳的方式和我通常在有事情困扰我时所做的恰恰相反，尤其是那些烦人的想法和焦虑。

伦纳德：当一些想法在我脑海中出现时，我几乎不可能接纳它们。对我来说，什么都不做地接纳它们意味着我想要某些负面后果，或者我任由这些事情发生而不做任何事来阻止它们，但实际上我害怕这些负面后果发生。现在我明白了，我是误解了接纳的含义。

为了进一步帮助学员理解接纳的态度，教师提出了酒店经理的隐喻。它描述了如何与我们的内在状态发展更好的关系，类似于一个称职的酒店经理对其客人所采取的行为。当学员在正念练习中培养接纳，然后在日常生活中记住这个隐喻，就可以帮助他们以一种友善的、去中心化的方式欢迎"内在客人"（包括想法、情绪、身体感觉），而不去评判它们。由于这种"好客"的方式，它们的"停留"时间通常很短（见第7课-讲义3）。

对学员的强迫问题来说，什么是他们需要接纳的

"第 7 课-讲义 4"列出了与强迫症相关的各种内在和外在条件,如果不接纳它们,这些条件往往会激活、维持或加剧强迫症。在课的这一时刻分享这个讲义,使学员更清楚地知道他们应该学习什么,以培养对自身问题的接纳。通常情况下,学员都会认同培养接纳的重要性,但如果仍存在不确定的部分,教师可以问,是否有人认识到为了克服强迫症而发展这种态度可能会有什么作用。

观察心冥想：暴露和培养对挑战性想法的接纳

进行第 6 课教授的观察心冥想(见方框 10.4),但是在这个版本中,学员需要想象自己坐在河边看想法流淌过去,在咖啡店里看着马路,他们被要求选择与自己最相关的隐喻。然后,教师让他们回忆一个具有挑战性或令人不安的想法;他们可以从上周的家庭练习——"第 6 课-讲义 4"里写下的十大强迫思维列表中选择一个或多个,把它看成和所有其他掠过的想法一样,不要把它与其他想法区分开来。教师可能会说:"想象一下,看着它顺流而下,漂浮在树叶上,被水流无情地冲走,或者只是路上从你身边驶过的众多车辆中的一辆。"学员想象想法流过或汽车经过,而自己没有任何反应,允许和接受这个令人不安的想法,把它当作一个无害的、短暂的心理事件。邀请学员采取一个外部观察者的态度,注意他们对这个想法的反应,但不做出反应。

这个练习可以作为一种有意识地暴露于困难想法的形式。当学员培养了欢迎和非评判的态度来接受想法时,他们会习惯于不再自动反应。该练习也是正念暴露[在第 8 课(第 12 章)中介绍]的一个有用的预备练习。

练习回顾

教师邀请学员说出他们在观察心冥想中的体验。

丽莎:在练习过程中,当我试图回忆一个令人不安的想法时,一开始我什么也想不起来。我努力了,但当这个想法出现的时候,它看起来和其他所有的想法都不一样;它本质上是不同的。

教师:在正念练习中,不强迫任何东西是很重要的。在这种练习中,我们回忆一个令人不适的想法,是为了学会不把它与其他想法区分开。保持这种态度是很重要的。一切想法都有相同的性质和本质。但是我们已经习惯了把某些想法看作不仅仅是一个想法。我们把非凡的力量赋予了想法,这导致了我们要解决的强迫问题。通过练习,我们可以学会去除这种思维习惯。我们有意识地引入那些通常会困扰我们的想法,并以一种友好、不带偏见的方式对待它们,就像我们"酒店"里的"客人"一样。它们和其他想法一样。如果我们不赋予它们权力,它们就不会比其他想法更有权力。

安德鲁：当我观察到一个令人不安的想法时，我会努力去理解这个想法在哪里结束，而评判又在哪里开始。这对我来说是一样的。我引入了困扰我的想法，但我找不到评判的部分。

教师：评判可能不会一直存在，或者我们可能不会一直觉察到它，但当我们开始觉察到评判时，我们可以认识到它也是一个想法。我们可以远离它，决定不去思考它。

安德鲁：所以，当一个令人不安的想法出现时，我必须停止那部分想法——我是指评判，是评判让我进行这些仪式的吗？

教师：与其阻止它，不如决定不去思考它。与这种评判想法互动会产生一些后果：你会开始感受到一些情绪，可能是焦虑，这种情绪会导致你试图阻止你所担心的事情发生。我们不必仅仅因为一个想法出现了就去思考它；我们可以学会不去思考，即使我们已经思考过几百万次了。通过练习，我们可以和一个想法待上几小时而不会产生任何痛苦。这就像我们在做其他事情的时候把电视开着。电视的声音在背景中，我们不再注意它们了。

史蒂文：我的问题是，当想法出现时，我就会捕捉到它。当我意识到自己在思考某件事时，我已经在思考中了。

教师：发生这种情况是很正常的。有时我们不会注意到某个想法的出现。重要的是我们要尽快注意到它的存在。如果我们在中间或结尾时注意到想法，这也不是一个问题。重要的是，我们开始觉察到想法，并关注它。接下来，如果这个想法没有用，我们就远离它，就像一个好的酒店经理对待其顾客一样。酒店经理欢迎每一个客人，但之后其注意力就会转移到其他地方。

史蒂文：但有时我发现得太晚了，因为这种想法已经触发了一种不愉快的情绪。

教师：我们只是在尽最大努力去觉察自己的想法。我们正在培养一种新习惯，而改变旧习惯需要时间。在任何情况下都不是问题，即使情绪被触发了也不是问题。通过练习，我们可以学习观察情绪，就像我们观察想法一样：情绪是无害且短暂的事件，是由我们身体某些部位的特定生理感觉组成的。我们可以描述它们的品质以及伴随它们而来的想法。例如，如果焦虑情绪被激活，我们可以把它描述为一系列完全无害的生理感觉，如心跳加快、肌肉紧张、出汗、呼吸加快。我们可能会有类似无害的想法，如"如果我这么做……可能会发生……"或者"我本可以这么做……"这些想法可能已经存在很多年了，但显而易见它们从来没有实现过。

记住，我们不能停止我们的想法，但我们可以决定不喂养它们。我们不能避免困难的情绪，但我们可以阻止它们扎根在我们的家；我们不能结束身体上的不适，但我们可以避免被它淹没。在我们存在的每一刻，我们都可以选择不给我们的痛苦火上浇油。

休　息

本节课进行到这里，学员会有 10 分钟的短暂休息。

R.E.A.L. 接纳练习: 接纳的 4 个步骤

为了让学员完全培养和发展接纳,教师会把本节课的核心正式练习(称为 R. E. A. L.)分享给大家。R. E. A. L. 是"识别""探索""接纳"和"放下"的缩写。在这 4 个步骤的练习中,学员可以探索他们具有挑战性的个人体验,并学习如何逐渐和彻底地发展出对激活和维持自己强迫问题的内在状态的接纳。

(1) 识别(recognizing, R)。 教师请学员回忆他们最近或在练习中感受到的不愉快或痛苦的内心体验。然后,邀请他们带着温和的好奇心,以一种清晰的方式不评判地识别和描述它。这是源于一个不舒服的想法,一种情绪,还是一种身体感觉? 请注意,学员并不是在试图接触他们生活中的消极事件,而是接触被该事件激活的内心状态。

(2) 探索(exploring, E)。 在学员认识到某种不适或疼痛的特殊体验后,教师邀请他们进入第二阶段:探索并逐渐扩展对所困扰的事物的觉察。这是一种开放的探索,只是觉察已经体验了什么,注意到不舒服的体验和其他内在状态之间的任何可能的联系(例如,一种情绪是如何与身体感觉相联系的),而不寻找其他任何特别的东西。

(3) 接纳(accepting, A)。 一旦学员探索了他们的不适体验,他们就进入了第三阶段。在练习的这一部分,邀请他们有意识地允许当下的体验,不是抗拒或回应它,也不是回避它或对抗它。允许他们体验到的任何想法、情绪和身体感觉,并以温和的方式欢迎它们,即使它们是不舒服的。

(4) 放下(letting go, L)。 最后,学员逐渐进入第四阶段。教师邀请他们尽最大努力与不安的内心体验之间建立距离(去中心化)。认识到他们并不等同于自己的体验,这些体验只是一系列短暂的、无害的心理和生理事件。这些事件迟早会消失(去认同化)。在这个阶段,学员还可以学习识别大脑中的哪些内容是有用的,即使这个内容是不愉快的。无用的内容可以简单地丢弃。教师邀请学员放下所有试图改变的事情,让事情顺其自然,即使这些事情让人不舒服。最终,培养这种不试图改变事情、顺其自然的态度,就会产生一种深刻的自由感。

方框 11.3

R.E.A.L. 接纳练习——通向接纳的 4 个步骤

每当你出现非常不舒服的情绪、身体疼痛或痛苦的想法时,可以采取以下步骤来培养一种深刻的接纳感,从而获得自由。

第一步,停下思考,聆听你当下的状态,坐下来或者躺下来,寻找一个最舒服稳定的姿势,[停顿 15 秒,]将你的注意力专注在呼吸上,留意你腹部的隆起和落下,留意在吸气和呼气时空气如何从你的鼻孔进出。[停顿 15 秒。]

当你准备好了，觉得自己的呼吸已经足够稳定的时候，尽你最大的努力去接触那些令人不安的体验，不管它是一种想法，一种情绪，还是一种身体上的感觉。如果它现在还没有出现，试着尽可能生动地回忆它，然后你可以采取以下步骤，开始将温柔而深刻的注意力引导到你的内在体验上。

第1步：识别

● 将呼吸当作锚定点，慢慢地感知不适感或疼痛，用较为准确的语言去描述它，它是由一种想法、情绪还是身体感觉引起的？或是某种声音、气味？但是要记住的是不要对其做出任何评价，因为这并不是一件糟糕的事情或者不公平的事情，这只是当下我们的体验。带着一颗温和的好奇心来询问自己："这一刻我的内心到底在发生什么？""现在让我感觉到最难受的是什么？""有什么地方受伤了？"［停顿10秒。］

● 记住，你并不是要去探寻生活中的一个消极事件，而是要同那件事激起的内在状态有一个连接。［停顿10秒。］

● 如果这是一种情绪，尝试着为它命名，它是愤怒吗？焦虑吗？悲伤吗？［停顿10秒。］如果这是一种身体感受，描述一下这种感受的特点。你会感觉到紧张吗？感觉到疼痛还是觉得有点冷？［停顿10秒。］如果导致不安的是一种想法，那么尝试着描述一下这种想法的内容，比如"我在想今天早上有些事没做好……"或"有人在批评我"［停顿10秒。］另外，还要描述想法呈现的形式，是几个词还是几句话，几个图像还是几个场景？［停顿30秒。］

第2步：探索

● 慢慢打开心灵去探索是什么在困扰着你，［停顿5秒，］也问问自己一些问题，深入了解自己内心状态：我身体哪个部位不舒服？［停顿5秒。］我身体现在是什么感觉？［停顿5秒。］然后将注意集中到不舒服的部位上。［停顿10秒。］

● 吸气时，想象空气慢慢流入不舒服的部位，［停顿3秒，］用一种开放温和的态度来觉察不舒服部位的感受，［停顿3秒，］以呼吸作为锚定点将自己聚焦在当下。［停顿5秒。］

● 保持好奇的态度，这时你可以问自己"与现在内心体验相关的情绪、感受或者记忆有哪些？"［停顿5秒。］比如，这一想法激活胃部的焦虑、厌恶感、紧张感了吗？［停顿5秒。］你可能会觉察到一种重复性的思维模式，评判或恐惧感，或关于某些记忆的内疚或羞耻感。［停顿10秒。］重复性的想法有时候可能是为了回避空虚感、孤独感、不令人满意的需要、潜在的恐惧、不信任感以及那部分不能被接纳的自己，比如说一段艰难的往事。［停顿10秒。］这些重复性的想法经常会不断地让你确认一切都没问题，都在控制范围内，或者严厉地评判你，让你泄气。［停顿10秒。］

● 探索意味着允许自己去认识理解内在体验的真实情况,这样做有时能够让你发现还未觉察到的体验。比如,如果你感到焦虑、害怕或受伤,你可能会问自己,"我现在注意到了什么?"你可能是觉察到了有关过去失败或缺乏信任的经历。从意识层面给这种想法或者感受命名,这样能够减少你的压力。[停顿 10 秒。]

● 如果你每时每刻都觉得自己在令人困扰的想法中,那么记得问自己"现在我的身体有什么样的感觉?"这个问题能帮助你不陷入怀疑、评判或负面预期(思考心的范围)的沼泽。[停顿 10 秒。]

● 与你身体所传递出的脆弱和创伤接触,这可能会唤起你被拒绝或排挤的记忆,然后会感受到羞耻、痛苦、孤独。[停顿 10 秒。]

● 那些期待没有实现而产生的痛苦,[停顿 5 秒,]因为失去你爱的人或者看着你所爱的人受苦受难时感受到的痛苦,[停顿 5 秒,]而在那些情况下你什么都做不了。[停顿 5 秒。]

● 觉察这些体验意味着开始摆脱他们对你生活的控制,摆脱那些让你感到不足和不断威胁的想法。[停顿 10 秒。]

● 温和、开放地欢迎出现的任何事情,以确保这种探索是解脱的源泉。[停顿 5 秒。]

● 当你探索到内心的这一片空间时,你可能会开始了解这种自己的这种痛苦不只是你有,而是所有人都会经历的痛苦,这种痛苦是人类生存状态的一部分,也是生活中正常的一部分。[停顿 15 秒。]

第 3 步:接纳

● 一旦你探索到了不适感,允许自己接纳它。接纳意味着让想法、情绪和身体感受出现在你的体验中,允许它们发生,并且对它们示以友好态度。[停顿 5 秒。]

● 接纳是一种许可当下体验如其所是的积极态度,而不是立马对它做出反应,或是回避,或是抵抗。简单来说就是以一种欣赏的态度看待事实本身。[停顿 5 秒。]

● 与体验在一起而不试图对其做出反应,你会发现生命中的任何事情都不是永恒的,一切都会消逝,你能够观察到内在状态(想法、情绪和身体感受)也是经历着这样的变化过程。[停顿 10 秒。]

● 在接纳不适感时,在脑海中轻轻念出鼓励性的句子或话语,有时能够起到帮助作用。比如,当你感到焦虑时,你可以轻声说:"让它存在吧,它并没有伤害。"当你觉察到一个令人不快的想法,可以对自己说:"这只是个想法,我允许它存在,不会去介入它"。[停顿 5 秒。]你也可能会感受到深深的痛苦或者空虚感,你可以对自己说:"没关系,我感受到的任何情绪都是可以的,这只是当前的无害体验,不会持续太

久"。［停顿5秒。］通过这种方式,你将学会放松防御,以一种自由、开放的态度对待之后的经历。［停顿10秒。］

● 注意,你是否在接纳不适感时有任何的抵抗。［停顿10秒。］有时,允许和接纳的想法可能会导致强烈的抵抗情绪,这时你要对自己说"我怎么才能接受这样可怕的想法呢?"或者"当我一直感受焦虑、厌恶或羞耻时,我应该如何劝自己呢?"接纳并不意味着喜欢你所感受到的。它只是允许你感受当前的体验,避免花费精力尝试改变目前无法改变的事情。这样可以让你节省能量来做那些可改变的、有意义的事情。［停顿10秒。］

● 有时一次性的努力是不够的,允许和接纳可能需要不间断地持续练习,并且试着去识别自己还在哪些细小的方面抵触恐惧和痛苦。［停顿10秒。］

第4步:放下

● 将注意力专注在呼吸上,尽最大努力使自己与不愉快的体验保持距离,让自己认识到你并不等同于这段体验,这段体验也不是永恒的,不久之后它就会消失。［停顿5秒。］

● 觉察到真实的你并不是想法、情绪或感知的那样。［停顿5秒。］

● 避免对不愉快体验持有抵触或反抗态度,只要保持现状,什么都不做,就会注意到它是如何随着时间而变化的。［停顿5秒。］

● 当你有"不愉快"想法时,用温和的方式欢迎和接受它们,不做任何反应,不关注它的内容,不评判它们,不评判正在思考它们的你自己。［停顿3秒。］你要认识到它们只是无害的、转瞬即逝的、短暂的心理事件。［停顿3秒。］如果它们能够帮助到你,那就充分利用它们。但是如果它们没有任何益处,那么就放手吧。［停顿10秒。］

● 用呼吸与它们在一起,以温和、开放、允许的感觉与它们相伴。［停顿10秒。］

● 允许自己在吸气时吸入这些想法,［停顿5秒,］然后放手。［停顿10秒。］

● 放下试图改变的想法,［停顿3秒,］放下战斗和反抗的想法。［停顿5秒。］

● 让自己在每一刻发生的事件中放松下来,在每一次呼吸中放松下来。［停顿5秒。］

● 当你允许自己越来越深刻地感受这一切时,你可能会开始感到内在的空间在扩展,直到它容纳所有的伤害和失望,所有的孤独和损失,甚至创伤和悲剧。［停顿10秒。］

● 放松,当这片空间在体内逐渐打开时,接纳每个时刻带给你的东西。［停顿5秒。］

● 放下,不要去改变任何事,让它们顺其自然。在这种放下中,允许自己做你自己。你可以让事情顺其自然。当你放松下来后,你可能会在顺其自然和放下中感到自由,能够不试图去改变事物,不去改变自己,不去改变他人;这种自由源于对痛苦、恐惧和失望是生活的一部分的接纳，不试图去改变生活。[停顿 5 秒。]

● 在放下的过程中，你会感到平静和安宁，并放松下来。[停顿 30 秒。]

现在，慢慢让自己回到身体和呼吸中，感受自己身体是躺着还是坐着，做几个深深的、正念的呼吸，培养放下的感觉。最后，将你的意识扩展到整个身体和周围的空间，并在这种开放性中提醒自己，你远不仅仅是痛苦和不适的载体。[停顿 5 秒。]最后，向自己表达真挚的**感激之情**，给予自己这一时间和空间，让自己和自己的痛苦相连，并获得治愈。

练习回顾

教师开始关于 R. E. A. L. 接纳练习的体验的讨论。

多米尼克：之前，我自己那些复杂的情绪让我很混乱，但现在这些情绪更强烈了。我为此感到非常沮丧和苦恼，特别是在练习中途我试图起身离开房间的时候。

教师：好的，多米尼克。你是否理解并认识到是什么造成了这些情绪？

多米尼克：也许是想让想法变得清晰有序的需要。我无法忍受这种混乱；不可能就这么算了。我必须做点什么，我感觉越来越糟——我受不了了。然后发生了一些事情，我想在第三步或第四步……事情变得好起来，我觉得自由了。我仍然感到有点痛苦，但不像开始时那样了。

教师：你说你不那么痛苦是什么意思？

多米尼克：心理的混乱减少了。一开始，我感到胸中有焦虑的感觉。

教师：很好，多米尼克。重要的是你能够确定你的感觉和它在身体的什么部位。这是很棒的第一步。当我们感到心理混乱时，我们可能很难区分 3 种内在体验：想法、情绪和身体感觉。难以明确是什么导致了我们的不适，这使得解决强迫症变得更加复杂。我们需要尽最大努力尽可能准确地认识和描述我们的内心状态。例如，如果有身体上的紧张，我们试着找到它的位置，描述它，并与它保持联系。如果我们感觉到一种情绪，可以试着给它命名。与强迫症相关的情绪通常都是一样的：焦虑、厌恶、内疚和羞耻。我们很了解他们，因为他们每天都像常客一样来拜访我们。相反，如果想法干扰了我们，我们可以描述它们的形式，如文字或图像。

伊芙琳：我想到了一个让人不舒服的情况，一个想法突然爆发，并触发了一种情绪和身体上的感觉。身体感觉就像呕吐，情绪是焦虑、喘不上气。我注意到我在评判自己，因为我在想"我不应该有那样的想法"。然后我告诉自己，我必须接受这个想法，这让身体的感觉不那么强烈了。

教师：很好，伊芙琳。能够从我们的词汇中去掉一些"必须"是非常有用的。我们没有义务去做我们现在所做的事，如果我们认为这个想法有用，那么我们有的只是意愿、愿望、意图和承诺。

　　理查德：我回想起了上周的一个想法，我能够对自己说："这只是一个想法。"但也许这样对自己说是错误的，因为这好像在给自己一个安慰。

　　教师：说"想法只是想法"是承认事实，而不是一种安慰。我们需要对此深信不疑。把它说成是一个祈祷是没有用的。如果我们能深刻地理解这个想法只是无害的心理事件，就像所有的想法一样，那么我们就不用区别对待某些想法。意识到这一点会让你获得极大的解放。

　　唐纳德：当我在练习中能够接纳某件事时，它发生在一瞬间……

　　丽莎：是的，就像一道闪电！

　　唐纳德：你马上就会有一种解放的感觉，也许需要一些自律才能不把这种练习变成思维反刍。你可以在半秒内决定或接受，但我想我还得多做些工作。这就像一种需要培养毅力和承诺的训练，因为你不能通过反复思考其他事情来治愈思维反刍。这是一个过程。

　　这是正常的，当学员第一次直接面对他们的障碍最活跃的内容时，他们经常有强烈的反应。这个练习的 4 个步骤允许学员以一种全新的方式接触他们的内在体验，防止他们出现通常的反应模式。在那一刻，他们的理解力和洞察力达到了完全意想不到的水平。

阅读和讨论第 7 课名言警句

　　像之前的课一样，教师阅读和讨论第 7 课-讲义 5 的关于接纳的名言警句。

分发学员讲义并布置家庭练习

　　教师分发这节课的讲义，并回顾家庭练习（见第 7 课-讲义 7 和 8）。在第 7 课之后的一周内，邀请学员进行 6 天的**观察心冥想**，在练习结束时引入一个令人不安的想法，培养去中心化和积极接纳的态度；一周中进行 6 天**装载和卸载练习**，每次 15 分钟；每天至少练习一次 **R. E. A. L. 接纳练习**（音频 10），培养对困扰自己的事物（想法、情绪、身体感觉）的接纳。

　　非正式的接纳练习，即邀请学员每当他们注意到不愉快的经历时，填写**接纳表**（见第 7 课-讲义 6）。通过使用这个表格，他们可以更加觉察到自己的内在体验，以及在他们生活中的艰难时刻时，接纳或不接纳的影响。

　　邀请学员在每次注意到不愉快的体验时，练习**应对版呼吸空间**（见方框 9.3）。每天进行非正式的感官注意，把注意力尽可能（每小时至少一次）集中于感官交流上（例如，"我听到这个声音"，"我看这朵花的颜色"，"我感觉到了这个物体的温暖"，"我感觉到这个食物的气味和味道"）。

　　每次练习时，邀请他们在第 7 课的家庭练习记录表格上记下他们的评论和意见，并仔细阅读第 7 课提供的材料，至少阅读一次，并对其内容进行反思。

　　在本节课的末尾，正念圆圈之前，教师邀请学员尽可能带一件东西（例如，一个脏东西,一个注射器,一把刀,一块肥皂,一支笔,一张钞票,一些没有按顺序摆放的物品)或一种声音或气味,这个东西是可以直接引发强迫思维和/或强迫行为,以及与强迫症相关的特定情绪(如焦虑、厌恶)。无论学员带来的是什么,都应是他们在现实世界中难以与之互动的东西,会使他们产生程度在 20~50 之间的痛苦(范围:0~100)。这会为下一课上现实生活中的直接暴露——正念暴露,提供一个机会。此刻,向小组学员简要解释这个练习,相比于其他形式的暴露,包括前几课已经分享的练习(例如,暴露于困难状态的静坐冥想、观察心冥想、R. E. A. L.),正念暴露练习是一种更直接地暴露于引发焦虑的刺激的形式。

教师解释说,不是所有的学员都需要带一个物体来关注,因为有些人可能没有与强迫症相关的特定物品,有些人的物品可能太大不便携带,或者他们可能羞于带来。在这些情况下,请学员带一个物体或情境的图像,这些物体或情境会引发不适和困扰。或者,在下一课中,学员可以想象自己暴露在产生焦虑的刺激下,而不是直接体验。

正念圆圈

最后,小组学员围坐成一个圈,安静地专注于呼吸 3~4 分钟。之后,教师可以选择重复一段或多段名言警句(见第 7 课-讲义 5),或邀请每位学员用几句话来分享当下的体验。

第 7 课概要——将接纳作为改变的核心步骤

　　强迫症患者的核心问题之一是接纳。患有这种疾病的人发现，接受闯入性或强迫性的想法，不愉快的情绪（如焦虑、内疚、羞愧、厌恶），以及一些实际上正常、无害、无威胁性的身体感觉是极其困难的。接纳可以被定义为一种积极和有意识的态度，允许不愉快的内部体验（包括想法、情绪、身体感觉）或外部体验（包括事实、事件、情况）只是存在，而不自动地对它做出反应或试图改变它。通过接纳，强迫症患者愿意与不安的情绪和想法保持连接，而不给它们赋予任何意义或评判。

　　换句话说，接纳意味着，尝试与一种我们认为不舒服但至少目前无法改变或回避的体验，建立尽可能好的关系。当不舒服的体验出现时，我们有时想拒绝感受不愉快的感受或思考令人不安的想法，但我们还是会感觉/思考它们。也许我们甚至会因为有这样的感觉或想法而感到羞愧或内疚。但是，如果我们愿意对当下发生的事情保持认知，看到现实的本来面目，那么一种不同质量的注意力将会显现。

　　这种有意识地允许，有意识地让当下的体验如其所是，当它自然结束时就放手的态度，是改变甚至克服与强迫症相关的问题的基本步骤。这是一种软化我们防御的方式，并对持续不断的体验产生一种开放的自由感。接纳并不意味着喜欢这种体验。你可以不喜欢一种体验，但仍然接受它的存在。接纳也不意味着放弃尝试改变一种经历或情况。相反，它意味着放弃改变在那一刻无法改变的事情。接纳保留了能量，可以在以后用于创建现实的改变。你只需要接纳无法改变的事实。如果你不这样做，你只会有更多的问题——最初的那个问题（例如，焦虑）和抵抗它而产生的斗争。

　　接纳的第一步是认识到你在抵抗什么；第二步是承认抵抗的体验，允许拒绝、身体紧张、焦虑、内疚和厌恶的体验。

　　接纳也意味着培养一种对自己友善开放的态度。记住我们都是不完美的，这一点很有用。不完美是人的天性，在自己的想法、情绪、身体感觉和行为中发现，你与你所希望的不一样是很正常的。向真实的你和你的感受敞开，这会让你建立一种内心深处的平静。你不会无谓地浪费精力，也不会因为不接纳而引发不舒服的情绪。

第 7 课-讲义 2

痛苦的方程式

痛苦＝疼痛×抗拒

疼痛是每个人生活中正常而无法回避的部分,

我们在疼痛中出生和死亡。

当我们抵抗疼痛时,

我们也在大幅地增加它,

这时痛苦就产生了。

强迫症就是这种痛苦的一种形式。

第 7 课–讲义 3

酒店经理的隐喻

想象一下，你和内在状态（想法、情绪或身体感受）的关系就好像一位优秀的酒店经理与客人的关系一样。当一位顾客来到酒店，酒店经理会在接待处温暖、和善地表示欢迎，他会请这位顾客出示证件，这就像是我们在**识别**那些"造访"我们的事情——想法、情绪或身体感受。然后经理会为这位顾客安排一个房间，给他/她钥匙，告知房间在哪里，会表达入住愉快的问候（**欢迎、接纳**）。

如果房间空闲时间很多，酒店经理不会督促顾客尽可能快地离开或者督促他在某个特定日期离开。而我们却通常会给自己的想法和情绪设定一个忍耐期限（例如，"我只能抵抗或允许这个情绪存在 10 分钟，之后我必须摆脱它"）。经理会允许顾客想住多久就住多久，他知道他们迟早会离开。

一旦客人入住了，酒店经理就不会再和客人有什么来往，除非客人询问什么信息或有什么要求。无论发生什么事情，经理的位置一直都是在接待桌后面的，只会做一些他这个角色应该做的事情，并不会与客人进入一段亲密关系。

一位优秀的酒店经理不会想着去顾客的房间参观，或者跟着他们，或者和他们共同进餐，这些都不属于酒店经理这个角色。尽管酒店经理为客人提供住宿，但也要设法与客人保持距离，直到客人离开。

就像一位经理，我们也可以欢迎想法和情绪，直到它们离开，其间不与想法建立任何直接的、亲密的关系。我们可以与它们保持距离，将我们自己与想法和情绪分离开（即**去中心化**和**去认同化**）。

一位优秀的酒店经理也会对酒店中的任何人表达热情好客，不仅仅只是他喜欢的人或者他认为不会找麻烦的人。想象一个狂风暴雨的夜晚，一些顾客无处投宿，而这位经理拒绝提供住宿。如果这些客人开始继续按门铃要住宿，甚至对经理大吵大闹，会发生什么呢？其他的客人也可能被吵醒，整个场面陷入混乱。当我们拒绝接纳自己的内在体验，比如不想有的想法或情绪（我们内心的客人），而它们却是有"权利"进入我们心灵的"顾客"，我们抵抗它们、回避它们，它们就会变得更加迫切强烈，于是我们内心会有更多的痛苦和混乱。

一位优秀的酒店经理会欢迎那些要求苛刻的顾客，因为拒绝将会造成更大的麻烦。

始终努力成为一名优秀的酒店经理，与你的内在客人（想法、情绪和身体感受）在一起。你可能会惊讶地发现，这些顾客离开的速度比你想象的要快得多，而且没有惹出任何麻烦。

第 7 课-讲义 4

为了克服强迫症,你可能需要接纳的事情

为了有效地应对强迫症,这里有一个有帮助的清单,列出了你可能需要接纳的事情:

(1) 闯入性想法(接纳闯入性想法可以防止它们变成强迫思维)。

(2) 不愉快的情绪(如焦虑、内疚、羞耻、厌恶)。

(3) 不愉快的身体感觉。

(4) 想象或害怕无法防止伤害或以错误的方式做事的后果。

(5) 对你的行为负有充分和健康的责任。

(6) 你并不完美,你也是一个会犯错误的人。

(7) 事情往往不像你所希望的那样,"永远不会完美"。

(8) 对现实和未来的不确定性。

(9) 你不能够改变过去,也无法预测未来。

(10) 你无法控制一切。

(11) 放弃任何与强迫思维或痛苦抗争的无效策略(如仪式、寻求保证、回避等)。

(12) 其他人也是不完美的存在。

(13) 他人不必要迎合你的需求和期望,也不需要支持你做适得其反的努力来处理困扰和痛苦。

(14) 你必须全身心投入,每天努力,才能解决你的问题。

第7课名言警句

我们无法改变任何事情，
除非我们接纳它。

——卡尔·古斯塔夫·荣格

如果没有停顿，我们的行为就是自动的。
而在停下来的一刹那，
我们打破了过去的结果和自动反应之间的魔咒。
当我们停下时，
可以观察到真实的体验，
痛苦或愉悦，恐惧或兴奋。
在习惯出现之前的宁静中，我们变得自由。

——杰克·康菲尔德

上天保佑，
请赐予我平静，去接受我无法改变的；
请给予我勇气，去改变我能改变的；
请赋予我智慧，分辨这两者的区别。

——莱因霍尔德·尼布尔，《平静祷文》

尚未得到你想要的东西，是幸福必不可少的条件。

——伯特兰·罗素

以其终不自为大，故能成其大。

——老子《道德经》

接纳表

　　每当你注意到一个令人不安的想法、情绪或身体感觉时,尽力培养对这种体验的接纳。为了帮助你做到这一点,当你注意到一个令人不安的想法、情绪或身体感觉时,试着回答下表中的所有问题。

现在我有什么体验(包括想法、情绪、身体感受)?
我身体的什么位置感到不舒服?
此刻,我有在试图培养对这些内在体验的接纳吗?(是/否)
我能够允许、欢迎和接纳这个情况(包括情绪、身体感觉和想法),与它们在一起而不对其做出反应吗? 如果不能,为什么?
如果我能够接纳它,现在感觉怎么样? 如果我不能接纳它,现在感觉怎么样? 结果如何?

第 7 课-讲义 7

第 7 课课后一周的家庭练习

（1）每周进行 6 天的**观察心冥想**（音频 9），在练习中引入一个令人困扰的想法，培养去中心化和积极接纳的态度。

（2）每周进行 6 天的**装载和卸载练习**，每次练习 10～15 分钟。

（3）每天至少进行一次 **R.E.A.L 接纳练习**（音频 10），培养对令人困扰的事情（包括想法、情绪、身体感受）的接纳态度，就像一位"优秀的酒店经理"对待他的顾客一样来对待内在体验。

（4）无论何时觉察到不愉快的体验，填写**接纳表**。

（5）任何时候觉察到不愉快体验，进行**应对版呼吸空间**练习。

（6）每天练习**感官注意**，把注意力尽可能集中于（每小时至少一次）感官交流上（例如，"我听到这个声音"，"我看这朵花的颜色"，"我感觉到了这个物体的温暖"，"我感觉到这个食物的气味和味道"）。

（7）每次进行这节课的任何练习时，在第 7 课的家庭练习记录表格上报告你的体验，记下任何评论、印象或你可能体验到困难。每次做应对版呼吸空间的时候都要记下"X"。

（8）认真阅读本节课的材料，至少阅读一遍，反思内容，尽可能将内容变成你自己的东西。为了培养信任、接纳以及与想法和情绪的自由健康的关系，请每天使用它们。

当你决定开始这些练习时，记得花必要的时间，寻找一个温暖、安全、舒适、安静、不被人打扰或打断的地方，找到舒适安稳的姿势。尽最大努力完成这些练习，但不要把做练习当成一种义务，而是把它作为对你生活有益的健康习惯。记住，你现在的承诺练习会对你的未来产生长远而深刻的影响。

第 7 课-讲义 8

第 7 课家庭练习记录表格

姓名： _____

每次练习都请填写下表。当练习应对困难情境的应对版呼吸空间时，请在"×"上画圈。同时，记下练习过程中发生的任何状况（如对健康的好处、困难、所观察到的事物），以便在下节课中进行讨论。

日期	练习		评价
周四 日期：_____	包含接纳的观察心冥想 R. E. A. L. 接纳练习 接纳表	装载卸载练习 感官注意 × × × × × ×	
周五 日期：_____	包含接纳的观察心冥想 R. E. A. L. 接纳练习 接纳表	装载卸载练习 感官注意 × × × × × ×	
周六 日期：_____	包含接纳的观察心冥想 R. E. A. L. 接纳练习 接纳表	装载卸载练习 感官注意 × × × × × ×	
周日 日期：_____	包含接纳的观察心冥想 R. E. A. L. 接纳练习 接纳表	装载卸载练习 感官注意 × × × × × ×	
周一 日期：_____	包含接纳的观察心冥想 R. E. A. L. 接纳练习 接纳表	装载卸载练习 感官注意 × × × × × ×	
周二 日期：_____	包含接纳的观察心冥想 R. E. A. L. 接纳练习 接纳表	装载卸载练习 感官注意 × × × × × ×	
周三 日期：_____	包含接纳的观察心冥想 R. E. A. L. 接纳练习 接纳表	装载卸载练习 感官注意 × × × × × ×	

第 12 章

第 8 课：正念行动和正念暴露

意图孕育行为，行为孕育习惯。
习惯塑造品格，品格决定命运。
——中国佛教箴言

关于本节课

对于强迫症患者来说，"行动"模式（见第 5 章）常常会集中体现在预防受伤害和降低情绪困扰上，并且通常会伴随着一种过度的责任感。强迫是一种无意识的行为，只专注在执行重复的行动上，而忽略了对于实际情况以及行为后果的感知。在本章中，正念练习将帮助学员培养一种更具功能性的行动模式——正念行动，以及一种更加真实的责任感。我们将鼓励学员脱离惯常的无意识强迫行为，并且鼓励他们在自己的意愿和行为之间建立一种更健康的关系。正念暴露是本项目的核心治疗练习。它整合了暴露与反应预防（ERP）和正念，我们将在本章对其进行教学（见第 8 课-讲义 1）。

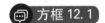 方框 12.1

第 8 课议程

主题：正念行动和正念暴露

概 要

本章节中，我们将帮助学员了解正念练习如何能够帮助他们培养一种更具功能性的"行动模式"（正念行动）以及一种更加真实的责任感。这些对于有强迫问题的人来说常常是严重歪曲的。同时，正念练习能够帮助学员在他们的意愿和行为之间建立一种健康的关系，并且能够脱离惯常的无意识强迫行为和自动驾驶行为（如仪式、消除行为）。本节课中出现的正念暴露（将 ERP 和正念相结合）是该项目的核心治疗练习。通过正念暴露，学员可以学习有意识地进入并保持与"强迫"刺激或情境的接触，能够获得很好的现实检验以及一种存在感、信任感和安全感。在项目的这一阶段,我们将滋养性质的活动引入学员的生活中,以替代之前被强迫症状占据的空间,对于预防复发至关重要。

课程大纲

- ❏ R. E. A. L. 接纳练习
- ❏ 练习回顾
- ❏ 家庭练习回顾
- ❏ 正念意愿
- ❏ 正念和责任感
- ❏ 差异技巧
- ❏ 休息
- ❏ 正念暴露技巧
- ❏ 如何建立暴露等级
- ❏ 暴露准备
- ❏ 练习回顾
- ❏ "空虚生活"的问题:滋养存在性空虚
- ❏ 带稳定词的正念行走
- ❏ 练习回顾
- ❏ 阅读和讨论第 8 课名言警句
- ❏ 分发学员讲义并布置家庭练习:
  - ❏ 正念暴露——每天
  - ❏ 观察心冥想——第 1、3、5 天
  - ❏ R. E. A. L 接纳练习——第 2、4、6 天
  - ❏ 差异技巧(带稳定词的正念行走)——每天
  - ❏ 健康意愿练习——每天
  - ❏ 滋养活动清单
- ❏ 以聚焦于呼吸的正念圆圈结束

材料和资源

- ● 铃

正念暴露
(音频 11)

带稳定词的
正念行走
(音频 12)

- ● 白板和记号笔

学员讲义

第 7 课 - 讲义 6：接纳表
第 8 课 - 讲义 1：第 8 课概要——正念行动和正念暴露
第 8 课 - 讲义 2：正念和责任感
第 8 课 - 讲义 3：差异技巧
第 8 课 - 讲义 4：健康意愿练习
第 8 课 - 讲义 5A：正念暴露练习的痛苦情境清单
第 8 课 - 讲义 5B：正念暴露记录表格
第 8 课 - 讲义 5C：正念暴露简要流程图
第 8 课 - 讲义 6：滋养活动清单
第 8 课 - 讲义 7：第 8 课名言警句
第 8 课 - 讲义 8：第 8 课课后一周的家庭练习
第 8 课 - 讲义 9：第 8 课家庭练习记录表格

R.E.A.L.接纳练习

教师一开始会带领学员进行 R. E. A. L. 接纳练习，在第 7 课中我们已经对该练习进行了详细的介绍，并且要求在上一周中每天进行练习（文字稿见方框 11.3，音频文件为音频 10）。

练习回顾

教师邀请学员分享进行 R. E. A. L. 接纳练习的体验。

弗雷德里克：进行冥想的时候，我一开始没什么感觉。然后我意识到，这种和困难的事件、内心状态连接的方式对克服我的焦虑来说是非常有效且健康的。这也许是唯一的方法。从那时我产生了一种想要每天进行冥想练习的动力。我花了些时间才明白，因为一开始是并不容易的。

乔治：在练习中，我发现很难不被那些困扰我的想法所打断。

教师：为什么？是什么影响了你？

乔治：是在工作中给我制造了很多压力的情境。

教师：好的，当你脑海中出现了一些在其他地方发生的事情或者我们过去经历过的事情，又或是我们害怕自己会遭遇的事情，记住你当下你的人是在这个房间里的。永远别忘记这点，因为我们的目标是保持存在于当下。即使我们内心出现了一些让我们不舒服的东西,我们仍存在于当下。我们并不处在那个问题出现的时刻。我们只是在感受我们的想法,并且我们必须努力阻止那些企图将我们从当下带走的想法。和这些想法保持距离是很关键的。因此,当不适感出现时,去辨别它是因何而出现。回想那 3 个会产生不舒服感觉的因素:想法、知觉和情绪。出现在每个时刻的可能是一种想法、一种情绪或者是一种身体知觉,不适感的出现是由于我们和其中一种或多种因素产生了联系。因此,问问自己这个问题,"我现在到底在和什么连接? 我是怎样和它连接的?"我们要尽可能地具体。如果我们认为自己感受到的只是一些不明确的不适感,那么我们就无从下手去克服它。我们必须尽己所能来练习区分这 3 种因素。这也是为什么 R. E. A. L. 接纳练习的第一个阶段是识别。

家庭练习回顾

第 7 课后的一周,学员在家进行了练习,这对我们的项目是非常重要的。特别是加上接纳的观察心冥想和 R. E. A. L. 接纳练习。因此,给学员一些时间来分享自己是如何进行这种高强度的练习是非常重要的。

教师:希望大家可以分享一下过去一周在家进行练习的体验。谁想先来?

海伦:这周我恰好在街上碰到了一个长得很帅的男人,我就想,"他真帅啊,我都为他倾心。"(她已婚并育有一子。)但是我立刻进行了现实检验,然后想,"我永远都不会再见到他了。"我去了我父母家并且一直在想那个男人,以及我对他的想法。然后我告诉自己,我不能因为这种想法浪费了这一天,然后它就慢慢消失了。这种想法出现的时候我有效地应对了它。但是在其他情境下,我没能成功。我又回到了我之前的老样子。知道这只是一种想法并且一直对此有意识,是一件很难的事情。

教师:很棒,海伦。你能够意识到这只是种想法并且成功让它消退了,这点非常重要。问题是我们会觉得有的想法比其他的要更强,有一种等级的存在,其中有一些想法甚至像是一些真实存在的事情,我们认同他们是因为它们映射出了一些关于我们的事情。但是所有的想法都是不会造成伤害的,并且都是转瞬即逝的心理活动,无一例外,不管内容为何、形式为何。

丹尼:这周我有一些想法出现,引发了强烈的情绪和一般的不适感。它们不断累积到最后我的焦虑发作。我试着去平复我的呼吸,但是焦虑感太强烈了。然后我试着去做一些正念练习,关于呼吸的练习,看看是否能自己平复,但还是失败了。这种时候我觉得一切都是黑色的,一切都很糟糕。我想知道的是当焦虑开始累积的时候我如何才能觉察到、意识到我的想法正在重叠,在情绪爆发前就能意识到。

教师:在不适感太强以至于难以控制它之前就觉察它,这是很重要的并且需要我们练习的。大家有什么建议给丹尼吗?

伊芙琳:我也经历过相似的事情。我试着去练习我最喜欢的动作冥想练习,装载和卸载练习。我进行了多次练习成功平复了自己的情绪,使它消退。也许换成另一天我可能不一定会成功,但是那个时候我做到了。

艾伦：我有一个恼人的想法，所以我专注于接纳，即不对这个想法所激起的情绪做出反应，不对它做出反应，即使它不舒服。然后我进行了 R. E. A. L. 接纳练习，回到我之前做的事情，不适感就过去了。我没有穷思竭虑以寻找方法让它过去，或试图避免这种不适感。当它过去后，我意识到这种情绪是我在头脑中创造的。

鲍勃：认为某些东西对你没有帮助是很有用的。尝试待在那里是一种勇气的表现。

教师：你所说的真的很有价值。对于我们正在做的事情，用心去做，是我们在那一刻能够为自己做的最好的事情，即使这很困难。这些都是非常好的建议。我还会告诉丹尼尝试做更多动态的身体练习，这将有助于他从思考的头脑中脱离出来。然后他可以从一个小的距离观察思想，培养接受和不反应的能力。

丹尼：似乎想法常常能压倒我们。

教师：实际上，是我们给了它们力量。我们让自己相信，想法真的有这种力量。现在，日复一日，我们必须有意地把这种力量和能量从它们身上拿走，因为这是我们痛苦的基础。

艾伦：当我们在观察心冥想中引入一个干扰的想法时，我们只引入最初的那个想法，还是也引入后面的想法？

教师：这看情况。应对最初的触发因素是至关重要的，因为如果我学会与它建立良好的关系，就不会有其他事情发生。如果我把其他的想法与最初的想法联系起来，那么这个练习就是一个很好的机会，让我以一种去中心化的、健康的方式与这些想法发生关系。我们让它们都沿着我们的想象之河流动。

正念意愿

强迫症现象学中最自相矛盾的一个方面是，它以恐惧为特征，而强迫症患者的恐惧往往与其真实和有意识的意图、欲望、愿望完全相反，就像强迫症患者害怕会伤害他人或自己。强迫症患者不知道他们在未来实际做的事或可能做的事大多是根据他们现在培养的意愿来决定的。

在这个环节中，引导学员理解意识到他们自己的意愿的重要性，以及这与他们的强迫症有什么关系。教师可以用以下方式介绍这一讨论：

如果你的强迫症经历涉及担心你会伤害自己或别人，你可能经常注意到这些恐惧与你的意愿完全相反。你可能很少意识到，你从来没有真正实施过你所担心的、可能感觉会被迫实施的行动。你所担心的事件从未发生过，甚至在你没能实施安全寻求行为或消除的情况下。这只是因为你不能做与你真实意愿相反的事情。例如，如果你深深地爱着你的孩子，你永远不可能杀死他们，特别是如果你害怕这样做的话。这就是为什么在这节课上我们强调要注意自己的意愿。对你们来说，重要的是正念地意识到你们希望培养的意愿，这些意愿是有利于你们和其他人的幸福的。通过培养对意愿的深刻意识，并在你的日常活动中优先考虑这些意愿，你会越来越意识到，你在生活中实际做什么或不做什么取决于你的意愿，而不是取决于主导你生活的恐惧。

在这时念一下本章开头那段有趣的中国佛教箴言，以帮助学员理解我们现在和未来的生活如何主要取决于我们的意愿。出于这个原因，每天、每时每刻培育和滋养健康的意愿是很重要的。

教师鼓励学员对这句话进行思考和评论。然后解释说，在这节课的最后，将讲到一个重要的练习——健康意愿练习（第 8 课-讲义 4），并指定为家庭练习。这个练习帮助学员养成注意和积极培养健康意愿的态度，使他们有力量尽最大努力逐日付诸实践，以消除自己的恐惧，培养更现实和成熟的责任感。

正念和责任感

意愿和正念行动的问题在几个方面与责任感有关。正如我们所说的，强迫症患者的责任感经常被歪曲和夸大。我们需要向学员解释，过度的责任感，特别是在有检查和清洁问题的患者中，主要是由于责任是基于行动而不是思想的误解。他们所担心的事情往往与他们打算做的事情相反，而这也是阻止他们实施不希望的行为的主要障碍。与他们的担心相比，实施担心的行动的风险是非常低的。培养健康的责任感也意味着接受不希望发生的事情的风险，尽管这种可能性极低。

强迫症患者常常倾向于曲解责任的含义，因为这对他们来说只意味着义务或规则。因此，他们无意识地、僵硬地将这些规则强加给自己，很可能是因为他们被告知这是"正确"和"恰当"的生活方式（见第 1 章"功能失调的信念或假设"），或者是由于某种经历，有时是创伤性的经历。

为了培养现实的、成熟的责任感，学员需要意识到自己行为的真正影响，并清楚地了解自己的行为实际上如何影响自己和他人。事实上，"责任"一词的词源来自拉丁语动词 *responsus-respondere*，意思是"回应的能力"，即"在每个时刻都能在场，并对我们每天面对的每个事件做出适当的回应（而不是反应）的能力"（Trobe & Trobe，2005）。这也可以是正念的一个定义。一个有责任感的人能够意识到自己的行为可能产生的真实后果，也愿意做出可能涉及风险的决定，如果这样做可以带来有益的结果。

当强迫症患者能够理解责任的真正含义时，他们开始对自己产生尊重和信任。在正念状态下，个人能够清楚地了解自己在问题情境中的实际参与情况，以及自身行为的真正影响。简而言之，正念练习可以帮助学员形成更现实的责任感，并以更自觉和自信的方式行事（见第 8 课-讲义 2）。

下面的练习是一个有用的技巧，可以帮助学员理解夸大责任的问题。如果至少有 2 个学员害怕做对自己或他人有害的事情，这种害怕（如杀人或强奸）与他们的真实意图相差甚远，并且有思想-行动融合的问题，那么向小组提出这个练习是有益的。正如第 1 章和第 2 章中所讨论的，强迫症是一种极其异质性的疾病，所以如果小组中没有足够的学员有这些问题，可以把这部分解释从小组工作中移除，与可能需要这种帮助的学员单独分享。根据课前访谈和学员在前几周的小组活动中的体验，教师应该事先知道有多少学员可以从这个练习中受益。

差异技巧

差异技巧的目的是解决思想-行动融合的问题,这是强迫症患者通常存在的现象:他们觉得对某一行动的思考使他们更有可能去实施这一行动,或者表明他们有某种欲望去实施这一行动(见第1章关于"思想-行动融合"的讨论)。在患者和实际执行患者所害怕的行为的人之间存在着差异。图12.1是这种差异的一个例子;教师可以复制它,把它画在白板上,向学员解释如何使用这个技巧。该技巧旨在强调患者对实施恐惧行为的担心是没有必要的,以及为防止患者担心自己可能造成的预期伤害的个人责任而部署的仪式也是没有必要的。大多数人都有伤害的可能,但没有伤害的欲望,不担心伤害,而且最终也不会去做。那些实施患者所担心的行动的人通常不担心实施这些行动,而且实际上希望实施这些行动。患者和其他不伤害的人之间的根本区别在于担心的程度,而不是其他认知、情感或动机因素。

如图12.1所示,教师在白板上画了一条以两个箭头为结尾的线,然后要求学员举例说明他们害怕做出的有害、暴力或非法行为(例如,他们害怕自己杀了某人),并且他们还会因为这些行为产生不同形式的消除行为。然后教师问道:"杀害他人的人希望这样做吗?"通常的回答是"是的"。"他们担心这样做吗?"通常的答案是"不"。教师将这些答案写在图表的左边,然后再次问道:"不杀人的人(大多数人)希望杀死其他人吗?"通常的答案是"不"。"那他们担心杀人吗?"通常的答案是"不"。"那最后他们会不会杀人?"通常的答案是"没有"。然后,教师将这些回答写在图表的中央,并问道:"你希望杀死别人吗?"通常的回答是"不"。"那你担心这样做吗?"通常的回答是"是的,非常担心"。"你有没有杀过人?"答案是"没有"。教师将这些答案写在图表的右侧,最后的问题是:"那么,根据这个图表,你和杀人犯之间有什么区别?"

在这个过程的最后,教师向学员强调,他们自己和那些实际执行他们所担心的行动的人之间存在着极端的区别。与大多数人相比,他们并没有更大的可能性去伤害他人,相比大多数人可能性其实是大大降低,他们使用无用的预防工具(担忧、消除等),实际上是不必要的。

要求每个学员根据自己的担忧和强迫思维来调整练习,并在每次遇到类似问题时在家里练习。

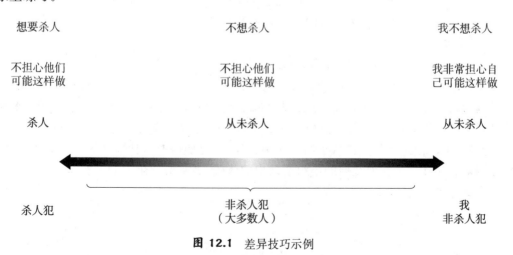

图 12.1 差异技巧示例

休　息

本节课进行到这个时候,学员会有 10 分钟的休息时间。

正念暴露技巧

正如第 2 章和第 3 章所提到的,与 CBT 一样,暴露也是本方案的一个重要组成部分,但它的表现方式与标准 CBT 不同。CBT 的基本原理是让患者直接暴露在恐惧刺激源下,并保持这种状态直到焦虑减少(习惯化过程)。在强迫症的 MBCT 中,学员在暴露过程中通过正念练习培养去中心化、接纳和知觉聚焦。通过这个过程,他们会完全意识到现实的存在,并与之建立起更健康的关系。

学员在前几周已经通过静坐冥想并暴露于困难状态(第 9 章,即第 5 课)、R. E. A. L. 接纳练习(第 11 章,即第 7 课)和应对挑战性想法的观察心冥想(第 11 章,即第 7 课)等练习,尝试了更多间接形式的正念暴露。通过本周的几个重要步骤,学员开始尝试直接暴露于激活强迫症和情绪困扰的真实刺激物。这种暴露是在小组内的课中开始的,然后主要在家中进行。

与经典的 ERP 技巧不同,在这种形式的暴露中,患者被邀请直接与其个人体验保持联系,并正念地注意暴露过程中每时每刻出现的认知、感官感受和情绪反应。他们要把这些反应看作是简单的心理和生理事件,不做判断、评价或反应,有意地把注意力集中在感官上,培养对他们的内部体验的去认同化和接纳(Didonna, 2009c)。

在上一节课结束时提到,要求学员携带一样可能直接唤起强迫思维和强迫行为的物体或物品(例如,一把刀、一个注射器、一块肥皂、一支笔、一张钞票、一个脏东西、一些不符合顺序的物体、一种声音或一种气味)。一些学员可能没有带某件物品,因为太难搬运,或者他们可能为此感到尴尬,或者因为他们的强迫症并没有和特定的物品相关联。在这些情况下,正如在第 7 课的结尾所解释的,他们应该准备好会激活不适和强迫症状的情境图像。

实施正念暴露的第一步是建立一个暴露等级,然后遵循方框 12.2 中的正念暴露过程。

如何建立暴露等级

正念暴露是针对引发一个人的强迫思维和强迫行为的情境,使用有控制的、渐进的暴露。本课中在练习正念暴露之前,教师会向大家解释说,在第 8 课-讲义 5A 的支持下,学员需要在家中列出引发他们痛苦和强迫症状的刺激物清单,并按照压力最小到最具挑战性的顺序进行排列。然后,他们将使用 0~100 的痛苦评分量表来描述由该情境或刺激物激发的强迫思维和痛苦情绪,预估在不执行仪式或其他安全行为的条件下,每个刺激将引发的痛苦水平。最后,如果强迫行为也是他们问题的一部分的话,他们需要指出花费的时间或仪式的频率。

为了更好地阐明任务，我们会要求学员分享一些痛苦情境或刺激物的例子，并填写在第8课-讲义5A中。如果没有学员愿意分享自己列表中的项目，教师应提供一些例子放在讲义的每一栏中，或分享讲义中已有的例子(见第8课-讲义5A)。学员需要把这份清单作为家庭练习，如果他们难以清楚地识别所有与强迫症有关的情境，可以请家人或伴侣帮助他们。

暴露准备

一些学员会带来一个引发他们焦虑、苦恼或强迫思维的物体(正如在第7课结束时对他们提出的要求)。其他人会带着想好的画面或计划来想象令人痛苦的刺激物。在开始暴露之前，教师要求学员填写正念暴露记录表(第8课-讲义5B)的前两项，指出他们想暴露在哪种痛苦的情况下(从最不痛苦的开始)，以及他们做暴露的治疗目标(例如，对出现的想法和感受正常化、接纳并去中心化，防止任何安全寻求行为)。

然后，教师需要检查是否所有学员都已经选择了一个触发点，这个触发点会引发程度为20~50的不舒适(范围:0~100)。如果带来的物品太令人痛苦，教师可以建议学员使用想象暴露，清楚地想象能够激活强迫思维和情绪不适的情境或触发因素。对于那些带着物品的人，如他们不会感到尴尬的话，教师会要求他们把东西拿在面前。一旦每个学员都已经选择了一个真实或想象中的刺激物，教师就可以按照正念暴露过程(见方框12.2)开始引导暴露，首先是正念练习(如正念呼吸或呼吸空间)。在整个暴露过程中，每隔一段时间(3分钟)就请学员估计自己在接触痛苦情境时的痛苦水平(0~100)，并避免进行强迫行为或其他安全行为("防止回应")，包括公开的(如重复一个手势、说一个词、祈祷、检查、清洁双手)和隐蔽的(如思考一个令人放心的句子、数到一个特定数字)。

在正念暴露结束时，要求学员分享痛苦的程度，以及他们在哪个等级上能够达到治疗目标。

在家庭练习中，要求学员使用"第8课-讲义5A"开始暴露练习，并从列表中较容易的项目开始。然后，他们被要求遵循音频11(正念暴露)的指示，并使用"第8课-讲义5B"。他们要停留在该情境中，或重复该情境，留意到相关联的焦虑或其他干扰情绪何时减少，直到几乎无法觉察(痛苦水平低于20)或完全消退。当学员在同一情况下至少进行了3轮正念暴露后注意到这种效果，他们就会从列表中选择更具挑战性的暴露，直到这些暴露也变得可控。为了明确正念暴露的基本步骤的顺序，也请学员在暴露过程中使用第8课-讲义5C。

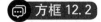 方框12.2

正念暴露

(1) **找到一个能让你感觉自己存在和踏实感的姿势**，感到稳定和安全。[停顿5秒。]

(2) **澄清你的动机**，认清你要去做什么；正念暴露策略是一种有力的工具，让我们

学会和困难情境保持接触。它能帮助我们消除仪式和安全行为，以及培养信任、安全感和适当的现实感。［停顿 5 秒。］

（3）在暴露开始之前以及暴露当中，试着在脑海中保持清晰的治疗目标，明白你现在在做的事情会带来怎样真实、有用的目的（比如对想法和感受正常化、去中心化并发展接纳；以正常的方式做事，例如快速洗手或是停下检查行为）。当你感到要去做仪式行为的冲动时，重新回顾这个目标。想想这些行为原本的目的是什么。去留意到你将要做的行为是没用的、不必要的甚至是有害的。［停顿 5 秒。］

（4）如果你的仪式行为是做某事所需花费的时长，例如用 20 分钟洗手或 1～2 小时洗澡，就需要从一开始就确定好需要遵守的**时间限制**。一个方法是，在你面前摆放一个闹钟，这样就能在暴露过程中留意时间了。比如，你可以决定给自己 2～3 分钟去洗手，或是 10～15 分钟洗澡。在暴露之前记下时间，并在暴露过程中不时地确认时间来弄清楚自己花了多久。［停顿 5 秒。］

（5）在开始暴露疗程之前，做一个**正念练习**可以让你的精神保持稳定，平衡，并且能将注意力放在当下（例如静坐冥想、正念呼吸、呼吸空间）。完全放开你的正念觉知和感官。专注在呼吸上，用它作为锚定点投身于暴露，对暴露过程中当下的现实保持聚焦，不会分散注意力给痛苦的想法可乘之机。［停顿 10 秒。］

（6）在正念练习后，如果你对自己需要做的事情。有正念的态度和认识，你可以有意地决定**开始暴露练习**。

（7）**开始尝试接触这些让你产生痛苦和强迫思维的情境与对象**。如果你所处的环境和情况不允许你进行这样的直接接触，你也可以尽量生动、真实地想象让你恐惧的情况或者对象。聚焦在当下，像拖拽船锚一样引导你的注意力，将它引导至你的躯体、你的呼吸、你的感觉向你传达的东西上。从你当下的锚定点出发，观察你的内在、外在以及现实。［停顿 10 秒。］

（8）**注意你目前的痛苦水平**并记录下来（0～100）。［停顿 5 秒。］

（9）尽你所能地去**保持与问题情境或刺激物的接触**，或者尽量自然正常去做那些可能导致痛苦产生的事情，就像你的亲友可能会做的一样。［停顿 15 秒。］。

（10）**尝试感知自己的每个想法**、**感觉和情绪反应**。［停顿 5 秒。］观察它们、积极地描述它们，不要去评判它们，也不要去尝试给它们强加上意义。例如，面对焦虑，你可以试着形容成"一种无害的想法"或"一种躯体的感觉"，而且"就算它变得严重，也不会为你和其他人带来不好的结果"。［停顿 20 秒。］

（11）**将注意力放在你身体的感觉上**，注意这些感觉是如何逐渐改变的。［停顿 20 秒。］

（12）**积极地倾听你所有的感觉**。尝试询问自己：现在我闻到什么？［停顿 10 秒。］我能触摸到什么？［停顿 10 秒。］我真正能看到什么？［停顿 10 秒。］不要去评判你的感觉。［停顿 20 秒。］

（13）**记住，你的想法和想象是无害的、转瞬即逝的心理活动**。［停顿 5 秒。］尽可能做到不要去对它们有反应。[停顿5秒。]不要因为这些想法和想象存在，就做它们让你做的事情。[停顿5秒。]这些想法只是强迫症状的表现，它们不会命令你，你也不是一定要执行。[停顿10秒。]

(14) 记住去**观察呼吸**，经常去观察它。[停顿5秒。]把它作为一种你能与当下接触的方式。[停顿10秒。]

(15) **培养接纳**。[停顿5秒。]对你的任何一种内心状态说"欢迎"。[停顿5秒。]这是让你相信它们最终都会消失最有效的方法。[停顿5秒。]轻轻对你自己说："让它存在吧"，[停顿5秒。]"我允许它存在，但我不会陷进去"，[停顿5秒，]或者"没关系，不管我有什么感受，它只不过是暂时的，它不会一直持续下去"。[停顿10秒。]

(16) **注意你此刻的痛苦水平**并记录下来(0～100)。[停顿10秒。]

(17) **默念小组治疗时学到的句子和格言**会有一定作用，比如"我的想法只是无害的心理活动，并不是事实"，[停顿5秒，]"我的想法和情感是变化无常、转瞬即逝的"，[停顿5秒，]或者"想法无力战胜我们，除非我们自己愿意"。[停顿10秒。]

(18) 你可以用心观察自己头脑里想的东西，但是不要评判它们。[停顿5秒。]你也可以使用**想象和隐喻**帮助你接受它们，好像从外部观察它们一样：例如，想象思维像白云在蓝天中飘过并消散。[停顿10秒。]这些想法来去匆匆，就像是电影结尾的制片人名单一样。[停顿10秒。]不要把你的想法和事实扯上关系。所谓事实，是你的感知在向你传达的东西。[停顿5秒。]你应该**聆听和相信你的感知**，而不要理会你的想法。[停顿10秒。]

(19) 在暴露过程中，用心**注意你的痛苦水平的变化**。[停顿5秒。]只要你仍在接触令你痛苦的情境，你就会发现，焦虑会达到一个较高的水平，然后逐渐减少。[停顿10秒。]

(20) **在暴露消除暴露后，小心防范任何形式的仪式行为**，[停顿5秒，]不管它是躯体的冲动(强迫检查、强迫洗手等)还是思维上的(强迫计算、强迫言语等)。[停顿5秒。]尽量避免或放弃仪式，并再次将你的注意力集中在当下的身体或感官体验上。[停顿5秒。]

(21) 记下你的**痛苦水平**(范围：0～100)。记下你的痛苦是如何通过躯体感觉表现出来的，具体到身体上的哪些地方。[停顿5秒。]当你感到接触当前的痛苦情境或对象只会带来轻度的痛苦(0～30)时，暴露就可以结束了。[停顿10秒。]

(22) 最后，**用正念练习结束暴露过程**(例如，呼吸空间)，这有助于帮助你恢复平衡感、稳定感，找回存在感。再次专注于你的姿势和呼吸。[停顿30秒。]

(23) 在练习后，**注意你的当下感受**。[停顿10秒。]你应该认识到在暴露疗法后，哪些事情是真的发生了。你用了全新的方法去面对困难、痛苦的事件情境，让自己得到解放，是值得庆祝的进步。

练习回顾

在这种密集的、可能具有挑战性的练习之后,小组中也许会出现一些评论和反馈。

爱德华:我一直认为这个东西(注射器)是私人物品,不能给别人看,在练习中,我感到有点羞愧和不舒服。这是我第一次暴露自己。我设法在整个过程中保持暴露,并注意到这种不适感逐渐减少。虽然这个练习是把物体展示给别人,而不是把自己暴露在它面前,但这让我很烦躁。

丹尼斯:我注意到这里的物体(叉子)和我在家里使用它时的区别。在这里我很平静,我不觉得这个东西有"力量",但在家里它让我很激动。

丽莎:我想象了一个情境。我感觉到了情绪的高峰,我甚至流了一滴眼泪。但一旦达到了 60% 的峰值,它就失去了强度。所以,我想,当我开始进行计数仪式时,关注我的感官以恢复我与现实的关系是非常重要的。我还注意到另一件事。一个经常激活我的想法是:"你必须做一些事情,如果你不做,那么……"我开始明白,它们是两种不同的想法,区分它们很重要。仪式通常是由第一个想法激活的,所以不对它做出反应是积极的。

凯蒂:在这里练习,我也觉得变得更容易了。当我在家里接触到这种简单的人工海绵时,我会变成一个怪物。我想象在家里的时候,不适感在 0~100 中占到 60,然后下降到 20。

在这些评论中,学员报告说,与在家里或他们的强迫思维被激活的任何地方相比,在小组练习中暴露所产生的不适程度一般较低。这是预料之内的,因为在课期间,他们在小组安全、受保护的环境中进入了一种正念的状态。事实上,这应该有助于暴露,并增加学员在课之外使用它的动机。

"空虚生活"的问题: 滋养存在性空虚

当学员来参加课,积极参与,并进行家庭练习时,他们可能会体验到相当迅速的变化,特别是考虑到许多人有长期没有改善的患病历史。患者,尤其是那些严重的、长期的强迫症患者,往往在他们的生活中充满了仪式感和强迫症。随着时间的推移,这些已经成为他们在生活中保持平衡感、控制感和安全感的不可或缺的策略,而且这些策略往往在无意中被他们的家人所强化(Didonna, 2006)。通过治疗计划逐步减少或消除这些行为和想法,有时会导致令人痛苦的空虚感或存在虚无,可能发展成严重的焦虑或抑郁("空虚生活"的问题;Salkovskis, Forrester, Richards, & Morrison, 1998)。教师应该意识到这种可能的、看似矛盾的影响。为了防止这个问题,教师可以帮助患者用更滋养的活动来取代或填补他们过去花在现在已经放弃的强迫思维和强迫行为上的时间。其中一些活动可能在障碍发生之前就已经存在于学员的生活中。也可以发展新的活动和兴趣。本周建议的家庭练习之一是从滋养活动清单(第 8 课-讲义 6)中选择至少 3 个项目,并承诺执行这些活动。

学员也可以选择清单上没有的活动。重要的是，他们可以从质量和数量上填补他们过去或现在在用于强迫思维和仪式的时间。

教师应该鼓励学员恢复他们在强迫症发病前的生活目标，并制定新的目标。这就加强了在以前的课程中培养的观念，即强迫症的 MBCT 项目的目的不是简单地减少症状，而是帮助学员过上他们希望的充实生活。

带稳定词的正念行走

在第 4 课（第 8 章）中，我们向学员介绍了正念行走，这是一种特别有用的冥想练习，可以促进人们扎根于当下。这种积极的冥想形式对那些难以长时间静坐的人也很有帮助，而且可以在一天中正式或非正式地练习几次。

本节课会介绍一个新版本的行走冥想，其中包括"偈颂（*gathas*）"。偈颂（一个梵文词）是可以在精神上与任何行动相协调的单词、短句、句子或诗歌。偈颂有几个有用的功能。其帮助我们集中注意力，停止想法的游离，并立即回到我们当下的体验中；可为我们的练习设定方向，并帮助我们享受当下所做的事情；也会使我们快节奏的行动和思想慢下来。在小组课程中，将"偈颂"定义为"稳定词"，使其更容易理解。

使用这些稳定词不仅仅是重复一个词或一个句子，而且是尽可能地在行动（在此情况下，是一个步骤）、我们选择的词语所象征的元素以及呼吸之间创造一种深层的和谐。这个练习将"正念行走"与特定的偈颂和呼吸联系起来。随着我们在呼吸方面变得更加扎实，对呼吸的正念将有助于对行走的正念。呼吸、行走和偈颂是一起的。每一个都会加强另一个，而我们停留在当下和正念中的能力也会提高。

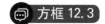 方框 12.3

带稳定词的正念行走

这项练习是在行走冥想中加入特定的词汇或短语（也称稳定词），它能帮助你冷静和稳定情绪，帮助你感觉更踏实、放松和专注于当下。练习并不只是简单地重复一个词或者句子。而是要尽可能地在你的行为（行走）、词汇所表达的元素以及呼吸三者之间创造深层次的和谐状态。当你行走时，尽可能尝试将吸气的动作与下面的句式中的第一部分同步，将呼气的动作与第二部分同步。刚开始练习的时候，让行走、言语和呼吸三者保持同步可能有一定难度，但经过几分钟的练习，你就能学会让三者进入非凡的和谐，并让你情绪稳定。

保持一个让你感到踏实的站立姿势，然后专注于你的呼吸。[停顿 10 秒]。当你准备完毕，就开始行走吧。默念以下句子。一些推荐给你的"稳定词"如下。

吸气 (常速走路时每 2 步一次, 慢速走路时每 1 步一次)	呼气 (常速走路时每 2 步一次, 慢速走路时每 1 步一次)
(1) 我在走着……	**思绪飘走。**
(2) 随着每一个声音……	**思绪回来。**
(3) 随着每一次呼吸……	**心门打开。**
(4) 随着每一个脚步……	**脚踏实地。**

在你行走时,重复默念这些句子。不要停顿,将这些句子和呼吸、步伐保持同步。

如果你觉得有一定困难去记住一整行句子,你可以试着让它变得更简单易记,你只要记住每行的一两个关键词就行了。下面几行是简化后的内容:

走着……	**……飘走。**
声音……	**……回来。**
呼吸……	**……打开。**
脚步……	**……踏实。**

行走时重复默念这些句子。

在你走的整个过程中,试着重复默读这组"稳定词"。

注:受 Thich Nhat Hanh 启发。

练习回顾

像往常一样,在完成练习后,教师会邀请学员发表评论和感想。

詹妮弗:这很有意思。一开始,我发现要使语言、走路和呼吸同步相当困难,但实际上几分钟后,这样做似乎很正常,然后我感到内心深处有一种平衡感。

教师:是的,这很有趣。你注意到这和没有稳定词的标准行走冥想有什么不同吗?

迈克尔:我注意到,这种行走方式让我感到比没有稳定词的行走方式更扎根于当下。我完全专注于当下。

爱德华:我意识到,所有的想法在行走中都消失了。我有一颗"空虚的心",而句子对我来说是强有力的锚。

拉拉:没有稳定词的行走冥想对我在运动中冥想非常有效,但我注意到我的思想经常走神,而且我不总是能回到当下。在这种行走中,我的思想很少走神,而当这种情况发生时,由步骤、呼吸和稳定词创造的和谐立即将我带回了当下。

教师:所以,在这个项目的过程中,我们发现在任何时刻,我们都有几个锚,能够把我们带回当下:身体的感觉、呼吸、感官体验,在这个练习中,我们发现简单的词语也能有效地让我们扎根在当下,创造一种平衡和平静的感觉。

阅读和讨论第 8 课名言警句

教师朗读关于本章重要主题的名言警句(见第 8 课-讲义 7)。教师询问学员他们认为每一句话的含义是什么,以及这句话对他们有什么用处,特别是针对本节课的主题。随后,教师总结评论,如果有必要的话也需要解释不清楚的名言警句的含义。

分发学员讲义并布置家庭练习

教师分发第 8 课讲义,并分配家庭练习(第 8 课-讲义 8)。请学员每天至少练习一次**正念暴露**(第 8 课-讲义 5A 和 5B),从作为家庭练习第一步而填写的"痛苦情境清单"(第 8 课-讲义 5A)中一个较容易的项目开始;每隔一天练习**观察心冥想**,引入一个令人不安的想法和培养接纳;每隔一天练习 **R. E. A. L. 接纳练习**,填写**接纳表**(第 7 课-讲义 6);每天练习**带稳定词的正念行走**;每天早上填写**健康意愿练习表格**,并在一天中把他们写在表格中的东西付诸实践。这个练习可以帮助学员越来越多地意识到他们每天的真正意愿是什么,并积极承诺培养和执行与他们想要的行动、思考、说话和感觉方式有关的决定。这个练习也有助于训练学员在他们的意愿和行动之间建立一种健康的关系,走出典型的无意识的强迫性行动和自动驾驶(例如仪式、寻求安全和寻求保证的行为),这些都是他们障碍的特征,并发展一种更现实和成熟的责任感。

然后请学员从**滋养活动清单**(第 8 课-讲义 6)中选择至少 3 项活动,这些活动可以逐渐取代到目前为止一直被仪式和强迫症占据的空间,并承诺定期实施这些活动。如果对特定的强迫问题有帮助的话,还会要求学员练习**差异技巧**(第 8 课-讲义 3)。每当遇到困难的时候,他们可以使用**应对版呼吸空间**(方框 9.3),并于每次练习时在第 8 课的家庭练习记录表格上记下他们的意见和看法,并至少仔细阅读本节课提供的材料一次,反思其内容(见第 8 课-讲义 9)。

最后,就像在本节课所做一样,如果可能的话,下一节课学员也要带上一个唤起强迫思维或痛苦的物体,因为我们还会继续进行正念暴露。

正念圆圈

本节课结束时,小组学员围坐在一起,静默地专注于呼吸,时间为 3～4 分钟。教师可以选择强调定期练习正念的重要性,以实现该课程的目标。

第 8 课概要——正念行动和正念暴露

　　在强迫症患者中，行为模式经常集中在行动上，以防止伤害，减少责任，并通过强迫行为、思维反刍、回避以及寻求保证和安全的行为来减少情绪的困扰。强迫症患者经常无意识地进行这些重复性的行动。他们并不关注自己的实际感知和仪式的结果。

　　这节课的重点之一是了解在你的日常活动中缺乏意识是如何通过培养一种过度的责任感来促成强迫症的，这种责任感往往会激活你的强迫症和仪式。你也会问自己，为什么你会自动进行仪式。你可能会在某个时候惊讶地发现，你所做的事情与你的真实意愿和生活目标，或者你期望获得的结果之间往往没有联系。通过正念的练习，你可能会注意到由于强迫症而存在于你生活中的许多矛盾：想法和行动，事实和信仰之间。带着正念的态度，你可以学会以非评判性的方式观察你所做的事情，事后问自己为什么这么做。通过定期练习，你可以发现自己的意图——真实的、真正的、健康的意图，这些意图可以指导你的行动。持续的正念练习可以帮助你建立一个成熟和现实的责任感，并在这个世界上以信任和安全感发挥作用。

　　对强迫症和恐惧最有效的治疗程序之一，一般包括反复让自己暴露在强迫症和恐惧中。这意味着有意面对它们，与被激活的焦虑或不适待在一起，而不进行任何仪式。在这节课中，将使用正念暴露练习，向你展示一种在产生焦虑或痛苦的情况下停留的新方法。它将使你能够克服强迫性恐惧，而不必进行不必要的、适得其反的仪式。

正念和责任感

　　过度的责任感被认为是强迫症的一个核心特征，特别是在那些主要问题是检查或清洁的人中，它很容易诱发强烈的内疚感。那些具有过度的责任感的人认为他们拥有一种特殊的力量，可以产生或防止对自己和/或他人的重大损害。不作为（没有做的事情）和作为（做的事情）都可能犯错，带来损害。

　　强迫症患者倾向于曲解责任，因为他们把责任与"义务"或"规则"的概念联系起来。然后他们严厉地要求自己遵守这些规则。常见的情况是，这些人有过童年经历，被教导这种受规则约束的风格是正确的生活方式。对其他人来说，经历了特定的事件（通常是创伤性事件），使他们有一种过度的责任感。

　　拥有成熟的责任感意味着准备好做出涉及可能风险的重要决定，能够相信自己会做正确或有益的事情，并接受任何可能的结果。它需要意识到自己的行为对自己和他人的真正影响，以及感受这种影响的意愿。有趣的是，责任一词来源于拉丁语动词 *responsus-respondere*，意思是"回应的能力"，即有能力在每个时刻都在场，对你每天面临的事件做出适当的回应（而不是反应）。这也可以作为正念行动的一个定义。真正负责任的人能够意识到自己的行为每时每刻可能产生的真实后果，并且也愿意做出可能涉及风险的决定，如果这样做可以带来有益的结果。

　　当你能够理解责任的真正含义时，你就开始培养对自己的尊重和信任。日复一日地培养正念（不加判断地关注当下）。你将能够理解你在任何具有挑战性的情况下的实际参与，以及你的行为的真正影响。正念练习可以帮助你培养更成熟的责任感，以更有意识和自信的方式行事。

第 8 课-讲义 3

差异技巧

回想一个让你害怕去做的行为,并且写下来:_____

现在,尽量真实、诚实地回答下面的问题,从左下角开始按数字回答。

(2) 他们想这样做吗?　　　(6) 他们想这样做吗?　　　(10) 我想这样做吗?

(3) 他们是否担心自己可　　(7) 他们是否担心自己可　　(11) 我是否担心自己可
能会这样做?　　　　　能会这样做?　　　　　能会这样做?

(4) 他们这样做了吗?　　　(8) 他们曾经这样做过吗?　(12) 我曾经这样做过吗?

←————————————————————→

(1) _____的人。　　　　(5) 不_____的人。　　　(9) 我,一个不_____的
(写下所害怕行为的类型)　(写下所害怕行为的类型)　　人。(写下所害怕行为的类
　　　　　　　　　　　　　　　　　　　　　　　　　型)

第 8 课-讲义 4

健康意愿练习

意图孕育行为，行为孕育习惯。
习惯塑造品格，品格决定命运。

——中国佛教箴言

你日复一日、每时每刻培养的意愿和决心，能塑造你的行动，并且为你和他人的人生带来强大的影响，最终影响到你生活的世界。如果培养一种意愿能直接或间接地影响你和他人，并带来福祉，你希望它是什么？"专注于你的意愿"是指你要深深地意识到自己想要什么，不想要什么。

当你早晨醒来时，找一个舒适的地方，选一个舒适的坐姿，并且专注于你的呼吸一段时间。现在，开始引导你的意愿，试图弄清楚你的态度、想法、行为、心境甚至每个你用的词汇。用心感受你所有的意愿。真实、诚实地培养它们。从今天的当下开始，尝试竭尽所能将它们付诸行动。在下面的空格中填上你的决心。试着在这一整天中把它们记在心里，也要经常检查其中的内容，好使你时刻警醒，时刻回想起这些决心。

（1）今天我要培养什么健康的、真实的意愿？例如，"我要享受这个崭新的一天"，"我想对自己好，对他人好"，"有些事情我不能改变，我应该试着去接受"等。

_____

（2）有哪些想法（词汇、句子、信息、情景）是我今天要培养的？又有哪些想法是我想放开、不去那么在意的？例如，"我想去信任自己"，"记住想法并不是事实"等。

_____

（3）哪些行动和决定是我今天想去做的？哪些是我不想做的？

_____

（4）有哪些情绪和心境是我今天想去培养的（如冷静、平衡、自我同情等）？而哪些是我想接受、放弃的（如焦虑、厌恶、害羞、生气、悲伤等）？

_____

（5）有哪些"有益的"词汇、句子或信息是我想与他人分享的？又有哪些话是我不应该说的？

_____

正念暴露练习的痛苦情境清单

姓名:_____　　日期:_____

第一步:准备暴露练习。这份讲义试图关注你在生活中经历的所有**触发因素**,这些触发因素往往会激发你的痛苦和强迫症状(列出所有的情况,按痛苦水平由低到高排序):在那种情况下通常会被激活的**闯入性想法**或强迫思维;你在那一刻体会到的**痛苦情绪或感觉**的类型(如焦虑、厌恶、羞愧);在那种情况下或脑海中出现闯入性想法时,不去执行你的仪式、寻求保证或其他安全行为,你感觉到**多少痛苦**(范围为 0~100,参见下方的痛苦水平量表);那些让你感到有冲动去做的**安全行为或仪式**。如果你的强迫症问题是花太多时间或频繁做这些仪式,那么请说明花在仪式上的时间或频率。

痛苦水平量表

0	10	20	30	40	50	60	70	80	90	100
不痛苦		非常轻微的痛苦		中度痛苦,烦人但可容忍		很痛苦/难以承受		非常痛苦/非常难以承受		最大程度的痛苦(如惊恐)/无法控制

触发痛苦的情境或刺激(痛苦等级排列规则:第一级为最低水平)	闯入性想法、强迫思维(被情境或刺激激发)	痛苦情绪和感受的类型(如焦虑、厌恶、羞耻等)	想象的痛苦水平(0~100;不采取仪式或其他安全行为,保持与痛苦情境或刺激相连接)	安全寻求行为(如强迫行为/仪式、回避、寻求保证、迟钝等)	安全行为的频率和/或通常花费的时间(如果频率过高或花费太多时间做某事,即为问题所在)
例:触摸一些物体,如门把手、鞋子和水龙头	"我担心我可能被污染,感染艾滋病或其他疾病"	焦虑	80~90	过度清洗身体,一天中多次长时间淋浴	一天洗澡 4~5 次,每次 50~60 分钟

正念暴露记录表格

姓名:＿＿＿＿＿＿＿

第二步:开始正念暴露。在开始正念暴露之前,指出你想暴露的痛苦情境(从最小压力的情况开始),以及你想通过暴露而达到的治疗目标。然后,跟随正念暴露音频并选择一个正念练习(如正念呼吸)来开始正念暴露练习。此后,当你进入痛苦情境时,关注你真实的痛苦水平(0～100)。如果这个暴露情境不会造成痛苦,那就继续下面的方法,直到你达到足够的痛苦水平(例如,50 以上的痛苦水平会让你想执行强迫行为)。至少在这一天结束之前,避免以任何方式执行你的仪式或安全行为。在每一个时刻,记住使用你的感官向你传达的东西,以获得最好的现实感。在暴露的结束时评估你的痛苦水平,在一天的结束时,评估一个普通行为中你的安全行为频率和/或花费的时间,如果以过高的频率做事(如洗手)或花太多时间去做一些事情(洗澡、穿衣服)就是一个问题。

痛苦水平量表

0	10	20	30	40	50	60	70	80	90	100
不痛苦		非常轻微的痛苦		中度痛苦,烦人但可容忍		很痛苦/难以承受		非常痛苦/非常难以承受		最大程度的痛苦(如惊恐)/无法控制

日期	触发你想暴露的痛苦情境或刺激	治疗目标(例如,防止某一特定的仪式,减少做某事的时间,防止寻求保证等)	暴露之前的正念练习	暴露开始时的痛苦水平(0～100)(停留在情境或刺激中而不采取仪式其他安全行为)	暴露结束时的痛苦水平(0～100)	暴露之后安全行为的频率和/或花费的时间
例:周三,10月1日	触摸我办公室的门把手	接纳我的感受和闯入性想法,从它们中转移开;每天只洗一次澡,最多15分钟	正念呼吸	90	20	一天只洗一次澡,持续18分钟

第8课-讲义5C

正念暴露简要流程图

(1) 开始时的正念练习可以使你平静并找到平衡感(如身体和呼吸的正念)。

(2) 暴露在让你感到痛苦的物体、情境或刺激物中,利用你的呼吸作为锚定点。〔记得每3~4分钟留意你的痛苦或焦虑水平(范围:0~100)。〕

(3) 认识到自己的思想、情绪、躯体感觉。积极地观察它们,描述内在的体验,不要去批判它们。专注于你的感觉(视觉、听觉、触觉等),让感觉向你传达信息,而不要在意思想的内容。

(4) 保持接纳的态度,容许思想、情感、躯体感觉存在。

(5) 使用去中心化和去认同化的方法,把你的思想看作简单的、无害的、转瞬而逝的。你的思想并不能代表你。

(6) 也可以使用隐喻的方法去中心化:把你的思想看作飘过蓝天的白云。

(7) 防止任何仪式行为。要学会积极地放弃任何针对内在痛苦状态的躯体或心理反应(仪式行为、强迫行为、寻求保证等)。

(8) 当你结束暴露时,要进行一次正念练习(如呼吸空间),以确保内心的平静和稳定。

滋养活动清单

- ☐计划每天的活动
- ☐定一个短期、中期、长期的目标
- ☐正念、瑜伽以及正念动作
- ☐锻炼、体育活动
- ☐聆听能让你放松或充满能量的音乐
- ☐养花、照顾植物
- ☐做志愿者工作
- ☐阅读自助书籍
- ☐与亲友相拥
- ☐放松地沐浴
- ☐筹备一次派对
- ☐加入一个文化、娱乐或体育协会
- ☐租赁或购买一个有趣丰富的影片
- ☐演奏或者学习演奏一种乐器
- ☐加入一个治疗或自助小组
- ☐阅读小说、诗歌、杂志、报纸
- ☐练习放松练习
- ☐做一次放松按摩
- ☐去图书馆或书店
- ☐歌唱
- ☐每天发现你的好品质
- ☐进行一次放松和正念的散步
- ☐去骑自行车
- ☐报名一个课程（跳舞、摄影、修理、驾照、语言、电脑、编织等）
- ☐参加会议或研讨会
- ☐向他人表达并且维护自己的观点
- ☐去做美容
- ☐去理发
- ☐看有趣的电视节目
- ☐思考未来的积极方面
- ☐和朋友同事一起出去玩
- ☐和友好的人聊天

- ☐尝试新的经历
- ☐带着承诺和热情从事你的工作
- ☐给予和接受帮助
- ☐进行有益的、滋养性的购物（衣服、书本、杂志、CD、电影等）
- ☐穿着随意
- ☐养一只宠物
- ☐去展览
- ☐去演奏会
- ☐翻新你的家（改变家具的位置、买新家具、装饰墙壁）
- ☐去一场组织好的旅行
- ☐建立在园艺、植物学和种菜上的兴趣
- ☐参观一座美丽的城市
- ☐通过大声叫喊、说出内心所想、砸枕头等方式发泄情绪
- ☐培养宗教信仰或灵性
- ☐塑造你的形象；良好的打扮
- ☐倾听他人说话
- ☐刺绣或编织
- ☐绘画
- ☐雕刻
- ☐跳舞
- ☐修理房子里的东西
- ☐跑步，慢跑
- ☐给自己一些喜欢的东西
- ☐摄影
- ☐看着漂亮的老照片和视频
- ☐给你的朋友们展示照片
- ☐收藏东西（硬币、贝壳、邮票等）
- ☐制作模型
- ☐做填字游戏
- ☐针织

☐听收音机

☐做一个桑拿或浴缸按摩

☐室内养鱼

☐骑马

☐做拼图游戏

☐野炊

☐打保龄球

☐邀请朋友访问或拜访朋友

☐每天给自己一个自由和放松的时刻

☐去剧院

☐即兴发挥(如来一场说走就走的旅行)

☐和朋友一起组织一场晚宴

☐赠送礼物

☐写一封信

☐在电话里聊天

☐给自己一天独处

☐户外活动

☐培养不同的爱好,发现新的爱好

☐拥有正念的、尊重的和令人满足的性关
系/性体验

☐穿着适合你的衣服

☐与爱你的人在一起

☐去认识新朋友的地方或活动

☐停下来欣赏风景

☐做你喜欢的食物

☐写日记或故事

☐给自己一些时间,以最好的方式使用

☐去电影院

☐意识到"在你生命的每一天中,真正需要
的一切已经存在"

☐其他:＿＿＿＿＿＿＿＿＿＿＿＿＿

☐＿＿＿＿＿＿＿＿＿＿＿＿＿＿＿

☐＿＿＿＿＿＿＿＿＿＿＿＿＿＿＿

☐＿＿＿＿＿＿＿＿＿＿＿＿＿＿＿

☐＿＿＿＿＿＿＿＿＿＿＿＿＿＿＿

☐＿＿＿＿＿＿＿＿＿＿＿＿＿＿＿

☐＿＿＿＿＿＿＿＿＿＿＿＿＿＿＿

☐＿＿＿＿＿＿＿＿＿＿＿＿＿＿＿

☐＿＿＿＿＿＿＿＿＿＿＿＿＿＿＿

☐＿＿＿＿＿＿＿＿＿＿＿＿＿＿＿

☐＿＿＿＿＿＿＿＿＿＿＿＿＿＿＿

☐＿＿＿＿＿＿＿＿＿＿＿＿＿＿＿

☐＿＿＿＿＿＿＿＿＿＿＿＿＿＿＿

☐＿＿＿＿＿＿＿＿＿＿＿＿＿＿＿

☐＿＿＿＿＿＿＿＿＿＿＿＿＿＿＿

☐＿＿＿＿＿＿＿＿＿＿＿＿＿＿＿

☐＿＿＿＿＿＿＿＿＿＿＿＿＿＿＿

☐＿＿＿＿＿＿＿＿＿＿＿＿＿＿＿

☐＿＿＿＿＿＿＿＿＿＿＿＿＿＿＿

☐＿＿＿＿＿＿＿＿＿＿＿＿＿＿＿

☐＿＿＿＿＿＿＿＿＿＿＿＿＿＿＿

☐＿＿＿＿＿＿＿＿＿＿＿＿＿＿＿

☐＿＿＿＿＿＿＿＿＿＿＿＿＿＿＿

☐＿＿＿＿＿＿＿＿＿＿＿＿＿＿＿

☐＿＿＿＿＿＿＿＿＿＿＿＿＿＿＿

☐＿＿＿＿＿＿＿＿＿＿＿＿＿＿＿

☐＿＿＿＿＿＿＿＿＿＿＿＿＿＿＿

☐＿＿＿＿＿＿＿＿＿＿＿＿＿＿＿

☐＿＿＿＿＿＿＿＿＿＿＿＿＿＿＿

☐＿＿＿＿＿＿＿＿＿＿＿＿＿＿＿

☐＿＿＿＿＿＿＿＿＿＿＿＿＿＿＿

☐＿＿＿＿＿＿＿＿＿＿＿＿＿＿＿

☐＿＿＿＿＿＿＿＿＿＿＿＿＿＿＿

　　　　　　　　　　强迫症的正念认知疗法：治疗手册

第8课名言警句

意图孕育行为，行为孕育习惯。
习惯塑造品格，品格决定命运。

——中国佛教箴言

我们所练习的变成了习惯。
曾经有益的事物，日后可能成为囚笼。

——杰克·康菲尔德

前行，但不要以恐惧驱使你的方式前行。

——贾拉尔丁·穆罕默德·鲁米

你无法控制结果，只能控制自己的行动。

——艾伦·洛科斯

无论你想养成什么习惯，都要练习它；
如果你不想养成某种习惯，就不要去实践它，
但是要使自己习惯于其他事物。

——爱比克泰德（古希腊哲学家）

我们有能力去做的事情，
也有能力选择不去做。

——亚里士多德

善恶的本质在于意志的特定倾向。

——爱比克泰德（古希腊哲学家）

谨记意图之重要：它是种子，孕育出未来。

——佛教心理学的第17条准则

生命只存在于当下。
因此，我们应该以这样的方式行走，
让每一步都能带领我们到达此时此地。

——一行禅师

第 8 课-讲义 8

第 8 课课后一周的家庭练习

(1) 周一、周三、周五进行**观察心冥想**(音频 9)。在练习中引入让你不安的想法,然后培养积极的感觉,去接纳它们。

(2) 周二、周四、周六进行 **R. E. A. L. 接纳练习**(音频 10),学习接受那些令你不安的事情(想法、情绪或躯体感觉),并且像一位好的酒店经理欢迎客人一样,学会欢迎这种内在的体验。当你面对困难的时候,记得填写**接纳表**(第 7 课-讲义 6)。

(3) 每天练习一次**带稳定词的正念行走**,每次 15～20 分钟。尝试记住行走时要用的词汇。用记录家庭练习的格式记录你的观察及印象。

(4) 每天至少练习一次**正念暴露**,在你遇到痛苦及焦虑的情况时练习。开始的时候跟随录音(音频 11),并按照“第 8 课-讲义 5A 和 5B”中的指南进行练习。记住要尽可能地专注,集中注意在你的感觉向你传达的事情上(例如,“我看到这里很干净”,“我意识到这一刻出现了噪声”等)。

(5) 每天早晨在起床之后,带着信念及承诺做一遍**健康意愿练习**(第 8 课-讲义 4),并在之后的一整天中,在你设定的行动、思想、言语、意图和情绪上努力将其真正付诸实践。

(6) 从**滋养活动清单**(第 8 课-讲义 6)中选择一些活动(最少 3 项),并且去实施,逐渐取代仪式行为和强迫行为所占用的时间。

(7) 如果对你的特定强迫症状有所帮助,练习**差异技巧**,特别是当你担心伤害你自己和他人的时候。

(8) 每当你注意到自己有不愉快的情绪或想法的时候,记得练习**应对版呼吸空间**。

(9) 每次进行本节课的练习时,在第 8 课家庭练习记录表格里记录你的体验,写下任何评论、印象或者你遇到的困难。每次进行应对版呼吸空间练习后,在“×”上标记。

(10) 仔细阅读本节课提供的资料至少一遍,然后回想内容,试着掌握这些内容。

在进行这些练习之前,要确保你有足够的时间,一个温暖、安全、舒适和安静,且练习不会被打扰或中断的地方。也记得要有一个舒适和稳定的姿势。尽你所能地理解这些练习,将它们作为一种健康、稳定的生活习惯而不是一种义务。记住,你为这个培训的所付出的努力和承诺将给你的生活的带来重大的改变。

第 8 课-讲义 9

第 8 课家庭练习记录表格

姓名:_____

每次练习都请填写下表。当练习应对困难情境的应对版呼吸空间时,请在"×"上画圈。同时,记下练习过程中发生的任何状况(对健康的好处、困难、所观察到的事物),以便在下节课中进行讨论。

日期	练习	评价
周四 日期:_____	包含接纳的观察心冥想 R. E. A. L. 接纳练习＋接纳表 带稳定词的正念行走 正念暴露 健康意愿练习 滋养活动 呼吸空间:× × × × × ×	
周五 日期:_____	包含接纳的观察心冥想 R. E. A. L. 接纳练习＋接纳表 带稳定词的正念行走 正念暴露 健康意愿练习 滋养活动 呼吸空间:× × × × × ×	
周六 日期:_____	包含接纳的观察心冥想 R. E. A. L. 接纳练习＋接纳表 带稳定词的正念行走 正念暴露 健康意愿练习 滋养活动 呼吸空间:× × × × × ×	
周日 日期:_____	包含接纳的观察心冥想 R. E. A. L. 接纳练习＋接纳表 带稳定词的正念行走 正念暴露 健康意愿练习 滋养活动 呼吸空间:× × × × × ×	

续　表

日 期	练 习	评 价
周一 日期：_____	包含接纳的观察心冥想 R. E. A. L. 接纳练习＋接纳表 带稳定词的正念行走 正念暴露 健康意愿练习 滋养活动 呼吸空间：×　×　×　×　×　×	
周二 日期：_____	包含接纳的观察心冥想 R. E. A. L. 接纳练习＋接纳表 带稳定词的正念行走 正念暴露 健康意愿练习 滋养活动 呼吸空间：×　×　×　×　×　×	
周三 日期：_____	包含接纳的观察心冥想 R. E. A. L. 接纳练习＋接纳表 带稳定词的正念行走 正念暴露 健康意愿练习 滋养活动 呼吸空间：×　×　×　×　×　×	

第 13 章

第9课：培养自我慈悲和自我宽恕

人们会忘记你说过的话，
人们会忘记你做过的事，
但人们永远不会忘记
你留给他们的感受。

——玛雅·安杰卢

关于本节课

对于强迫症患者来说，最困难的挑战之一是对自己的痛苦培养一种关爱的感觉。本节课的重点是如何对我们的内在和外在的体验和痛苦保持仁慈、温和、温暖、关怀和接纳的态度；还介绍了自我慈悲练习和自我宽恕练习。

慈悲是所有基于正念的方法的核心组成部分之一。慈悲，特别是自我慈悲，对强迫症患者有治疗作用。通过培养慈悲，患者可以开始尊重、关心他人，防止因为自己的障碍而给自己和他人带来的痛苦。强迫症患者倾向于感到内疚、自我批评、自我责备和自我谴责，这与自我慈悲是对立的。正如最近的研究表明，自我慈悲可以在无害的情况下使焦虑、厌恶、愤怒、内疚或不信任的感觉失灵，并能同时激活平静、安全和信任的感觉(Gilbert & Tirch, 2009)。

自我宽恕是一种与慈悲心有关的态度，它也可以成为几种强迫症机制的有效"解药"。在这节课中，它被作为一种正式的练习来介绍。

教授学员自我慈悲和自我宽恕练习可以帮助他们对自己的痛苦和困扰形成一种截然不同的态度。学员会被要求在接下来的几周内每天练习这些重要的冥想(见第9课-讲义1)。

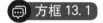 方框 13.1

第9课议程

主题：培养自我慈悲和自我宽恕

概　要

慈悲是一种心灵的品质、一种感觉，也是所有基于正念的方法的核心组成部分。

培养慈悲，特别是自我慈悲，对强迫症患者有治疗作用。它帮助他们开始尊重、关心和预防自己所经历的痛苦。自我宽恕是一味与几种强迫症机制均相关的"解药"。在本节课中，自我宽恕也将作为一种正式的练习介绍给学员。熟练掌握自我慈悲和自我宽恕的练习可以帮助学员培养一种深刻且不同的态度，重新看待他们自己的痛苦和困扰，并使内疚、不信任和过度的责任感等功能失调的感觉正常化。

课程大纲

- ☐ 正念暴露
- ☐ 练习回顾
- ☐ 家庭练习回顾
- ☐ 介绍自我慈悲
- ☐ 练习回顾
- ☐ 装载和卸载练习
- ☐ 练习回顾
- ☐ 休息
- ☐ 自我宽恕练习
- ☐ 练习回顾
- ☐ 阅读和讨论第 9 课名言警句
- ☐ 分发学员讲义并布置家庭练习：
    - ☐ 通过写作探索自我慈悲
    - ☐ 自我慈悲练习——每天
    - ☐ 自我宽恕练习——每天
    - ☐ 正念暴露——每天
    - ☐ 在第 1、5 天进行 R. E. A. L 接纳练习，第 3、7 天进行观察心冥想
    - ☐ 在第 2、4、6 天，按你的选择进行动态正念练习
- ☐ 以聚焦于呼吸的正念圆圈结束

材料和资源

- ● 铃

自我慈悲练习
（音频 13）

自我宽恕练习
（音频 14）

学员讲义

第 8 课-讲义 4：健康意愿练习

第9课-讲义1：第9课概要——培养自我慈悲和自我宽恕
第9课-讲义2：通过写作探索自我慈悲——给自己写一封充满同情心的信
第9课-讲义3：第9课名言警句
第9课-讲义4：第9课课后一周的家庭练习
第9课-讲义5：第9课家庭练习记录表格

正念暴露

本节课从正念暴露开始，这是项目中的一个核心练习，所以需要学员经常练习。这是上一周的日常家庭练习之一。如果学员带来了一个会引发痛苦的实物，就要求他们把它放在自己面前。如果没有带来一个实物，则要求他们想象一个他们在暴露过程中可以生动地唤起的苦恼情况。教师按照第8课的正念暴露指南（方框12.2）引导练习。

练习回顾

教师邀请学员分享他们在正念暴露练习中的体验。

教师：谁愿意分享一下对这个练习的一些看法？

伊莎贝尔：我注意到，在这次练习中，和上一次一样，与在家里的练习相比，我更容易将自己暴露在具有挑战性的情况下。现在我感到更安全、更放松、更信任了。也就是说，在练习开始时，我确实感到很焦虑，我不确定自己是否能够顺利完成练习。

乔治：对我来说，带着令我苦恼的东西，也就是我担心被污染的注射器，真的很难，而在暴露过程中直接接触它，就更难了。起初我只想把它放回我的包里，但你的引导鼓励我和它待在一起。我发现特别有用的是使用意向来与我的想法保持距离，并使用呼吸的方法回归到当下。在结束时，我感到痛苦的程度从开始时的80降到了10~15。

教师：对你来说，具体有什么是难以应对的？

乔治：我很难接受和放下我脑海中出现的可怕想法，这些想法告诉我不要使用注射器，并放弃我正在努力做的事情。我的脑海中出现了可怕的场景，但在某一时刻，我不知道为什么，我意识到它们只是想法而已。不仅如此，这些想法是我还是护士时所没有的。

教师：你们的说法都很值得探讨。暴露在具有挑战性的刺激物之下是一种勇气的表现，但我认为实际上它基本上是一种信任的表现。而且，你们现在能够做到的，可能也是你们过去几周在培养信任方面所努力的结果。你们怎么看？

我也明白，我的声音以及在这个房间里，与这个小组在一起，在这个你可能认为是安全环境的空间里，当你把自己暴露在具有挑战性的刺激物中时，会有一种安慰和鼓励的效果。这就是为什么你在家里做的暴露练习是如此重要。你在小组里做的事情可以帮助你理解在练习中应该做什么以及如何去做练习,并且让你明白你自己能做到。但是,你在家里自己所经历的,才能够帮助你建立真正的、深刻的信任。

家庭练习回顾

教师接着带领学员讨论上周进行家庭练习的体验。

教师:我很想听听你们过去一周的家庭练习体验,特别是探讨你在进行暴露等级和正念暴露中遇到的困难和发现的一些好处。

海伦:当我练习观察心冥想时,我注意到与我的思想越来越远。我觉得自己就像坐在河岸上,能够观察到它们。这种情况甚至发生在今天早上在家的一个恼人的想法上。我只是让它走,它就走了。我有意决定保持在当下,静坐观察。

丹尼尔:这周我遇到了一些情绪问题,所以我进行了观察心冥想,我把情绪放在树叶上,看着它们顺着河水流淌。但应对我的想法时就比较困难了。

苏珊:我们为数不多的确定因素之一就是我们的呼吸。然而,当我与我的思想接触时,我接受它们而不必回到我的的呼吸。我可以不用集中在呼吸上吗? 我可以只在有让我苦恼的想法出现时才集中于呼吸上吗? 我可以集中在其他东西上吗?

教师:冥想中可以有不同的事物给予你支持。我们经常使用呼吸作为锚定点,但我们也可以使用姿势、身体知觉、声音或任何你能用感官感知到的东西。它必须始终是真实的、存在的东西。但我们为什么要将一个东西作为锚定点呢? 每当有东西把我们从当下带走时,这个锚定点就可以让我们回到当下。当我们需要它时,我们就使用它。使用它不是一种义务,而是一种机会。在这一点上保持灵活是很重要的。

乔治:由于我有强迫性的想法,我在 R. E. A. L. 接纳练习的探索阶段尝试面对它们。你建议看一看打扰我们的东西周围有什么,所以我深入了解这些想法和执着是什么。一方面,我在观察它们,而不质疑它们,并把它们作为"客人"与之交往。另一方面,我确实与它们接触。所以我最终陷入了危机。我应该观察他们,但我却参与其中。我还没有弄清楚,对我来说,深入下去是否合适。我试着更加超脱,但如果我发现自己在这种情况下,就会被卷入。我应该如何进行这个练习?

教师:在我看来,在 R. E. A. L 练习的第二阶段,你与自身的问题产生了强烈的联系,并倾向于反刍所有可以产生的意义和联系。探索阶段非常有用,但也许很困难,因为一旦你尝试去做,你就会立即进入你的自动驾驶状态和机制。我建议你现在先练习认识、接受和放手阶段,而省略第二阶段。以后你可以少量地重新引入它。你也可以尝试在第二阶段只关注你的身体,注意被激活的感觉和它们被激活的地方。

艾伦:在家里,我主要是用意象进行正念暴露;我处理得很好,似乎可以接受那些令人痛苦的事情。我能够让它们继续存在而不和它们靠近。

希拉:如果在正念暴露练习中出现了仪式,我能够放下去执行它的冲动,但我注意到,当我处于有非常令人不安的想法的状态时,我就无法做这个练习。然而,在做练习时,我能够避免进行我的仪式。

教师:是对你的想法还是某些场景的暴露?

希拉:是对场景的……

教师:你每天都进行练习吗?

希拉:不是的,主要是在我需要的时候。

教师:如果问题每天都存在,那么每天使用这些工具就很重要。你的头脑需要习惯于以这种新的方式行事,并使用这种新的模式来保持问题的解决。为了做到这一点,你的头脑需要定期接受训练,否则,正如我之前几次说过的,你那已经非常成熟的旧的心理习惯会再次占据上风。

希拉:在练习结束时,我意识到,当我有不安的想法时,我的焦虑是非常强大的,但我能够通过这个技巧更好地保护自己。

教师:很好。但你要尽力不要把自己看成是一个必须为自己的思想辩护的人,因为这使你处于对抗或回避它们的位置。如果我们意识到这些想法是无害的和短暂的,我们就不需要为自己辩护。如果我们认为它们是危险和不健康的,我们就给了它们并不真正拥有的权力。当思想出现时,我们需要以不同的方式与它们发生关系。

伦纳德:我记得其中一个想法是在周三午饭后出现的,我成功地没有让它影响我。我观察它,没有进行反应。通常情况下,我会开始做我的仪式,试图更好地理解它并解决它,但我设法不做任何事情。然而,我内心感到相当不安。有时我看到这些练习的用处,因为我觉得我脑子里的东西正在发生变化。但过了一段时间,这种不快感就会增加,我又回到了困惑的感觉。

教师:你能更准确地描述一下你的情绪和其他感受吗? 不安这个词比较含糊……

伦纳德:嗯……我感到一种我可以定义为焦虑的情绪。我的下巴很紧张;我的肌肉很紧张;我的心跳加快,呼吸加快。

教师:很好,这就是你的实际感受。

伦纳德:是的,但告诉自己这一点对我没有什么帮助。

教师:实际上,这不仅仅是告诉自己这些事情。重要的是要学会认识到在每个时刻我们内心真正发生的事情。你认为处理一种情绪状态,认识到你刚才描述的具体经历,还是把它描述为不安,会更容易一些?

伦纳德:是的,如果我更准确地认识和描述症状,那就更容易了,因为我意识到,如果单独来看,它们是无害的。但是,虽然我的焦虑在运动后会减少,但几个小时后往往会恢复。当我注意到有一些改善时,我期望继续改善或至少保持改善。

教师:你想继续提高,这是完全可以理解的,莱昂纳多。但是,我们需要放弃期望,比如认为每次都会有进步,或者一旦有了进步,就会一直好下去。我们正在逐步前进,试图根除已经建立多年的心理习惯。任何变化都是宝贵的,即使它们不一定稳定。为了让我们的头脑习惯于如此不同的工作方式,我们必须每天练习一段时间。

罗杰:我喜欢在 R. E. A. L. 接纳练习的第三和第四阶段所感受到的感觉。通过 R. E. A. L. 接纳练习,我感觉好多了,尽管在非正式练习中,有些想法对我来说很难接受,我对某些东西感到痛苦、愤怒和厌恶。在非正式的练习中,我更不舒服,而在正式的练习中,这种感觉消失了。

教师:在那些不舒服的时刻,你是否能够记住你在正式练习中所学到的东西?

罗杰:我在挣扎。我试图让自己脱离我的想法,但我发现很难接受它们。

教师:能够将这两种练习结合起来是非常重要的。通过非正式的练习,我们把在正式练习的安静、和平、安全的空间里学到的东西转移到现实生活中。

帕特里克:练习正念暴露是要有条不紊地进行的,但我认为,如果你不去想它,有时暴露的效果会更好。在我成功进行暴露的时候,我告诉自己"我已经不在乎了"。我一直在思考这些事情……

教师:那你有没有设法长期坚持做这些暴露练习?

帕特里克:有些,是的,但我意识到这是因为它们是不太危险的情况。

教师:是的,我们可能会更快地进行不适程度较低的暴露,不用考虑太多,也不用遵循特定的步骤。问题是如何处理更多不舒服的情况,那些我们害怕的情况。正念暴露帮助我们以一种心态进入这些情况,使我们能够处理这些情况。这是因为我们体验的是实际存在的情况,而不是我们的头脑对其的解释。将自己暴露在具有挑战性的事件中,意味着完全意识到在这些情况下,在我们的内在和外在正在发生什么。要注意的是,有时快速做暴露是一种回避,我们并没有真正接触到引发我们不适的因素。

帕特里克:我可以通过不考虑太多事情来更好地处理一些事情……就像学习开车被分成小任务时很困难。而当我以本能的、更自然的方式来学习,效果更好。但我同意,对于更困难的暴露来说,有一个方法是必要的。

介绍自我慈悲

正如第 2 章已经讨论过的,强迫症患者往往很难意识到由于他们的失调给自己或其他人带来的痛苦。对于他们来说,对自己的困难的个人体验抱有关怀、温暖、善良和接纳的态度是很难的。事实上,大多数强迫症的机制和偏见可以被看作是包含自我慈悲的品质的对立面:自我信任、接纳个人体验、不评判、智慧(在以客观和适应的方式看待现实的能力和理解他们痛苦的原因的意义上)和温暖(对于经常认为自己受到威胁、防御心很强的人来说,很难感受到这种温暖)。由于这些原因,强迫症患者可能很难感受到自我慈悲,但这是一种极其重要和健康的态度和感觉。自我慈悲会刺激满足/安抚和安全系统的稳定激活,同时停用威胁/自我保护系统(Gilbert, 2010)。

为了帮助学员了解自我慈悲对他们问题的重要性,以及通过正式的冥想来练习自我慈悲的必要性,教师需要开启一场反思性讨论。

教师:我想介绍正念练习的一个组成部分,它对你克服问题的培养特别重要。这种品质就是慈悲。但首先我想知道你认为慈悲是什么。在你们看来,慈悲是什么意思?

卡罗尔:在我看来,慈悲意味着对某人感到怜悯或遗憾。

艾伦:我认为慈悲是指对身体不好的人感到同情。

朱莉娅:我同意卡尔的观点。

教师:嗯,总的来说,你们对慈悲的看法非常接近大众认知。实际上,怜悯、抱歉甚至同情,这些词通常表示对受苦的人的一种优越感,它们往往会唤起一种贬义的感受。但是如果我们看一下慈悲的真正含义,"compassion"这个词源自拉丁文的"*com*"(对应英文"with")和"*pati*"(对应英文"suffer"),意思是"与之一起受苦",并被定义为"对痛苦的深刻认识和感受,与试图缓解痛苦的一种深刻的使命感和责任感"(Gilbert, 2010)。因此,当我们对某人感到慈悲时,我们应当把自己放在同样的水平上,因为我们知道他或她所感受到的痛苦是我们也曾感受到的,或在生命的某个时刻可能感受到的。

在这节课中,我们将重点关注对自己的慈悲,即自我慈悲,这是一种负责任地关心自己的痛苦,并培养一种强烈的承诺来缓解痛苦的态度。我们将要学习的自我慈悲练习对削弱或消除一些典型的强迫症心理习惯和态度很有帮助,如不信任、消极信念、内疚、自我批评和自我责备。此外,正如我们在第 2 课中关于问题阐述的部分(第 2 课-讲义 5C)所看到的,自我慈悲可以帮助激活大脑中的满足/安抚和安全系统,同时停止威胁/自我保护系统。这有助于建立一种安全、自我信任、平衡和平静的感觉。

自我慈悲是强迫症 MBCT 项目的核心正念练习,因为它对关键的强迫症机制起作用。然而,对一些学员来说,它可能是相当新的和具有挑战性的,有时会成为不舒服和冲突的来源。为了帮助学员感到轻松并愿意体验自我慈悲,教师应该用一种亲切、欢迎的语气和风格来引导学员,邀请他们找到一个舒适的姿势,并在他们能够和愿意的范围内体验练习中所唤起的思想、感觉和图像。学员应仔细注意他们与练习中唤起的图像、刺激和情绪的关系。练习之后的分享和讨论尤其重要。

💬 **方框 13.2**

自我慈悲练习

找一个舒服的姿势,能在当下传递这种稳定感和当下感的姿势。[停顿 5 秒。]尽量挺直你的背部但不要太僵硬,放松你的肩膀和胸膛,伸展你的手臂。如果你坐在椅子上,看看你的双脚是否能完全与地面接触。[停顿 5 秒。]如果这没有任何不舒服的感觉了,你就可以轻轻地闭上你的双眼,慢慢平复你自己。去感受你的身体与地面的接触,欢迎这些时刻的感受。这种联系可以告诉你在当下此刻。[停顿 15 秒。]

当你稳定自己的姿势之后,就可以集中注意力去仔细感受你的呼吸。[停顿 10 秒。]试着让呼吸有规律和平静下来,去仔细感受下你在一呼一吸之间胸部体验到的感觉变化。[停顿 10 秒。]如果能做到,尽量让你吸气和呼气的时间相同,就像这样:3 秒吸气,停顿 1 秒,然后 3 秒呼气。让你的身体平静下来,让你的呼吸平静,从而让你的心平静下来。[停顿 10 秒。]每一个呼吸都把氧气带入了你的身体,当空气通过你的鼻孔和嘴巴,给你养分和能量。[停顿 15 秒。]

在我们的生命中很少有什么是一定存在的,但是生命一定会有苦难,也一定会有呼吸,这些从我们出生的第一天到生命的尽头都一直伴随着我们。保持呼吸的能力就是你克服困苦最有力的工具。[停顿 15 秒。]

尽你所能地保持与自己的联系,暂停任何你对发生在内在和外在事情的判断。[停顿 10 秒。]在这个练习中,你将发展出一种称为自我慈悲的品质,宽恕你自己。自我慈悲是一种感觉,也是一种存在方式,可以把你从许多困苦的情绪中解放出来,并帮助你与你的身体、你的想法以及周围的人与环境建立一个健康良好的关系。[停顿 5 秒。]

要发展自我慈悲,重要的是要规律地、坚定地培养以下的重要品质。

第 1 种品质是**智慧**,这是对事物本质、痛苦根源以及幸福源泉的理解。[停顿 5 秒。]智慧是一种可以发展的能力。它来源于你在生活中的个人经验,从这些经验教训中不断成熟。[停顿 5 秒。]每个人都是他或她自己的人生所塑造成的,尤其是那些生活中第一次的体验。这些都不是选择,但他们塑造了我们的意识和我们对事件的反应。[停顿 5 秒。]我们知道,我们都在寻找幸福,并希望避开痛苦。我们的意识有时候会充满忧虑和困苦的情绪。但有时候,它可以变得平静和快乐。智慧来自对人性的深刻理解和接纳。因此,我们可以意识到,我们当下的意识和身体是我们自己无法选择的。我们的意识和身体由于很多理由是用处非凡的,但他们也经常在发展过程中出现问题,我们的头脑有时会充满焦虑、愤怒或悲伤,这是我们成长的方式。这绝对不是我们的错。因此,当我们坐在这里,在这个平静和稳定的位置,在我们理解这一切的时刻,我们愿意接受它,我们的智慧就在一天天地成长。[停顿 15 秒。]

自我慈悲的第 2 种品质是**接纳**。接纳是愿意让令人不安的想法、情绪和感觉与我们在一起,承认痛苦的经历是人类生活中正常和不可避免的一部分。接纳意味着停止战斗,停止抵制我们不喜欢的事情。它也意味着接受我们自己,接纳我们所有的局限,并愿意停止所有指向我们自己和我们内在体验的评判和责备,认识到评判和批评自己通常是无用的、自我毁灭的。[停顿 5 秒。]我们正在努力培养这种与内心体验保持联系的意愿,允许想法、情绪和感觉来来去去。[停顿 15 秒。]

自我慈悲的第 3 种品质是**信任**。信任是愿意对我们的内在和外在体验敞开心扉,认识到虽然这样做我们可能会遇到不同形式的痛苦,但痛苦不是永久的,而且我们需要找到摆脱痛苦的工具。[停顿 5 秒。]也许有一些可能对我们有用的事因为我们的恐惧而被我们拒绝了。现在尽你所能找一种有尊严和自豪的感觉坐着。轻轻地敲开你的胸部,轻轻地向后移动你的肩膀,感觉你的身体牢牢地固定在地面上。[停顿 5 秒。]你可以感觉到你的骨盆、臀部、腿、脚在地面上的感觉,感觉到地面或椅子支撑着你。[停顿 5 秒。]你正坐在一个开放的位置[停顿 5 秒。]现在尝试在你的身体内找到一份平静和安宁的空间,一片区域或一个点,让你感觉到内心的平静。[停顿 10 秒。]这片区域的平静可以逐步扩大到你的全身,你开始逐步接纳自己。[停顿 15 秒。]

第4种品质是对他人和世界的**温暖**和**善意**，但这种温暖和善意首先要指向我们自己。［停顿5秒。］这意味着每时每刻对我们内心的情绪、思想和身体感觉保持温暖和善意。［停顿5秒。］这种品质让我们对我们的想法和感受无条件地接纳，放弃抵抗，放弃对我们不喜欢的事物的斗争。这意味着照顾我们的困难感情，就像父母用一个温暖的拥抱来关心他或她受惊的孩子一样。［停顿5秒。］想象一下用同样温暖的方式拥抱你的感觉和恐惧。［停顿15秒。］

第5种有助于发展自我慈悲的品质是**承诺**。承诺是明确的意图和具体的意愿，尽我们所能地减轻和关心自己正在学着处理的痛苦。［停顿5秒。］它包含了一种愿望，通过暂停任何持续激活、滋养和维持我们痛苦的习惯、态度或行为，来帮助自己并做出改变。［停顿10秒。］我们每个人都希望快乐，也希望别人快乐。专注于这个深深的承诺。［停顿10秒。］感受它，并深深地在你的内心深处培育它。［停顿15秒。］

现在，保持你的呼吸和姿势与所处环境的联系，试着想一个你深爱的人，一个你觉得感情很深的人。［停顿5秒。］如果你觉得在你的人生中很难找到这样一个人，你可以想一个你很喜欢的动物。想想这个人或动物可能经历过的，或者甚至正在经历着的痛苦时刻。［停顿5秒。］用你的内心而不是你的意识，试着去接触这种痛苦，对这个人或动物表达一个真诚的愿望。［停顿5秒。］举个例子，在吸气时你可以想这句话："祝你开心"；在呼气时想："希望你能够脱离困苦，获得平静。"［停顿15秒。］你也可以用其他你觉得更真诚和自然的话语。［停顿5秒。］重要的是要直接表达对这个人或动物的困苦的理解和愿景。［停顿10秒。］重要的是你要深刻地感受这些愿景。［停顿10秒。］你可以重复很多次，因为如果你可以减轻他们的痛苦，你一定可以减轻其他人类和动物同样的痛苦。［停顿15秒。］

一旦你体会到了这种富有同情心的感受，并将这些富有同情心的愿望引导到一个心爱的人或动物身上，这段时间你就可以想象有一个人在你身边，充满同情心和乐于助人，以及能够感受他人的痛苦。［停顿10秒。］他可能是一个在你的生活中曾遇到的人，或者也可以是一个宗教或历史人物。［停顿5秒。］想象你身边有这个人存在。［停顿5秒。］想象一下看到他善良的眼神和感受这个人散发的慈悲。［停顿10秒。］感觉好像你几乎要被这个人散发出的感觉"感染"了。［停顿10秒。］当你感受到这种感觉时，你可以把双手放在胸部的中心，你心脏的位置（有些人喜欢把手放在他们的腹部或他们的脸颊上）。［停顿5秒。］把你的手放在你的胸部轻轻地按压，并尝试成为这个人，接纳你自己和你的痛苦。［停顿5秒。］欢迎它与你在一起，［停顿5秒，］接纳它此时的状态，这不是永恒的。它是无常的，一切皆是如此。［停顿5秒。］同时尽你所能地停止你滋长这些痛苦的行动、行为和习惯。［停顿10秒。］试着真心地、真诚地愿意做这些事情，而不要把它作为一个任务来进行。［停顿10秒。］想象看见你的脸反射在镜子中（最好还是照镜子），［停顿5秒，］试着把你所指的句子指向你自己，你心爱的人或动物，比如在吸气时对你自己说："祝我快乐"；在呼气时对自己说："祝我可以远离痛苦，保持平静"。[停顿 15 秒。]平静地说出这些话，不要把它们作为一种祈祷，而是你在内心深处真的这么觉得。[停顿 10 秒。]当你在你的意识和心里重复它时，试着使用最慈悲的语气，也试着做一个友好的、亲切的、柔和的面部表情。[停顿 15 秒。]专注于这个强烈的愿景，所有这一切都会发生，如果你能找到和平与幸福，那将是多么美好的事情。[停顿 10 秒。]

每一次你专注于这个愿望，试着注意在你的身体里发生了什么。[停顿 5 秒。]你感受到了什么样的情绪？[停顿 5 秒。]在这一刻有什么想法？[停顿 5 秒。]记住，你要有意识地这样做，当你发现自己走神时，每一次可以轻轻地把它带回来。[停顿 10 秒。]现在，持续大约一分钟，试着在吸气时对自己重复这些话："祝我快乐"；在呼气时对自己说："祝我可以远离痛苦，保持平静"。[停顿 10 秒。]试着用心而不是用脑子感受这些句子。[停顿 5 秒。]保持想象在你的面前的另一个自己。[停顿 45 秒。]

每一次你发现自己走神时，轻轻地把你的注意力拉回到这些富有同情心的句子上，这些你真诚地、善良地对自己说的话。[停顿 20 秒。]

现在逐渐让你想象的形象消失，把注意力集中到你的呼吸上，与你整个身体的感知融合，感觉自己是一个整体，从你的脚趾尖到头顶。[停顿 5 秒。]感受你的身体，同时感觉你的呼吸给你身体里的每一个细胞带来氧气。[停顿 10 秒。]感觉你的呼吸把能量带进了你体内。[停顿 10 秒。]在本练习的尾声，你可以祝贺你自己已经培养了慈悲、善待自己的感觉，你每天、每个小时都十分需要这种感觉。在这相对短暂但宝贵的生命中，你还可以承诺每天都专注和规律地重复这一练习。

注：基于 Gilbert（2010）。

练习回顾

教师邀请学员分享他们在自我慈悲练习中的体验。

拉斐尔：我从来没有想过要对自己产生慈悲之心。我喜欢这样。我往往对别人有很多慈悲，但从未对自己有慈悲。我对此感觉很好。这也是非常令人鼓舞的。

劳拉："愿我幸福"这句话，我想我从来没有对自己说过。在某种程度上，它给我带来了正向的震撼。我告诉自己，"我也可以对自己说，而不仅仅是对别人说"。我也感到一种解放的感觉，因为能够对自己说这句话也意味着我不总是需要别人。

苏珊：我的感觉很复杂。我强烈感受到"愿我快乐"这句话，但后来我开始想，"但如果我是第一个伤害自己的人呢？"所以后来我感到这种矛盾。

教师：我认为感受到矛盾的体验是绝对正常的。对你们大多数人来说，这也许是一种新的态度。产生深层变化的第一个迹象可能就是你注意到了矛盾。

朱莉娅:我已经有一段时间没有考虑过幸福了。现在说出来,为我打开了一个新的视野。幸福是一种可能性,是我通常不考虑的事情。

劳伦斯:这个练习对我来说是一种"解药",因为我的强迫症源自创造联想。它是导致我痛苦的自动驾驶……

教师:这种做法是如何成为一种"解药"?

劳伦斯:你对自己慈悲本身就是一种"解药",以及因为回避会产生痛苦,我认为这有点像"解药"。

弗雷德里克:但你说的联想是什么意思?

劳伦斯:我的强迫症起源于我所建立的联想,例如,我赋予闯入性想法一些含义,现在我知道这些想法仅仅只是想法。自我慈悲会稍微刺激我一下,使自己不再产生这些联想。

海伦:对另一个人慈悲对我来说比较容易,对我自己则较难。我的问题是,我总是逆流而上,试图消除我因自己的想法感受到的痛苦,但整个过程似乎只是在增加我的问题。告诉自己要以某种方式看待事物,以便感觉更好,我对自己的愿望、感觉是虚假的,就像一个幻觉。总是会有痛苦,所以很难做到自我慈悲。

教师:好的,海伦。在第 7 课(第 11 章)中,我们分享了痛苦的公式:痛苦＝疼痛×阻抗。你们都记得吗? 疼痛是不可避免的,它将永远存在,我们在这里不是说我们不会再感到疼痛。但是我们可以不让疼痛变成痛苦。经历痛苦才是你的问题。我们要做的是找对方法来缓解痛苦,并且确保不让自己去经历不必要的、可避免的痛苦。

阿尔伯特:我发现很难对自己产生慈悲之心……我可以从理论上来理解它,但我不能把它作为一种情绪来感受。

劳拉:我正在学习,事实上,我几乎是在强迫自己去感觉,我的痛苦被治愈而不是被搁置是正确的。每个人都有自己的痛苦,每个人都需要好好处理自己的痛苦。就算是简单地把手放在胸前,也对我有很大的帮助。

乔治:我想问大家,如果你们生活的一部分是进行仪式,你们是为谁做的? 为你们自己?

希拉:是的。

乔治:我认为这种紊乱的部分原因是,我们过多地考虑自己。我发现很难将仪式的自私与这种对自己的慈悲和善意区分开。这两者之间有什么区别? 我为自己考虑得太多了……

希拉:你不觉得我进行了一个不必要的仪式,实际上是因为我缺乏意识吗? 这不是对我自己的关注,不是对我真正需求的关注。我是为了自己,但我也知道我不应该这样做,因为它没有滋养我;它滋养了我的问题。我进行一种仪式来缓解被触发的焦虑,没有注意到自己;只是为了满足其他东西。

詹妮弗:有时我进行仪式来转移自己的注意力,因为我不愿去想那些伤害我的事情。但与此同时,我也是在"喂养"它,并且浪费了自己的时间。在练习的最后部分,我害怕与我曾经经历过的痛苦经历接触,这是我难以坚持下去的事情。我想知道这个练习是否可能是有害的,就像仪式一样,因为它仍然意味着去面对某些痛苦的事情。

教师:这些练习有意让我们接触到我们通常会回避的经历。我们的恐惧使我们回避那些使我们痛苦的事情。在这些练习中,我们做的是相反的事情。我们的内心以信任和开放的态度对待这些经历。只有这样,我们才能最终治愈这些痛苦的部分。

至于自私,我们不断地因我们经历的某个单一方面而担心:我们不希望发生的事情可能会发生,而我们要对它负责。我们专注于这个单一的方面,因为我们已经决定它优先于其他一切。但这使我们对我们生活中其他方面所忽视的所有重要事情视而不见。这不是自私,也不是照顾自己和自己的需要。我们在这里所做的是扩大我们的意识,包括我们的需求和目标。我们在生活中真正需要的是创造健康,获得快乐,并承担生活所需的所有风险。

乔治:因此,在某种意义上,区别在于承担真正的责任?

教师:是的,真正的责任,这不是避免对他人或自己的伤害负责。那是恐惧,不是责任。恐惧已经扩大到影响你们整个生活的地步,真正的责任部分地与自由相吻合。它是向生活和体验开放,决定做那些帮助我们过上完整和真实生活的事情。

装载和卸载练习

进行这些练习会引发强烈的情绪和感觉,所以为了帮助学员卸下它们、放下它们,教师现在进行最初在第 7 课中介绍的装载和卸载练习。指导语如方框 11.2 所示。练习之后有一个简短的练习回顾。

练习回顾

教师:有没有人想要分享一下感受?

迈克尔:在这个练习中,放手的效果是惊人的。我第一次练习的时候,觉得挺奇怪的,我觉得很难让我的头接触到地面。的确,我有一个与强迫症有关的触摸问题。但现在我这样做没有问题了,而且在卸载阶段我感到一种深深的解放感。

詹妮弗:对我来说,用额头接触地面还是很困难的,所以我只用放下手臂来完成卸载阶段。

教师:这很好,但为什么你觉得用额头接触地面很困难?

詹妮弗:我觉得这个姿势很难堪。我觉得那个姿势像个奴隶。

教师:所以,你给那个时刻赋予了一个意义。在以这种方式做卸载阶段时,你有没有注意到任何效果,不接触地面?

詹妮弗:是的,从身体的角度来说,这是很放松的。

苏珊:好吧,我注意到这个练习与我在第 7 节课后的前几次练习相比,产生了不同的效果。有趣的是,在第二阶段,我能够放手,额头着地,让思想也离开,而不仅仅是身体的紧张。我发现这是该项目中最自由的练习之一,因为它以一种非常具体的方式将身体和心灵结合在一起。

休　息

本节课进行到这里,学员会有 10 分钟的短暂休息时间。

自我宽恕练习

对许多强迫症患者来说,一个主要困难是无法接受他们作为人的不完美性。他们往往不能容忍以不完美的方式做某件事,或做一些有害的事情,即使是在他们控制之外的事情。自我宽恕可以帮助学员将功能失调的、往往是长期的内疚感,完美主义,以及过度的责任感正常化。

下面的自我宽恕练习并不试图免除严重的内疚或实际犯下的破坏性行为。它的目的是培养对我们作为人类所具有的不完美和易变的本性,以及对我们在生活中所犯的错误的深刻接受。这些错误不会把学员变成强迫症所担心的那种不可接受的人。

向学员介绍这个练习的一种方法是:

现在,我想指导你们进行一种新的练习,叫作自我宽恕。它在某些方面与慈悲的感觉有关,但特别侧重于培养一种深刻、温暖的态度,接受我们作为人所具有的脆弱性、弱点和不完善之处,以及我们不可避免地犯过和将来会犯的错误。这种练习允许我们能够不去注意,如果我们不够小心,我们可能会做错什么的部分,而是更多让我们意识到已经给自己造成了特定和严重的情感痛苦,而且因强迫症产生的痛苦已经持续多年。

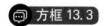 **方框 13.3**

自我宽恕练习

找到一个地方,你可以保持平静而不被打扰,然后找一个舒服的位置,坐在地板上或椅子上,确保你的背部挺直但不僵硬,找一个合适的姿势能让你感到稳定和踏实,并且能传递一种深深的尊严和骄傲。[停顿 10 秒。]当你确定好你的位置以后,在某个时刻,你就可以把你的注意力集中到你的呼吸上一段时间。[停顿 10 秒。]尽量做到规律和冷静地去留意在每个吸气和呼气间你腹部感觉的变化。[停顿 20秒。]当你感到舒适的时候,花点时间真诚而坦诚地回想一下,你意识到的曾经给自己带来痛苦和苦难的所有方式。[停顿 5 秒。]在哪些方面你自觉或不自觉地,情愿或不情愿地,通过想法、言语或行为损坏或伤害了自己。[停顿 30 秒。]自己感受一下它对你造成了多少损失。[停顿 20 秒。]用自我评判的方式评价一下你对自己做的事情。[停顿 10 秒。]想象它们,记住它们,[停顿 10 秒,]感受它们给你带来的痛苦,[停顿 10 秒。]也许这些行为常常是为了防止伤害,或感觉更安全,但现在你可以深刻认识到,他们唯一真正的影响却是伤害你或者其他人。[停顿 20 秒。]

这些你在脑海中唤起的东西就像重物,拖拉着你,消耗着你的能量,在很多方面限制了你的生活。[停顿 15 秒。]当你准备好了,你可能会选择放弃这些无用的负担,你可能会决定一个接一个地宽恕每件事。[停顿 10 秒。]

现在,如果你愿意,如果你感到舒服,把一只或两只手放到你的胸部,你的心脏部位,或者如果你喜欢,放到你的腹部或脸颊也可以。[停顿 10 秒。]你可能也希望看到你反射在镜子中的脸。[停顿 10 秒。]

当你觉得准备好了,试着默默地对自己重复下面的句子,花些时间去感受每一句话,把他们一句接一句慢慢地读出来,用心地去感受它们而不仅仅是用你的理由去理解他们。[停顿 5 秒。]这些话都不是祈祷,而是清晰而真诚地表达了在你现在和未来的生活中不可避免会出现的意愿和信念。[停顿 5 秒。]

作为一个人,我已经在许多方面伤害了自己。[停顿 5 秒。]

我用想法、言语和行动,有意或无意地背叛和冒犯了自己很多次。[停顿 15 秒。]

对于那些出于恐惧、痛苦、困惑,因为我做过或没有做过的事而伤害自己的方式,

现在我完全地、发自内心地宽恕自己。[停顿 10 秒。]

我宽恕自己。[停顿 30 秒。]

我接受我自己,接受我的缺陷、短处和弱点,[停顿 10 秒,]

我意识到人类本身就是不完美的。[停顿 10 秒。]

我接受自己本来的样子。[停顿 30 秒。]

我欢迎每天所经历的生活和它原本该有的样子,[停顿 10 秒,]

不要不断地试图改变、对抗、纠正或避免它们。[停顿 15 秒。]

作为一个凡人,我宽恕自己的错误,

那些我已经犯下的或者将来会犯的错误。[停顿 15 秒。]

我意识到,不必不断地试图阻止它,

为了不伤害自己或者其他人,我一直都在努力。[停顿 15 秒。]

我对自己所做的事情负责。[停顿 5 秒。]

我不会为那些我没做过的或者不想做的事担忧。[停顿 10 秒。]

我接受我作为一个凡人的所有。[停顿 30 秒。]

重复这些话,继续保持轻轻地、平静地呼吸,直到你真正地感受到这些信息的意愿,直到你的内心感到宽慰。[停顿 30 秒。]

最后,再次关注你的呼吸和姿势,回到当下,也许现在你会感觉更自由,可以更开放地对待生活以及周遭的一切,并和它们建立更好的联系。

练习回顾

教师邀请学员分享他们在自我宽恕练习中的体验。

理查德：在这次练习中，我感到与外部世界有一种深深的和谐感，以及一种强烈的对自己作为一个易犯错误的人的接纳感。我已经不知不觉地软化了。

朱莉娅：关于宽恕的那些话语非常强烈……我觉得自己现在还不能完全做到。"我原谅自己"这句话感觉很沉重。我需要努力并让自己相信作为一个人的局限性。

萨莉：我接受自己，但不原谅自己。我承认我是这样的人，但我不原谅自己所犯的错误，它们让我生气……

教师：要明白，我们在这里所说的宽恕，并不是赦免。它是一个决定，不对已经伤害了我们很久的东西抱有负面情绪。我们决定让它成为过去，否则我们将继续成为它的奴隶。在它停止影响现在之前，过去并不成为过去。宽恕是真诚地接受我们易出错和不完美的人类本质的一种行为。自我宽恕可以使我们从内疚、愤怒和羞耻的情绪中解脱出来，这些情绪多年来一直拖累我们。这些情绪会激活并维持你的大部分强迫症问题。

阅读和讨论第 9 课名言警句

教师带着学员阅读第 9 课-讲义 3 中关于慈悲和原谅的名言警句，并且请学员分享感受。然后教师进行总结，如果有必要，对不清楚的内容含义进行解释。

分发学员讲义并布置家庭练习

写作是与困难的感觉或情绪接触、表达它们并进行反思的最佳方式之一。给自己写一封充满同情心的信，可以帮助我们透彻地理解困难的经历。在这个过程中，我们变得更加正念，更加接纳自己的感受，更加理解和反思自己的需求、困难和挑战（Gilbert，2010），最终提高了应对生活事件的能力（Leary et al.，2007）。这封信的目的不仅仅是关注和处理困难的情绪，它还可以帮助个体后退一步，审视和接受自己的情绪和想法，并发展出平衡的处理方式（Gilbert，2010）。

本周的家庭练习之一，是请学员从一个无条件地爱、接纳和充满同情心的想象中朋友的角度，给自己写一封信。首先确定自己身上不喜欢的一个方面，然后对自己的这一部分表达理解、接纳、不评判、温暖和关怀的态度（见第 9 课-讲义 2）。同样重要的是，要提醒学员给自己留出适当的时间和空间以及适当的态度来进行这个练习和自我慈悲的练习。

然后，教师分发本节课的讲义，并邀请学员在接下来的一周内进行这些练习（第 9 课-讲义 4 和 5）：按照第 9 课-讲义 2 的大纲，写一封给自己的慈悲信；每天进行自我慈悲练习，以培养和发展这种核心态度并照顾自己的痛苦；每天进行自我宽恕练习，培养对自己作为不完美人类的状况的深刻接受感，即使在尽力不犯错的情况下也会犯错。他们还要在出现焦虑和不安的情况下练习正念暴露,每天至少一次。此外,学员要在第 1 天和第 5 天进行 R. E. A. L. 接纳练习;在第 3 天和第 7 天进行观察心冥想(引入一个令人不安和痛苦的想法,培养对它的主动接纳感);在第 2、4 和 6 天进行他们选择的动态正念练习(例如,正念行走、带稳定词的正念行走、正念画圈、装载和卸载、正念运动和伸展),大约 10~15 分钟。最后,学员填写健康意愿练习表格(第 8 课-讲义 4),带着信念和承诺,每天早上填写 5~10 分钟,对他们的意愿增加一种慈悲的态度。

学员还要在第 9 课的家庭练习记录表格上记下自己的评论和看法,并至少仔细阅读一次本节提供的材料,对其内容进行思考。

正念圆圈

和往常的课一样,小组学员围成一个圈,花 3~4 分钟静默地专注于呼吸。最后,教师可以选择重复本节课的一段或多段名言警句(第 9 课-讲义 3),并依次邀请每个学员用几句话分享自己当前时刻的体验。

第 9 课·讲义 1

第 9 课概要——培养自我慈悲和自我宽恕

关心自己的痛苦可能是非常困难的。我们经常与之抗争，避免它，或拒绝它。强迫症患者往往对自己的思想、情绪和身体知觉有一种攻击性的态度。他们驱赶思想或对其进行负面评价，对抗或压制情绪，严重批评自己和自己的感受。自觉或不自觉地，直接或间接地，这些行为助长了他们的痛苦。但有效缓解痛苦的第一步是**停止与之斗争**。

慈悲是与上述态度相反的模式。它包括对我们自己和他人的痛苦的深刻敏感和善意，以及对寻找有效方法来缓解痛苦的深刻和积极的承诺。慈悲是一种存在和感受的方式，可以通过训练来培养和发展。它可以使你从许多困难的情绪中解脱出来，并帮助你与你的身体、心灵以及随后与你周围的人和世界建立起健康的关系。在这节课中，将教授**自我慈悲练习**，这样你就可以对自己的痛苦和滋生它的一切发展出不同的方法。这种练习可以极大地软化强迫症的许多反应机制。

在东方和西方文化中，**宽恕**一直被看作是一种接受无法改变的过去和人类不完美本质的解放行为。宽恕将我们从情绪和情感中解放出来，否则这些情绪和情感会让我们继续重温过去。对自己的宽恕是一种深刻的态度，接受我们作为人的本性和我们在生活中犯下的错误。**自我宽恕练习**可以帮助消除过度批评、完美主义的态度，以及功能紊乱的内疚感和膨胀的责任感。

第9课-讲义2

通过写作探索自我慈悲——给自己写一封充满同情心的信

第1部分:哪些不完美的地方让你感到不足?

每个人都有自己不喜欢的东西;有些东西会使他们感到羞愧,感到不安全或不够"好"。不完美是人类的条件,而失败和不足的感觉是人类的一部分。

拿出一张纸,试着写下你的一个问题,这个问题往往使你感到自己的不足或不好(身体外观、工作或关系问题等)。自己的这一方面让你感觉如何,害怕、悲伤、抑郁、不安全、愤怒? 当你想到自己的这个方面时,你会有什么情绪出现? 这只是你和这张纸之间的事,所以请尽量在情感上诚实,避免压抑任何感受,同时也不要过于夸张。尽量只是准确地感受你的情绪(不多不少),然后写下它们。

第2部分:从一个无条件爱你的假想朋友的角度,给自己写一封信

现在设想你有一个朋友,对方是无条件爱你、接纳你的,并且善良、富有慈悲。想象一下,这个朋友能看到你所有的优点和所有的缺点,包括你刚才写的自己的那一面。想一想这位朋友对你的感觉,以及他或她是如何准确地爱你的,包括你所有非常人性化的不完美。这位朋友认识到人性的局限性,对你很友善和宽容。这位朋友了解你的生活历史,了解你生命中发生的数百万件事情,使你成为此刻的你。你在第一部分写到的不足与许多你不一定选择的事情有关:你的基因、你的家族史、生活环境——这些都是你无法控制的事情。

从这位想象中的朋友的角度给自己写一封信,重点放在你倾向于判断的不足之处上。这位朋友会从无限慈悲的角度对你的"缺陷"说些什么? 这位朋友会如何传达他或她对你的深切慈悲,特别是对你如此严厉地评判自己时的痛苦? 这位朋友会写什么提醒你? 你只是一个人,所有的人都有长处和短处? 如果你认为这位朋友会建议你做出可能的改变,这些建议会如何体现无条件的理解和慈悲? 当你从这位想象中的朋友的角度给自己写信时,试着在信中注入他或她对你的接纳、仁慈、关怀以及渴望你健康和幸福的强烈感觉。

第3部分:感受慈悲之心对你的安抚和慰藉

写完信后,把它放下一小会儿。然后回来再读一遍,真正让文字沉淀下来。感受慈悲之心,因为它涌向你,像热天里的凉风一样抚慰和安慰你。爱、连接和接纳是你与生俱来的权利。获取它们只需你看一下自己的内心。

第9课名言警句

人们会忘记你说过的话，
人们会忘记你做过的事，
但人们永远不会忘记你留给他们的感受。

——玛雅·安杰卢

在内心找到一个充满喜悦的地方，喜悦将灼烧尽痛苦。

——约瑟夫·坎贝尔

思想创造了深渊，然而心灵能够跨越它。

——尼萨伽达塔·马哈拉吉

苦难有两种。
一种是你逃避的痛苦，它无处不在地跟随你。
另一种是你直接面对的痛苦，却在过程中获得自由。

——阿姜查

慈悲是我们最深层的天性。它源自我们与万物之间的相互联系。

——佛教心理学第2条准则

我们最真实的特质是
我们创造、克服、忍耐、改变、爱和超越痛苦的能力。

——本·奥克瑞

宽恕意味着放弃对过去更好结果的所有期望。
宽恕是向前迈进的一种方式。

——未知作者

当孩子意识到所有成年人都并不完美的时候，
他就成长为青少年；
当他学会宽恕时，他就变成了成年人；
当他宽恕自己时，他变得智慧。

——奥尔登·诺兰

不宽恕，停留在痛苦、愤怒和敌意中，
就像喝下一杯毒药，期待着对方死去。

——弗雷德·卢斯金

第9课-讲义4

第9课课后一周的家庭练习

（1）每天进行**自我慈悲练习**（音频13），以学习如何应对你的痛苦。

（2）用第9课-讲义2中的方法给自己写**一封充满同情心的信**。

（3）每天进行**自我宽恕练习**（音频14），培养你能够接受自己作为一个不完美的人，也会犯错，即使你已经尽力避免。

（4）在第1和第5天进行 **R. E. A. L. 接纳练习**（培养接受某些扰乱你的事情，如一个想法、一种情感、一种身体的感觉，通过接纳这种内在的体验，这种接纳就好像一个优秀的"酒店经理"对待客户的态度）。

（5）在第3和第7天做**观察心冥想**（音频9），引入一种烦人、不安的想法并且建立一种积极接受它的观念。

（6）在第2、4、6天，按你的选择进行动态正念练习（正念行走、带稳定词的正念行走、正念画圈、装载和卸载、正念运动和伸展），进行 10～15 分钟。

（7）在制造焦虑和痛苦的情境下，**每天**至少练习1次**正念暴露**。最初按照第8课-讲义 5A 和 5B 上的指南进行练习，记住尽可能地把注意力集中在你的感觉（例如，"我看没什么脏的"，"我认出了现在的噪声"等）。当你感觉做好了准备，你可以选择不用音频进行练习，仅仅在脑海中遵循基本步骤。

（8）每天早上起床之后，带着坚定的信念填写**健康意愿练习**表格（第8课-讲义4）5～10 分钟，在意愿中加入**慈悲的态度**，然后在这一天中，通过行动、想法、文字、意图和情绪的形式，试着尽力把你在表中提出的东西加入练习。

（9）每次进行练习后，填写第9课家庭练习记录表格，将你的感受、评论、遇到的困难都记录下来。

（10）仔细阅读本次会话提供的资料至少一次，并试着将其中的内容变成自己的东西，尝试每天使用他们，以发展和培养信任和觉察。

当你决定进行这些练习时，记得要花上必要的时间，找一个温暖、安全、舒适和安静的地方，在那里你知道你不会被打扰和打断。还要找到一个舒适和稳定的姿势。尽你所能地进行练习，不要把它作为一种责任进行，而是把它作为一种在你的生活中的长期固定的健康习惯。请永远记住，你为这个计划的承诺所做的努力会给你带来长远显著的效果。

第 9 课 - 讲义 5

第 9 课家庭练习记录表格

姓名：＿＿＿＿＿＿

　　每次练习都要填写这个表格。记录下练习时发生的任何事情（如健康收益、困难、观察到的事情），这样我们就可以在下一节课时一起讨论。

日期	练习	评价
周四 日期：＿＿＿＿	自我慈悲　　　正念暴露 自我宽恕　　　健康意愿 观察心　　　　动态正念 R. E. A. L. 接纳	
周五 日期：＿＿＿＿	自我慈悲　　　正念暴露 自我宽恕　　　健康意愿 观察心　　　　动态正念 R. E. A. L. 接纳	
周六 日期：＿＿＿＿	自我慈悲　　　正念暴露 自我宽恕　　　健康意愿 观察心　　　　动态正念 R. E. A. L. 接纳	
周日 日期：＿＿＿＿	自我慈悲　　　正念暴露 自我宽恕　　　健康意愿 观察心　　　　动态正念 R. E. A. L. 接纳	
周一 日期：＿＿＿＿	自我慈悲　　　动态正念 自我宽恕　　　健康意愿 观察心　　　　动态正念 R. E. A. L. 接纳	
周二 日期：＿＿＿＿	自我慈悲　　　正念暴露 自我宽恕　　　健康意愿 观察心　　　　动态正念 R. E. A. L. 接纳	
周三 日期：＿＿＿＿	自我慈悲　　　正念暴露 自我宽恕　　　健康意愿 观察心　　　　动态正念 R. E. A. L. 接纳	

第 14 章

第 10 课:学会冒险

每一次真正停下来直面恐惧的经历,
都会让你获得力量、勇气和信心。
你必须去做那些你认为自己无法做到的事情。

—— 埃莉诺·罗斯福

关于本节课

我们现在已经到了这个旅程的倒数第二个阶段。本节课会通过培养冒险精神和健康的责任感,为学员在课程结束后应对生活和挑战做好准备。真正的责任感意味着愿意做出重要的决定,并能够相信自己去做正确或有益的事情,接受任何结果。它需要意识到我们的行为和选择的真正影响,并愿意认识到我们的行为如何真正影响我们和他人。以正念的方式承担有益的建设性风险,包括与强迫症无关的风险,是培养信任和适当责任感最好的方法之一。在本节课中,学员被要求考虑冒险做一些他们想做或认为有用的事情,但他们的恐惧抑制了他们,因为过去的情况给这些事情贴上了错误的标签,他们不被允许做这些事情,或者他们被告知他们没有能力做这些事情(见第 10 课-讲义 1)。这种正念的冒险可以带来巨大的自我实力和信任,有助于预防体验性回避和安全寻求行为,并克服高估威胁的问题。事实上,强迫症患者经常把不利结果的概率估计得异常高,或者低估他们应对感知到的威胁的能力。

在这节课中也会涉及放手仪式,并建议将其作为家庭练习,以帮助学员理解仪式可以是一种正常和健康的方式,来支持、强化和庆祝他们对改变的动机和承诺。

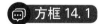 方框 14.1

第 10 课议程

主题:学会冒险

概 要

真正的责任意味着愿意做出重要的决定,能够相信自己做正确或有用的事情,接受任何结果。它需要意识到我们的行为和选择的影响,愿意并能够认识到我们的行为实际上是如何影响我们和他人的。培养适当的责任感和真正的信任的最有力的方法之一是以一种有意识的方式承担建设性的风险,包括那些与强迫性问题无关的风险。这种承担风险的行为可以增强自我实力,并且有助于预防体验性回避和安全寻求行为。

放手仪式对于使仪式行为正常化和加强在整个项目中取得的改进是有用的,包括改变和练习正念的动机。

在本项目的倒数第二节课中,学员还将获得支持,为他们在课程结束后应对生活及其挑战做好准备。

课程大纲

- ☐ R. E. A. L 接纳练习
- ☐ 练习回顾
- ☐ 家庭练习回顾
- ☐ 介绍冒险和责任感
- ☐ 布置家庭练习:创建一个冒险清单
- ☐ 正念行走(标准版/带稳定词)
- ☐ 练习回顾
- ☐ 休息
- ☐ 自我慈悲练习
- ☐ 练习回顾
- ☐ 规划放手仪式
- ☐ 阅读和讨论第 10 课名言警句
- ☐ 分发学员讲义并布置家庭练习:
    - ☐ 自我慈悲练习——第 1、3、5、7 天
    - ☐ 自我宽恕练习——第 2、4、6 天
    - ☐ 正念暴露——每天
    - ☐ 自主选择的练习:静态练习(第 1、3、5、7 天),或动态练习(第 2、4、6 天)
    - ☐ 计划和执行正念冒险清单——第 1、3、5、7 天
    - ☐ 计划和执行放手仪式——第 2、4、6 天
- ☐ 以聚焦于呼吸的正念圆圈结束

材料和资源

● 铃

学员讲义

第 10 课-讲义 1:第 10 课概要——学会冒险

第10课-讲义2:在生活中正念地冒险

第10课-讲义3:正念冒险清单

第10课-讲义4:放手仪式清单

第10课-讲义5:第10课名言警句

第10课-讲义6:第10课课后一周的家庭练习

第10课-讲义7:第10课家庭练习记录表格

R.E.A.L.接纳练习

教师一开始会带领学员进行R.E.A.L.接纳练习,这是该项目的核心练习之一。文稿如方框11.3所示。

练习回顾

虽然本练习回顾和家庭练习回顾在议程中被分配在了不同的部分,但教师需要灵活处理。例如,如果在练习回顾中,学员提出了他们在家庭练习中观察到的或经历过的事情,教师应该欢迎他们分享。R.E.A.L.接纳练习的练习回顾摘录参见第11章(第7课)。

家庭练习回顾

教师开始带领学员讨论前一周的家庭练习情况。

丹尼尔:这周我经常练习R.E.A.L.接纳练习,意识到总是有可能创造一个以前不存在的空间。事后我经常感觉好些,但我不知道为什么。我可以更好地与我的经历相联系,有更大的接受度。但我总是对我暴露清单上的东西有意见。这周我偶然做了一次暴露。发生了一些我计划外的事情,但我通过想象我们各种练习中建议的指示,能够保持相当平静。

教师:还有一些情况是你倾向于避免的吗?

丹尼尔:是的,但因为我很懒……

教师:你认为这是懒惰……

丹尼尔:精神上的懒惰……我的意思是,有时最无用的事情是最容易做的。但我注意到我更信任自己。很难解释为什么会有这样的效果,通过做R.E.A.L.接纳练习和正念暴露。

阿尔伯特:上次我低估了自我慈悲和自我宽恕练习的价值。但在本周的练习中,我意识到它们可能是整个项目中对我最重要的。

教师：这是为什么呢？

阿尔伯特：首先，善意地拥抱和关心我的痛苦已经包含了接纳。因此，我几乎没有必要做关于接纳的练习。通过几次这样的练习，我已经迈出了巨大的步伐。

埃莉诺：我同意阿尔伯特的观点。例如，我也低估了自我宽恕的作用。它非常具有挑战性，但对我很重要。我试着重复这种做法的一些句子，因为我还没有完全相信它们。当我听着接纳的第一部分，重复这些原则的时候，我感觉它们在我内心慢慢被吸收了。我注意到的是，过去几周我没有强迫性的想法，但在这个练习之后，某些想法被重新激活，因为我不得不去想它们。我不喜欢去想它们，因为它们在某种程度上仍然是敌人。但也有一个时刻，我有一个典型的强迫性想法，我想起了我们说过的，一个想法只是一个想法，一个不具实体的心灵产物。我实际上感觉到了这种不实在性。我把这看成是做练习和遵循程序对我有帮助的一种迹象。

刘易斯：自我慈悲练习深深地触动了我的灵魂，特别是当我们被邀请想象我们身边有一个我们所爱的人，并希望他们生活在没有痛苦的和平之中。把这种感觉指向自己是比较困难的。

教师：当我们感受到情绪时，有些东西真的可以改变。通过激活情感，我们往往可以改变我们无法通过头脑、通过理性改变的东西。

米歇尔：观察心冥想中关于走向我们的思想的句子让我印象深刻。它给我的印象是，冥想的庄严姿态有助于实现这种掌握感。即使在一个令人不安的想法面前，我也能保持平静。

妮可：我想知道与强迫症有关的想法是否与真实情况无关？即使是与真实事件有关的想法，我也能使用这种方法吗？

教师：思想没有不同的类别，只有我们称之为有用和无用的思想。实际上，不存在与强迫症有关的想法，也不存在与现实有关的想法。你有与现实相联系的思想这一事实并没有什么区别。在正念练习中，我们不是在解决外部现实的问题；我们是在练习与我们的思想建立一种不同的关系，不管它们的内容和形式如何。不要忘了，我们现在就在这里，而不是我们的思想在引导我们。

妮可：这很难，因为我认为明天或后天我可能……

教师：请停下来，我希望你能反思一下你刚才说的话。

妮可：当然，明天……是的，未来：我不在当下。你是对的。不过，我已经注意到，我与强迫症有关的思想问题少了。由于冥想练习，我已经有所改善。但我努力摆脱与现实生活有关的想法，这些想法最近变得有点像强迫症……

教师：这不是摆脱思想的问题。而是关于停下来解决这些现实生活中的问题是否有用。如果你有一个真实的问题，在适当的时候，迟早会停下来解决这个问题，并思考如何解决这个问题，这将是有用的。为此，你需要有建设性的想法，对你有用。

妮可：如果在当下没有可能解决这个问题呢？

教师：这将是培养接纳能力的另一个原因，不要浪费时间和精力去改变不可能改变的东西。

介绍冒险和责任感

加强和普及正念暴露的效果的最有用的方法之一是通过有意识地计划和进行冒险。去冒一些有用的风险是学员可以采取的最有力的步骤之一,以克服他们过去的状况、不安全感和不信任,以及强迫症和/或他们根深蒂固的不健康习惯和个性特征所造成的限制。这也是培养真正的信任感和成熟健康的责任感的有益手段。

我们热情地鼓励学员思考一些行动、决定、选择和变化,这些行动、决定、选择和变化是他们到现在为止一直不敢处理的,但他们认为对提高他们的自信和自强,扩大他们对现实的看法,并使他们更充分地生活是有帮助的。然后要求他们在项目结束后的几周内,将这些行动、决定、选择或改变作为家庭练习的一部分来实施。这些风险不应该是他们强迫症问题的一部分,而是可能涉及独立于强迫症的特殊回避行为、恐惧或社会隔离。例如,学员可能会进行一次大的旅行,参加聚会,邀请朋友到家里来,加入一个俱乐部,或者报名参加一个课程。为了帮助学员更好地理解什么样的风险会对自己有帮助,教师分发第 10课-讲义 2,小组一起阅读和讨论内容。该讲义列出了几种类型的"风险",这些风险对于提高自信、赋能感以及对生活自由和开放的态度是很有用的。询问学员对讲义中列出的"风险"有什么看法:他们认为哪些风险是可以实施的,哪些风险实施是很重要的。以这种方式来冒险也有助于对抗学员的回避和安全寻求行为,如强迫性的仪式和寻求保证的行为。

布置家庭练习:创建一个冒险清单

作为一项家庭练习,我们鼓励学员计划一份正念冒险清单。有些风险可以从第 10 课-讲义 2 中的建议中选择。学员应根据每个风险的困难程度对其进行评级(见第 8 课-讲义5A),并且按照难度递增的顺序将它们在第 10 课-讲义 3 上写下来。教师将要求学员尝试每隔一天进行一次冒险,至少 4 周,从最容易的项目开始。之后,教师将要求他们记录下冒这些险给他们带来的感受。

为了选择风险,学员可以想一想,在他们的生活中,有哪些行动、习惯的改变、决定或选择是他们通常避免或害怕但想做的。他们可以列出与强迫症无关的风险,因为他们已经在通过练习正念暴露来解决这些问题。教师强调,这份清单不要包含任何可能严重危害他们身体或心理安全的行为。他们应该只列出他们真正认为可能是有用的和改善他们生活的项目。然后,教师邀请学员分享一些他们自己想在课后一周中去冒险的例子。

正念行走

在教师的指导下,学员进行正念行走的练习,采用标准版本(见方框 8.4)和带稳定词[偈颂,*gathas*(梵文)]的版本(见方框 12.3)交替进行的方式。教师引导学员首先进行带稳定词的正念行走(5 分钟),然后进行标准的自由正念行走(5 分钟),再进行带稳定词的正念行走(5分钟)。交替进行有助于学员注意到他们发现哪个版本更能在当下帮助他们找到平衡、踏实和稳定的感觉。

练习回顾

教师邀请学员分享他们在正念行走练习中的体验。

教师:你对这两种正念行走的体验是什么。你注意到有什么不同吗?

伊莎贝尔:我发现带稳定词的正念行走帮助我更加扎根于当下。我完全专注于走路,没有任何想法,只有感觉。我真的注意到了区别。

罗伯特:对我来说也是如此。即使我在家里做,带稳定词的正念行走也是我最喜欢的冥想练习之一,因为我感到完全踏实,扎根当下,能够不那么在意我的想法,仿佛它们自发地就飘然隐去。

伊丽莎白:我的体验正好相反。标准的步行练习使我感到更自由,让我感觉对行走更有"掌控感"。令人不安的想法还是出现了,但我能够回到我走路时的感觉。

休　息

本节课进行到这里,学员会有10分钟的短暂休息时间。

自我慈悲练习

休息结束后,学员进行自我慈悲练习。文稿参见方框13.2。

练习回顾

教师请学员对自我慈悲练习分享感受。

加里:我注意到,与我在上一节课第一次做这个练习时相比,现在我更容易进入自我慈悲的感觉。我注意到,在过去的一周里,我每次做这个练习都变得越来越容易。

罗宾:我有同样的体验。第一次练习的时候,我讨厌这些指令要我去做这些事,我只想逃跑。这种我应该希望自己快乐、摆脱痛苦的想法,似乎与我平时的感觉和与自己的关系如此不同。但是现在,也要感谢我这周做的自我宽恕练习,我可以感受到对自己的同情和接纳,我想我可能值得和需要这样。也许,我很好!

在家进行了一周的自我慈悲和自我宽恕练习后,大多数学员分享说,他们变得更容易真正感受到自我慈悲。有些人说,他们觉得在被"冰冻"了很久之后,"阳光融化了他们",

他们变得更柔软,更愿意并能够接受他们以前不能接受的东西,包括令人不安的想法、困难的情绪、痛苦的感觉,最终是他们自己,以及生活中的不确定性和不可预见的事件。

规划放手仪式

仪式是正常的行为,旨在纪念某一事件的重要性或庆祝一个人或群体生活中的重大变化。然而,对于大多数强迫症患者来说,仪式往往是这种疾病最令人苦恼的特征。在这个项目的最后部分,通过放手仪式帮助学员重新评估仪式行为的意义和作用并使之正常化。这个看似矛盾的练习有助于加强他们的治疗性改变,并强化他们改变和练习冥想的动机。

教师要求学员思考所有涉及他们的强迫症问题行为、导致不适的情境,那些他们回避或害怕的情况,以及任何造成巨大困扰并占用他们宝贵时间的事情。接下来,请学员反思他们今天与他们的问题有关的感觉如何。由于他们愿意并有勇气参与这个项目的实践,他们感觉到了什么改进? 哪些症状已经减少或甚至消失了? 他们仍然希望改善或克服哪些问题?

接下来,教师分发第 10 课-讲义 4,并要求学员在讲义上描述他们可以进行的"放手仪式",以正式而庄重地结束不良习惯,如强迫行为、回避行为和寻求保证。仪式也可能标志着一种决定,即放弃纠缠于特定的消极思想、信念或行动。仪式可能包括,例如,点燃一支蜡烛来庆祝强迫症仪式的结束,埋葬一个与强迫症有关的、他们不敢放下的物品,或者烧掉一张写有他们最痛苦的十大强迫思维的纸张。然后,教师要求学员开始这些仪式,并记录下进行这些仪式带给他们的感受。

阅读和讨论第 10 课名言警句

教师和学员阅读并讨论第 10 课-讲义 5 上关于本节课主题的名言警句。

分发学员讲义并布置家庭练习

教师分发第 10 课讲义,并指定本周的家庭练习(第 10 课-讲义 6 和 7)。邀请学员每隔一天做一次自我慈悲练习,以加强他们对如何照顾自己的痛苦的新学习,并每隔一天进行自我宽恕练习,培养对自己作为不完美的人的状况的深刻接受感。教师要求学员填写第 10 课-讲义 3 的正念冒险清单,并进行难度等级的打分。然后,他们将选择一种冒险,从最容易的冒险开始,每隔一天以正念的方式执行一项行动或决定,至少进行 4 周。他们还将按照第 8 课-讲义 5A 和 5B 的指南,在引发与强迫症相关的焦虑或痛苦的情况下,进行每天至少一次的正念暴露练习,尽可能地关注他们的感官所传达的信息。学员还被邀请每隔一天选择并进行一次**静态正念练习**(如 R. E. A. L 接纳或观察心),每隔一天选择并进行一次**动态正念练习**，时间为 10～15 分钟（如正念行走、带稳定词的正念行走、正念画圈冥想、装载和卸载练习、正念运动和伸展）。最后，他们被要求填写**放手仪式清单**，这让他们可以庆祝或纪念某个特定的结果，如不良习惯（例如强迫行为）的结束，放弃某些想法或放弃采取适得其反的行动的决定。

正念圆圈

像往常一样，这节课结束时，小组学员围坐成一圈，做正念呼吸练习。但在引导之前，教师简要介绍下一课的重要性，将是最后一个为期 1 天的课，在此期间，学员将有机会在小组中分享他们的体验，反思他们已经取得的成果和他们仍然需要的东西，以及为应对他们眼前最重要的"开放课"做好准备：那就是生活。由于小组将在一起度过一整天，教师请学员穿上舒适的衣服，并带一些可以与小组其他学员分享的午餐。还要让学员知道，一天中会有多种场合，小组将在静默、不说话中共同度过，如休息和午餐。最后，教师还要强调定期练习正念的重要性，不仅是在项目的最后一周，而是需要在项目结束后都保持定期练习，来维持和提高课程中取得的成果。

第 10 课概要——学会冒险

正如第 8 课所讨论的,成熟、健康和真实的责任感包括愿意做出重要的决定,相信自己会做正确或有用的事情,并意识到自己的行为、选择和决定的真正影响。这包括愿意认识到你的行为实际上是如何影响你和他人的,并接受结果,无论它们是什么。这是一个相信你的行动是以最好的能力和最好的意愿来进行的问题。

在过去几周的练习中,你已经习惯于敞开与强迫症有关的痛苦情境,并相信自己有能力与这些情境保持接触,而不以自己习惯的方式做出反应。在你的生活中承担有益的建设性风险是进一步克服不信任和不安全感,并建立真实的责任和真正的信任。

这不是指做出轻率或不理智的选择,或以可能危及你的身体或心理安全的方式行事。它意味着冒着风险去做一些你内心很想做或认为做起来很有用的事情,但旧的负面信息却告诉你这是错误的或太冒险了。也许过去有人告诉你,你不应该做或没有能力做。以这种方式冒险可以增强你的能力,提高你的自我信任、安全感和能量。它也可以有助于防止逃避和安全寻求行为,如强迫性的仪式和寻求保证。

这节课通过鼓励你承担建设性的风险,帮助你准备在课程结束后应对生活和挑战。这样做可以导致重大变化。除此之外,你还将学习计划和执行放手仪式,这将帮助你理解仪式可以是人类的正常行为。它们可以增强你的能力,使得你更想去放弃那些无益、适得其反的行为。

第 10 课·讲义 2

在生活中正念地冒险

从过去中重获自由需要冒险

冒险是你远离过去的局限并且过得更为充实的最有力的一步。冒险做一些你喜爱、愿意或者会对你产生帮助的事情，即使可能有人会说，这件事情是错误的或太过冒险。可能有人会说，你没有能力去做或者你不知道如何正确去做（但是你不同意）。这可能是一些你害怕做或不会做的事（如强迫行为）。诸如此类的冒险能够给你力量和自信。它能够提高你的能量，开拓你对于现实的看法。你对自我的看法会从一个害羞、有罪或害怕的人变为一个有能力、独特和充满自信的人。这并不是让你去做一些恶劣或危险的草率行为，而是去做一些对抗你的习惯和局限性的特殊冒险，比如以下几点：

（1）冒险暴露于你恐惧但是绝大部分人并不害怕的情境。做这个的时候不能通过不必要的适得其反的方式进行仪式或自我保护。

（2）对你所做的或决定不做的事情负责。

（3）愿意接受生活中以及每一个你的选择或决定带来的方方面面的不确定性。

（4）冒险表达你所有的情绪、感受和生命力，不要掩盖他们。

（5）冒险在他人面前袒露自己，不怕被指责、否定或拒绝。

（6）冒险表达你的观点、想法和需求，即使和别人的并不一致。

（7）冒险让事情还原其本真，即使那并不完美（并且永远不会完美）或者并不是你认为他们应该的样子。

（8）冒险对那些生你气的人发火并且面对他们。

（9）冒险和他人在一起不要有"太多防御"，而不是试图永远是"正确的"，放下你的盔甲。

（10）冒险尝试一些让人害怕、无防备和不安全的情境，并且接受这些情境是平常生活中的一部分，可以的话与他人分享。

（11）冒险感受并理解你想要什么，并且学会自己获得而不是期待从他人那里获得。

（12）冒险对你的生活进行或大或小的改变。

（13）冒险对以前自动说"好"的事情说"不"（对他人的要求）。

（14）冒险首先关爱自己，尽管有时会让一些人失望。

（15）冒险对世界和生活开放，当生活和他人并不是你想的那样时感受痛苦和失望。

第 10 课-讲义 3

正念冒险清单

　　想一下你通常会回避但实际愿意去做或者有好处的情境或选择。他们可能与你的强迫症无关。在下表中按照困难等级列出所有这些行为或选择（正念冒险），越往后越难，标出其困难或不舒适的等级。行为或选择不包括那些会严重危害你身体或心理安全的。仅列出那些你真心认为会帮助你改善生活的条目。例如，加入一个俱乐部或报名参加课程，改变家中物品的顺序或墙壁的颜色，进行一次大型旅行，保持与人们的联系，或参加派对。也可以从第 8 课介绍的滋养活动清单（第 8 课-讲义 6）中选择一些风险来尝试。之后从最低难度的冒险开始，至少 4 周的时间，尝试用正念的方法每天实施表中的行动或选择。一旦焦虑消失（如果出现的话），在表中记下你在正念冒险时的感受。

	有用的冒险行为、改变或决定的类型	难度等级（0～100）	完成后的感受
1			
2			
3			
4			
5			
6			
7			
8			
9			
10			

放手仪式清单

请回想一下涉及强迫症的所有情境，比如你所避免或害怕的行动，它们给你带来了巨大的困扰并占据了大量的时间。然后反思一下你对这个事情的感受。此项目让你有什么改善？哪些症状减少甚至消失？

现在想一下你将进行哪些放手仪式来庆祝一个坏习惯（如强迫行为、回避、寻求保证）的结束，或者决定停止一些特定的负性思维、信念或行为。在下面的表格中，描述你要放下的东西以及仪式的形式。这些仪式，如烧掉一张写有 10 个最让你感觉到痛苦的强迫思维的纸，埋葬一个你害怕放手的与强迫症相关的物品，或者点蜡烛庆祝强迫仪式的结束。然后记下你进行放手仪式时的感受。

需要放手的想法、行为或习惯的类型	放手仪式的类型	完成后的感受
例:我不再检查门	点根蜡烛	我感觉自由
1		
2		
3		
4		
5		
6		
7		
8		
9		
10		

第10课-讲义5

第10课名言警句

生活中最大的风险是不去冒任何风险。

——阿尔伯特·爱因斯坦

从未犯过错误的人没有尝试过任何新事物。

——阿尔伯特·爱因斯坦

唯一的出路始终是穿越过去。

——罗伯特·弗罗斯特

为了学习生活中最重要的事情，我们每天都必须克服恐惧。

——拉尔夫·沃尔多·爱默生

生活是一场不允许试演的戏剧。

所以，尽情地唱吧、哭吧、舞吧、笑吧，

尽情地生活吧，

在帷幕落下之前，

在篇章结束之前。

——查理·卓别林

在我的篮球生涯中，

我错过了超过 9 000 个篮板，

输掉了近 300 场比赛。

有 26 次我被寄予厚望去投篮决胜，但却未能命中。

我失败了一次又一次，

但仍然坚持走上球场。

这就是我成功的原因。

——迈克尔·乔丹

每一次真正停下来直面恐惧的经历，

都会让你获得力量、勇气和信心。

你必须去做那些你认为自己无法做到的事情。

——埃莉诺·罗斯福

平静并不意味着身处一个没有噪声、没有困扰、没有艰苦工作的地方。

它意味着置身于这些事物之中，仍然心灵平静。

——未知作者

第 10 课-讲义 6

第 10 课课后一周的家庭练习

（1）每隔一天进行**自我慈悲练习**（音频 13），学习如何照顾你的痛苦。

（2）每隔一天进行**自我宽恕练习**（音频 14），培养对你的接纳感，你是不完美的，即使尽力做到最好也可能犯错。

（3）跟随第 8 课-讲义 5A 和 5B 的指导，每天进行**正念暴露练习**，至少每天一次，在那些与你强迫相关的焦虑或痛苦情境中。切记尽可能集中于与你感受的交流。

（4）填写第 10 课-讲义 3 中的**正念冒险清单**，并且记下难度等级。从清单中进行选择，由最低难度的冒险开始，努力通过正念的方式实施行动、做决定或者选择，每隔一天做一次，至少 4 周。同样在讲义上记录做这些事情时你的感受。

（5）完成**放手仪式清单**来庆祝，或者作为坏习惯（如强迫行为）结束的标志，或者决定停止一些特定的想法或适得其反的行为。努力每隔一天实施，记录做这些事情时你的感受。

（6）每隔一天根据你的选择进行**静态正念练习**（尤其是 R. E. A. L 接纳练习或观察心冥想）。

（7）每隔一天根据你的选择进行 10～15 分钟的**动态正念练习**（如正念行走、带稳定词的正念行走、正念画圈冥想、装载和卸载练习、正念移动和拉伸）。

（8）任何时候进行本节课的练习时，在第 10 课的家庭练习记录表格（第 10 课-讲义 7）里记录你的体验，写下任何评论、印象或者你遇到的困难。

（9）**仔细阅读**（至少一次）本节课提供的材料，思考其中内容，并让其为你所用，尽量每天使用以培养信任。

当你决定进行上述练习的时候，记住花必要的时间，选择一个温暖、安全、舒适的地方，以及不会被打扰或打断的时间。寻找一个舒适且稳定的姿势。不要将练习看作是每天必修的任务，而是将其作为一种你生活中的健康的习惯。永远记得你投入到此项目中的努力将让你长久获益。

第 10 课–讲义 7

第 10 课家庭练习记录表格

姓名：_____

每次练习都要填写这个表格。记录下练习时发生的任何事情（健康的获益、困难、观察到的事情），这样我们就可以在下一节课时一起讨论。

日期	练习（是/否）	评价
周四 日期：_____	自选练习（静态）：_____ 自我慈悲：_____ 正念暴露：_____ 正念冒险：_____	
周五 日期：_____	自选练习（动态）：_____ 自我慈悲：_____ 正念暴露：_____ 正念冒险：_____	
周六 日期：_____	自选练习（静态）：_____ 自我慈悲：_____ 正念暴露：_____ 正念冒险：_____	
周日 日期：_____	自选练习（动态）：_____ 自我慈悲：_____ 正念暴露：_____ 正念冒险：_____	
周一 日期：_____	自选练习（静态）：_____ 自我慈悲：_____ 正念暴露：_____ 正念冒险：_____	
周二 日期：_____	自选练习（动态）：_____ 自我慈悲：_____ 正念暴露：_____ 正念冒险：_____	
周三 日期：_____	自选练习（静态）：_____ 自我慈悲：_____ 正念暴露：_____ 正念冒险：_____	

第 15 章

第 11 课：以信任的态度面对生活和有效应对障碍

人的一切都可以被夺走,唯有最后一样不能:

人类的自由——

在任何特定的情况下选择自己的态度,选择自己的生活方式。

——维克多·弗兰克尔

关于本节课

在这最后一天的课(8.5 小时)中,教师引导小组学员进行密集的正念练习。学员有几次机会一起讨论整个课程。学员可以分享他们取得的进步或遇到的困难,并讨论他们在前几周是如何处理障碍和挑战的。教师应强调定期进行正念练习的重要性,来巩固和进一步提高成果,防止项目结束后状态反复。学员现在应不仅将正念看作是正式的冥想,同时应将其作为一种和自己的经历、生活相连接的新方式。课程最后,教师请学员谈一谈他们如何能更好地准备自己,以信任、自信和自由的感觉来应对现实生活(见第 11 课-讲义 1)。

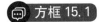 方框 15.1

第 11 课议程

主题:以信任的态度面对生活和有效应对障碍

概 要

最后一节课为期一天,大约持续 8.5 小时,被组织成一个短暂的正念静修。教师将带领小组学员进行密集的正念练习,以回顾课中所教授的内容并加强练习。学员还将分享他们的获得的任何进步或者遇到的任何困难,并讨论他们如何在过去几周内成功地应对障碍和挑战。教师要强调定期进行正念练习的重要性,来巩固效果和防止复发。最后,教师将邀请学员谈一谈如何更好地准备自己,以信任、自信和自由的感觉来应对现实生活。

课程大纲

- ☐ 课程介绍
- ☐ 观察心冥想：对挑战性的想法进行暴露，培养去中心化和接纳
- ☐ 练习回顾（在本节课中，对每项练习的讨论都特别关注这一练习在过去几周内对处理或预防学员的问题有什么帮助，以及在未来能起到什么作用）
- ☐ 家庭练习回顾（回顾过去几周的练习和遇到的困难）
- ☐ 装载和卸载练习及回顾
- ☐ R.E.A.L 接纳练习和回顾
- ☐ 休息（安静）
- ☐ 正念感知练习（户外，如有可能）和回顾
- ☐ 正念暴露和回顾
- ☐ 正念午餐（安静）
- ☐ 按需求安排个人咨询
- ☐ 公交车司机练习和回顾
- ☐ 行走冥想（标准版和稳定词版）及回顾
- ☐ 自我慈悲练习和回顾
- ☐ 正念运动、伸展和回顾
- ☐ 慈悲关系正念
- ☐ 练习回顾：学员两两一组进行分享
- ☐ 小组练习回顾
- ☐ 休息（不需要保持安静）
- ☐ 阅读和讨论第 11 课名言警句
- ☐ 分发"项目反思问卷"并回顾整个课程，先是两两一组，然后全体学员共同讨论：学到了什么；如何最好地保持过去 10 周通过练习养成的势头和纪律；讨论计划，以便将其与保持练习的积极原因联系起来
- ☐ 分发第 11 课余下的学员讲义并讨论未来的计划
- ☐ 一个旅程的结束，一个新旅程的开始
- ☐ 总结冥想，围成圆圈：分发石头或贝壳，阅读名言警句，学员给予彼此祝福

材料和资源

公交车司机练习
（音频 15）

● 为每位学员准备的一块石头或贝壳,以标志项目的结束

学员讲义

第 11 课-讲义 1:第 11 课概要——以信任的态度面对生活和有效应对障碍

第 11 课-讲义 2:第 11 课名言警句

第 11 课-讲义 3:项目反思问卷

第 11 课-讲义 4:针对强迫症的 MBCT 项目的实践和练习清单

第 11 课-讲义 5:正念地生活

第 11 课-讲义 6:第 11 课课后几周的推荐练习

第 11 课-讲义 7:第 11 课家庭练习记录表格

课程介绍

　　教师解释说,这最后一节课是作为一个简短的正念静修来组织的。大家将有机会体验一些沉默的时刻,在此期间,请学员不要说话或以任何方式交流。这些时刻使他们能够更好地将注意力和精力集中在当下的自身体验上,同时与可能仍然存在的困难保持联系。本课还将回顾学员在项目期间所努力解决的问题,在过去的两个半月中,他们的变化是什么,以及正念练习如何帮助他们处理这些问题。学员会有一个空间来更深入地分享他们可能仍然希望了解或讨论的内容。

　　这节课安排了本项目的几个核心练习,交替进行静坐冥想(如观察心冥想、R. E. A. L. 接纳练习、正念感知练习、正念暴露和自我慈悲练习)和动态练习(如行走冥想、正念伸展和运动、装载和卸载练习)。此外,本节课还将呈现新的冥想练习:公交车司机练习、慈悲关系正念(两两结对),以及总结冥想;总结冥想就像一个放手仪式,以庆祝本治疗旅程的结束,同时也是一个新旅程的开始。午餐后,根据要求,为需要与教师私下分享某些事情的学员安排了个人咨询的时间。

观察心冥想: 对挑战性的想法进行暴露, 培养去中心化和接纳

　　和第 6 课(见第 10 章)一样,教师带领学员进行观察心冥想(见方框 10. 4)。在这个版本中,在学员做完练习的想象部分后,教师邀请他们选择其中一个意象(在河岸边或在咖啡馆里看着他们的想法经过),并在此时回忆起一个具有挑战性或令人不安的想法。然后教师请他们像看待所有其他经过的想法一样看待这个想法,不要把它与其他想法区分开来,真正地接纳它。

练习回顾

在这个练习回顾中，与本节课的其他练习回顾一样，教师鼓励大家对刚才的练习体验分享感受。此外，教师还会开启一个话题，讨论这个练习在过去几周里是如何起到帮助的，以及保持经常练习的习惯在未来可以如何有助于应对或预防学员的问题。

詹妮弗：思想有时会出现，但它们会消失，我会用一种超然的方式来看待它们。我感到很平静。

爱德华：我也觉得很轻松。我能够把有用的想法和无用的想法分开。我看到它们漂浮在河面上，我能够放下那些无用的想法。

教师：你是否能够想起一些让你苦恼的想法？如果发生这种情况，你是如何处理的？

爱德华：是的，我确实有想起一些来。起初，我看着它们，没有考虑它们，后来我让它们走了。

唐纳德：如果想法没有用，我就观察它们，注意它们会消失。我的问题是，有时在这些想法中会有一个有用的想法，但当我把它捞出来的时候，它就变得没有用了。它有时会发生变化，变成强迫性的，即使它是一个有用的想法。它停留在那里，所以我发现自己有麻烦了。

教师：也许你应该把它扔回水里……一个让人变得痴迷的想法从来就不是有用的。最好的办法是让它离开，或者把它留在原地，每当头脑中出现这个念头时，就重新关注你的呼吸。如果我们不给它能量和重要性，即使是那个想法也会在某一时刻被水流带走。（对整个小组说）你觉得这个练习在多大程度上帮助你处理了过去几周的问题？坚持这种练习在将来会有什么用？

玛丽：我觉得这个练习对我非常重要，甚至在课结束后也会继续重要。它让我学会了与自己的想法保持距离，总的来说就是与自己的内心状态保持距离。我现在明白，思想其实只是无害的短暂的心理事件，而不是我一直认为的恶魔。

安德鲁：对我来说也是如此。当我想象自己坐在河岸边或繁忙的马路边时，我可以让自己简单地观察而不做出反应……这也许是真正的自由。

家庭练习回顾

在这最后一次家庭练习的回顾中，学员们将分享他们在最后一周的家庭练习中的体验和反馈，同时教师也会引导大家讨论在整个项目中，学员们在家庭练习中发现的最主要的困难、障碍和进步。例如，分享进行练习现在如何成为一种健康的习惯或存在方式，而不仅仅是一项需要完成的任务等等有趣的话题。以下是一些问题的例子，教师可以用来开启这个讨论：

在过去的 10 周里，是什么让你在平时的练习中感到最为困难？

你用什么策略来克服这些困难？它们是否有效？

与项目开始时相比，如果有变化的话，你在家里做练习的体验有什么变化？

一系列正念练习和回顾

从现在直到午休，教师将带领学员进行一系列课程中已经涉及的正念练习。前两个练习是**装载和卸载练习**及练习回顾（见第 7 课，方框 11.2），**R. E. A. L. 接纳练习**及练习回顾（见第 7 课，方框 11.3）。之后小组进行**休息**，但与项目中惯用的休息方式不同。在这个环节中，休息是安静地进行的，就像冥想静修一样。这有助于为学员创造一个深度的、纯净的空间来倾听自己的感受、需求和意图。

休息后，再做两个练习，每个练习后都有一个练习回顾：**正念感知练习（包括视觉、触觉和听觉）**，如果可能的话，在户外进行（见第 5 课，方框 9.2）；**正念暴露**（见第 8 课，方框 12.2）。每个练习回顾都应该集中于讨论每个练习在应对或预防学员的问题上是如何起到帮助的，以及如何可以继续提供帮助。

正念午餐（安静）

午餐是学员的第二个机会，让他们花一些时间倾听自己。他们被要求在完全安静的情况下吃他们从家里带来的食物，并专注于他们吃东西时的感觉。这是他们在第 1 节课开始时进行的葡萄干练习的扩展版本：鼓励他们在吃之前闻一闻自己的食物，慢慢咀嚼，品味每一口，注意每一刻产生的所有感觉和感受。

按需求安排个人咨询

到现在为止，学员已经习惯于与小组学员分享他们的体验。然而，可能有些个人问题只有在私密的空间里讨论才会觉得舒服。午餐后，教师会根据学员的要求与他们私下会面，讨论他们不愿意公开分享的话题，或需要更深入讨论的话题。为个人咨询安排的时间不多，但根据经验，当许多学员要求与教师会面时，即使是 5～10 分钟也会对他们有所帮助。

我们通常会为学员提供一张纸或笔记本，让他们在上面签名，以预约和教师的个人咨询。

公交车司机练习

在最后一节课中，新练习之一是基于接受与承诺疗法（ACT）隐喻的引导性想象练习（Hayes, Strosahl, et al., 2012）。它代表了对项目核心要点的有益总结，并为项目结束后学员必须面对的问题提供了有益的指导。意象可以成为发展元认知技能的有用工具，尤其是去中心化。利用图像的力量可以有效地传达思想，而不完全依赖语言。

公交车司机的意象描绘了我们内心的体验（即思想、情绪、情感、感觉、冲动）似乎驱动着我们的生活，并允许我们想象一种生活，即我们的行动和选择不受这些内心状态的驱动。我们是司机，可以努力实现我们的生活目标，而不受来自乘客的信息流（通常是非常陈旧和过时的）的影响。

💬 **方框 15.2**

公交车司机练习

找一个舒适的位置坐下。在这个练习中，坐在椅子上会比较有帮助，你也可以选择坐在垫子上；试着保持背部挺拔而不僵直，把手固定放在扶手上。当你准备好，请闭上双眼，将注意力集中到呼吸上，试着逐渐平稳呼吸，并使自己在呼吸中保持平稳。［停顿 20 秒。］

这次想象中将使用一个隐喻：公交车司机的隐喻。在这个故事中将发生一些事情，你会被邀请进入和面对生命中一些真正想要的东西，你的目标、价值观、理想以及在你生命旅程中想要走的路。［停顿 10 秒。］

想象你是一个公交车司机，这辆公交车代表了你的生活。［停顿 5 秒。］你想要这辆车是什么样的呢？［停顿 5 秒。］它的颜色，［停顿 5 秒，］它的形状，［停顿 5 秒，］它的大小，［停顿 5 秒，］它的状况？［停顿 5 秒。］它的两侧和后部是否有广告或其他东西？［停顿 5 秒。］现在走上这辆车，坐在司机的位置上。［停顿 5 秒。］在发动之前，试着思考你在生命中想要遇到的每一件事，你从生活中想要得到的一切。［停顿 10 秒。］例如，在自己身上多花一些时间，［停顿 5 秒，］给自己更多的关怀，［停顿 5 秒，］与你的孩子以及其他家庭成员培养关系，［停顿 5 秒，］留出更多空间给友情，［停顿 5 秒，］开始一个新的事业或是一个新的职业计划，［停顿 5 秒，］任何可能对你重要的事情。［停顿 30 秒。］

这些目标分别有多重要呢？你会如何给他们排序呢？［停顿 20 秒。］当你把这些想清楚后，启动引擎，挂挡，开始向前移动。［停顿 5 秒。］决定你希望自己的生活走向哪一个方向。［停顿 5 秒。］向着你现在觉得重要的方向移动。［停顿 5 秒。］有觉知地、清晰地看着你想要在这次旅程中遇到的人或事。［停顿 30 秒。］

沿着这个方向走，然后在某个时刻停下；打开门让乘客搭上你的公交车。［停顿 5 秒。］你立刻意识到这些乘客让人讨厌和气恼。［停顿 5 秒。］他们代表了所有让生活艰难的那些想法、画面、记忆、信息、评判、自我批评和感觉。［停顿 10 秒。］例如，对你行动的结果的担忧，［停顿 5 秒，］你的外貌或性格被评判的记忆，［停顿 5 秒，］或者针对你所做或未做的事情的评论。［停顿 5 秒。］你可能会有这样的想法，认为没有人喜欢或真正在乎你，［停顿 5 秒，］感觉自己没有能力在想要的方向上走下去，［停顿 5 秒，］或不应该朝那个方向前进，那是错误的。［停顿 5 秒。］这些评价可能会告诉你，你是无能或软弱的。［停顿 5 秒］。想象一下，这些乘客对你叫喊着，告诉你必须朝另一个方向驾驶。［停顿 5 秒。］但要记住的是，这些乘客没有武器；他们没有任何危险的东西可以真正伤害或威胁到你；他们只是用无害的话语，对你大声呼喊，让你转向其他方向或停下来。[停顿5秒。]

所以在某个时刻,你停下车,告诉这些乘客他们是错的,必须停止吵闹,但并没能说服他们。你不能劝服他们停下。[停顿5秒。]你试着重新开车走在你选择的方向上。但他们不停说着:"不,你必须转向;你不能继续走在这条路上"。[停顿5秒。]他们试图用言语强迫你改变方向,但他们没有武器,没有使用任何暴力或危险,他们只能使用语言,他们只能继续叫喊。[停顿5秒。]你被激怒了,你再次停下车,抓起一个乘客将他扔下了车。然后你试着把另一个人扔出车门,[停顿5秒,]又试着把另一个人扔出车窗,但你意识到他太重了,并且在你试着把他推出窗户的时候,你已经扔出去的那个人又从车门进来了。[停顿5秒。]你继续试着把他们推出去,但是他们还是继续回来。[停顿5秒。]

在那一刻你需要明白的是,这些恼人的乘客(也就是记忆、想法、指令、评判、感觉等等)并不能真正碰到你或是破坏车辆前进的机制。[停顿5秒。]你永远都是司机,他们只能是乘客。[停顿5秒。]他们可以说"你会失败""你不够好"或是"你很愚蠢",但他们不能真正让车停下或是改变方向。[停顿5秒。]毕竟他们没有武器,他们没有刀或枪;他们能用的只有声音和语言。如果你不给予力量的话,他们就是无害的。[停顿5秒。]

在某一刻你决定停下来,进行一个深深的正念呼吸。[停顿10秒。]然后,你开始明白也许让这些乘客待着会更好,而不是和他们对抗。[停顿5秒。]同时,你也决定不去做他们让你做的事,也不相信他们告诉你的事情。[停顿5秒。]换句话说,你决定不再理会他们了。[停顿10秒。]你回到司机的位置上,重新打开引擎,继续开在你选择的方向上。你可能会希望这些乘客离开,但他们没有这样做,无论如何你明白你可以在你生命中选择的方向上继续前进,即便在这些恼人的乘客面前。[停顿5秒。]一会儿后他们继续向你喊叫着"你不能这样做,你必须改变方向,这不是正确的方向"。[停顿5秒。]但是渐渐地,你听到他们的声音强度逐渐减弱消失,[停顿5秒,]直到某个时刻只剩下背景里的嗡嗡声。[停顿5秒。]最终,你高兴地注意到他们已经喊累了,只余下平静的沉寂。[停顿15秒。]此刻,你更加确信和坚定地继续沿着你选择的方向,在你独一无二的、短暂的生命中前行。[停顿15秒。]

注:基于 Hayes, Strosahl, and Wilson (2012)。

练习回顾

请学员反思,当我们不断地试图摆脱乘客或与他们争吵,并把他们当作我们最大的敌人时,公交车的方向就会发生变化。强调这种激进的反应会使我们远离我们生活中真正想做的事情。此外,这样做我们不仅维持了具有挑战性的内心体验,而且还增加了它们的频率和强度，赋予它们更多的力量。

教师告诉学员，他们在生活中仍然会遇到障碍，但他们在过去 10 周所学到的东西可以帮助他们有效地应对困难的内心状态。它们只是无害的、短暂的心理活动，如果我们不给它们力量，它们就没有自己的力量和能量。

自我慈悲练习

自我慈悲练习是本项目的核心内容之一（见第 9 课，方框 13.2），教师将在此时带领学员进行练习。

练习回顾

学员们分享他们现在的体验，以及这个练习对他们的问题有什么影响。与课开始时相比，他们现在与不适和痛苦经历的关系是什么？接下来的对话向我们展示了如何引导这一部分的回顾。一旦学员在本节课中分享了他们的练习体验，教师就可以引导大家进行更广泛的讨论，探讨这一练习是否以及如何改变了他们与自己问题的关系。

教师：你觉得这个练习在多大程度上有助于处理你过去几周的问题？坚持这种练习在将来会有什么帮助？

乔治：这个练习非常有用。也许是因为我的问题让我很苦恼，我的感受更深；我更能感受到痛苦，所以我想克服它。如果我不练习，我就觉得处理痛苦的动力不足。通常我试图扼杀我的痛苦，但在这里非常不同；我们学会照顾它。我发现这种练习对克服自我批评非常重要。内疚和完美主义的感觉已经减少了。

希拉：我也注意到，内疚感减少了。多亏了这个练习，它变得更加正常。我觉得它有一种解放的作用——与自我宽恕练习对我的作用相同。我知道我还有很多工作要做，但我认为如果我坚持定期进行这个练习以及自我宽恕练习，会继续帮助自己感觉更好。

拉斐尔：这么多年来，我从来没有想过要从内心出发来照顾我的痛苦。现在我认为这也许是我能做的最重要的事情，以过上自由、和平的生活。

正念运动和伸展

坐了很长时间后，进行正念运动和伸展是很有帮助的（见第 5 课，方框 9.5）。教师指导学员进行这一练习，使他们能够放松肌肉，摆脱身体的紧张，并将注意力完全集中在身体的感觉上。

慈悲关系正念

这节课的最后一个练习与其他练习（个人单独进行练习）不同。在这个冥想练习中，学员两两结对，面对面坐着，相距 20 厘米。在练习的第一部分，每对中的一个学员慈悲地观察闭上眼睛的另一个人。然后两人交换角色，另一个伙伴成为慈悲的观察者。当他们处于观察的角色时，学员被要求以一种接纳、慈悲和不评判的方式观察他们的伙伴，觉察我们作为人共通的东西（如痛苦、寻求健康），而非注意将我们区分开的那些不同点。

通过这种练习，学员有机会在人际关系中培养该项目所鼓励的许多品质（如觉察、接纳、信任、慈悲、友善）。这一点特别重要，因为学员常常因为他们的障碍而发现人际关系出现问题。

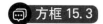 方框 15.3

慈悲关系正念

这次练习会让你和另一个人分享冥想的状态，和对方创造一个非常深入的、沉静的互动。坐在你将要共同进行练习的搭档面前。你可以选择坐在椅子或垫子上，膝盖之间保持约 20 厘米的距离。这个练习分两个阶段，先决定好谁先观察，然后在第二个阶段互换角色。[停顿 10 秒。]

找到一个舒适的位置，背部挺拔而不僵直，肩膀放松，处在你所接触的地方的中心，把手放在稳定的位置，当你准备好时，调节你的呼吸，仔细留意呼吸在你腹部的位置所带来的感觉，或者如果你更喜欢的话也可以在你鼻子的位置。[停顿 10 秒。]

注意你的吸气带来的营养和能量转化的感觉，以及呼气带来的释放的愉悦感。观察你的呼吸——这个至关重要、不能停止的循环，认识到它可能是你在每一个时刻最宝贵的东西，最忠实的朋友，它从未离开你，从你出生到死亡它都伴随着你，它给予你生命。[停顿 10 秒。]

在某个时刻，准备好时，两人中开始观察阶段的人可以轻轻睁开眼睛，温和而小心地看向面前保持双眼紧闭的人。这是一个尊敬的注视，充满接纳，你在这个注视中没有任何评判地欢迎对方，仅仅因为他们这个人以及他们的本性。这个注视饱含了对于苦难的理解，这些苦难是一个人在生命中已经遭受过的苦难，也可能是一个人现在正面临的各式各样的苦难，也许这些苦难和自己的苦难相似。[停顿 10 秒。]

想象一下，对方再次成为孩童可能会有所帮助。[停顿 10 秒。]想象这个人的天真无邪与纯净，生命和世界之初的信任、快乐的欲望。这样你一定会找到和这个人的共通之处。[停顿 10 秒。]向这个人投向慈悲的，可以被感受到的，接受他苦难的目光。如果可以的话，试着在你的脸上也轻柔、温和、友好地表现出怜悯的感觉。[停顿 15 秒。]

在某个时刻,将你的注视温和地移向对方的呼吸,将你的注意力集中在他身体所在区域,可以帮助你更好地感受他的呼吸,意识到你正在观察这个人最宝贵的东西。[停顿 10 秒]。你在观察他的生命。[停顿 10 秒。]

现在尽量调整呼吸,试着尽快让你的呼吸同步,使你们的吸气节奏一致,呼气也是一样,直到你发现你们的呼吸融为一体。[停顿 10 秒。]你们呼吸着同样的呼吸。[停顿 10 秒。]注意在创造这个同步时你的感受,和对方共同呼吸的感受,在你的呼吸中与对方共存。[停顿 3~4 分钟。]现在你可以选择闭上眼睛,将你的注意力转回到自己的呼吸上。[停顿 10 秒。]

先被观察的人现在可以缓缓睁开眼睛,向面前的人投去友好的、谨慎的目光。以你被观察的方式去观察对方,充满尊重,完全接纳对方,没有任何评判和偏见,仅仅为着这个人本身。这个注视饱含了对于苦难的理解,这些苦难是一个人在生命中已经遭受过的苦难,也可能是一个人现在正面临的各式各样的苦难,也许这些苦难和自己的苦难相似。[停顿 10 秒。]你也许可以想象一会儿对方还是个孩童,[停顿 10 秒,]还对人充满了信任,处于对世界和生活保持开放的、纯洁无瑕的童年,这样你也许可以找到和他的共通之处。理解你们今天追求快乐和幸福的愿望是一致的。[停顿 10 秒。]观察对方的本性,慈悲地注视,感受并欢迎对方的苦难。[停顿 10 秒。]如果可以的话,试着在你的脸上也轻柔、温和、友好地表现出慈悲的感觉。[停顿 15 秒。]

然后逐渐将你的注视移向对方的呼吸,注意对方呼吸最为明显可见的身体部位,意识到你在观察非常宝贵的东西,你在观察他的生命。[停顿 10 秒。]现在尽量调整呼吸,试着尽快让你的呼吸同步,使你们的吸气一致,呼气也是一样,直到你发现你们的呼吸融为一体,[停顿 10 秒,]呼吸着同样的呼吸。[停顿 10 秒。]注意在互相呼吸中创造这个同步时你的感受,毕竟呼吸就是生命本身。[停顿 3~4 分钟。]

现在,观察者可以闭上眼睛,将注意力转回到自己的呼吸上,[停顿 10 秒,]集中于你的姿态、呼吸、此刻的感受、和对关系的觉察上,不仅是觉察自己和自己本身的联系,也许还有和周围人的各种各样的、直接或间接的联系。

学员两两一组进行分享

练习结束后,教师要求学员两两一组,相互分享他们的体验,时间为 10 分钟。通常情况下,这是一个认真专注的时刻,学员以发自内心的方式相互分享他们在这次独特练习中所经历的几种感受和感觉。

小组练习回顾

唐纳德:我很惊讶,我喜欢把我面前的人想象成一个孩子。我真的看到了一个孩子。这让我感到非常喜欢,我觉得和他很亲近。

刘易斯:我发现同步呼吸有点困难,但这是一个重要和丰富的体验。

丽莎:我设法使我的呼吸同步,我非常喜欢这样,因为我不觉得孤独。我喜欢分享苦难和痛苦,但也喜欢分享生命。这感觉真的很好。

伦纳德:试图使你的呼吸与对方的呼吸同步,有点像穿着对方的鞋子,与对方产生共情。

妮可:这对我们非常好,但也很困难。我知道有人在盯着我看,感到很尴尬,而且试图配合我们的呼吸也不容易。当我感到尴尬时,我就开始傻笑,所以我时不时会傻笑,但这是一种紧张的反应。

艾伦:我更清楚地理解和感受到什么是对别人的同情。这对我来说是一个重要的时刻。

米歇尔:我是第一个被观察的人,我感觉到她很尴尬,即使她没有说。当轮到我被观察时,我感到很平静;就好像她在照顾我一样。我感到很安全。

教师:在这个练习中,我们可以注意到我们被观察时的感受,这并不容易。观察的行为是一种深度关注和亲密的行为;它需要与对方深度接触。这几乎是在照顾对方。像这样的练习对于发展我们在这个项目中培养出来的品质特别有用。

在未来几周,大家可以考虑每周与亲人或同伴一起进行这个练习,以加强你今天通过这个冥想所体验到的东西。

休　息

学员进行 10 分钟休息。不需要安静进行,因为学员可能会想继续谈论他们的体验,毕竟这是本节课以及项目的最后部分。

阅读和讨论第 11 课名言警句

教师带领大家阅读和讨论第 11 课-讲义 2 的名言警句。这些最后的名言警句是为了传递一种希望和信任的信号,鼓励学员继续进行练习,以信任、开放和自由的态度应对生活中的挑战。像往常一样,教师邀请学员谈一谈每句话的意义和作用,特别是与课程主题和目标相关的意义和作用,然后教师进行总结评论,对一些表意不清的名言警句进行补充解释。

分发项目反思问卷并回顾整个课程

教师给学员发放项目反思问卷(第 11 课-讲义 3),要求他们填写对整个项目的个人反思。教师还将发放一份项目中涉及的所有实践和练习的清单(第 11 课-讲义 4),作为资源帮助学员更好地填写反思。

当他们完成个人反思后，学员被要求两两一组，与他们的伙伴分享他们对课的印象、见证和感受（每人 5 分钟）。特别要求他们集中回答问卷中的 3 个主要问题：他们一开始的期望是什么？这些期望是否和如何通过课得到满足？他们认为课程结束后继续练习的最大障碍是什么？

教师邀请学员与整个小组分享他们的感受、印象和对整个课程的回顾（15 分钟）。鼓励他们分享以下几点：学到了什么，如何最好地保持过去 10 周通过正式和非正式练习形成的势头和纪律，以及保持练习的积极原因。

每个小组的学习水平、成就和困难自然不同。了解学员如何看待这个项目，他们觉得自己取得了什么成就，以及他们认为自己还可能取得什么成就，是一件很有意思的事情。学员通常会保留这份问卷供自己将来参考，但教师可以在征得学员同意的情况下，要求保留一份问卷的副本，用于研究。

教师：当你来参加第 1 节课时，你的期望是什么？现在我们的课已经结束了，你学到了什么？你觉得自己在哪些方面有了进步？

爱德华：当我开始时，我希望我能够解决我的大部分问题。在课结束时，我肯定已经对我的障碍是如何运作的有了更多的认识，并开发了一种与我的内在体验相联系的新方法。这使我今天与课开始时的感觉相比，感觉好多了。

唐纳德：我已经学会了平静心态的方法，现在我觉得焦虑少了很多，尽管仍有一些事情需要我努力通过实践来改进。

刘易斯：一开始我希望减少思维反刍和持续的担忧。我学了更多地接受自己，接受我的局限性、缺陷和所有人都有的弱点，但我也认识到了自己的优秀品质和资源。多年来我一直在追寻一个幽灵，这对我来说是极大的解放。

尼古拉斯：我期望能治愈我的强迫症，这并没有发生，但我已经有了很大的改善。我倾向于更好地处理困难的时刻，当出现令人不安的想法时，我不再像以前那样反应。事实上，它们并不那么令人不安。

丽莎：由于之前参加过一门课程，我希望澄清一些概念，更加熟悉一些工具，因为我花了不少时间才完全觉察。正念越来越扎根于我的内心，对我的生活产生了重大影响。我可以说它正在成为一种生活方式。

多米尼克：我一开始就期望能治愈我的强迫症，我已经意识到，实现这一目标需要很多承诺、决心和毅力。现在我觉得自己已经有了很大的进步，其中一些原则已经成为我自己的原则，比如思想只是思想。我还学会了一些有用的工具，以健康的方式处理思想问题。这是我的主要问题。

安德鲁：9 周前，我希望能找到帮助，解决我与思想之间的问题关系。我已经逐渐开始越来越多地看到事物的本质，并观察思想而不对其进行评判。这对我来说是一个彻底的改变。

安妮：当我刚来时，我发现参与的想法很困难。我希望这将是有用的，但在遭受了这么多年的痛苦之后，我有点怀疑了。我不知道我是否能够坚持完成整个项目。现在我可以说，它对我帮助很大。我已经学会了以一种完全不同的方式与我的想法和情绪相处，即使是在以前对我来说非常困难的情况下。来这里开始时非常具有挑战性，然后一周又一周，我看到它在帮助我。现在我看到，我的承诺是值得的。

教师：你在做日常的正念练习时，最大的困难和障碍是什么？有什么策略可以帮助你不至于失去一切，并在这个改善的旅程中向前迈进？

安妮：我的主要障碍是工作义务和难以找到时间来做练习。这是一个更好地安排我的时间的问题。我的动力是，当我练习时，与我推迟练习或不怎么练习时相比，我得到了益处。

爱德华：我的主要困难是没有一个向导或小组。后续课程对我来说非常重要。

刘易斯：对我来说，困难在于找到时间在白天练习，但我已经决定要坚持每天早上提前半小时起床，目前我已经在这样做了。

多米尼克：对我来说，难点是找到练习的空间，但动力来自这些练习带给我的进步。一个策略是在我的日记中，每天与自己安排一个 1 小时的约会，就像我每天与其他人安排的那样。也许我可以少做一些练习。

唐纳德：我认为最好少做一些练习，但总是在同一时间，创造一个思考的空间，但不是例行公事，每周改变时间，这样就不会变得太重复，而且总是有点不同。对我来说，最有效的事情是提前安排练习。

教师：这取决于你对这件事的重视程度，你认为它在此刻对你的问题有多大帮助。如果你认为它很重要，每天练习 45 分钟可能不是那么苛刻。你花更多的时间来沉溺于你的问题。然而，正如多米尼克也在建议的那样，你可以每天与自己设定一个约会，就像对你认为重要的人那样。你还有其他的评论、思考或问题要分享吗？

丹尼斯：在试图解决我的强迫症问题 20 年后，我终于找到了一个有用的、尽管具有挑战性的程序——我会向所有强迫症患者推荐它。

安妮特：这个项目对我非常有用。这些方法很新颖，技巧和想法很有效。

爱德华：这一经历对我来说是一个真正的启示。它无疑帮助我克服了与我的疾病有关的大部分困难。在开始时我不会想到这是有可能的。

罗伯特：我明白，如果我坚持练习，我可以摆脱我的障碍。

多米尼克：我注意到，当我进行这些练习时，我得到了一些好处，我身上有一些变化。我变得更强壮了。有时，虽然现在越来越少，但我有一个非常令人不安的想法。从理性上讲，我确实明白这只是一个想法，但它仍然激活了困难的情绪，使我与练习产生距离。我有时还是会让自己被某些想法支配，但幸运的是这种情况越来越少。

教师：因此，也许有时仍然有一种倾向，即给某些想法以力量？

多米尼克：是的，尽管最后我意识到它们只是思想。也许我这么多年来经常追随它们，以至于有时它们会折磨我，即使我意识到它们只是思想。

教师：是的，这当然是一种习惯。非常重要的是，你要反思这个项目中的所有练习和做法，考虑哪些可以更有效地防止你难以摆脱的这种习惯性模式。哪些练习可以使你脱离，帮助你不再给问题思想以力量？你有时仍有困难，这让我觉得你需要进行一种练习，防止你在意识到发生了什么后立即进入这种模式，例如，像装载和卸载练习这样的身体练习。无论你处于什么状态，都要立即彻底地做一些事情，不要让你的头脑进入这种机制。我们在这里是为了逐步化解这些适得其反的习惯，用更健康的习惯来取代它们。

多米尼克：我注意到对我帮助最大的练习是 R. E. A. L. 接纳练习和正念暴露，因为它们专注于问题并将其分解。焦虑总是减少，但有时发生的情况是，从长远来看，它又反弹了。我几乎觉得我应该每小时做一次练习，但是……

教师：这很好。实际上，每小时都练习是非常有用的！如果你整天都在苦恼，那么每小时做一些可以帮助你不进入或摆脱这种痛苦的事情，要比一直与它待在一起好得多。这一点很重要，因为许多强迫症患者认为他们的问题不可避免地在他们的生活中具有首要地位，但我们在这里通过建立新的心理习惯来克服这个问题。我们有"解药"，使用它们并使它们成为你生活中稳定的一部分。它们比陷入困境要好得多。如果我们选择不使用它们，我们就不可能看到任何改善，因为我们的心理习惯已经存在多年，而且会有重新激活的趋势。

黛安：我和你一样（向多米尼克点头）。我有时仍然对某些想法感到困难，但我也觉得现在我有更多的东西。由于我们正在谈论这么多关于练习的问题，我承诺要练习，要努力定期练习。

一个星期天的早晨，我有一个非常糟糕的想法，我只是不能待在床上，所以我费了很大劲起来，我练习了装载和卸载练习。我放松了下来，能够回到床上睡上几个小时。我本来可以做别的事情，但由于我的目标是睡觉，而我不能，所以我花时间练习，这对我来说是一种进步，因为我做了一些事情，导致了一个结果。我付出了汗水。

伊莎贝尔：昨天晚上我也很苦恼，我对自己说，带着这种苦恼坐在那里没有意义，我可以做正念行走。所以我尽力去注意周围的声音和我在散步时的感受。我走了 1 个小时，走得越多，我的感觉越好。我可以从不同的角度看问题，即使我内心并不舒服。之后我注意到我的情绪有所好转，感觉更活跃了，不像前一天晚上，我试着做装卸练习，但我一边做一边哭，因为我感觉非常沮丧。我们需要尽可能多地练习，选择在特定时间最适合的练习。这些练习对我的强迫症来说是新的东西，我们必须欢迎它们，向它们敞开心扉，并信任它们。

理查德：当思想想要接管的时候，我就读我们在小组中分享的讲义。它们对与当下的联系非常有用。我注意到什么时候一个想法要占上风，于是我就成了主人。我控制了思想。

丽莎：我在小组中的经历有起有伏，但我已经学会了相信它，从这个意义上说，我已经慢慢喜欢上了某些练习，而不是其他。我打算在未来几个月里定期进行这些练习。我相信这是一个开始，而不是这个项目的结束，因为我想在小组中学习之后，现在自己去体验很多东西。我想发现我在生活中还没有发现的东西。我注意到，如果我跳过练习，我就会感到困扰；我真的觉得需要每天留出一些时间来练习。曾经遇到一些困难的时候，我哭了很多次，我想指出这一点，因为我不是一个经常会哭的人。这一定意味着什么。这是一个开始，也许也是一个新生活的开始。

分发余下的学员讲义并讨论未来的计划

正如在前面的回顾中所讨论的,以及在整个课程中的不同时期,为了巩固学员所学到的知识并防止复发,必须继续定期进行正念练习。学员了解到,研究表明,从基于正念的治疗中受益最多的人是那些定期练习正念的人。他们需要每天保持大脑的训练,就像我们在锻炼时对肌肉的训练一样,这样当他们要应对挑战和障碍时,就能做好准备。

然后教师请学员反思并选择他们认为给他们带来最大好处和改善的练习,并准备一个他们愿意在未来几个月,至少在未来5周内,每天定期练习至少40分钟的练习计划。建议他们应该选择静态练习和动态练习交替进行。因为项目中有很多选择,学员可能会发现参考"第11课-讲义4"是很有用的,它列出了课程中涉及的练习。教师还应该强烈建议他们将项目中的一些重要练习囊括进计划里,如练习正念暴露、正念冒险清单、健康意图练习(第11课-讲义7)。学员还应该在接下来的两个月内,至少阅读一次课程中给予他们的所有讲义,以便复习和巩固作为项目的一部分而提供给他们的重要信息(见第11课-讲义6)。

在制定自己的个人练习计划时,重要的是让学员意识到他们实际能做什么。为此,学员会被告知,经验表明,每天进行简短的练习比低频率地进行较长时间的练习效果更好。事实上,连续性可以建立和维持动机和动力(Segal et al., 2013)。将"正念地生活"(第11课-讲义5)随身携带是另一种方式,可以支持他们对内在和外在体验保持正念的态度,并定期培养与日常活动和事件相关的非正式练习的习惯。学员应该每天使用它作为非正式练习的指南。

由于练习的连贯性对许多学员来说是一种挑战,他们需要学会利用所有可能需要的帮助和支持,以实现这一目标。有些人可能会发现听一些喜欢的音频,阅读某些名言警句,或在一个特殊的环境中练习会特别有用和有帮助。家庭成员和伴侣的支持也是强烈推荐的,有时可能是帮助学员保持练习的关键。

正如类似的项目(针对抑郁症的MBSR和MBCT)一样,教师被鼓励安排一些后续课程,可能是定期的,以帮助学员保持正念练习,并给予他们再次会面、与小组提供的激励环境重新连接的机会。这样的后续课程对于帮助学员管理或改善他们在课结束时可能仍存在的问题也很有用。这个小组可以向所有以前的强迫症MBCT项目的学员开放(见第3章)。同样,有时对许多学员来说,参加简短的正念静修(1~2天)是很好的选择,以便对练习进行更新,加强他们在家里继续练习的动力。

最后,学员了解到,压力是复发的主要原因之一。因此,他们也应该使用正念来更多地了解自己的压力水平,在遇到压力时减少压力,并在可能的情况下预防高压力的情况或经历。

一个旅程的结束，一个新旅程的开始

在这10周的课程中,许多经历、情绪、评论和反思都被分享出来。这些都是学习的关键要素。在接下来的几周里,学员需要消化所有的这些信息。因此,教师应该鼓励学员在课程结束后重新阅读所有材料,回顾所学内容,并继续努力理解它。

告诉学员利用通过课程获得的工具和技巧来预防或减轻压力。压力是强迫症加重或复发的主要原因之一。学员还应让亲属和护理人员意识到这一点。正念练习确是应对压力的有效解药，但改变生活方式或与重要他人的关系通常也是必要的。

强迫症通常被描述为一种慢性疾病；然而，慢性并不是不可改变或不可治愈的同义词，正如项目中的许多学员和一些科学研究（见第 2 章）所证明的那样。慢性病可能是由长期强化的心理习惯造成的。这就是为什么正念，如果经常练习，可以逐渐取代功能紊乱的习惯。心智可以改变大脑。

总结冥想

正如第 14 章（第 10 课）所述，仪式是正常的，通常具有积极的意义。例如，它们的功能通常是标记重要的时刻，强调事件的相关性，庆祝成就，或加强意图。这个总结性冥想的功能是一种闭幕式或仪式。小组学员被要求记住过去 10 周的时间，以及他们在这个项目中付出的承诺和努力。

学员围成一圈，教师朗读一些体现该项目原则和主题的名言警句。然后教师给每个组员发一块石头或贝壳。学员被要求将注意力集中在这个物体上，就像他们在第 1 课（第 5 章）的第一个练习（葡萄干练习）中所做的那样。今后，每当他们看这个物体时，它将成为整个项目的象征，提醒他们定期练习对他们问题的影响。学员被邀请在该物体中发现与小组中其他人共享的重要品质——独特性。也请学员尊重自己身上的这种品质，同时以友善和慈悲的心接受自己的缺陷和局限。

最后，请学员花点时间祝愿自己，就像在自我慈悲练习中那样，并看着坐在自己左边的每个人，祝愿他们在人生旅途中一切顺利。

感想和反馈

以下是一些学员的评论和发言，总结了通过这个具有挑战性的紧张项目所获得的经验和教训。

几年来，我发现强迫症并不是一个不可战胜的敌人，包括治疗师在内的许多人都曾告诉我。它只是一个坏习惯，我可以通过定期练习用新的健康习惯来取代它。这可能是我人生中最重要的发现。

——乔纳森

我已经厌倦了总是以同样的方式来处理我的强迫症：与治疗师进行几节课，用药，几个月内被困在我的强迫症和仪式中，然后是痛苦的减弱和告别，直到下一次。对我来说，正念一直是而且仍然是处理和克服我的问题的一种全新方式。通过停止和关注，正念帮助我意识到我的生活，每时每刻。令人惊讶的是，通过练习正念，事物、行为、语言的意义以及事件的无常对我来说变得更加清晰。每次我坐在我的坐垫上，总是一种不同的体验，一个学习新东西的机会。这也是鞭策我进行更多练习的原因。现在我觉得,强迫症不再是一个问题,生命是一个独特的机会,它是给我们的。我们决不能放弃它,我们必须欢迎它,理解它,尊重它,并努力充分利用它,甚至只是通过简单地不做任何事情来达到这一点,这在某种程度上是个悖论。

——艾莉森

正念对我来说就像打开了一扇门——这扇门让我能够回来熟悉自己,一刻不停地熟悉自己,熟悉我的强迫症,它已经不再是"我的"。它只是一种伴随我多年的心理状态。每一天我都在练习,我学到了一些东西。我学会了接受自己,尊重自己,改变我对自己思想、情绪和痛苦的看法。我越是坚持练习,我就越是成为我自己;我越是坚持练习,我就越是加强和调整觉知的肌肉。我越是练习,我就越能欣赏我们称之为生命的这个非凡的礼物。当我结束正式的练习时,那扇引导我进入自己内心的门就会转过来,指向我与他人相处的道路。通过更好地了解自己,我可以更好地与他人相处,因为我用不同的眼睛看他们。我的眼睛反映在他们的眼睛里,我的呼吸像他们的呼吸一样呼出和吸入,我的心像他们的心一样跳动。这是一扇我想开就能开的门,如果我想的话,一天中的任何时候,我希望每天每小时都能打开它。

——史蒂文

我第一次遇到我那令人不安的想法可以追溯到 18 年前。我当时非常害怕……非常。起初,这并不是一种平等的关系……我完全屈服了;我做了那些思想让我做的一切。我做得越多,我就越痛苦;我做得越多,它们就越强大,要求越高。我接受了治疗,多年来我一直生活在起伏之中。我总是有我的阿喀琉斯之踵在吓唬我。只有少数人知道我的问题。我为此感到羞愧;我害怕人们不理解,害怕他们会对我进行负面评价。

然后,转折点出现了。我遇到了我的治疗师,我的引路人!他使我的心扉开放,让我看到崭新的现实;他帮助我理解,"想法只是想法……一连串在我们头脑中产生的词语,但不一定与现实相符"。他教我通过冥想让自己的头脑休息,休息好的头脑能更好地反映情况,更好地区分现实和简单的想法!他说:"我知道你的想法"。我说的是事实;我需要一个大的刺激来给我勇气,让我更坚定地开始理解……理解这一切都很简单,你不需要害怕,因为正如我所说。想法只是想法……只是文字……不是现实。我重申这个概念,因为对我来说,它是最基本的。现在,当某些想法出现在我身上时,我认识到它们,并离开它们。我继续我的生活。如果它们想与我互动,我继续过我的生活,我把注意力集中在那一刻可用的真实和确定的东西上——我的呼吸。我定期冥想,冥想已经成为我的基本功!我从来没有想过自己能够成为一个人,我从未想过我能坚持这种锻炼。我把它比作常规剂量的药物,只是它完全天然,没有不良反应,而且有很多好处。

这个小组,我对思想的认识,以及冥想,改变了我的生活!我的生活有了改变。有时仍有困难,但从未与我之前的困难相提并论,甚至更多,我的生活现在充满了许多积极的情绪。小组治疗给我带来了独特的好处。与其他有同样经历的人分享我的体验,对我来说是非常积极的。有时,你会认为你是世界上唯一一个遇到困难的人!在小组中,你可以在小组中体验治疗。在小组中,你以一种更无忧无虑的方式体验治疗,课程也更愉快和有趣。

——曼迪

　　有多少次，在不知不觉中，我们根据脑海中出现的一个想法创造了一个故事或一个悲剧？正念正在帮助我看到一个思想的纯粹性，因为它确实是这样。它使我能够慢慢地从过去的习惯中脱离出来。探索自己的内在性需要勇气。它并不总是令人着迷。有时出现的情绪（恐惧、悲伤、内疚等）是如此强烈，以至于逃避它们似乎比处理它们的本质要容易。坚持不懈地练习也非常重要。我们总是对每个人和每件事说"是"，而且由于我们的义务，每天花时间练习并不总是容易。我的动力是，练习总是不同的，因为每个时刻都是不同的，而我在每个时刻都是不同的。听起来很不可思议？嗯，不是的，这就是简单的事实。正念让我比以前更经常地停下来，与当下接触，这是一个我们认为我们正在生活的时间，但实际上我们活得很少。因此，我碰巧停下来，听一听甜美的声音和震耳欲聋的声音，享受一个冰淇淋，闻一闻花的香味。

　　如果我回想一下，在小组课之前我是如何描述强迫症的，我也会惊讶于我对强迫症更友善了。与强迫症建立友好关系有助于我以更好的方式与这个问题相处。我感觉它变得更轻了，我意识到我正在慢慢地转变它。正念小组帮助我不再感到孤独，并实施一种策略，即不假装看不到我的强迫症，不回避它，也不对抗它，而是让它靠近我。情绪、想法和身体感受的出现，就像一个孩子在惹了麻烦后向母亲寻求拥抱一样，可以被体验和接纳。拒绝和对抗自己的内心状态意味着放大它们，引发混乱和重复，这无助于解决问题，而只是让问题变得更糟。

——伊丽莎白

我们生命中的光亮，
比我们所想象的更为接近。
但它不断被我们心智的盲目所遮蔽。

——F. D.

第 11 课概要——以信任的态度面对生活和有效应对障碍

在这个具有挑战性的、紧张的、为期 10 周的旅程中，我们走过了不同的领域，都与这个项目的基本主题有关。了解什么是正念，注意力的重要性，强迫症是如何运作的，我们不信任的根源，如何利用我们的感官来培养信任和与现实的关系，如何与我们的思想建立健康的关系，对待它们的本质，发展接受，在生活中以正念的方式行事，意识到我们的意图，将自己暴露在恐惧中，发展自我慈悲、自我宽恕和成熟的责任感，以及承担健康的风险将我们从旧习惯及其局限中解放出来。本课反复强调了意识的好处，将我们自己与我们的思想拉开距离，接受并有意识地对情况做出反应，而不是进行自动的、无意识的反应。我们关注内在和外在体验的方式可以产生健康和信任，也可以产生困扰和痛苦。我们已经了解到，每一个问题都是从抵制、对抗或回避我们的思想、情绪和感觉开始的；抵制会自我滋生，在这一点上会变得无法控制。接纳可以是改变我们与思想和情绪关系的第一步，也是防止强迫性机制的有效方法，这种强迫性机制会导致焦虑，并经常导致无法控制的强迫症。

优秀的酒店经理所建立的关系，是与困难思想最有用和最自由的关系。他或她善意地欢迎所有出现的客人，承认他们，在里面容纳他们，并让他们走自己的路。通过这个过程，我们可以认识到每个人的不完美性质和生活中的每段经历。我们会意识到，一切都无常，即使是最困难的时刻。在我们的旅程中没有确定的东西，也许只有我们的呼吸，它从我们生命的第一个时刻到最后一个时刻都与我们在一起。

练习正念和分享我们的体验也使我们意识到一个基本事实：我们能够创造、改变和改善任何事情的唯一时刻就是当下。由于这个原因，我们需要在当下保持清醒，强烈地活在当下，并尽情饮用它直到最后一滴。

为了巩固在这一旅程中所学到的改进和技能，并创造进一步的改进，必须继续执行定期的、每天计划的正念练习。决定你将在未来几周内致力于练习哪些正念练习。在这段时间里，尽力做到有规律，坚持不懈，注意到你可能遇到的任何困难。记住，在这几周里，每一个进步和幸福的时刻都向你证明，改变总是可能的。但是为了巩固它并防止复发，有必要定期练习正念。带着信任和责任向生活开放自己。

第 11 课-讲义 2

第 11 课名言警句

千里之行，始于足下。
为者败之，执者失之。

——老子《道德经》

人的一切都可以被夺走，唯有最后一样不能：
人类的自由——
在任何特定的情况下选择自己的态度，选择自己的生活方式。

——维克多·弗兰克尔

过去定义了我们。
我们或许有充分的理由试图逃离它，
或者摆脱其中不好的部分，
但是我们逃离过去的唯一方法就是将更好的东西融入其中。

——温德尔·贝里

在任何场合、任何情况下，
面对生活的最佳方式，也是最明智的方式，
就是平静心灵，敞开心扉。

——杰克·康菲尔德

除非你同意，否则没有人能让你感到自卑。
永远不要同意这种感受。

——埃莉诺·罗斯福

一个人知道自己为什么而活，
就可以忍受任何一种生活。

——弗里德里希·尼采

第 11 课-讲义 3

项目反思问卷

日期：_____

（1）回想课程的开始，当你在第 1 节课的时候，你的期待是什么？你为什么会参加课？你想要或希望得到什么？

_____

_____

（2）后来实际发生了什么？在课的最后你学到或做到了什么？你觉得自己通过课在哪些方面得到了提高？

_____

_____

_____

（3）这 10 周你付出了多少努力？

_____

_____

（4）对你的问题来说哪些课是最有效和有用的？按重要性排序（a＝最重要；k＝最不重要）。

a. _____　　b. _____

c. _____　　d. _____

e. _____　　f. _____

g. _____　　h. _____

i. _____　　j. _____

k. _____

第 1 课：理解什么是正念；第 2 课：了解强迫症以及正念如何起到帮助作用；第 3 课：帮助家庭成员和伴侣支持强迫症患者；第 4 课：理解不信任并培养真正的信任；第 5 课：利用感官来培养信任；第 6 课：与思维建立健康的关系；第 7 课：将接纳作为改变的核心步骤；第 8 课：正念行动和正念暴露；第 9 课：培养自我慈悲和自我宽恕；第 10 课：学会冒险；第 11 课：以信任的态度面对生活和有效应对障碍。

（5）对你的问题来说哪些练习（见第 11 课-讲义 4）是最有效和有用的？按重要性排序（a＝最重要；l＝最不重要）。

a. _____　　b. _____

c. _____　　d. _____

e.	_____	f.	_____
g.	_____	h.	_____
i.	_____	j.	_____
k.	_____	l.	_____

(6) 在坚持日常正念练习的过程中，你面临的最大的困难和阻碍是什么？有什么策略可以帮助你保持所获得的一切，并在这重要的旅程中更进一步？

_____

_____

(7) 写下在过去的 10 周中对于理解和克服困难特别有帮助的**语录或句子**（如果有的话）。用你记得的方式写下来，就算不准确也没关系。

_____

_____

(8) 按照从 1 到 10 的量表来看，这一课程对你的帮助有多少？在你觉得合适的水平标注出来。

完全没用　　　　　　　　　　　　　　　　　　　　　非常有用

1	2	3	4	5	6	7	8	9	10

(9) 请写下真实的意见，表达本项目对你的意义。也请写下对这一课程的内容和结构的任何改进建议。你的反馈非常有价值，将会被匿名保存，并且会用于改善之后的课程。

_____

_____

第 11 课-讲义 4

针对强迫症的 MBCT 项目的实践和练习清单

- 身体扫描（第 1、2 课）
- 正念呼吸（第 1 课）
- 呼吸和身体的正念（第 2 课）
- 呼吸空间（第 4～6 课）
- 应对版呼吸空间（第 5、7、8 课）
- 静坐冥想：呼吸、身体、声音、情绪和想法的正念（第 4、5 课）
- 正念行走（第 4、11 课）
- 正念感知练习（第 5、11 课）
- 感知体验验证技巧（PEV）（第 5 课）
- 正念运动和伸展（第 5、11 课）
- 观察心冥想（第 6～11 课）
- 正念画圈冥想（第 6 课）
- R. E. A. L. 接纳练习（第 7、11 课）
- 装载和卸载练习（第 7、11 课）
- 健康意愿练习（第 8 课）
- 差异技巧（第 8 课）
- 带稳定词的正念行走（第 8、11 课）
- 正念暴露（第 8～11 课）
- 自我慈悲练习（第 9～11 课）
- 自我宽恕练习（第 9 课）
- 正念冒险（第 10 课）
- 放手仪式（第 10 课）
- 公交车司机练习（第 11 课）
- 慈悲关系正念（第 11 课）

正念地生活

这里有一些提示，可以让你把正念贯穿到的日常生活中，并可能使之成为一种生活方式和存在方式。无论你在哪里，每天都带着这份清单，对你可能会有帮助。

- 早上一醒来，在从床上爬起来之前，把注意力集中在你的呼吸上。做一个呼吸空间的时刻。

- 为你当天想要的态度和承诺建立一个健康的意图清单，包括你的行动、你的想法、你使用的语言和你感受到的情绪。在这一天中尽力将这些意图付诸实践。

- 尽可能多地关注你的身体感觉和姿势。这种意识可以让你在当下更有存在感和立足点。

- 倾听并信任你的感官。至少每小时一次，试着把你的注意力引向你的感官在日常活动中告诉你的东西（例如，"我看到这朵花的颜色"，"我听到这个声音"，"我感觉到这个物体的质地"，"我感知到这个食物的气味或味道"）。有意地赋予这些感官信息以价值并相信它们。这是生活在现实中的最佳方式。

- 如果可能的话，以正常的步伐在绿地上散步。走路时要意识到你的身体发生了什么。花一点时间注意你的姿势。注意你脚下与地面的接触，一步一步地走。当你行走时，感受空气在你脸上、手臂和腿上的感觉。如果你在一个宁静的户外景观中，注意你周围的一切。

- 注意你对不舒服的恐惧和抗拒。认识到你对任何干扰你或你不喜欢的东西的态度，或对你喜欢或习惯的东西的态度，而你正试图放弃。恐惧和抵制使你陷于旧的坏习惯中，阻碍你开始新的、丰富的体验。例如，注意你对特定的声音或气味、皮肤的感觉、一个令人不安的想法、一种食物的味道，或你的体温太热或太冷的抵抗。你可能会意识到，在大多数情况下，问题不在于你每天的刺激和经历，而在于你对它们的厌恶和抗拒。你可能会尝试逐渐让自己暴露在不太舒服的刺激下，用心去看你的恐惧和抗拒。

- 培养接纳能力。感受并接受在任何时刻出现的任何令人不安的内在和外在体验。特别是，承认并接受你一天中任何你不喜欢和无法改变的事情，不要试图抵制、对抗或控制它。将你的能量用于改变你能够现实地改变的、对改变有用的东西。同时接受你遇到的人和现实本来的样子。当你能够接受你、人们和事件在每一时刻的样子时，你将找到自由与和平。

- 寻找一切能给你带来自然活力的东西。发现或从你的过去找回能给你带来活力的活动，例如，听音乐、锻炼身体、与大自然接触。

- 在一天中，利用一些休息时间，注意自己的呼吸。采取一个呼吸空间的时刻。记住，平静呼吸是平静心灵的一个关键步骤。

- 对自己和你在一天中遇到的人要有善意和同情心。照顾自己的痛苦，并对你在别人身上看到的痛苦保持温柔和敏感。

- 用心做事。无论何时都要意识到你所做的事情。把日常工作变成正念的时刻，也注意到你做完行动和行为之后所产生的真实效果。在你刷牙、洗澡、洗手、喝茶、开车、抱孩子、做工作或与朋友聊天时，要充分意识到。避免多任务处理，尽最大努力在一定时间内完全专注于一项任务，然后休息一下再继续另一项任务。

- 尽力用健康的食物来滋养自己，精心准备和食用，慢慢来，注意味道和感觉。每次你吃或喝东西时，都要用心呼吸。将你的注意力集中在你的食物上，并意识到它是如何与孕育它的不同事物联系在一起的。你能看到食物中的太阳光、水和土壤吗？注意，为了你的健康用心地吃这些食物。进食时要意识到不同的感觉：看到你的食物，闻到它，尝到它，咀嚼它，吞下它。

- 培养你的创造力。以任何你能做和喜欢做的方式表达它（写作、烹饪、素描、绘画、唱歌、布置或装饰房子等）。这是一种向自己和世界展示你的独特性的方式，可以滋养自己，使你的心灵平静。

- 当你和其他人在一起时，要尽快意识到你的倾听和说话方式。你能否以中立的方式倾听，或不知道自己会说什么来回应？当你说话时，你能不能简单地说出你需要说的东西，而不多说或少说什么？试着注意你的身体和思想的感觉。

- 如果可能的话，尽量去户外，在绿色空间中花一些时间与大自然接触。这是一个释放你的思想，并更好地与你的身体和感官联系的强大方式。

- 在整个一天中，尽量不要把自己和自己的行为看得太严重。尽可能多地使用幽默和讽刺来对待你所面临的内在和外在体验。它们是压力、恐惧和负面情绪的强大"解药"。

- 每当你的电话被搁置，排队等候，或被堵在路上时，利用这个时间注意你的姿势和呼吸。感受你的脚与地面的接触，注意你的感受。你是感到平静、担心还是不耐烦？使用有意识的呼吸。

- 与你的手机或其他电子设备有一个健康的关系。提前决定白天什么时候不看手机，并设定查看电子邮件、信息或社交媒体网站的时间。每当你和你的爱人在一起时，记得把你的手机放在一边。

- 意识到你的冲动，并尝试防止对它们采取行动。比如，注意到你的冲动：当你觉得痒的时候想抓挠皮肤；检查你已经做过的事情（也许是一遍又一遍）；看手机，希望找到新的信息或有趣的东西；喝酒或吃东西，看电视，寻找安慰，心不在焉。这些冲动出现后又消失，你可以意识到，你不必因为它们出现就采取行动。你只需要"驾驭冲动的浪潮"。

- 放弃控制，放弃对你在一天中所做或要做事情的不现实的期望或理想。这些期望或理想太容易造成压力、失望、恐惧、沮丧、悲伤和/或愤怒。现实就是这样，生活是不可控制的，事情永远不会完美。你必须找到与现实的最佳关系，因为它就是这样，每时每刻都是如此。

- 在一天中，意识到你身体中的任何紧张区域。看看你是否能够向紧张的地方呼吸，当你呼气的时候，又能把它放掉。在你身体的任何其他部位是否有更多的紧张积累？也许在你的颈部、肩部、胸部、腹部、下颌或腰部？如果可能的话，每天做一次伸展运动。

- 尽力寻找并向新的体验开放自己。不要害怕你不知道的东西，活在任何能够丰富、滋养和增长你的生命的时刻。

- 每晚有足够（但不要过多）的睡眠时间，以照顾和滋养你的身心；建议每晚睡眠 7~9 小时。

- 尽可能多地承认和欣赏你在生活中拥有的和能做的，在任何时刻。在一天结束时，至少要对你有机会在生命中这个独特的日子里生活、感受、做或与其他人分享的一件事表示感激。

- 晚上睡觉前，花点时间，把你的注意力引导到你的呼吸上。在"呼吸空间"时刻，想想你从这一天学到了什么，得到了什么，享受你在这一刻能够感受到的东西，并信任地意识到崭新的一天将会到来。

第 11 课-讲义 6

第 11 课课后几周的推荐练习

（1）在你迄今为止所经历的各种类型的正念练习中（静坐冥想、观察心、R. E. A. L. 接纳、自我同情、正念感知、正念行走等），选择你认为给你带来更大好处的练习，并制订一个你愿意定期练习的计划，在未来几个月，至少在未来 5 周中，**每天**至少练习 40 分钟。你可以选择静态练习和动态练习交替进行。至关重要的是，你要每天使用这个计划，之后在记录表格上记下你的印象和观察（我们建议你把该表格复印很多份）。

（2）继续**每天**进行**正念暴露**练习，每天至少 1 次，参考第 8 课-讲义 5A 的清单。始终记得尽可能多地关注你的感官在每个时刻向你传达的信息。

（3）每天至少一次，**至少持续 3 周**，继续以正念的方式进行**有风险的行为**，或者从第 10 课-讲义 3 中的正念冒险清单中做出决定或选择。之后，一旦不适结束，在同一讲义上记下你做完后的感受。

（4）每天早上起床后，用心阅读或填写**健康意图练习**的表格，并在一天中努力记住你的意图，尽可能多地将其付诸实践，确保你的行动和选择主要由这些意图驱动。

（5）在需要的时候练习**应对版呼吸空间**的练习：也就是说，在你注意到痛苦的情绪或想法的任何时候。每天以这种方式与你的呼吸同在，使你有机会学会**停下来**，**意识到**当你与外界联系在一起并存在于当下的感觉，**而不必**对思想和情绪**做出反应**。

（6）再次**仔细阅读**这 11 节课提供的所有材料，并对这些内容进行反思，使之成为你的内在。试着日复一日地使用它们，以培养信任，并与你自己和你的生活体验建立尽可能好的关系。有时携带一些你认为在 11 次小组讨论中最有帮助的材料可能是有益的，这样你就可以在需要时使用它们。

当你决定进行这些练习时，记住要花必要的时间，找一个温暖、安全、舒适、安静的地方，确保不会被打扰或打断。找到一个舒适和稳定的姿势。

尽力把练习作为一种健康的习惯来对待，定期引入你的生活，并作为一种宝贵的内在资源，始终为你实现健康服务。把你所做的练习作为你生活中最宝贵和最重要的约会来体验：与你自己的约会。

第 11 课家庭练习记录表格

姓名：_____

每次练习你在课后计划的练习时都要填写这个表格，记录下那些你从该项目中选择的练习。同样和往常一样，记录下练习时发生的任何事情（健康的获益、困难、观察到的事情等）。

日期	练习	评价
周四 日期：_____	今日练习： 今日练习： 正念冒险： 正念暴露： 健康意愿：	
周五 日期：_____	今日练习： 今日练习： 正念冒险： 正念暴露： 健康意愿：	
周六 日期：_____	今日练习： 今日练习： 正念冒险： 正念暴露： 健康意愿：	
周日 日期：_____	今日练习： 今日练习： 正念冒险： 正念暴露： 健康意愿：	
周一 日期：_____	今日练习： 今日练习： 正念冒险： 正念暴露： 健康意愿：	

日　期	练习	评价
周二 日期:＿＿＿＿	今日练习: 今日练习: 正念冒险: 正念暴露: 健康意愿:	
周三 日期:＿＿＿＿	今日练习: 今日练习: 正念冒险: 正念暴露: 健康意愿:	

参考文献

Aardema, F., Emmelkamp, P. M. G., & O'Connor, K. P. (2005). Inferential confusion, cognitive change and treatment outcome in obsessive-compulsive disorder. *Clinical Psychology and Psychotherapy, 12*(5), 337 – 345.

Aardema, F., O'Connor, K., Emmelkamp, P. M. G., Marchand, A., & Todorov, C. (2005). Inferential confusion in obsessive-compulsive disorder: The Inferential Confusion Questionnaire. *Behaviour Research and Therapy, 43*, 293 – 308.

Abed, R. T. (1998). The sexual competition hypoth-esis for eating disorders. *Psychology and Psycho-therapy: Theory, Research and Practice, 71*(4), 525 – 547.

Abed, R. T., & de Pauw, K. W. (1998). An evolu-tionary hypothesis for obsessive compulsive dis-order: A psychological immune system? *Behav-ioural Neurology, 11*(4), 245 – 250.

Abramowitz, J. S., Taylor, S., & McKay, D. (2009). Obsessive-compulsive disorder. *Lancet, 374*, 491 – 499.

Adler, C. M., McDonough-Ryan, P., Sax, K. W., Holland, S. K., Arndt, S., & Strakowski, S. M. (2000). fMRI of neuronal activation with symp-tom provocation in unmedicated patients with obsessive compulsive disorder. *Journal of Psychi-atric Research, 34*(4), 317 – 324.

Admon, R., Bleich-Cohen, M., Weizmant, R., Poy-urovsky, M., Faragian, S., & Hendler, T. (2012). Functional and structural neural indices of risk aversion in obsessive-compulsive disorder (OCD). *Psychiatry Research: Neuroimaging, 203*, 207 – 213.

American Psychiatric Association. (1994). *Diagnos-tic and statistical manual of mental disorders* (4th ed.). Washington, DC: Author.

American Psychiatric Association. (2013). *Diagnos-tic and statistical manual of mental disorders* (5th ed.). Arlington, VA: Author.

Amir, N., & Kozak, M. J. (2002). Information pro-cessing in obsessive compulsive disorder. In R. O. Frost & G. Steketee (Eds.), *Cognitive approaches to obsessions and compulsions: Theory, assessment, and treatment*. Amsterdam: Elsevier.

Andrews, A. B., Guadalupe, J. L., & Bolden, E. (2003). Faith, hope, and mutual support: Path to empowerment as perceived by women in poverty. *Journal of Social Work Research and Evaluation, 4*(1), 5 – 18.

Arch, J. J., & Craske, M. G. (2006). Mechanisms of mindfulness: Emotion regulation following a focused breathing induction. *Behaviour Research and Therapy, 44*(12), 1849 – 1858.

Baer, R. A. (2003). Mindfulness training as a clini-cal intervention: A conceptual and empirical review. *Clinical Psychology: Science and Practice, 10*, 125 – 143.

Baer, R. A. (2009). Self-focused attention and mech-anisms of change in mindfulness-based treat-ment. *Cognitive Behaviour Therapy, 38*, 15 – 20.

Baer, R. A. (Ed.). (2010). *Assessing mindfulness and acceptance processes in clients: Illuminating the theory and practice of change*. Oakland, CA: New Harbinger.

Baer, R. A., Smith, G. T., & Allen, K. B. (2004). Assessment of mindfulness by self-report: The Kentucky Inventory of Mindfulness Skills. *Assessment, 11*, 191 – 206.

Baer, R. A., Smith, G. T., Hopkins, J., Krietemeyer, J., & Toney, L. (2006). Using self-report assess-ment methods to explore facets of mindfulness. *Assessment, 13*, 27 – 45.

Barefoot, J. C., Maynard, K. E., Beckham, J. C., Brummett, B. H., Hooker, K., & Siegler, I. C. (1998). Trust, health, and longevity. *Journal of Behavioral Medicine, 21*(6), 517 – 526.

Baxter, L. R., Schwartz, J. M., Bergman, K. S., Szuba, M. P., Guze, B. H., Mazziotta, J. C., et al. (1992). Caudate glucose metabolic rate changes with both drug and behavior therapy for obsessive-compulsive disorder. *Archives of General Psychia-try, 49*(9),681 – 689.

Beauregard, M., Levesque, J., & Bourgouin, P. (2001). Neural correlates of the conscious self-regulation of emotion. *Journal of Neuroscience, 21*(18),RC165.

Beck, A. T., Rush, A. J., Shaw, B. F., & Emery, G. (1987). *Cognitive therapy of depression*. New York: Guilford Press.

Bee, H., & Boyd, D. (2009). *The developing child* (12th ed.). Boston: Pearson.

Berle, D., & Starcevic, V. (2005). Thought-action fusion: Review of the literature and future direc-tions. *Clinical Psychology Review, 25*(3), 263 – 284.

Berry, H., & Rodgers, B. (2003). Trust and distress in three generations of rural Australians. *Aus-tralasian Psychiatry*, 11(1, Suppl.),S131 – S137.

Bhikkhu Bodhi. (2012). *The numerical discourses of the Buddha: A complete translation of the Angut-tara Nikaya (Teachings of the Buddha)*. Somer-ville, MA: Wisdom.

Bien, T., & Didonna, F. (2009). Appendix A: Mind-fulness practice. In F. Didonna (Ed.), *Clinical handbook of mindfulness*. New York: Springer.

Birnie, K., Speca, M., & Carlson, L. E. (2010). Exploring self-compassion and empathy in the context of mindfulness-based stress reduction (MBSR). *Stress and Health, 26*(5),359 – 371.

Bishop, S. R., Lau, M., Shapiro, S., Carlson, L., Anderson, N. D., Carmody, J., et al. (2004). Mindfulness: A proposed operational definition. *Clinical Psychology: Science and Practice*, 11(3),230 – 241.

Black, A. (1974). The natural history of obsessional neurosis. In H. R. Beech (Ed.), *Obsessional states*. London: Methuen.

Bluett, E. J., Homan, K. J., Morrison, K. L., Levin, M. E., & Twohig, M. P. (2014). Acceptance and commitment therapy for anxiety and OCD spec-trum disorders: An empirical review. *Journal of Anxiety Disorders, 28*(6), 612 – 624.

Bobes, J., González, M. P., Bascarán, M. T., Arango, C., Sáiz, P. A., & Bousoño, M. (2001). Quality of life and disability in patients with obsessive-compulsive disorder. *European Psychiatry, 16*(4),239 – 245.

Bohart, A. (1983). *Detachment: A variable common to many psychotherapies?* Paper presented at the 63rd annual convention of the Western Psycho-logical Association, San Francisco, CA.

Borders, A., Earleywine, M., & Jajodia, A.

(2010). Could mindfulness decrease anger, hostility, and aggression by decreasing rumination? *Aggressive Behavior, 36*, 28 – 44.

Borkovec, T. D. (2002). Life in the future versus life in the present. *Clinical Psychology: Science and Practice, 9*(1),76 – 80.

Boschen, M. J., & Vuksanovic, D. (2007). Dete-riorating memory confidence, responsibility per-ceptions and repeated checking: Comparisons in OCD and control samples. *Behaviour Research and Therapy, 45*(9),2098 – 2109.

Bouchard, C., Rhéaume, J., & Ladouceur, R. (1999). Responsibility and perfectionism in OCD: An experimental study. *Behaviour Research and Therapy, 37*(3),239 – 248.

Bowen, S., Chawla, N., & Marlatt, G. A. (2011). *Mindfulness-based relapse prevention for addictive behaviors: A clinician's guide*. New York: Guilford Press.

Bowlby, J. (1979). *The making and breaking of affec-tional bonds*. London: Tavistock.

Boyer, P., & Liénard, P. (2008). Ritual behavior in obsessive and normal individuals: Moderat-ing anxiety and reorganizing the flow of action. *Current Directions in Psychological Science, 17* (4),291 – 294.

Brach, T. (2003). *Radical acceptance: Awakening the love that heals fear and shame*. New York: Rider.

Breiter, H. C., Etcoff, N. L., Whalen, P. J., Kennedy, W. A., Rauch, S. L., Buckner, R. L., et al. (1996). Response and habituation of the human amyg-dala during visual processing of facial expression. *Neuron, 17*(5),875 – 887.

Brewer, J. A., Worhunsky, P. D., Gray, J. R., Tang, Y. Y., Weber, J., & Kober, H. (2011). Medita-tion experience is associated with differences in default mode network activity and connectivity. *Proceedings of the National Academy of Sciences of the USA, 108* (50), 20254 – 20259.

Brewin, C. R. (2006). Understanding cognitive behaviour therapy: A retrieval competition account. *Behaviour Research and Therapy, 44* (6),765 – 784.

Broderick, P. C. (2005). Mindfulness and coping with dysphoric mood: Contrasts with rumination and distraction. *Cognitive Therapy and Research, 29*(5),501 – 510.

Brown, H. D., Kosslyn, S. M., Breiter, H. C., Baer, L., & Jenike, M. A. (1994). Can patients with obsessive-compulsive disorder discriminate between percepts and mental images?: A signal detection analysis. *Journal of Abnormal Psychol-ogy, 103*, 445 – 454.

Brown, K. W., Ryan, R. M., & Creswell, D.

(2007). Mindfulness: Theoretical foundations and evidence for its salutary effects. *Psychological Inquiry, 18*(4), 211 – 237.

Brune, M. (2006). The evolutionary psychology of obsessive-compulsive disorder: The role of cognitive metarepresentation. *Perspectives in Biology and Medicine, 49*(3), 317 – 329.

Bucarelli, B. (2009). *The persistence of compulsive checking: The role of distrust in attention and perception*. Paper presented at the University of Waterloo, Ontario, Canada.

Buckner, R. L., Andrews-Hanna, J. R., & Schacter, D. L. (2008). The brain's default network. *Annals of the New York Academy of Sciences, 1124*(1), 1 – 38.

Burke, K. C., Burke, J. D., Regier, D. A., & Rae, D. S. (1990). Age at onset of selected mental disor-ders in five community populations. *Archives of General Psychiatry, 47* (6), 511 – 518.

Buss, D. M. (1999). Adaptive individual differences revisited. *Journal of Personality, 67* (2), 259 – 264.

Buttolph, M. L., Peets, K. E., & Holland, A. M. (1998). Obsessive-compulsive disorder symptoms and medication treatment in pregnancy. In M. A. Jenike, L. Baer, & W. E. Minichiello (Eds.), *Obsessive-compulsive disorder: Practical management*. St. Louis, MO: Mosby.

Campbell-Sills, L., Barlow, D. H., Brown, T. A., & Hofmann, S. G. (2006). Effects of suppression and acceptance on emotional responses on indi-viduals with anxiety and mood disorders. *Behav-iour Research and Therapy, 44,* 1251 – 1263.

Carey, G., & Gottesman, I. I. (1981). Twin and family studies of anxiety, phobic and obsessive disorders. In D. F. Klein & J. G. Rabkin (Eds.), *Anxiety: New research and changing concepts*. New York: Raven Press.

Carmody, J., & Baer, R. A. (2008). Relationships between mindfulness practice and levels of mindfulness, medical and psychological symp-toms, and well-being in a mindfulness-based stress reduction program. *Journal of Behavioral Medicine, 31,* 23 – 33.

Carrington, K. (2007). *Toward the development of a new Multidimensional Trust Scale*. Unpublished doctoral thesis, University of Wolverhampton, Wolverhampton, UK.

Carter, C. S. (1998). Neuroendocrine perspectives on social attachment and love. *Psychoneuroendo-crinology, 23*(8), 779 – 818.

Cash, M., & Whittingham, K. (2010). What facets of mindfulness contribute to psychological well-being and depressive, anxious, and stress-related symptomatology? *Mindfulness, 1* (3), 177 – 182.

Cioffi, D. (1993). Sensate body, directive mind: Physical sensations and mental control. In D. M. Wegner & J. W. Pennebaker (Eds.), *Handbook of mental control*. Englewood Cliffs, NJ: Prentice Hall.

Clark, D. A. (2004). *Cognitive-behavioral therapy for OCD*. New York: Guilford Press.

Clark, D. A., & Purdon, C. (1993). New perspectives for a cognitive theory of obsessions. *Austra-lian Psychologist Society, 28*(3), 161 – 167.

Constans, J. I., Foa, E. B., Franklin, M. E., & Mat-thews, A. (1995). Memory for actual and imag-ined events in OC checkers. *Behaviour Research and Therapy, 33,* 665 – 671.

Cottraux, J., Note, I., Yao, S. N., Lafont, S., Note, B., Mollard, E., et al. (2001). A randomized con-trolled trial of cognitive therapy versus intensive behavior therapy in obsessive compulsive dis-order. *Psychotherapy and Psychosomatics, 70*(6), 288 – 297.

Cougle, J. R., Salkovskis, P. M., & Thorpe, S. J. (2008). "Perhaps you only imagined doing it": Reality-monitoring in obsessive-compulsive checkers using semi-idiographic stimuli. *Journal of Behavior Therapy and Experimental Psychiatry, 39*(3), 305 – 320.

Cozolino, L. (2014). *The neuroscience of human rela-tionships: Attachment and the developing social brain*. New York: Norton.

Crane, R. (2017). *Mindfulness-based cognitive ther-apy: Distinctive features* (2nd ed.). New York: Routledge.

Crowe, K., & McKay, D. (2016). Mindfulness, obsessive-compulsive symptoms, and executive dysfunction. *Cognitive Therapy and Research, 40,* 627 – 644.

Currington, R. (2007). *Everyday blessings: Spiritual refreshment for women*. Uhrichsville, OH: Bar-bour Books.

Damasio, A. R., Tranel, D., & Damasio, H. (1990). Individuals with sociopathic behavior caused by frontal damage fail to respond autonomically to social stimuli. *Behavioural Brain Research, 41*(2), 81 – 94.

Davidson, R. J., Kabat-Zinn, J., Schumacher, J., Rosenkranz, M., Muller, D., Santorelli, S. F., et al. (2003). Alterations in brain and immune function produced by mindfulness meditation. *Psychosomatic Medicine, 65*(4), 564 – 570.

Davis, M. (1992). The role of the amygdala in fear and anxiety. *Annual Review of Neuroscience, 15,* 353 – 375.

De Neve, K. M., & Cooper, H. (1998). The happy personality: A meta-analysis of 137 personality traits and subjective well-being. *Psychological Bulletin, 124*(2),197 – 229.

De Silva, P. (2000). Obsessive-compulsive disorder. In L. Champion & M. Power (Eds.), *Adult psychological problems: An introduction* (2nd ed.). Hove, UK: Psychology Press.

De Silva, P. (2003). Obsessions, ruminations and covert compulsions. In R. G. Menzies & P. de Silva (Eds.), *Obsessive-compulsive disorder: Theory, research and treatment*. New York: Wiley.

De Silva, P., & Rachman, S. (2004). *Obsessive-compulsive disorder: The facts*. Oxford, UK: Oxford University Press.

Deci, E. L., & Ryan, R. M. (1985). *Intrinsic moti-vation and self-determination in human behavior*. New York: Plenum Press.

Deckersbach, T., Hölzel, B., Eisner, L., Lazar, S. W., & Nierenberg, A. A. (2014). *Mindfulness-based cognitive therapy for bipolar disorder*. New York: Guilford Press.

Deikman, A. J. (1982). *The observing self*. Boston: Beacon Press.

Delgado, M. R., Li, J., Schiller, D., & Phelps, E. A. (2008). Review: The role of the striatum in aversive learning and aversive prediction errors. *Philosophical Transactions of the Royal Society B, 363*, 3787 – 3800.

Depue, R. A., & Morrone-Strupinsky, J. V. (2005). A neurobehavioral model of affiliative bonding: Implications for conceptualizing a human trait of affiliation. *Behavioral and Brain Sciences, 28*(3),313 – 349.

Derogatis, L. R. (1994). *Symptom Checklist 90 – R: Administration, scoring, and procedures manual* (3rd ed.). Minneapolis, MN: National Computer Systems.

Desbordes, G., Negi, L. T., Pace, T. W., Wallace, B. A., Raison, C. L., & Schwartz, E. L. (2012). Effects of mindful-attention and compassion meditation training on amygdala response to emotional stimuli in an ordinary, non-meditative state. *Frontiers in Human Neuroscience, 6*, 292.

Didonna, F. (2005). Ruolo dell'invalidazione dell'esperienza sensoriale nell'attivazione e mantenimento del dubbio ossessivo [Role of the sensorial experience invalidation in the activation and maintainance of obsessive doubt]. *Psicopatologia Cognitiva, 2*(2),73 – 81.

Didonna, F. (2006). La formulazione del problemae le tecniche d'intervento nella psicoterapia cog-nitiva del disturbo ossessivo-compulsivo [The problem formulation and the intervention tech-niques in cognitive therapy of obsessive compul-sive disorder]. *Psicobiettivo,* *12*(3),131 – 164.

Didonna, F. (Ed.). (2009a). *Clinical handbook of mindfulness*. New York: Springer.

Didonna, F. (2009b). Introduction: Where new and old paths to dealing with suffering meet. In F. Didonna (Ed.), *Clinical handbook of mindfulness*. New York: Springer.

Didonna, F. (2009c). Mindfulness and obsessive-compulsive disorder: Developing a way to trust and validate one's internal experience. In F. Didonna (Ed.), *Clinical handbook of mindfulness*. New York: Springer.

Didonna, F. (2009d). Mindfulness-based interventions in an inpatient setting. In F. Didonna (Ed.), *Clinical handbook of mindfulness*. New York: Springer.

Didonna, F., & Bhattacherjee, S. (2014). Mindfulness-based training in residential settings: Rationale, advantages and obstacles. *Advances in Psychiatric Treatment, 20*, 422 – 430.

Didonna, F., & Bosio, V. (2012). Assessing mind-fulness skills: A validation study of the Italian version of the Five Facet Mindfulness Question-naire. *Psicoterapia Cognitiva e Comportamentale, 18*(3),261 – 284.

Didonna, F., Lanfredi M., Xodo E., Ferrari C., Rossi R., & Pedrini L. (2019). Mindfulness-based cog-nitive therapy for obsessive-compulsive disor-der: A pilot-study. *Journal of Psychiatric Practice, 25*(2),156 – 170.

Didonna, F., Rossi, R., Ferrari, C., Iani, L., Pedrini, L., Rossi, N., et al. (2019). Relations of mindful-ness facets and psychological symptoms among individuals with a diagnosis of obsessive-compulsive disorder, major depressive disorder, or borderline personality disorder. *Psychology and Psychotherapy: Theory Research and Practice, 92*(1),112 – 130.

Dobkin, P. L., Irving, J. A., & Amar, S. (2012). For whom may participation in a mindfulness-based stress reduction program be contraindicated? *Mindfulness, 3*(1),44 – 50.

Doron, G., Moulding, R., Nedeljkovic, M., Kyrios M., Mikulincer, M., & Sar-El, D. (2012). Adult attachment insecurities are associated with obsessive compulsive disorder. *Psychology and Psychotherapy, 85* (2), 163 – 178.

Eisenberg, N., Fabes, R. A., Bustamante, D., Mathy, R. M., Miller, P. A., & Lindholm, E. (1988). Dif-ferentiation of vicariously induced emotional reactions in children. *Developmental Psychology, 24*, 237 – 246.

Eisenberg, N., Fabes, R. A., Schaller, M., Carlo, G., & Miller, P. A. (1991). The relations of parental characteristics and practices to children's vicari-ous emotional responding. *Child Development, 62*(6),1393－1408.

Ekman, P., Davidson, R. J., Ricard, M., &. Wallace, B. A. (2005). Buddhist and psychological per-spectives on emotions and well-being. *Current Directions in Psychological Science, 14*(2),59－63.

Emmelkamp, P. M. G., Visser, S., &. Hoekstra, R. (1988). Cognitive therapy vs. exposure in the treatment of obsessive-compulsives. *Cognitive Therapy and Research, 12*, 103－114.

Epstein, M. (1996). *Thoughts without a thinker: Psy-chotherapy from a Buddhist perspective.* New York: Basic Books.

Erikson, E. H. (1963). *Childhood and society.* New York: Norton.

Erikson, E. H., &. Erikson, J. M. (1997). *The life cycle completed: Extended version.* New York: Norton.

Esquirol, É. D. (1838). *Des maladies mentales con-sidérées sous les rapports médical, hygiénique et médico-légal* (Vol. 1). Brussels: Baillière.

Evans, D. W., Leckman, J. F., Carter, A., Reznick, J. S., Henshaw, D., King, R. A., et al. (1997). Ritual, habit, and perfectionism: The prevalence and development of compulsive-like behavior in normal young children. *Child Development, 68*(1),58－68.

Fairfax, H. (2008). The use of mindfulness in obsessive compulsive disorder: Suggestions for its application and integration in existing treat-ment. *Clinical Psychology and Psychotherapy, 15*(1), 53－59.

Fan, J., McCandliss, B. D., Sommer, T., Raz, A., &. Posner, M. I. (2002). Testing the efficiency and independence of attentional networks. *Journal of Cognitive Neuroscience, 14*(3),340－347.

Farb, N. A. S., Segal, Z. V., &. Anderson, A. K. (2012). Mindfulness meditation training alters cortical representations of interoceptive atten-tion. *Social Cognitive and Affective Neuroscience, 8*(1),15－26.

Farb, N. A. S., Segal, Z. V., Mayberg, H., Bean, J., McKeon, D., Fatima, Z., et al. (2007). Attending to the present: Mindfulness meditation reveals distinct neural modes of self-reference. *Social Cognitive and Affective Neuroscience Advance, 2*(4),313－322.

Fava, G. A., Rafanelli, C., Grandi, S., Conti, S., &. Belluardo, P. (1998). Prevention of recurrent depression with cognitive behavioral therapy: Preliminary findings. *Archives of General Psychia-try, 55*(9),816－820.

Feldman, C., &. Kuyken, W. (2011). Compassion in the landscape of suffering. *Contemporary Bud-dhism, 12*, 143－155.

Feldner, M. T., Zvolensky, M. J., Eifert, G. H., &. Spira, A. P. (2003). Emotional avoidance: An experimental test of individual differences and response suppression using biological challenge. *Behaviour Research and Therapy, 41* (4), 403－411.

Ferster, C. B. (1973). A functional analysis of depres-sion. *American Psychologist, 28* (10), 857－870.

Feygin, D. L., Swain, J. E., &. Leckman, J. F. (2006). The normalcy of neurosis: Evolutionary origins of obsessive-compulsive disorder and related behaviors. *Progress in Neuro-Psychopharmacology and Biological Psychiatry, 30*, 854－864.

Field, A. P., St.－Leger, E., &. Davey, G. C. L. (2000). *Past-and future-based rumination and its effect on catastrophic worry and anxiety.* Manuscript sub-mitted for publication.

Fineberg, N. A., Chamberlain, S. R., Goudriaan, A. E., Stein, D. J., Vanderschuren, L. J., Gillan, C. M., et al. (2014). New developments in human neurocognition: Clinical, genetic, and brain imaging correlates of impulsivity and compulsiv-ity. *CNS Spectrums, 19*(1),69－89.

Fisher, P. L., &. Wells, A. (2005). How effective are cognitive and behavioral treatments for obsessive-compulsive disorder?: A clinical sig-nificance analysis. *Behaviour Research and Ther-apy, 43*, 1543－1558.

Fitzgerald, K. D., Welsh, R. C., Gehring, W. J., Abel-son, J. L., Himle, J. A., Liberzon, I., et al. (2005). Error-related hyperactivity of the anterior cin-gulate cortex in obsessive-compulsive disorder. *Biological Psychiatry, 57* (3), 287－294.

Foa, E. B. (1979). Failure in treating obsessive-compulsives. *Behaviour Research and Therapy, 17*(3),169－176.

Foa, E. B., Amir, N., Gershuny, B., Molnar, C., &. Kozak, M. J. (1997). Implicit and explicit mem-ory in obsessive-compulsive disorder. *Journal of Anxiety Disorders, 11*, 119－129.

Foa, E. B., &. Franklin, M. E. (1998). Cognitive-behavioral treatment of obsessive-compulsive disorder. In D. K. Routh &. R. J. DeRubeis (Eds.), *The science of clinical psychology.* Washington, DC: American Psychological Association.

Foa, E. B., Grayson, J. B., Steketee, G., Doppelt, H. G., Turner, R. M., &. Latimer, P. R. (1983). Suc-cess and failure in the behavioral treatment of obsessive-compulsives. *Journal of Consulting and Clinical Psychology, 51*, 287 – 297.

Foa, E. B. , Ilai, D. , McCarthy, P. R. , Shoyer, B. , & Murdock, T. B. (1993). Information process-ing in obsessive-compulsive disorder. *Cognitive Therapy and Research, 7*, 173 – 189.

Foa, E. B. , Liebowitz, M. R. , Kozak, M. J. , Davies, S. , Campeas, R. , Franklin, M. E. , et al. (2005). Randomized, placebo-controlled trial of expo-sure and ritual prevention, clomipramine, and their combination in the treatment of obsessive-compulsive disorder. *American Journal of Psychia-try, 162*(1), 151 – 161.

Fontenelle, L. F. , Mendlowicz, M. V. , Marques, C. , & Versiani, M. (2004). Trans-cultural aspects of obsessive-compulsive disorder: A description of a Brazilian sample and a systematic review of international clinical studies. *Journal of Psychiat-ric Research, 38*(4), 403 – 411.

Frankl, V. E. (1963). *Man's search for meaning: An introduction to logotherapy.* New York: Washing-ton Square Press.

Freeston, M. H. , Ladouceur, R. , Thibodeau, N. , & Gagnon, F. (1991). Cognitive intrusions in a non-clinical population: I. Response style, subjective experience, and appraisal. *Behaviour Research and Therapy, 29*(6), 585 – 597.

Fresco, D. M. , Segal, Z. V. , Buis, T. , & Kennedy, S. (2007). Relationship of posttreatment decenter-ing and cognitive reactivity to relapse in major depression. *Journal of Consulting and Clinical Psy-chology, 75*, 447 – 455.

Frewen, P. A. , Evans, E. M. , Maraj, N. , Dozois, D. J. A. , & Partridge, K. (2008). Letting go: Mindful-ness and negative automatic thinking. *Cognitive Therapy and Research, 32* (6), 758 – 774.

Frost, R. O. , & Steketee, G. (Eds.). (2002). *Cogni-tive approaches to obsessions and compulsions: Theory, assessment, and treatment.* Oxford, UK: Pergamon Press.

Gard, T. , Brach, N. , Hölzel, B. K. , Noggle, J. J. , Conboy, L. A. , & Lazar, S. W. (2012). Effects of a yoga-based intervention for young adults on quality of life and perceived stress: The poten-tial mediating roles of mindfulness and self-compassion. *Journal of Positive Psychology, 7* (3), 165 – 175.

Gard, T. , Taquet, M. , Dixit, R. , Hölzel, B. K. , Dich-erson, B. C. , & Lazar, S. W. (2015). Greater wide-spread functional connectivity of the caudate in older adults who practice Kripalu yoga and Vipassana meditation than in controls. *Frontiers in Human Neuroscience, 16*(9), 137.

Germer, G. K. (2009). *The mindful path to self-compassion: Freeing yourself from destructive thoughts and emotions.* New York: Guilford Press.

Germer, C. K. , Siegel, R. D. , & Fulton, P. R. (2005). *Mindfulness and psychotherapy.* New York: Guil-ford Press.

Giedd, J. N. , Blumenthal, J. , Molloy, E. , & Castel-lanos, F. X. (2001). Brain imaging of attention deficit/hyperactivity disorder. *Annals of the New York Academy of Sciences, 931*, 33 – 49.

Gilbert, P. (1989). *Human nature and suffering.* Lon-don: Lea.

Gilbert, P. (1993). Defence and safety: Their func-tion in social behaviour and psychopathology. *British Journal of Clinical Psychology, 32*, 131 – 154.

Gilbert, P. (1998). The evolved basis and adaptive functions of cognitive distortions. *Psychology and Psychotherapy: Theory, Research and Practice, 71*(4), 447 – 463.

Gilbert, P. (2000). Social mentalities: Internal "social" conflicts and the role of inner warmth and compassion in cognitive therapy. In P. Gil-bert & K. G. Bailey (Eds.), *Genes on the couch: Explorations in evolutionary psychotherapy.* Hove, UK: Psychology Press.

Gilbert, P. (2005). Compassion and cruelty: A bio-psychosocial approach. In P. Gilbert (Ed.), *Com-passion: Conceptualisations, research and use in psychotherapy.* London: Routledge.

Gilbert, P. (2007a). *Psychotherapy and counselling for depression* (3rd ed.). London: SAGE.

Gilbert, P. (2007b). Evolved minds and compassion in the therapeutic relationship. In P. Gilbert & R. Leahy (Eds.), *The therapeutic relationship in the cognitive behavioural psychotherapies.* London: Routledge.

Gilbert, P. (2009a). *The compassionate mind: A new approach to life's challenges.* Oakland, CA: New Harbinger.

Gilbert, P. (2009b). The nature and basis for com-passion focused therapy. *Hellenic Journal of Psy-chology, 6*, 273 – 291.

Gilbert, P. (2010). *Compassion focused therapy: Dis-tinctive features.* New York: Routledge/ Taylor & Francis Group.

Gilbert, P. , & Choden, K. (2013). *Mindful compas-sion: Using the power of mindfulness and compas-sion to transform our lives.* London: Robinson.

Gilbert, P. , & Tirch, D. (2009). Emotional memory, mindfulness and compassion. In F. Didonna (Ed.), *Clinical handbook of mindfulness.* New York: Springer.

Gilson, L., Palmer, N., & Schneider, H. (2005). Trust and health worker performance: Explor-ing a conceptual framework using South Afri-can evidence. *Social Science and Medicine*, *61*(7),1418 – 1429.

Goetz, J. L., Keltner, D., & Simon-Thomas, E. (2010). Compassion: An evolutionary analy-sis and empirical review. *Psychological Bulletin*, *136*(3),351 – 374.

Goldin, P. R., & Gross, J. J. (2010). Effects of mindfulness-based stress reduction (MBSR) on emotion regulation in social anxiety disorder. *Emotion*, *10*(1),83 – 91.

Goldstein, J. (2014, November 19). *Mindfulness: What it is and is not*. CFM Guest Lecture Series, presented at the Center for Mindfulness in Medi-cine, Health Care, and Society, Shrewsbury, MA.

Goleman, D. (1980). Foreword. In R. Herink (Ed.), *The psychotherapy handbook*. New York: New American Library.

Goleman, D. (1988). *The meditative mind*. Los Ange-les: Tarcher.

Goodman, W. K. (1999). Obsessive-compulsive dis-order: Diagnosis and treatment. *Journal of Clini-cal Psychiatry*, *60*(18 Suppl.), 27 – 32.

Goodman, W. K., Price, L. H., Rasmussen, S. A., Mazure, C., Delgado, P., Heninger, G. R., et al. (1989). The Yale-Brown Obsessive Compulsive Scale (Y-BOCS): Part I. Development, use, and reliability. *Archives of General Psychiatry*, *46*, 1006 – 1011.

Goodwin, R., Koenen, K. C., Hellman, F., Guardino, M., & Struening, E. (2002). Helpseeking and access to mental health treatment for obsessive-compulsive disorder. *Acta Psychiatrica Scandi-navica*, *106*(2),143 – 149.

Graybiel, A. M. (1997). The basal ganglia and cog-nitive pattern generators. *Schizophrenia Bulletin*, *23*(3),459 – 469.

Graybiel, A. M. (1998). The basal ganglia and chunking of action repertoires. *Neurobiology of Learning and Memory*, *70*, 119 – 123.

Graybiel, A. M., & Rauch, S. L. (2000). Toward a neurobiology of obsessive-compulsive disorder. *Neuron*, *28*, 343 – 347.

Greenberg, J., & Mitchell, S. A. (1983). *Object rela-tions in psychoanalytic theory*. Cambridge, MA: Harvard University Press.

Gross, J. J. (2002). Emotion regulation: Affective, cognitive, and social consequences. *Psychophysi-ology*, *39*(3),281 – 291.

Gunaratana, B. (2011). *Mindfulness in plain English*. Boston: Wisdom.

Hale, L., Strauss, C., & Taylor, B. L. (2013). The effectiveness and acceptability of mindfulness-based therapy for obsessive compulsive disorder: A review of the literature. *Mindfulness*, *4*, 375 – 382.

Hamilton, J. P., Furman, D. J., Chang, C., Thoma-son, M. E., Dennis, E., & Gotlib, I. H. (2011). Default-mode and task-positive network activ-ity in major depressive disorder: Implications for adaptive and maladaptive rumination. *Biological Psychiatry*, *70*(4),327 – 333.

Hamilton, W. D. (1964). The genetical evolution of social behaviour. *Journal of Theoretical Biology*, *7*(1),1 – 16.

Hanstede, M., Gidron, Y., & Nyklícek, I. (2008). The effects of a mindfulness intervention on obsessive-compulsive symptoms in a non-clinical student population. *Journal of Nervous and Mental Disease*, *196*(10),776 – 779.

Hawley, L., Schwartz, D., Bieling, P. J., Irving, J., Corcoran, K., & Farb, N. A. S. (2014). Mindful-ness practice, rumination and clinical outcome in mindfulness-based treatment. *Cognitive Ther-apy and Research*, *38*, 1 – 9.

Hawton, K., Salkovskis, P. M., Kirk, J., & Clark, D. M. (Eds). (1989). *Cognitive behavior therapy for psychiatric problems: A practical guide*. New York: Oxford University Press.

Hayes, S. C. (2004). Acceptance and commit-ment therapy and the new behavior therapies: Mindfulness, acceptance, and relationship. In S. C. Hayes, V. M. Follette, & M. M. Linehan (Eds.), *Mindfulness and acceptance: Expanding the cognitive-behavioral tradition*. New York: Guilford Press.

Hayes, S. C., Barnes-Holmes, D., & Roche, B. (Eds.). (2001). *Relational frame theory: A post-Skinnerian account of human language and cogni-tion*. New York: Plenum Press.

Hayes, S. C., Pistorello, J., & Levin, M. E. (2012). Acceptance and commitment therapy as a uni-fied model of behavior change. *The Counseling Psychologist*, *40*(7),976 – 1002.

Hayes, S. C., Strosahl, K. D., & Wilson, K. G. (2012). *Acceptance and commitment therapy*. New York: Guilford Press.

Hayes, S. C., Wilson, K. G., Gifford, E. V., Follette, V. M., & Strosahl, K. (1996). Experiential avoid-ance and behavioral disorders: A functional dimensional approach to diagnosis and treat-ment. *Journal of Consulting and Clinical Psychol-ogy*, *64*, 1152 – 1168.

Henry, W. P., & Strupp, H. H. (1994). The thera-peutic alliance as interpersonal process. In A. O. Horvath & L. S. Greenberg (Eds.), *The working alliance: Theory, research, and practice*. New York: Wiley.

Hermans, D., Entegelen, U., Grouwels, L., Joos, E., Lemmens, J., & Pieters, G. (2008). Cognitive confidence in obsessive-compulsive disorder: Distrusting perception, attention and memory. *Behaviour Research and Therapy, 46*, 98 – 113.

Hermans, D., Martens, K., De Cort, K., Pieters, G., & Eelen, P. (2003). Reality monitoring and meta-cognitive beliefs related to cognitive confidence in obsessive-compulsive disorder. *Behaviour Research and Therapy, 41* (4), 383 – 401.

Hertenstein, N. R., Voderholzer, U., Heidenreich, T., Nissen, C., Thiel, N., Herbst, N., et al. (2012). Mindfulness-based cognitive therapy in obsessive-compulsive disorder: A qualitative study on patients' experiences. *BMC Psychiatry, 12*, 185.

Hofmann, S. G., Grossman, P., & Hinton, D. E. (2011). Loving-kindness and compassion meditation: Potential for psychological interventions. *Clinical Psychology Review, 31* (7), 1126 – 1132.

Hofmann, S. G., Sawyer, A. T., Witt, A. A., & Oh, D. (2010). The effect of mindfulness-based ther-apy on anxiety and depression: A meta-analytic review. *Journal of Consulting and Clinical Psychol-ogy, 78* (2), 169.

Hollander, E., Greenwald, S., Neville, D., John-son, J., Hornig, C. D., & Weissman, M. M. (1996). Uncomplicated and comorbid obsessive-compulsive disorder in an epidemiologic sample. *Depression and Anxiety, 4* (3), 111 – 119.

Hölzel, B. K., Carmody, J., Vangel, M., Congle-ton, C., Yerramsetti, S. M., Gard, T., et al. (2011). Mindfulness practice leads to increases in regional brain gray matter density. *Psychiatry Research, 191* (1), 36 – 43.

Hölzel, B. K., Hoge, E. A., Greve, D. N., Gard, T., Creswell, J. D., Brown, K. W., et al. (2013). Neu-ral mechanisms of symptom improvements in generalized anxiety disorder following mindful-ness training. *NeuroImage: Clinical, 2*, 448 – 458.

Hölzel, B. K., Ott, U., Hempel, H., Hackl, A., Wolf, K., Stark, R., et al. (2007). Differential engage-ment of anterior cingulate and adjacent medial frontal cortex in adept meditators and non-meditators. *Neuroscience Letters, 421* (1), 16 – 21.

Hoogduin, C. A. L., & Hoogduin, W. A. (1984). The outpatient treatment of patients with an obsessional-compulsive disorder. *Behaviour Research and Therapy, 22*, 455 – 459.

Horwath, E., & Weissman, M. M. (2000). The epi-demiology and cross-national presentation of obsessive-compulsive disorder. *Psychiatric Clinics of North America, 23* (3), 493 – 507.

Howe, J. (1999). *Early childhood, family, and society in Australia: A reassessment*. Katoomba, Austra-lia: Social Science Press.

Ives-Deliperi, V. L., Solms, M., & Meintjes, E. M. (2011). The neural substrates of mindfulness: An fMRI investigation. *Journal Social Neuroscience, 6* (3), 231 – 242.

Janet, P. (1903). *Les obsessions et la psychasténie*. Paris: Baillière.

Jazaieri, H., McGonigal, K., Jinpa, T., Doty, J. R., Gross, J. J., & Goldin, P. R. (2013). A randomized controlled trial of compassion cultivation train-ing: Effects on mindfulness, affect, and emotion regulation. *Motivation and Emotion, 38* (1), 23 – 35.

Jenike, M. A. (2004). Clinical practice: Obsessive-compulsive disorder. *New England Journal of Medicine, 350* (3), 259 – 265.

Jha, A. P., Krompinger, J., & Baime, M. J. (2007). Mindfulness training modifies subsystems of attention. *Cognitive, Affective, and Behavioral Neuroscience, 7* (2), 109 – 119.

Johnson, M., & Raye, C. L. (1981). Reality monitor-ing. *Psychological Review, 88* (1), 67 – 85.

Julien, D., O'Connor, K. P., Aardema, F., & Todorov, C. (2006). The specificity of belief domains in obsessive-compulsive symptom subtypes. *Person-ality and Individual Differences, 41* (7), 1205 – 1216.

Kabat-Zinn, J. (1990). *Full catastrophe living*. New York: Delacorte.

Kabat-Zinn, J. (1994). *Wherever you go, there you are: Mindfulness meditation in everyday life*. New York: Hyperion.

Kabat-Zinn, J. (2005). *Coming to our senses: Healing ourselves and the world through mindfulness*. New York: Hyperion Books.

Kabat-Zinn, J. (2016). *Mindfulness for beginners: Reclaiming the present moment—and your life*. Boulder, CO: Sounds True.

Kampman, M., Keijsers, G. P., Verbraak, M. J., Näring, G., & Hoogduin, C. A. (2002). The emotional Stroop: A comparison of panic disor-der patients, obsessive-compulsive patients, and normal controls in two experiments. *Journal of Anxiety Disorders, 16* (4), 425 – 441.

Karno, M., & Golding, J. M. (1991). Obsessive com-pulsive disorder. In L. N. Robins & D. A. Regier (Eds.), *Psychiatric disorders in America*. New York: Free Press.

Karno, M., Golding, J. M., Sorenson, S. B., & Burnham, M. A. (1988). The epidemiology of obsessive-compulsive disorder in five US communities. *Archives of General Psychiatry, 45,* 1094 – 1099.

Keeley, M. L., Storch, E. A., Merlo, L. J., & Geffken, G. R. (2008). Clinical predictors of response to cognitive-behavioral therapy for obsessive-compulsive disorder. *Clinical Psychology Review, 28*(1), 118 – 130.

Keijsers, G. P., Hoogduin, C. A., & Schaap, C. P. (1994). Predictors of treatment outcome in the behavioural treatment of obsessive-compulsive disorder. *British Journal of Psychiatry, 165* (6), 781 – 786.

Kim, S. K., McKay, D., Taylor, S., Tolin D., Olatunji, B., Timpano, K., et al. (2016). The structure of obsessive compulsive symptoms and beliefs: A correspondence and biplot analysis. *Journal of Anxiety Disorders. 38,* 79 – 87.

Klee, S. H., & Garfinkel, B. D. (1983). The computerized continuous performance task: A new measure of inattention. *Journal of Abnormal Psy-chology, 11,* 487 – 495.

Klimecki, O., Leiberg, S., Ricard, M., & Singer, T. (2013). Differential pattern of functional brain plasticity after compassion and empathy train-ing. *Social, Cognitive, and Affective Neuroscience, 9*(6), 873 – 879.

Klinger, E. (1977). *Meaning and void: Inner experi-ence and the incentives in people's lives.* Minneapo-lis: University of Minnesota Press.

Kocovski, N. L., Fleming, J. E., & Rector, N. A. (2009). Mindfulness and acceptance-based group therapy for social anxiety disorder: An open trial. *Cognitive and Behavioral Practice, 16* (3), 276 – 289.

Kohn, R., Saxena, S., Levav, I., & Saraceno, B. (2004). The treatment gap in mental health care. *Bulletin of the World Health Organization, 82*(11), 858 – 866.

Koran, L. M., Pallanti, S., Paiva, R., & Quercioli, L. (1998). Pulse loading versus gradual dos-ing of intravenous clomipramine in obsessive-compulsive disorder. *European Neuropsychophar-macology, 8*(2), 121 – 126.

Kornfield, J. (2008). *The wise heart: A guide to the universal teachings of Buddhist psychology.* New York: Bantam Dell.

Krackow, E., Nunley S., & Tessier, P. (2014). Cogni-tive processes and biases in obsessive-compulsive disorder. In V. Kalinin (Ed.), *Obsessive-compulsive disorder: The old and the new problems.* London: InTech.

Krackow, E., & Rabenshorst, M. (2010). Does the body know best?: Psychophysiological reactivity to perceived versus imagined childhood events. *Imagination, Cognition, and Personality, 30,* 133 – 145.

Kraepelin, E. (1883). *Kompendium der Psychiatrie: zum Gebrauche für Studierende und Aerzte [Com-pendium of psychiatry].* Leipizig: Abel.

Kramer, H., & Sprenger, J. (1951). *Malleus malefi-carum [The hammer of witchcraft].* London: Hog-arth Press. (Original work published 1486)

Krüger, E. (2010). *Effects of a meditation-based programme of stress reduction on levels of self-compassion.* Unpublished master's thesis, School of Psychology, Bangor University, Wales, UK.

Kuyken, W., Watkins, E., Holden, E., White, K., Taylor, R. S., Byford, S., et al. (2010). How does mindfulness-based cognitive therapy work? *Behaviour Research and Therapy, 48* (11), 1105 – 1112.

Kyrios, M. (2003). Exposure and response preven-tion for obsessive-compulsive disorder. In R. G. Menzies & P. De Silva (Eds.), *Obsessive-compulsive disorder: Theory, research and treat-ment.* New York: Wiley.

Kyrios, M., Hordern, C., & Fassnacht, D. B. (2015). Predictors of response to cognitive behaviour therapy for obsessive-compulsive disorder. *Inter-national Journal of Clinical and Health Psychology, 15,* 181 – 190.

Kyrios, M., & Iob, M. A. (1998). Automatic and strategic processing in obsessive-compulsive dis-order: Attentional bias, cognitive avoidance or more complex phenomena? *Journal of Anxiety Disorders, 12*(4), 271 – 292.

Lakey, C. E., Campbell, W. K., Brown, K. W., & Goodie, A. S. (2007). Dispositional mindful-ness as a predictor of the severity of gambling outcomes. *Personality and Individual Differences, 43*(7), 1698 – 1710.

Lavy, E., van Oppen, P., & van den Hout, M. (1994). Selective processing of emotional infor-mation in obsessive-compulsive disorder. *Behav-iour Research and Therapy, 32*(2), 243 – 246.

Lazar, S. W., Kerr, C. E., Wasserman, R. H., Gray, J. R., Greve, D. N., et al. (2005). Meditation experience is associated with increased cortical thickness. *NeuroReport, 16* (17), 1893 – 1897.

Leary, M. R., Tate, E. B., Adams, C. E., Allen, A. B., & Hancock, J. (2007). Self-compassion and reactions to unpleasant self-relevant events: The implications of treating oneself kindly. *Journal of Personality and Social Psychology, 92*(5), 887 – 904.

Leckman, J. F., Grice, D. E., Barr, L. C., de Vries, A. L., Martin, C., Cohen, D. J., et al. (1995). Tic-related vs. non-tic-related obsessive-compulsive disorder. *Anxiety, 1*(5), 208 – 215.

LeDoux, J. (1998). Fear and the brain: Where have we been, and where are we going? *Biological Psy-chiatry, 44*(12), 1229 - 1238.

LeDoux, J. (2002). The emotional brain, fear, and the amygdala. *Cellular and Molecular Neurobiology, 23*(4 - 5), 727 - 738.

Lee, W. K., & Bang, H. J. (2010). The effects of mindfulness-based group intervention on the mental health of middle-aged Korean women in community. *Stress and Health, 26* (4), 341 - 348.

Lensi, P., Cassano, G. B., Correddu, G., Ravagli, S., Kunovac, J. L., & Akiskal, H. S. (1996). Obsessive-compulsive disorder: Familial-developmental history, symptomatology, comorbidity and course with special reference to gender-related differences. *British Journal of Psychiatry, 169*(1), 101 - 107.

Levitt, J. T., Brown, T. A., Orsillo, S. M., & Barlow, D. H. (2004). The effects of acceptance versus suppression of emotion on subjective and psycho-physiological response to carbon dioxide chal-lenge in patients with panic disorder. *Behavior Therapy, 35*(4), 747 - 766.

Lieberman, M. D. (2007). Social cognitive neurosci-ence. In R. F. Baumeister & K. D. Vohs (Eds.), *Encyclopedia of social psychology*. Thousand Oaks, CA: SAGE.

Linehan, M. (1993). *Cognitive-behavioral treatment of borderline personality disorder*. New York: Guil-ford Press.

Liotti, G., & Gilbert, P. (2011). Mentalizing, moti-vation, and social mentalities: Theoretical con-siderations and implications for psychotherapy. *Psychology and Psychotherapy: Theory, Research, and Practice, 84*, 9 - 25.

Lochner, C., & Stein, D. J. (2003). Heterogeneity of obsessive-compulsive disorder: A literature review. *Harvard Review of Psychiatry, 11*(3), 113 - 132.

Lorenzini, N., & Fonagy, P. (2013). Attachment and personality disorders: A short review. *FOCUS: The Journal of Lifelong Learning in Psychiatry, 11*(2)155 - 166.

Lu, L., Zhang T., Gao, R., Zhang, Z., Cao, X., Didonna, F., et al. (2018). Mindfulness-based cognitive therapy for obsessive-compulsive disorder: Study protocol for a randomized controlled trial with functional magnetic resonance imaging and a 6-month follow-up. *Journal of Health Psychology*, 1 - 13.

Lutz, A., McFarlin, D. R., Perlman, D. M., Salo-mons, T. V., & Davidson, R. J. (2013). Altered anterior insula activation during anticipation and experience of painful stimuli in expert medi-tators. *NeuroImage, 64*, 538 - 546.

Lutz, A., Slagter, H. A., Dunne, J. D., & Davidson, R. J. (2008). Attention regulation and monitor-ing in meditation. *Trends in Cognitive Sciences, 12*(4), 163 - 169.

Lutz, J., Herwig, U., Opialla, S., Hittmeyer, A., Jän-cke, L., Rufer, M., et al. (2014). Mindfulness and emotion regulation: An fMRI study. *Social Cog-nitive and Affective Neuroscience, 9*, 776 - 785.

MacDonald, P. A., Antony, M. M., Macleod, C., & Richter, M. A. (1997). Memory and confidence in memory judgements among individuals with obsessive-compulsive disorder and non-clinical controls. *Behaviour Research and Therapy, 35*(6), 497 - 505.

Mancini, F., D'Olimpio, F., Didonna, F., Prunetti, E., & Del Genio, M. (2002). Obsession and com-pulsion and intolerance of uncertainty in a non-clinical sample. *Journal of Anxiety Disorders, 16*, 401 - 411.

March, J. S., Frances, A., Kahn, D. A., & Carpen-ter, D. (1997). The Expert Consensus Guideline series: Treatment of obsessive-compulsive disor-der. *Journal of Clinical Psychiatry, 58*(4), 1 - 72.

Marchand, W. R. (2012). Mindfulness-based stress reduction, mindfulness-based cognitive therapy, and Zen meditation for depression, anxiety, pain, and psychological distress. *Journal of Psychiatry Practice, 18*, 233 - 252.

Marchand, W. R. (2014). Neural mechanisms of mindfulness and meditation: Evidence from neuroimaging studies. *World Journal of Radiology, 6*(7), 471 - 479.

Marks, I. M. (1987). *Fears, phobias, and rituals*. New York: Oxford University Press.

Marks, I. M., & Nesse, R. M. (1994). Fear and fit-ness: An evolutionary analysis of anxiety disor-ders. *Ethology and Sociobiology, 15* (5 - 6), 247 - 261.

Marlatt, G. A., & Kristeller, J. L. (1999). Mindful-ness and meditation. In W. R. Miller (Ed.), *Inte-grating spirituality into treatment*. Washington, DC: American Psychological Association.

Martin, J. R. (1997, April). Limbering across cognitive-behavioral, psychodynamic and sys-tems orientations. In J. R. Martin (Chair), *Retooling for integration: Perspectives on the train-ing of post-licensed psychotherapists*. Symposium presented at the 13th annual conference of the Society for the Exploration of Psychotherapy Integration, Toronto, Canada.

Mason, M. F., Norton, M. I., Van Horn, J. D., Wegner, D. M., Grafton, S. T., & Macrae, C. N. (2007). Wandering minds: The default network and stimulus-independent thought. *Science*, *315*(5810),393 – 395.

Mataix-Cols, D., Cullen, S., Lange, K., Zelaya, F., Andrew, C., Amaro, E., et al. (2003). Neural correlates of anxiety associated with obsessive-compulsive symptom dimensions in normal vol-unteers. *Biological Psychiatry*, *53*(6),482 – 493.

Mataix-Cols, D., Marks, I. M., Greist, J. H., Kobak, K. A., & Baer, L. (2002). Obsessive-compulsive symptom dimensions as predictors of compliance with and response to behaviour therapy: Results from a controlled trial. *Psychotherapy and Psycho-somatics*, *71*, 255 – 262.

McEvoy, P. M., Watson, H., Watkins, E. R., & Nathan, P. (2013). The relationship between worry, rumination, and comorbidity: Evidence for repetitive negative thinking as a transdiag-nostic construct. *Journal of Affective Disorders*, *151*(1),313 – 320.

McFall, M. E., & Wollersheim, J. P. (1979). Obsessive-compulsive neurosis: A cognitive-behavioral formulation and approach to treat-ment. *Cognitive Therapy and Research*, *3*(4), 333 – 348.

McGuire, M. T., & Troisi, A. (1998). *Darwinian psy-chiatry*. New York: Oxford University Press.

McGuire, W., Hill, A. V., Allsopp, C. E., Green-wood, B. M., & Kwiatkowski, D. (1994). Varia-tion in the TNF-alpha promoter region associ-ated with susceptibility to cerebral malaria. *Nature*, *371*(6497),508 – 510.

McKay, D., Abramowitz, J. S., Calamari, J. E., Kyrios, M., Radomsky, A., Sookman, D., et al. (2004). A critical evaluation of obsessive-compulsive dis-order subtypes: Symptoms versus mechanisms. *Clinical Psychology Review*, *24*(3),283 – 313.

McKay, D., Kim, S. – K., Taylor, S., Abramowitz, J. S., Tolin, D., Coles, M., et al. (2014). An exami-nation of obsessive-compulsive symptoms and dimensions using profile analysis via multidi-mensional scaling (PAMS). *Journal of Anxiety Disorders*, *28*(4),352 – 357.

McLean, P. D., Whittal, M. L., Thordarson, D. S., Taylor, S., Sochting, I., Koch, W. J., et al. (2001). Cognitive versus behavior therapy in the group treatment of obsessive-compulsive disorder. *Journal of Consulting and Clinical Psychology*, *69*(2),205 – 214.

McNally, R. J., & Kohlbeck, P. A. (1993). Reality-monitoring in obsessive-compulsive disorder. *Behaviour Research and Therapy*, *31*(3),249 – 253.

Menzies, R. G., & de Silva, P. (Eds.). (2003). *Obsessive-compulsive disorder: Theory, research and treatment*. New York: Wiley.

Minichiello, W. E., Baer, L., Jenike, M. A., & Hol-land, A. (1990). Age of onset of major subtypes of obsessive-compulsive disorder. *Journal of Anx-iety Disorders*, *4*(2),147 – 150.

Mirsky, A. F., Anthony, B. J., Duncan, C. C., Ahearn, M. B., & Kellam, S. G. (1991). Analy-sis of the elements of attention: A neuropsycho-logical approach. *Neuropsychology Review*, *2*(2),109 – 145.

Mohammadkhani, S. (2013). The role of fusion beliefs and metacognitions in obsessive-compulsive symptoms in general population. *Ira-nian Journal of Clinical Psychology*, *1*(2),97 – 104.

Muller, J., & Roberts, J. E. (2005). Memory and attention in obsessive-compulsive disorder: A review. *Journal of Anxiety Disorders*, *19*(1), 1 – 28.

Murray, C. J., & Lopez, A. D. (1996). *The global bur-den of disease: A comprehensive assessment of mor-tality and morbidity from diseases, injuries, and risk factors in 1990 and projected to 2020*. Cambridge, MA: Harvard University Press.

Myhr, G., Sookman, D., & Pinard, G. (2004). Attachment security and parental bonding in adults with obsessive-compulsive disorder: A comparison with depressed out-patients and healthy controls. *Acta Psychiatrica Scandinavica*, *109*(6),447 – 456.

National Collaborating Centre for Mental Health. (2006). *Obsessive-compulsive disorder: Core inter-ventions in the treatment of obsessive-compulsive disorder and body dysmorphic disorder*. Leicester, UK: British Psychological Society and the Royal College of Psychiatrists.

Nedeljkovic, M., & Kyrios, M. (2007). Confi-dence in memory and other cognitive processes in obsessive-compulsive disorder. *Behaviour Research and Therapy*, *45*(12),2899 – 2914.

Nedeljkovic, M., Kyrios, M., Moulding, R., Doron, G., Wainwright, K., Pantelis, C., et al. (2009). Differences in neuropsychological performance between subtypes of obsessive-compulsive disor-der. *Australian and New Zealand Journal of Psy-chiatry*, *43*(3), 216 – 226.

Neff, K. D. (2003a). The development and valida-tion of a scale to measure self-compassion. *Self and Identity*, *2*, 223 – 250.

Neff, K. D. (2003b). Self-compassion: An alter-native conceptualization of a healthy attitude toward oneself. *Self and Identity*, *2*, 85 – 102.

Neff, K. D. (2011). Self-compassion, self-esteem, and well-being. *Social and Personality Psychology Compass, 5*(1), 1 - 12.

Neff, K. D. (2012). The science of self-compassion. In C. Germer & R. Siegel (Eds.), *Wisdom and compassion in psychotherapy*. New York: Guilford Press.

Neff, K. D., & Germer, C. K. (2013). A pilot study and randomized controlled trial of the mindful self-compassion program. *Journal of Clinical Psy-chology, 69*(1), 28 - 44.

Neff, K. D., Hsieh, Y. P., & Dejitterat, K. (2005). Self-compassion, achievement goals, and cop-ing with academic failure. *Self and Identity, 4*, 263 - 287.

Nesse, R. M., & Williams, G. C. (1995). *Why we get sick*. New York: Times Books.

Nestadt, G., Lan, T., Samuels, J., Riddle, M., Bien-venu, O. J., Liang, K. Y., et al. (2000). Complex segregation analysis provides compelling evi-dence for a major gene underlying obsessive-compulsive disorder and for heterogeneity by sex. *American Journal of Human Genetics, 67*(6), 1611 - 1616.

Niemiec, C. P., Brown, K. W., Kashdan, T. B., Coz-zolino, P. J., Breen, W. E., Levesque-Bristol, C., et al. (2010). Being present in the face of existential threat: The role of trait mindfulness in reduc-ing defensive responses to mortality salience. *Journal of Personality and Social Psychology, 99*(2), 344 - 365.

Nolen-Hoeksema, S., Morrow, J., & Frederickson, B. L. (1993). Response styles and the duration of episodes of depressed mood. *Journal of Abnormal Psychology, 102*(1), 20 - 28.

Nordahl, T. E., Benkelfat, C., Semple, W. E., Gross, M., King, A. C., & Cohen, R. M. (1989). Cere-bral glucose metabolic rates in obsessive com-pulsive disorder. *Neuropsychopharmacology, 2*(1), 23 - 28.

Obsessive Compulsive Cognitions Working Group. (1997). Cognitive assessment of obsessive-compulsive disorder. *Behaviour Research and Therapy, 35*, 667 - 681.

Obsessive Compulsive Cognitions Working Group. (2003). Psychometric validation of the Obsessive Beliefs Questionnaire and the Interpretation of Intrusions Inventory: Part I. *Behaviour Research and Therapy, 41*, 863 - 878.

Obsessive Compulsive Cognitions Working Group. (2005). Psychometric validation of the Obses-sive Belief Questionnaire and Interpretation of Intrusions Inventory: Part 2. Factor analyses and testing of a brief version. *Behaviour Research and Therapy, 43*, 1527 - 1542.

Ochsner, K. N., Bunge, S. A., Gross, J. J., & Gabri-elli, J. D. E. (2002). Rethinking feelings: An fMRI study of the cognitive regulation of emo-tion. *Journal of Cognitive Neuroscience, 14*(8), 1215 - 1229.

O'Connor, K., & Aardema, F. (2003). Fusion or confusion in obsessive-compulsive disorder. *Psy-chological Report, 93*(1) 227 - 232.

O'Connor, K., Aardema, F., & Pélissier, M. C. (2005). *Beyond reasonable doubt: Reasoning pro-cesses in obsessive-compulsive disorder and related disorders*. Chichester, UK: Wiley.

O'Connor, K., Koszegi, N., Goulet, G., & Aardema, F. (2013). Distrust of the senses, imagined possi-bilities, reasoning errors and doubt generation in obsessional-compulsive disorder. *Clinical Neuro-psychiatry, 10*(3, Suppl. 1), 65 - 71.

O'Connor, K., & Robillard, S. (1995). Inference processes in obsessive-compulsive disorder: Some clinical observations. *Behaviour Research and Therapy, 33*(8), 887 - 896.

Okasha, A. (2003). Diagnosis of obsessive-compulsive disorder: A review. In M. Maj, N. Sar-torivs, A. Okasha, & J. Zohar (Eds.), *Obsessive-compulsive disorder*. Chichester, UK: Wiley.

Olatunji, B. O., Davis, M. L., Powers, M. B., & Smits, J. A. (2013). Cognitive-behavioral ther-apy for obsessive-compulsive disorder: A meta-analysis of treatment outcome and moderators. *Journal of Psychiatric Research, 47*(1), 33 - 41.

Osborn, I. (1998). *Tormenting thoughts and secret rit-uals: The hidden epidemic of obsessive-compulsive disorder*. New York: Pantheon Books.

Oveis, C., Horberg, E. J., & Keltner, D. (2009). Compassion, pride, and social intuitions of self-other similarity. *Journal of Personality and Social Psychology, 98*(4), 618 - 630.

Panksepp, J. (1998). *Affective neuroscience: The foundations of human and animal emotions*. New York: Oxford University Press.

Panksepp, J. (2005). Affective consciousness: Core emotional feelings in animals and humans. *Con-sciousness and Cognition, 14*(1), 30 - 80.

Paquette, V., Levesque, J., Mensour, B., Leroux, J. M., Beaudoin, G., Bourgouin, P., et al. (2003). Change the mind and you change the brain: Effects of cognitive-behavioral therapy on the neural correlates of spider phobia. *NeuroImage, 18*, 401 - 409.

Parasuraman, R. (1998). *The attentive brain*. Cam-bridge, MA: MIT Press.

Patel S. R., Carmody, J., & Blair Simpson, H. (2007). Adapting mindfulness-based stress reduction for the treatment of obsessive-compulsive disorder: A case report. *Cognitive and Behavioral Practice*, 14(4), 375 – 380.

Pato, M. T., Zohar-Kadouch, R., & Zohar, J. (1998). Return of symptoms after discontinuation of clomipramine in patients with obsessive compul-sive disorder. *American Journal of Psychiatry*, 145, 1521 – 1522.

Pélissier, M. C., & O'Connor, K. (2002). Deductive and inductive reasoning in obsessive-compulsive disorder. *British Journal of Clinical Psychology*, 41(Pt. 1), 15 – 27.

Perani, D., Cappa, S. F., Bettinardi, V., Bressi, S., Gorno-Tempini, M., Matarrese, M., et al. (1995). Different neural systems for recognition of ani-mals and man-made tools. *NeuroReport*, 6, 1637 – 1641.

Peters, J. R., Smart, L. M., Eisenlohr-Moul, T. A., Geiger, P. J., Smith, G. T., & Baer, R. A. (2015). Anger rumination as a mediator of the relation-ship between mindfulness and aggression: The utility of a multidimensional mindfulness model. *Journal of Clinical Psychology*, 71(9), 871 – 874.

Pickut, B. A., Van Hecke, W., Kerckhofs, E., Mariën, P., Vanneste, S., Cras, P., et al. (2013). Mindful-ness based intervention in Parkinson's disease leads to structural brain changes on MRI: A ran-domized controlled longitudinal trial. *Clinical Neurology and Neurosurgery*, 115(12), 2419 – 2425.

Pittenger, C., Kelmendi, B., Bloch, M., Krystal, J. H., & Coric, V. (2005). Clinical treatment of obsessive compulsive disorder. *Psychiatry (Edgmont)*, 2(11), 34.

Porges, S. W. (1995). Orienting in a defensive world: Mammalian modifications of our evolutionary heritage—a polyvagal theory. *Psychophysiology*, 32(4), 301 – 318.

Porges, S. W. (2001). The polyvagal theory: Phylogenetic substrates of a social nervous system. *International Journal of Psychophysiology*, 42(2), 123 – 146.

Posner, M. I. (1980). Orienting of attention. *Quar-terly Journal of Experimental Psychology*, 32(1), 3 – 25.

Posner, M. I., & Rothbart, M. K. (1992). Attentional mechanisms and conscious experience. In A. D. Milner & M. D. Rugg (Eds.), *The neuropsy-chology of consciousness*. Toronto, ON, Canada: Academic Press.

Posner, M. I., & Rothbart, M. K. (1998). Attention, self-regulation and consciousness. *Philosophi-cal Transactions of the Royal Society of London*, 353(1377), 1915 – 1927.

Purdon, C. L. (2001). Appraisal of obsessional thought recurrences: Impact on anxiety and mood state. *Behavior Therapy*, 32, 47 – 64.

Purdon, C. L. (2004). Empirical investigations of thought suppression in OCD. *Journal of Behavior Therapy and Experimental Psychiatry*, 35, 121 – 136.

Purdon, C. L., & Clark, D. A. (1999). Metacogni-tion and obsessions. *Clinical Psychology and Psy-chotherapy*, 6, 102 – 110.

Rachman, S. (1983). Obstacles to the treatment of obsessions. In E. B. Foa & P. M. G. Emmelkamp (Eds.), *Failures in behaviour therapy*. New York: Wiley.

Rachman, S. J. (1993). Obsessions, responsibility and guilt. *Behaviour Research and Therapy*, 31, 149 – 154.

Rachman, S. J. (1997). A cognitive theory of obses-sions. *Behaviour Research and Therapy*, 35(9), 793 – 802.

Rachman, S. J. (1998). A cognitive theory of obses-sions: Elaborations. *Behaviour Research and Ther-apy*, 36(4), 385 – 401.

Rachman, S. J., & de Silva, P. (1978). Abnormal and normal obsessions. *Behaviour Research and Therapy*, 16(4), 233 – 248.

Rachman, S. J., & Hodgson, R. J. (1980). *Obsessions and compulsions*. Englewood Cliffs, NJ: Prentice-Hall.

Rachman, S., & Shafran, R. (1998). Cognitive and behavioural features of obsessive-compulsive disorder. In R. P. Swinson, M. M. Antony, S. Rachman, & M. A. Richter (Eds), *Obsessive-compulsive disorder: Theory, research, and treat-ment*. New York: Guilford Press.

Radomsky, A. S., Dugas, M. J., Alcolado, G. M., & Lavoie, S. L. (2014). When more is less: Doubt, repetition, memory, metamemory, and compul-sive checking in OCD. *Behaviour Research and Therapy*, 59 30 – 39.

Radomsky, A. S., Gilchrist, P. T., & Dussault, D. (2006). Repeated checking really does cause memory distrust. *Behaviour Research and Ther-apy*, 44(2), 305 – 316.

Ramel, W., Goldin, P. R., Carmona, P. E., & McQuaid, J. R. (2004). The effects of mind-fulness meditation on cognitive processes and affect in patients with past depression. *Cognitive Therapy and Research*, 28(4), 433 – 455.

Rapoport, J. L. (1990). Obsessive-compulsive disor-der and basal ganglia dysfunction. *Psychological Medicine*, 20(3), 465 – 469.

Rapoport, J. L., & Fiske, A. (1998). The new biology of obsessive-compulsive disorder: Implications for evolutionary psychology. *Perspectives in Biol-ogy and Medicine*, 41(2), 159 – 175.

Rasmussen, S. A., & Eisen, J. L. (1992). The epi-demiology and clinical features of obsessive compulsive disorder. *Psychiatric Clinics of North America, 15*(4), 743-758.

Rasmussen, S. A., & Eisen, J. L. (1994). The epi-demiology and differential diagnosis of obsessive compulsive disorder. *Journal of Clinical Psychia-try, 55*(Suppl.), 5-10.

Rasmussen, S. A., & Tsuang, M. T. (1984). Epidemi-ology of obsessive compulsive disorder: A review. *Journal of Clinical Psychiatry, 45*(11), 450-457.

Rasmussen, S. A., & Tsuang, M. T. (1986). Clini-cal characteristics and family history in DSM-III obsessive-compulsive disorder. *American Journal of Psychiatry, 143*(3), 317-322.

Rauch, S. L., Dougherty, D. D., Cosgrove, G. R., Cassem, E. H., Alpert, N. M., Price, B. H., et al. (2001). Cerebral metabolic correlates as poten-tial predictors of response to anterior cingulot-omy for obsessive compulsive disorder. *Biological Psychiatry, 50*(9), 659-667.

Rauch, S. L., Jenike, M. A., Alpert, N. M., Baer, L., Breiter, H. C., Savage, C. R., et al. (1994). Regional cerebral blood flow measured during symptom provocation in obsessive-compulsive disorder using oxygen 15-labeled carbon dioxide and positron emission tomography. *Archives of General Psychiatry, 51*(1), 62-70.

Rauch, S. L., Wedig, M. M., Wright, C. I., Martis, B., McMullin, K. G., Shin, L. M., et al. (2007). Functional magnetic resonance imaging study of regional brain activation during implicit sequence learning in obsessive-compulsive dis-order. *Biological Psychiatry, 61*(3), 330-336.

Rhéaume, J., Ladouceur, R., Freeston, M. H., & Letarte, H. (1994). Inflated responsibility in obsessive-compulsive disorder: Psychometric studies of a semiidiographic measure. *Journal of Psychopathology and Behavioral Assessment, 16*(4), 265-276.

Riggs, D. S., & Foa, E. B. (1993). Obsessive-compulsive disorder. In D. H. Barlow (Ed.), *Clin-ical handbook of psychological disorders: A step-by-step treatment manual*. New York: Guilford Press. Riggs, S. A., Jacobvitz, D., & Hazen, N. (2003).

Adult attachment and history of psychotherapy in a normative sample. *Psychotherapy Theory Research and Practice, 39*(4), 344-353.

Rimes, K. A., & Wingrove, J. (2011). Pilot study of mindfulness-based cognitive therapy for trainee clinical psychologists. *Behavioural and Cognitive Psychotherapy, 39*(2), 235-241.

Robins, L., Helzer, J., Weissman, M.,

Orvaschel, H., Gruengerge, E., Burge, J., et al. (1984). Life-time prevalence of specific psychiatric disorders in three sites. *Archives of General Psychiatry, 41*, 949-958.

Rockliff, H., Gilbert, P., McEwan, K., Lightman, S., & Glover, D. (2008). A pilot exploration of heart rate variability and salivary cortisol responses to compassion-focused imagery. *Clinical Neuropsy-chiatry, 5*(3), 132-139.

Roe, A. W., Chelazzi, L., Connor, C. E., Conway, B., Fujita, I., Gallant, J. L., et al. (2012). Toward a unified theory of visual area V4. *Neuron, 74*(1), 12-29.

Rogers, C. (1990). *The Carl Rogers reader*. Boston: Houghton Mifflin.

Rogers, R. D., & Monsell, S. (1995). Costs of a pre-dictable switch between simple cognitive tasks. *Journal of Experimental Psychology, 124*, 207-231.

Ross, I. R. F. (2010). Antidotes to threats our minds create: The soothing and contentment system. Retrieved from *www. atdynamics. co. uk*.

Ross, L. E., Grigoriadis, S., Mamisashvili, L., Von-derporten, E. H., Roerecke, M., & Rehm, J. (2013). Selected pregnancy and delivery out-comes after exposure to antidepressant medi-cation: A systematic review and meta-analysis. *JAMA Psychiatry, 70*(4), 436-443.

Ross, L. E., & McLean, L. M. (2006). Anxiety dis-orders during pregnancy and the postpartum period: A systematic review. *Journal of Clinical Psychiatry, 67*(8), 1285-1298.

Rotenberg, K. J., MacDonald, K. J., & King, E. V. (2002). The relationship between loneliness and interpersonal trust during middle childhood. *Journal of Genetic Psychology, 165*(3), 233-249.

Rotter, J. B. (1980). Interpersonal trust, trustworthi-ness, and gullibility. *American Psychologist, 35*(1), 1-7.

Ruscio, A. M., Stein, D. J., Chiu, W. T., & Kessler, R. C. (2010). The epidemiology of obsessive-compulsive disorder in the National Comorbid-ity Survey Replication. *Molecular Psychiatry, 15*(1), 53-63.

Russell, E. J., Fawcett, J. M., & Mazmanian, D. (2013). Risk of obsessive-compulsive disorder in pregnant and postpartum women: A meta-analysis. *Journal of Clinical Psychiatry, 74*(4), 377-385.

Ryan, R. M. (2005). The developmental line of autonomy in the etiology, dynamics, and treat-ment of borderline personality disorders. *Devel-opment and Psychopathology, 17*, 987-1006.

Ryan, R. M., & Deci, E. L. (2004). Autonomy is no illusion: Self-determination theory and the empirical study of authenticity, awareness, and will. In S. L. Koole, J. Greenberg, & T. Pyszczyn-ski (Eds.), *Handbook of experimental existential psychology*. New York: Guilford Press.

Safran, J. D., & Segal, Z. V. (1990). *Interpersonal pro-cess in cognitive therapy*. New York: Basic Books.

Salkovskis, P. M. (1983). Treatment of an obses-sional patient using habituation to audiotaped ruminations. *British Journal of Clinical Psychol-ogy, 22*, 311 – 313.

Salkovskis, P. M. (1985). Obsessional-compulsive problems: A cognitive-behavioural analysis. *Behaviour Research and Therapy, 23*, 571 – 583.

Salkovskis, P. M. (1989). Cognitive-behavioural fac-tors and the persistence of intrusive thoughts in obsessional problems. *Behaviour Research and Therapy, 27*(6), 677 – 682.

Salkovskis, P. M. (1996). The cognitive approach to anxiety: Threat beliefs, safety-seeking behavior, and the special case of health anxiety and obses-sions. In P. M. Salkovskis (Ed.), *Frontiers of cogni-tive therapy*. New York: Guilford Press.

Salkovskis, P. M. (1999). Understanding and treat-ing obsessive-compulsive disorder. *Behaviour Research and Therapy, 37*, S29 – S52.

Salkovskis, P. M. (2007). Psychological treatment of obsessive-compulsive disorder. *Psychiatry, 6* (6), 229 – 233.

Salkovskis, P. M., Forrester, E., Richards, C., & Mor-rison, N. (1998). The devil is in the detail: Con-ceptualising and treating obsessional problems. In N. Tarrier, A. Wells, & G. Haddock (Eds.), *Treating complex cases: The cognitive behavioural therapy approach*. New York: Wiley.

Salkovskis, P. M., & Harrison, J. (1984). Abnormal and normal obsessions: A replication. *Behaviour Research and Therapy, 22*(5), 549 – 552.

Salkovskis, P. M., & Kirk, J. (1997). Obsessive-compulsive disorder. In D. M. Clark & C. Fair-burn (Eds.), *The science and practice of cognitive behaviour therapy*. Oxford, UK: Oxford Univer-sity Press.

Salkovskis, P. M., Richards, H. C., & Forrester, E. (1995). The relationship between obsessional problems and intrusive thoughts. *Behavioural and Cognitive Psychotherapy, 23*, 281 – 299.

Salkovskis, P. M., Richards, H. C., & Forrester, E. (2000). Psychological treatment of refractory obsessive-compulsive disorder. In W. K. Good-man, M. V. Rudorfer, & J. D. Maser (Eds.), *Obsessive-compulsive disorder: Contemporary issues in treatment*. Mahwah, NJ: Erlbaum.

Salkovskis, P. M., Shafran, R., Rachman, S., & Freeston, M. H. (1999). Multiple pathways to inflated responsibility beliefs in obsessional problems: Possible origins and implications for therapy and research. *Behaviour Research and Therapy, 37*, 1055 – 1072.

Salkovskis, P. M., & Westbrook, D. (1989). Behav-iour therapy and obsessional ruminations: Can failure be turned into success? *Behaviour Research and Therapy, 27*(2), 149 – 160.

Saxena, S., Brody, A. L., Ho, M. L., Alborzian, 19., Ho, M. K., Maidment, K. M., et al. (2001). Cerebral metabolism in major depression and obsessive-compulsive disorder occurring sepa-rately and concurrently. *Biological Psychiatry, 50*(3), 159 – 170.

Saxena, S., Brody, A. L., Ho, M. L., Zohrabi, N., Maidment, K. M., & Baxter, L. R. (2003). Dif-ferential brain metabolic predictors of response to paroxetine in obsessive-compulsive disorder versus major depression. *American Journal of Psy-chiatry, 160*(3), 522 – 523.

Saxena, S., Brody, A. L., Schwartz, J. M., & Bax-ter, L. R. (1998). Neuroimaging and frontal-subcortical circuitry in obsessive-compulsive disorder. *British Journal of Psychiatry, 173*, 26 – 37.

Saxena, S., & Rauch, S. L. (2000). Functional neu-roimaging and the neuroanatomy of obsessive-compulsive disorder. *Psychiatric Clinics of North America, 23*(3), 563 – 586.

Scheflin, A. W. (2002). Are dual relationships anti-therapeutic? In A. A. Lazarus & O. Zur (Eds.), *Dual relationships and psychotherapy*. New York: Springer.

Schore, A. N. (1994). *Affect regulation and the origin of the self: The neurobiology of emotional develop-ment*. Hillsdale, NJ: Erlbaum.

Schore, A. N. (1997). Early organization of the non-linear right brain and development of a predispo-sition to psychiatric disorders. *Development and Psychopathology, 9*, 595 – 631.

Schwartz, J. M. (1998). Neuroanatomical aspects of cognitive-behavioral therapy response in obsessive-compulsive disorder: An evolving per-spective on brain and behavior. *British Journal of Psychiatry, 173*(35, Suppl.), 39 – 45.

Schwartz, J. M. (1999). A role for volition and attention in the generation of new brain cir-cuitry: Toward a neurobiology of mental force. In B. Libet, A. Freeman, & K. Sutherland (Eds.), *The volitional brain: Towards a neuroscience of* free will. *Journal of Consciousness Studies, 6* (89), 115 – 142.

Schwartz, J.M., & Begley, S. (2002). *The mind and the brain: Neuroplasticity and the power of mental force*. New York: Regan Books.

Schwartz, J.M., & Beyette, B. (1997). *Brain lock: Free yourself from obsessive-compulsive behavior*. New York: Harper Collins.

Schwartz, J.M., Gulliford, E.Z., Stier, J., & Thiene-mann, M. (2005). Mindful awareness and self-directed neuroplasticity: Integrating psychospiri-tual and biological approaches to mental health with focus on obsessive-compulsive disorder. In S. G. Mijares & G. S. Khalsa (Eds.), *The psycho-spiritual clinician's handbook: Alternative methods for understanding and treating mental disorders*. Binghamton, NY: Haworth Press.

Schwartz, J.M., Stoessel, P.W., Baxter, L.R., Mar-tin, K.M., & Phelps, M.E. (1996). Systematic changes in cerebral glucose metabolic rate after successful behavior modification treatment of obsessive-compulsive disorder. *Archives of Gen-eral Psychiatry, 53*, 109 – 113.

Schwarz, N., & Bless, H. (1991). Happy and mind-less, but sad and smart?: The impact of affective states on analytic reasoning. In J. Forgas (Ed.), *Emotion and social judgements*. London: Per-gamon Press.

Segal, Z.V., Kennedy, S., Gemar, M., Hood, K., Ped-ersen, R., & Buis, T. (2006). Cognitive reactivity to sad mood provocation and the prediction of depressive relapse. *Archives of General Psychiatry, 63*(7), 749 – 755.

Segal, Z.V., Williams, J.M., & Teasdale, J.D. (2013). *Mindfulness-based cognitive therapy for depression: A new approach to preventing relapse* (2nd ed.) New York: Guilford Press.

Shapiro, S.L., Astin, J.A., Bishop, S.R., & Cor-dova, M. (2005). Mindfulness-based stress reduc-tion for health care professionals: Results from a randomized trial. *International Journal of Stress Management, 12*(2), 164 – 176.

Shapiro, S.L., Brown, K.W., & Biegel, G.M. (2007). Teaching self-care to caregivers: Effects of mindfulness-based stress reduction on the men-tal health of therapists in training. *Training and Education in Professional Psychology, 1*(2), 105 – 115.

Shapiro, S.L., Carlson, L.E., Astin, J.A., & Freed-man, B. (2006). Mechanisms of mindfulness. *Journal of Clinical Psychology, 62*, 373 – 386.

Shapiro, S.L., Oman, D., Thoresen, C.E., Plante, T.G., & Flinders, T. (2008). Cultivating mind-fulness: Effects on well-being.

Journal of Clinical Psychology, 64(7), 840 – 862.

Sher, K.J., Frost, R.O., & Otto, R. (1983). Cogni-tive deficits in compulsive checkers: An explor-atory study. *Behaviour Research and Therapy, 21*, 357 – 363.

Siegel, D. (2001). *The developing mind*. New York: Guilford Press.

Siegel, D. (2010). *Mindsight: The new science of per-sonal transformation*. New York: Random House.

Siegel, R.D., & Germer, C.K. (2012). Wisdom and compassion: Two wings of a bird. In C.K. Germer & R.D. Siegel (Eds.), *Wisdom and com-passion in psychotherapy: Deepening mindfulness in clinical practice*. New York: Guilford Press.

Simon, D., Kaufmann, C., Müsch, K., Kischkel, E., & Kathmann, N. (2010). Fronto-striato-limbic hyperactivation in obsessive-compulsive disor-der during individually tailored symptom provo-cation. *Psychophysiology, 47*(4), 728 – 738.

Simon, G., Ormel, J., VonKorff, M., & Barlow, W. (1995). Health care costs associated with depres-sive and anxiety disorders in primary care. *American Journal of Psychiatry, 152*(3), 352 – 357.

Singer, T., Seymour, B., O'Doherty, J.P., Stephan, K.E., Dolan, R.J., & Frith, C.D. (2006). Empathic neural responses are modulated by the perceived fairness of others. *Nature, 439* (7075), 466 – 469.

Singh, N.N., Wahler R.G., & Winton, A.S.W. (2004). A mindfulness-based treatment of obsessive-compulsive disorder. *Clinical Case Studies, 3*(4), 275 – 287.

Skoog, G., & Skoog, I. (1999). A 40-year follow-up of patients with obsessive-compulsive disorder. *Archives of General Psychiatry, 56*(2), 121 – 127.

Sloan, D.M. (2004). Emotion regulation in action: Emotional reactivity in experiential avoidance. *Behaviour Research and Therapy, 42*(11), 1257 – 1270.

Smalley, S.L., Loo, S.K., Hale, T.S., Shrestha, A., McGough, J., Flook, L., et al. (2009). Mindful-ness and attention deficit hyperactivity disorder. *Journal of Clinical Psychology, 65*(10), 1087 – 1098.

Snelling, J. (1991). *The Buddhist handbook*. Roches-ter, VT: Inner Traditions.

Sookman, D., & Pinard, G. (2002). Over-estimation of threat and intolerance of uncertainty in obses-sive compulsive disorder. In R.O. Frost & G. Steketee (Eds.), *Cognitive approaches to obsessions and compulsions: Theory, assessment, and treat-ment*. Boston: Pergamon Press.

Sorrentino, R. M., Holmes, J. G., Hanna, S. E., & Sharp, A. (1995). Uncertainty orientation and trust in close relationships: Individual differences in cognitive styles. *Journal of Personality and Social Psychology, 68*(2), 314 – 327.

Spielberger, C. D., Gorsuch, R. L., Lushene, R., Vagg, P. R., & Jacobs, G. A. (1983). *Manual for the State-Trait Anxiety Inventory*. Palo Alto, CA: Consulting Psychologists Press.

Spikins, P. A., Rutherford, H. E., & Needham, A. P. (2010). From homininity to humanity: Com-passion from the earliest archaics to modern humans. *Time and Mind, 3*(3), 303 – 325.

Stein, D. J. (2000). Neurobiology of the obsessive-compulsive spectrum disorders. *Biological Psychiatry, 47*(4), 296 – 304.

Stein, D. J., & Rapoport, J. L. (1996). Cross-cultural studies and obsessive-compulsive disorder. *CNS Spectrums, 1*(1), 42 – 46.

Steinberg, H., Carius, D., & Fontenelle, L. F. (2017). Kraepelin's views on obsessive neurosis: A comparison with DSM – 5 criteria for obsessive-compulsive disorder. *Brazilian Journal of Psychia-try, 39*(4), 355 – 364.

Steketee, G. S. (2011). *The Oxford handbook of obsessive compulsive and spectrum disorders*. New York: Oxford University Press.

Steketee, G. S., & Frost, R. O. (1994). Measurement of risk-taking in obsessive-compulsive disorder. *Behavioural and Cognitive Psychotherapy, 22*(4), 287 – 298.

Stewart, S. E., Geller, D. A., Jenike, M., Pauls, D., Shaw, D., Mullin, B., et al. (2004). Long-term outcome of pediatric obsessive-compulsive dis-order: A meta-analysis and qualitative review of the literature. *Acta Psychiatrica Scandinavica, 110*(1), 4 – 13.

Tallis, F. (1997). The neuropsychology of obsessive-compulsive disorder: A review and consideration of clinical implications. *British Journal of Clinical Psychology, 36* (Pt. 1), 3 – 20.

Tang, Y. Y., Ma, Y., Wang, J., Fan, Y., Feng, S., Lu, Q., et al. (2007). Short-term meditation training improves attention and self-regulation. *Proceed-ings of the National Academy of Sciences, 104*(43), 17152 – 17156.

Taylor, S., Abramowitz, J. S., & McKay, D. (2007). Cognitive-behavioral models of obsessive-compulsive disorder. In M. M. Antony, C. Purdon, & J. Summerfeldt (Eds.), *Psychological treatment of obsessive-compulsive disorder: Funda-mentals and beyond*. Washington, DC: American Psychological Association.

Taylor, S., Abramowitz, J. S., McKay, D.,

Calamari, J. E., Sookman, D., Kyrios, M., et al. (2006). Do dysfunctional beliefs play a role in all types of obsessive-compulsive disorder? *Journal of Anxi-ety Disorders, 20*, 85 – 97.

Taylor, S., McKay, D., & Abramowitz, J. S. (2005). Hierarchical structure of dysfunctional beliefs in obsessive-compulsive disorder. *Cognitive Behav-ior Therapy, 34*(4), 216 – 228.

Teasdale, J. D. (1999). Metacognition, mindfulness and the modification of mood disorders. *Clinical Psychology and Psychotherapy, 6*, 146 – 155.

Teasdale, J. D., Moore, R. G., Hayhurst, H., Pope, M., Williams, S., & Segal, Z. V. (2002). Meta-cognitive awareness and prevention of relapse in depression: Empirical evidence. *Journal of Con-sulting and Clinical Psychology, 70*, 275 – 287.

Teasdale, J. D., Segal, Z. V., & Williams, J. M. (2003). Mindfulness training and problem for-mulation. *Clinical Psychology: Science and Prac-tice, 10*, 157 – 160.

Teasdale, J. D., Segal, Z. V., Williams, J. M. G., & Mark, G. (1995). How does cognitive therapy prevent depressive relapse and why should attentional control (mindfulness) training help? *Behaviour Research and Therapy, 33*, 25 – 39.

Thwaites, R., & Freeston, M. H. (2005). Safety-seeking behaviours: Fact or function?: How can we clinically differentiate between safety behaviours and adaptive coping strategies across anxiety disorders? *Behavioural and Cognitive Psycho-therapy, 33*(2), 177 – 188.

Thyer, B. A. (1985). Audiotaped exposure therapy in a case of obsessional neurosis. *Journal of Behavior Therapy and Experimental Psychiatry, 16*(3), 271 – 273.

Tolin, D. F., Abramowitz, J. S., Brigidi, B. D., Amir, N., Street, G. P., & Foa, E. B. (2001). Memory and memory confidence in obsessive-compulsive disorder. *Behaviour Research and Therapy, 39*, 913 – 927.

Tolin, D. F., Abramowitz, J. S., Przeworski, A., & Foa, E. B. (2002). Thought suppression in obsessive-compulsive disorder. *Behaviour Research and Therapy, 40*(11), 1255 – 1274.

Torres, A. R., Prince, M. J., Bebbington, P. E., Bhu-gra, D., Brugha, T. S., Farrell, M., et al. (2007). Treatment seeking by individuals with obsessive-compulsive disorder from the British Psychiatric Morbidity Survey of 2000. *Psychiatric Services, 58*(7), 977 – 982.

Trobe, K., & Trobe, A. (2005). *From fantasy trust to real trust: Learning from our disappointments and betrayals*. Amsterdam: Osho Publikaties.

Tucker, D. M., Luu, P., & Pribram, K. H. (1995). Social and emotional self-regulation. *Annals of the New York Academy of Sciences, 769*, 213 – 239.

Twohig, M. P., Hayes, S. C., Plumb, J. C., Pruitt, L. D., Collins, A. B., Hazlett-Stevens, H., et al. (2010). A randomized clinical trial of acceptance and commitment therapy vs. progressive relax-ation training for obsessive-compulsive disorder. *Journal of Consulting and Clinical Psychology, 78*, 705 – 716.

van den Heuvel, O. A., Remijnse, P. L., Mataix-Cols, D., Vrenken, H., Groenewegen, H. J., Uylings, H. B. M., et al. (2009). The major symptom dimen-sions of obsessive-compulsive disorder are medi-ated by partially distinct neural systems. *Brain, 132*(4), 853 – 868.

van den Heuvel, O. A., Veltman, D. J., Groenewe-gen, H. J., Dolan, R. J., Cath, D. C., Boellaard, R., et al. (2004). Amygdala activity in obsessive-compulsive disorder with contamination fear: A study with oxygen-15 water positron emission tomography. *Psychiatry Research: Neuroimaging, 132*, 225 – 237.

van den Hout, M. A., Engelhard, I. M., de Boer, C., du Bois, A., & Dek, E. (2008). Perseverative and compulsive-like staring causes uncertainty about perception. *Behaviour Research and Therapy, 46*, 1300 – 1304.

van den Hout, M. A., Engelhard, I. M., Smeets, M., Dek, E. C., Turksma, K., & Saric, R. (2009). Uncertainty about perception and dissociation after compulsive-like staring: Time course of effects. *Behaviour Research and Therapy, 47*(6), 535 – 539.

van den Hout, M. A., & Kindt, M. (2003). Repeated checking causes memory distrust. *Behaviour Research and Therapy, 41*, 301 – 316.

van der Velden, A. M., Kuyken, W., Wattar, U., Crane, C., Pallesen, K. J., Dahlgaard, J., et al. (2015). A systematic review of mechanisms of change in mindfulness-based cognitive therapy in the treatment of recurrent major depressive disorder. *Clinical Psychology Review, 37*, 26 – 39.

van Grootheest, D. S., Cath, D. C., Beekman, A. T., & Boomsma, D. I. (2005). Twin studies on obsessive-compulsive disorder: A review. *Twin Research and Human Genetics, 8*(5), 450 – 458.

van Oppen, P., & Arntz, A. (1994). Cognitive ther-apy for obsessive-compulsive disorder. *Behaviour Research and Therapy, 32*, 79 – 87.

Veale, D. (2007). Cognitive-behavioural therapy for obsessive-compulsive disorder. *Advances in Psy-chiatric Treatment, 13*, 438 – 446.

Wahl, K., Huelle, J. O., Zurowski, B., &

Kordon, A. (2012) Managing obsessive thoughts during brief exposure: An experimental study comparing mindfulness-based strategies and distraction in obsessive-compulsive disorder. *Cognitive Ther-apy and Research, 37*(4), 752 – 761.

Wahl, K., Salkovskis, P. M., & Cotter, I. (2008). "I wash until it feels right": The phenomenology of stopping criteria in obsessive-compulsive wash-ing. *Journal of Anxiety Disorders, 22*(2), 143 – 161.

Wang, W. (2005). Protein aggregation and its inhi-bition in biopharmaceutics. *International Journal of Pharmaceutics, 289*(1 – 2), 1 – 30.

Watson, C., & Purdon, C. (2008). Attention train-ing in the reduction and reappraisal of intrusive thoughts. *Behavioural and Cognitive Psychother-apy, 36*(1), 61 – 70.

Wegner, D. M., Schneider, D. J., Knutson, B., & McMahon, S. R. (1991). Polluting the stream of consciousness: The effect of thought suppression on the mind's environment. *Cognitive Therapy and Research, 15*, 141 – 152.

Weissman, M. M., Bland, R. C., Canino, G. J., Gre-enwald, S., Hwu, H. G., Lee, C. K., et al. (1994). The cross-national epidemiology of obsessive-compulsive disorder. *Journal of Clinical Psychia-try, 55*, 5 – 10.

Wells, A. (1997). *Cognitive therapy of anxiety dis-orders: A practice manual and conceptual guide*. Chichester, UK: Wiley.

Wells, A. (2007). *Emotional disorders and metacogni-tion: Innovative cognitive therapy*. Chichester, UK: Wiley.

Wells, A., & Matthews, G. (1994). *Attention and emotion: A clinical perspective*. Hove, UK: Erl-baum.

Wells, A., & Papageorgiou, C. (1998). Effects of attention training in hypochondriasis: A brief case series. *Psychological Medicine, 28*, 193 – 200.

Whiteside, S. P., Port, J. D., & Abramowitz, J. S. (2004). A meta-analysis of functional neuroim-aging in obsessive-compulsive disorder. *Psychia-try Research: Neuroimaging, 132*(1), 69 – 79.

Wilhelm, S., Berman, N. C., Keshaviah, A., Schwartz, R. A., & Steketee, G. (2015). Mecha-nisms of change in cognitive therapy for obses-sive compulsive disorder: Role of maladaptive beliefs and schemas. *Behaviour Research and Therapy, 65*, 5 – 10.

Wilkinson-Tough, M., Bocci, L., Thorne, K., & Herlihy, J. (2010). Is mindfulness-based therapy an effective intervention for obsessive-intrusive thoughts?: A case series. *Clinical Psychology and Psychotherapy, 17*(3), 250 – 268.

Williams, A. D., & Grisham, J. R. (2013). Cognitive bias modification (CBM) of obsessive compul-sive beliefs. *BMC Psychiatry, 13* (1), 256.

Williams, J. M. G., Teasdale, J., Segal, Z., & Kabat-Zinn, J. (2007). *The mindful way through depres-sion: Freeing yourself from chronic unhappiness*. New York: Guilford Press.

Wilson, K. D. (1998). Issues surrounding the cognitive neuroscience of obsessive-compulsive disorder. *Psychonomic Bulletin and Review, 5* (2), 161 – 172.

Wissmann, J. L., & Tankel, K. (2001). Nursing stu-dents' use of a psychopharmacology game for cli-ent empowerment. *Journal of Professional Nurs-ing, 17* (2), 101 – 106.

Woody, E. Z., & Szechtman, H. (2011). Adaptation to potential threat: The evolution, neurobiology, and psychopathology of the security motivation system. *Neuroscience and Biobehavioral Reviews, 35*, 1019 – 1033.

Woody, E. Z., & Szechtman, H. (2013). A biological security motivation system for potential threats: Are there implications for policy-making? *Fron-tiers in Human Neuroscience, 7*, 556.

World Health Organization. (1992). *International classification of disease (10th rev.): Classification of mental and behavioural disorders: Clinical descrip-tions and diagnostic guidelines*. Geneva: Author.

World Health Organization. (1996). *The global bur-den of disease*. Geneva: Author.

Worthington, E. L., Jr., O'Connor, L. E., Berry, J. W., Sharp, C., Murray, R., & Yi, E. (2005). Com-passion and forgiveness: Implications for psycho-therapy. In P. Gilbert (Ed.), *Compassion: Con-ceptualisations, research and use in psychotherapy*. London: Brunner-Routledge.

Wroe, A. L., & Salkovskis, P. M. (2000). Causing harm and allowing harm: A study of beliefs in obsessional problems. *Behaviour Research and Therapy, 38* (12), 1141 – 1162.

Yarbro, J., Mahaffey, B., Abramowitz, J., & Kashdan, T. B. (2013). Recollections of parent-child rela-tionships, attachment insecurity, and obsessive-compulsive beliefs. *Personality and Individual Dif-ferences, 54*, 355 – 360.

Zak, A. M., Gold, J. A., Ryckman, R. M., & Lenney, E. (1998). Assessments of trust in intimate rela-tionships and the self-perception process. *Journal of Social Psychology, 138* (2), 217 – 228.

Zylowska, L., Ackerman, D. L., Yang, M. H., Futrell, J. L., Horton, N. L., Hale, T. S., et al. (2008). Mindfulness meditation training in adults and adolescents with ADHD: A feasibility study. *Journal of Attention Disorders, 11* (6), 737 – 746.

索　引

SCID‐Ⅱ人格问卷（SCID‐Ⅱ Personality Questionnaire, SCID‐Ⅱ/PQ） 95

安全寻求行为（safety-seeking behaviors） 13

暴露与反应预防（exposure and response prevention, ERP） 3

不信任原因问卷（causes of mistrust questionnaire, CMQ） 96

创伤后应激障碍（post-traumatic stress disorder, PTSD） 34

多维信任量表（multidimensional trust scale, MTS） 23

感知体验验证（perceptive experience validation, PEV） 195

功能磁共振成像（functional magnetic resonance imaging, fMRI） 67

接受与承诺疗法（acceptance and commitment therapy, ACT） 66

《精神障碍诊断与统计手册（第 5 版）》（*Diagnostic and Statistical Manual of Mental Disorders 5*, DSM‐5） 10

眶额叶皮质（orbital-frontal cortex, OFC） 36

默认模式网络（default mode network, DMN） 68

内侧前额叶皮质（medial prefrontal cortex, mPFC） 37

皮质-纹状体-丘脑-皮质（cortical-striatal-thalamic-cortical, CSTC） 37

前额叶皮质（prefrontal cortex, PFC） 33

强迫思维（obsession） 10

强迫行为（compulsion） 10

强迫症（obsessive-compulsive disorder, OCD） 1

认知行为疗法（cognitive-behavioral therapy, CBT） 2

五要素正念问卷（Five-Facets Mindfulness Questionnaire, FFMQ） 46

耶鲁‐布朗强迫症量表（Yale-Brown Obsessive Compulsive Scale, Y‐BOCS） 46

正电子发射断层扫描（positron emission tomography, PET） 67

正念暴露（mindful exposure） 64

正念减压（mindfulness-based stress reduction, MBSR） 4

正念认知疗法（mindfulness-based cognitive therapy, MBCT） 2

症状自评量表‐90 修订版（Symptom Checklist-90—Revised, SCL‐90‐R） 95

音频列表

音频序号	音频名称	时长
1	简介	3:23
2	身体扫描:身体的正念(第1、2课)	18:03
3	正念呼吸(第1课)	9:58
4	静坐冥想:呼吸和身体的正念(第2课)	14:21
5	呼吸空间(第4～6课)	5:11
6	静坐冥想:呼吸、身体、声音、情绪和想法的正念(第4、5课)	7:59
7	正念行走(第4课)	13:17
8	正念运动和伸展(第5、11课)	20:25
9	观察心冥想(第6～11课)	21:55
10	R. E. A. L. 接纳练习(第7课)	20:40
11	正念暴露(第8～11课)	14:18
12	带稳定词的正念行走(第8课)	3:39
13	自我慈悲练习(第9～11课)	23:49
14	自我宽恕练习(第9～11课)	11:28
15	公交车司机练习(第11课)	12:14